垂直极限：口腔种植软硬组织增量 2.0版

Vertical 2: The Next Level of Hard and Soft Tissue Augmentation

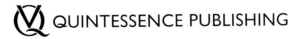

QUINTESSENCE PUBLISHING

Berlin | Chicago | Tokyo
Barcelona | London | Milan | Mexico City | Paris | Prague | Seoul | Warsaw
Beijing | Istanbul | Sao Paulo | Zagreb

（匈）伊斯特万·厄本（Istvan Urban） 著

贺 刚 马 威 陈 钢 朱一博 葛严军 主译

崔 广 审校

2.0版

Vertical 2

垂直极限
口腔种植软硬组织增量

THE NEXT LEVEL
OF HARD AND SOFT TISSUE AUGMENTATION

北方联合出版传媒（集团）股份有限公司
辽宁科学技术出版社
沈 阳

图文编辑

刘 菲 刘 娜 康 鹤 肖 艳 王静雅 纪凤薇 刘玉卿 张 浩 曹 勇 杨 洋

©2023，辽宁科学技术出版社。
著作权合同登记号：06-2020第157号。

图书在版编目（CIP）数据

垂直极限：口腔种植软硬组织增量2.0版 /（匈）伊斯特万·厄本著；贺刚等主译. —沈阳：辽宁科学技术出版社，2023.6

ISBN 978-7-5591-2956-7

Ⅰ. ①垂… Ⅱ. ①伊… ②贺… Ⅲ. ①种植牙—口腔外科学 Ⅳ. ①R782.12

中国国家版本馆CIP数据核字（2023）第054120号

出版发行：辽宁科学技术出版社
　　　　　（地址：沈阳市和平区十一纬路25号　邮编：110003）
印 刷 者：凸版艺彩（东莞）印刷有限公司
经 销 者：各地新华书店
幅面尺寸：210mm×285mm
印　　张：35.5
插　　页：4
字　　数：710千字
出版时间：2023年6月第1版
印刷时间：2023年6月第1次印刷
策划编辑：陈　刚
责任编辑：殷　欣　苏　阳　金　烁　杨晓宇　张丹婷
封面设计：袁　舒
版式设计：袁　舒
责任校对：李　霞

书　　号：ISBN 978-7-5591-2956-7
定　　价：698.00元

投稿热线：024-23280336
邮购热线：024-23280336
E-mail:cyclonechen@126.com
http://www.lnkj.com.cn

译者名单
Translators

主 译

贺 刚 尚善口腔

马 威 空军军医大学口腔医院

陈 钢 友睦口腔

朱一博 北京大学口腔医院

葛严军 北京大学口腔医院

审 校

崔 广 北京大学口腔医院

译 者

单小峰	北京大学口腔医院	汤 易	北京大学口腔医院
黄元丁	重庆医科大学附属口腔医院	丁梦坤	北京大学口腔医院
马 攀	首都医科大学附属北京口腔医院	杨 博	首都医科大学附属北京口腔医院
赵 阳	北京瑞泰口腔医院	陆 丞	北京大学口腔医院
陈 琰	北京大学口腔医院	李 熠	北京大学口腔医院
周小妮	空军军医大学口腔医院	王 琪	北京大学口腔医院
李林芝	重庆医科大学附属口腔医院	黄 帅	联勤保障部队第九二二医院
黄璐瑶	尚善口腔	邹立东	北京大学口腔医院
张警一	友睦口腔	朱丽雷	长沙市口腔医院

译者简介
About the Translators

主译

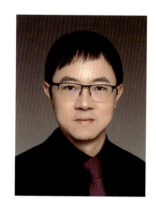

贺　刚

博士，主任医师

尚善口腔医生集团联合创始人

欧洲骨结合学会（EAO）认证种植专家

国际牙医师学院（ICD）中国区院士

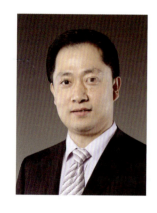

马　威

博士，副教授，硕士研究生导师

空军军医大学口腔医院种植科

中华口腔医学会口腔种植专业委员会常务委员

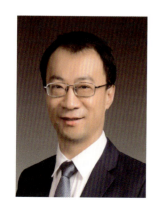

陈　钢

博士，主任医师，友睦培训中心主任

欧洲骨结合学会（EAO）认证种植专家

中华口腔医学会口腔美学专业委员会委员

广东省口腔医学会口腔修复学专业委员会副主任委员

广东省口腔医学会口腔种植专业委员会常务委员

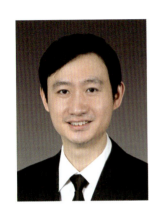

朱一博

博士，副主任医师

北京大学口腔医院四门诊

中华口腔医学会口腔种植专业委员会委员

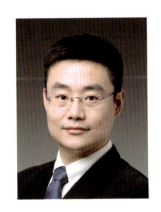

葛严军

博士，副主任医师

北京大学口腔医院修复科

中华口腔医学会口腔种植专业委员会青年委员

审校

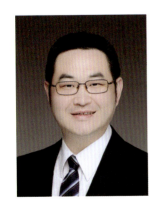

崔　广

博士，副主任医师

北京大学口腔医院二门诊

口腔种植读书会（OISC）发起人

中文版序言
Foreword

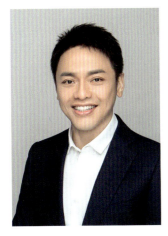

非常荣幸，译者团队邀请我为Istvan Urban教授的最新力作《垂直极限：口腔种植软硬组织增量2.0版》（中文版）作序，也非常感谢Istvan Urban教授对我的指导与帮助。

在口腔种植临床工作中，我们遇到越来越多需要进行软硬组织重建的复杂病例；这些患者或因失败的种植治疗，或因严重的感染，导致了重度骨及软组织的缺损，必须先进行软硬组织重建程序后才能进行种植修复治疗，该领域的治疗方案与技术也是当今口腔种植领域的热点与难点。

Istvan Urban教授无疑是当今世界口腔种植软硬组织再生领域的权威专家，在《垂直极限：口腔种植软硬组织增量2.0版》中他充分阐述了当今口腔种植复杂病例中软硬组织重建的最新理念与顶尖技术，以及将其应用在各类极端复杂软硬组织再生病例中所获得的惊人效果。此外，他在书中详细讲解了各类手术的操作细节，包括一些从未发表的关于上颌前牙区组织重建的技巧；过去一些棘手的软组织重建问题也会在本书中得到完美的答案，例如：在再生骨中连续植入多颗种植体，想要重建种植体间龈乳头，该如何选择治疗方案？"冰块"法和"冰山"法结缔组织移植技术是最好的选择，在临床中实际该如何做？以及上颌窦植骨并发症，上颌后牙区植骨前伴有颊

侧、牙槽嵴顶或者腭侧骨板缺损的处理方法等。

非常感谢我的好友贺刚博士、马威教授、陈钢博士、朱一博博士、葛严军博士、崔广博士担任本书的主译及审校，他们大多亲赴匈牙利布达佩斯Urban再生研究中心向Istvan Urban教授学习并接受临床指导。我坚信本书的中文版一定能将Istvan Urban教授的治疗理念与技术全面、精准地传递给国内同道，并有力地推进中国口腔种植软硬组织再生治疗的水平！

希望大家和我一起阅读与学习这部杰作！

满毅

2023年4月

满毅 教授

四川大学华西口腔医院种植科主任，种植教研室主任，博士研究生导师

中华口腔医学会口腔种植专业委员会副主任委员

四川省口腔医学会口腔种植专业委员会主任委员

全国卫生产业企业管理协会数字化口腔产业分会副会长

国际骨再生基金（Osteology Foundation）中国区执行委员会（NOG China）会长

国际口腔种植学会（ITI）中国分会候任主席

缘，妙不可言！

这也许是我们最愉快、最高效的一次翻译工作了，因为这本巨著的作者Istvan Urban教授是我们非常熟悉的老师与朋友。作为当今世界最炙手可热、最有影响力的口腔种植大师之一，Istvan Urban教授在2017年出版的《垂直向和水平向牙槽嵴骨增量》已被翻译成12种语言在全世界发行，有力地推进了引导骨再生（GBR）技术在世界范围内的成功实践。

最新出版的《垂直极限：口腔种植软硬组织增量2.0版》并不是Istvan Urban教授上一本著作的第2版，他在新书中与大家分享了非常多的新内容，更深入地探讨了决定成败的"魔鬼细节"。全书主题鲜明、内容丰富，分为10个专题共28章，全面阐述了当今口腔种植极端复杂病例

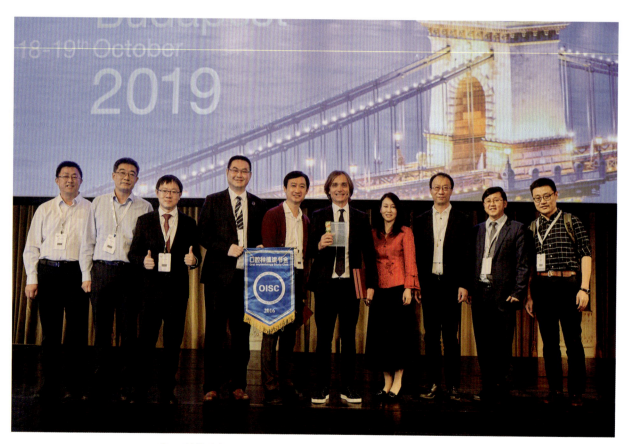

2019年10月第2届Urban组织再生国际论坛合影（匈牙利·布达佩斯）
（左起：邹立东、马攀、贺刚、崔广、朱一博、Istvan Urban教授、陈琰、陈钢、黄元丁、葛严军）

中软硬组织重建的最新理念与顶尖技术。全书内容紧贴临床操作的关键点，为读者创造了"身临其境"般的极致学习体验，很多章节的内容阅读起来就如同大家与Istvan Urban教授一起看一段手术视频，他会将视频停在最重要的部分。然后Istvan Urban教授会与大家一起讨论：他在这一步的思考和操作，以及下一步他将去做什么；同时，Istvan Urban教授会仔细阐述每个步骤这样做的理由；全书2500余张精美的图片、绘图、影像资料和表格，展示了各种临床细节与操作要点。

Istvan Urban教授喜欢让临床程序保持简单、可重复以及符合生物学原则，这也是他如此受全世界口腔种植医生欢迎与推崇的原因。《垂直极限：口腔种植软硬组织增量2.0版》介绍的技术并不会过于复杂，它们是简单的治疗策略，并发症发生率较低，最终临床结果更具可预测性，相信这些知识对资深的种植医生和初学者都同样大有裨益。我们坚信这部巨著中文版的出版将极大推进中国口腔种植软硬组织再生的治疗水平！

在过去的4年，我们始终致力于在中国推广Istvan Urban教授的治疗理念与技术，主译团队多次前往匈牙利布达佩斯Urban再生研究中心学习，并不断接受Istvan Urban教授的临床指导。在本书翻译过程中，我们始终与Istvan Urban教授保持密切沟通，以确保中文版的表达与英文原版精准一致。尽管译者们努力坚持"信、达、雅"的翻译原则，尽量忠实于原文、原意，但由于水平有限，难免出现不妥和错误之处，恳请读者们批评指正。

最后，衷心感谢来自北京大学口腔医院、空军军医大学口腔医院、首都医科大学附属北京口腔医院、重庆医科大学附属口腔医院、友睦口腔、尚善口腔译者团队的辛勤工作，感谢口腔种植读书会（OISC）将我们这些中青年学者团结起来为中国口腔种植事业的发展尽一份绵薄之力；感谢德国精萃出版社、辽宁科学技术出版社对译者们的信任以及在出版过程中的合作与贡献。

感谢读者朋友们与我们一起学习Istvan Urban教授的杰作，并惠及更多患者！

主译及审校团队

贺刚　马威　陈钢　朱一博

葛严军　崔广（执笔）

2023年3月

前言
Preface

自2017年德国精萃出版社推出了我的第一本书《垂直向和水平向牙槽嵴骨增量》以来，已经过去了近5年的时光。这本书获得了巨大的成功，已被翻译成12种语言在全世界发行，推进了引导骨再生（GBR）技术在世界范围内的成功实践。

很多读者可能会认为本书是上一本书的第2版，但事实却并非如此。我有很多新的内容要与大家分享，本书会更深入地探讨决定成败的"魔鬼细节"。我预计您会用到第1本书中有关解剖学、下颌手术原则、上颌前牙区缺损类型及其治疗方案、骨增量后的软组织重建等背景知识。那么，在阅读这本新书之前，请您仔细回顾第1本书中的相关内容，这一点很重要。

本书的部分内容就像大家和我一起看一段手术视频一样，我将视频停在最重要的部分（有时是一帧一帧播放的）。然后我会与大家一起讨论：我在这一步的思考和操作，以及下一步我将去做什么。同时，我将阐述每个步骤这样做的理由。

此外，本书还有很受欢迎的"经验总结"部分。我认为这部分内容非常重要，因为我们总能找到治疗程序中可以做得更好的地方。除此之外，这部分内容还有助于强化典型病例中最重要的学习目标。

大家可以将本书当作一本精美的图谱，也可以将其看作"展示与讲述"，在许多章节，图片、绘图、影像资料和表格展示了各种临床细节与操作要点。因此，某些章节的文字较少，并且文中的图片并不总是以您习惯的方式展示。这样做的目的就是尽可能清晰和简单；图片始终是在准确解释正在发生的细节。本书中下颌的内容比我的第1本书写得更详细；此外，本书还关注了更加严重的缺损，以及组织瓣松解过程中，处理颏神经周围天然、纤维化及瘢痕组织的不同手术步骤。

上颌后牙区的部分将帮助大家处理很多细节问题，例如：上颌窦植骨并发症，上颌后牙区植骨前伴有颊侧、牙槽嵴顶或者腭侧骨板缺损的处理方法。

本书揭示了以前从未发表过的关于上颌前牙区组织重建的各种细节。您可以从本书中获得"完整的临床方案"，包括治疗计划，如"快速路线""安全路线"以及将软组织重建与骨移植相结合的"技术路线"。过去一些棘手的问题都会在本书中得到完美的答案，例如：在再生骨中连续植入多颗种植体，想要重建种植体间龈乳头，该如何选择治疗方案？"冰块"法和"冰山"法结缔组织移植技术是最好的选择，但我在临床中实际该如何做？如何在这两种技术之间进行选择？

我对这本书寄予厚望，真希望我在20年前就能有掌握这些知识的机会。今天，我可能拥有了最完美的病例。亲爱的读者，这就是我对您的期望——根据本书所阐述的原则，做出最完美的病例。

同时，正如我一直说的那样，我喜欢让临床程序保持简单、可重复以及符合生物学原则。本书介绍的技术不会过于复杂，它们是简单的治疗策略，并发症发生率较低，最终临床结果更具可预测性。

在此，我欢迎并感谢您阅读这本书，并引用莱昂纳多·达芬奇的一句话："简洁是终极的复杂。"

本书中的一些病例在出版时尚未最终完成。查阅补充内容和这些病例的最终临床结果，请扫描右侧的二维码

致谢
Acknowledgments

我要感谢我的家人对我的爱和无尽的支持，还有我的两个儿子Isti和Marci，感谢他们的陪伴和精神上的鼓舞，让我对生活抱有乐观的态度。感谢他们让我的生活完整。当我还是孩子时（永远都是），我的父母从不干涉我的决定，因为他们相信个人的发展只需要一点点指导就好。我很认同他们，并深怀感激之情！

非常感谢我人生中遇到的各位恩师。特别感谢Henry Takei医生，他既是我的导师又是牙周专家，感谢他的启迪和无与伦比的仁爱情怀。特别感谢Jaime Lozada医生，无论是在Loma Linda大学求学时期，还是在我准备开展垂直向牙槽嵴骨增量时，他都一如既往地给予我信任与鼓励。感谢Sascha Jovanovic医生把引导骨再生（GBR）技术以符合生物学的方式介绍给我。还要感谢Joseph Kan医生、Perry Klokkevold医生、Anna Pogany医生、Bela Kovacs医生和Lajos Patonay医生。感谢我所有的老师，如果没有和你们相遇，没有成为你们的学生，本书将无甚可言。

我还要表达对德国精萃出版社的感谢，特别是出版社总经理Horst Wolfgang Haase先生和Christian Haase先生。

我要感谢Krisztina Szample女士创作了书中的示意图，以及Denes Doboveczki先生协助拍摄了本书中的图片。

最后，要感谢Avenues公司的Jacqueline Kalbach女士，她帮忙准备了本书的手稿部分。

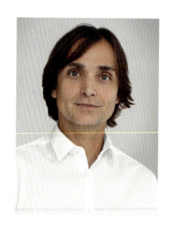

Istvan Urban

2021年

目录
Contents

第1章
垂直向和水平向骨增量的生物学基础

The biology of vertically and horizontally augmented bone

垂直向骨增量在生物学和临床技术上都非常具有挑战性。近期，Urban等[1]的一项Meta分析发现：在纳入的研究中，无论采用何种骨增量技术，获得的垂直向骨量平均约为4.5mm。不同的是，引导骨再生（GBR）术的并发症发生率最低。该研究结果表明，使用GBR技术进行垂直骨增量具有其独特优势。因此，本书其他章节针对GBR技术的挑战性进行了广泛的讨论，而本章则主要讨论可能限制垂直向骨增量的各种生物学挑战。根据作者的经验，垂直向骨增量的多少不仅受到生物学上的限制，还更多地取决于临床医生的技术能力。

在作者的临床前研究中已经对垂直向骨增量的生物学背景进行了探索。

聚四氟乙烯（PTFE）膜的体内组织学研究

围绕植入后的聚四氟乙烯（PTFE）膜，机体的膜龈组织主要表现为适度的血管化和纤维化反应。PTFE膜的内外通常被富含纤维、细胞贫乏的结缔组织所环绕，其纤维排列方向与膜平行。对于有孔的PTFE膜，高度血管化的结缔组织基质和密集的胶原纤维网络会穿过孔隙，固定于膜的内侧或新生的骨组织。

由膨体聚四氟乙烯（e-PTFE）组成的膜内层，通常紧靠颊舌侧骨组织。在PTFE膜的周围，可观察到微量的巨噬细胞与少量淋巴细胞、多形核细胞、巨细胞/破骨细胞和浆细胞混杂在一起。在舌侧牙槽骨的根方，PTFE膜常与骨组织发生直接接触，甚至显示出轻微的骨结合迹象（图1-1～图1-4）。

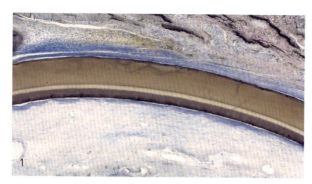

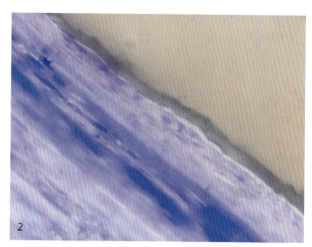

图1-1和图1-2 膜周围的平行纤维。

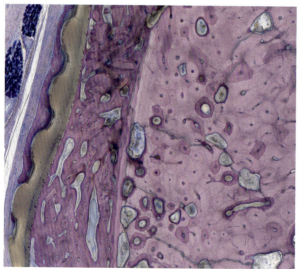

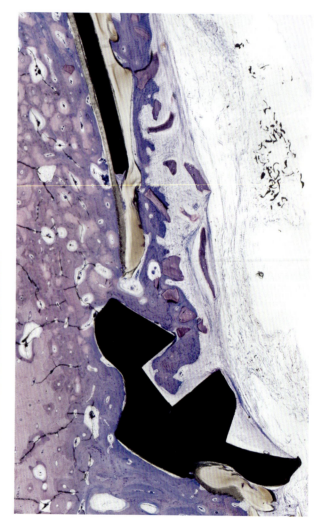

图1-3 膜的两侧显示出骨结合迹象。注意聚四氟乙烯（PTFE）膜优异的生物相容性。

图1-4 聚四氟乙烯（PTFE）膜表现出与钛相似的生物相容性。

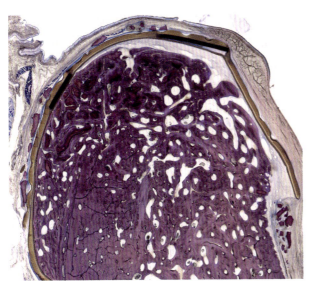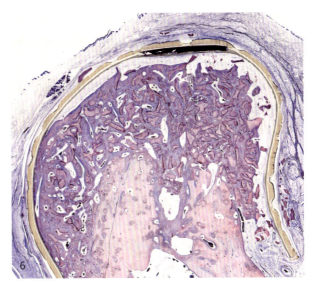

图1-5和图1-6　垂直向骨增量的组织学结果。注意观察良好的新骨再生以及与异种骨颗粒的良好融合。

采用异种骨移植材料的骨生成

在一项临床前体内研究中，一种异种骨移植材料被用于修复陈旧性的垂直向骨缺损。在组织愈合17周后发现一些类似于骨改建过程的骨生成迹象，不同程度地表现于骨缺损床表面，并最终获得了显著的垂直向骨增量效果。骨填充材料发生了明显的骨再生，并显示出轻微的降解和明确的骨传导现象，即新骨生成于植骨颗粒的表面。此外，在新生骨中还含有大量的成骨细胞（图1-5和图1-6）。

落射荧光分析显示，四环素（OTC）和二甲酚橙（XO）标记出在不同时间点的明显骨矿化活动，后者存在于新生和改建的哈弗氏系统处，表现为大量的同心荧光环。外周骨板尚未完全形成，故其形状并不规则。从间隔排列的两种荧光标记线（首先是OTC，然后是XO）可以看出明显的垂直向骨再生（图1-7～图1-10）。

从图1-9和图1-10中可以看出，异种骨移植物颗粒很好地融入了新生小梁骨中。这些图像还显示了骨的形成和成熟阶段。

在第一阶段出现了新生牙槽嵴，但由于皮质骨和髓腔尚未完全形成，故称为"婴儿骨"（baby bone）阶段（图1-11和图1-12）。

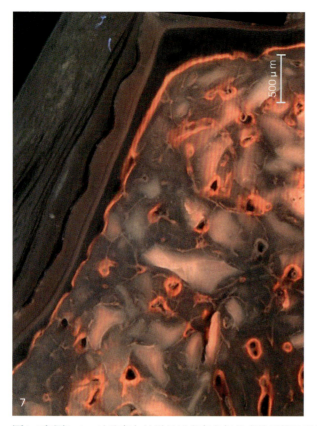
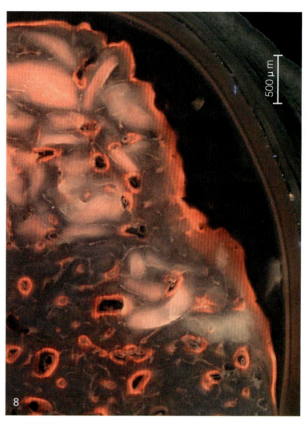

图1-7和图1-8 对垂直向骨增量后发育良好的成熟牙槽骨组织的落射荧光分析。

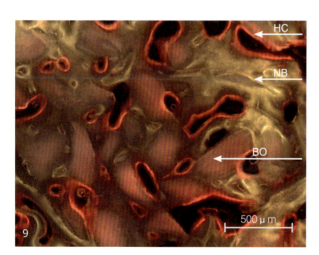
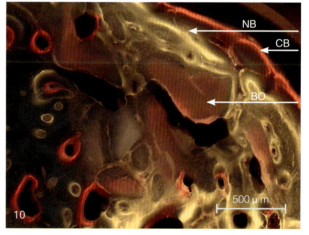

图1-9和图1-10 落射荧光分析显示出新骨组织中哈弗氏管和皮质骨的形成。这些图像展示了一种生物材料与新骨的结合以及骨成熟过程中的不同时间点。BO：无机去蛋白小牛骨；HC：哈弗氏管；NB：新骨；CB：皮质骨。

　　在下一阶段中，骨组织开始逐渐成熟和皮质化，外层骨板变得光滑并获得牙槽骨的最终外形。此时，牙槽嵴骨量已足够完成种植体植入，但其彻底完成发育还需要至少3个月。

　　植骨愈合6个月后（图1-13和图1-14），将种植体植入牙槽嵴顶下方1mm处。后牙区推荐植入带有1mm光滑颈圈的软组织水平种植体。同一位患者的另一侧牙槽骨在10个月前进行了骨增量

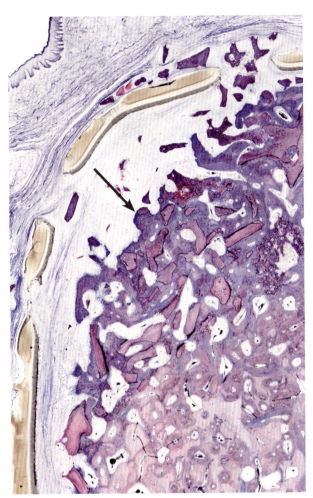
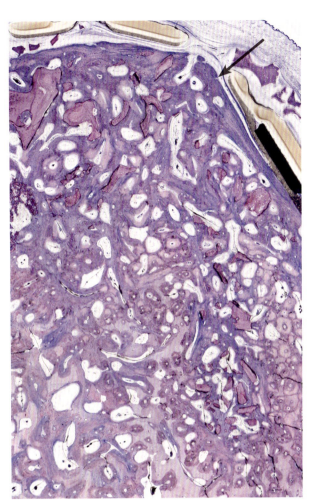

图1-11　"婴儿骨"（baby bone）的外层比新骨的内层更加不规则，骨成熟度更低。本书将新骨组织的外层称为"不成熟层"（箭头所示），其厚度约1.5mm。该层在成熟过程中将发生改建和"撕裂"。

图1-12　图片显示一个正在开始骨皮质化的区域。

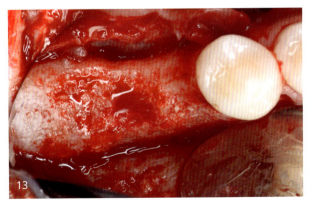
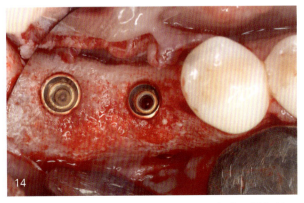

图1-13和图1-14　"香肠"技术用于下颌后牙区骨增量的临床示例。请注意，部分区域已皮质化，而部分区域仍处于成熟过程中。

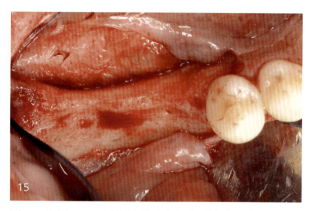

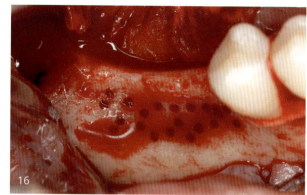

图1-15和图1-16 下颌后牙区狭窄的牙槽嵴（殆面观和颊侧观）。

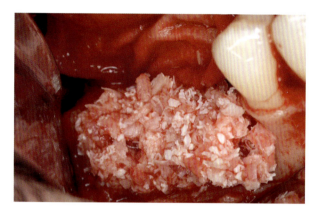

图1-17 自体骨与无机牛骨矿物质（ABBM）按1:1混合而成的骨移植物（颊侧观）。

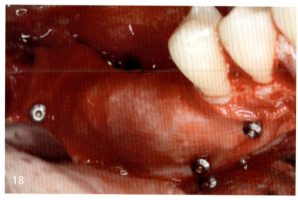

图1-18和图1-19 在植骨区固定并拉伸后的胶原膜（颊侧观和殆面观）。

手术。由于手术计划的原因，一侧的骨愈合时间更长，这正好便于对新骨成熟的两个阶段进行比较。两侧骨缺损区的牙槽嵴在植骨手术前几乎同样狭窄（图1-15~图1-21）。

在本书中尤其是上颌前牙区相关章节将反复强调不成熟层（smear layer），通过采用"迷你香肠"（Mini Sausage）技术进行二次植骨，可以对不成熟层起到改建和保留的作用，从而保护新形成的牙槽嵴。

临床医生应该记住，对于不成熟层要么将其去除，要么使其发生改建。对于大多数后牙区病例，可选择完全去除不成熟层，从而将种植体深埋于牙槽骨内；而在美学区病例中，则应使用"迷你香肠"技术以防止其发生吸收。这些临床程序表明，了解骨形成的生物学和力学原理是骨增量成功的关键。

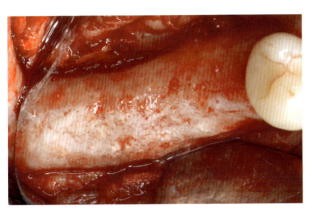

图1-20　成熟的皮质化新生牙槽嵴（殆面观）。

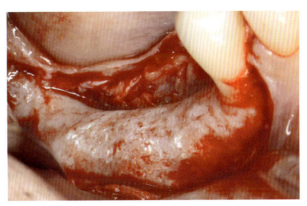

图1-21　良好的新生皮质骨。

致密膜 vs 有孔膜

数十年来，膜在GBR技术中的成功应用已被大量的临床和临床前研究所证实。膜的主要作用被认为是隔离竞争性生长的细胞，如成纤维细胞。临床经验表明，膜的另一个重要作用是为了在空间上稳定骨移植材料，正如用钛膜钉将胶原膜进行固定的"香肠"技术所展示的那样。根据作者的经验，"香肠"技术比使用聚四氟乙烯（PTFE）膜的成骨质量更佳，骨再生速度更快。"香肠"技术中使用的天然胶原膜允许发生跨膜的血管化，并有可能积聚骨膜来源的成骨诱导因子。此外，由于骨膜内不仅包含血管也存在可转化为骨形成细胞的间充质细胞，所以胶原的快速吸收在骨移植物的成熟过程中也起到一定作用。因此，有孔膜也许有助于新骨形成。我们的目标是更快速地形成如同"香肠"技术质量的新骨。

为了加快骨的成熟进程，可以在聚四氟乙烯（PTFE）膜上进行穿孔处理。以下的几项临床前研究从不同角度对这一设想进行了探索。

I. 应用骨形成蛋白-2（BMP-2）作为移植物时致密膜与有孔膜的比较

BMP-2的骨诱导作用取决于间充质细胞的存在。问题是：与骨表面和血凝块相比，骨膜中的间充质细胞有多重要？

将致密膜和有孔膜分别用于陈旧性垂直向骨缺损（图1-22～图1-24）。结果表明，有孔膜组的新生骨量明显更多；而无孔（致密）膜组则通常表现为剩余牙槽骨的原位成骨，而膜下则缺乏骨再生（图1-25～图1-27）。因此，使用含有BMP-2的骨移植物（如自体骨颗粒）时，骨移植物与骨膜的联系可能非常重要。

II. 使用骨传导性移植材料时有孔膜与无孔膜的比较

本实验主要观察新生骨的血管化和成骨活性，在使用的异种骨移植材料中不含任何生长因子或自体骨。在有孔膜的表面覆盖胶原膜，

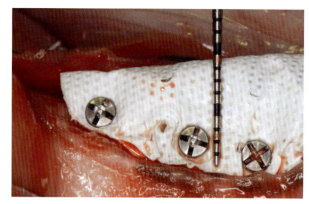

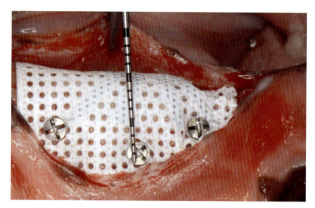

图1-22 固定于陈旧性垂直向骨缺损区的致密膜（颊侧观）。

图1-23 固定于陈旧性垂直向骨缺损区的有孔膜（颊侧观）。

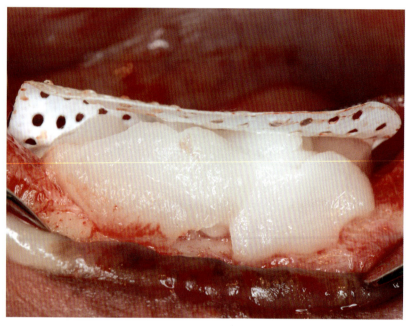

图1-24 骨形成蛋白-2（BMP-2）附于胶原载体（无其他骨移植物）。

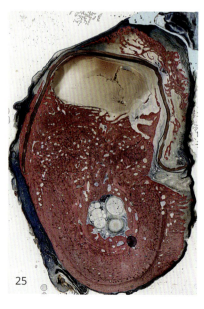

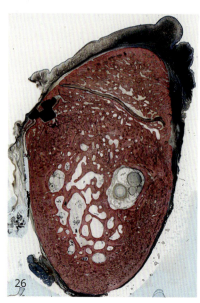

图1-25和图1-26 显示两组膜的新骨形成情况，其位于骨膜下方和膜的上方（截面观）。

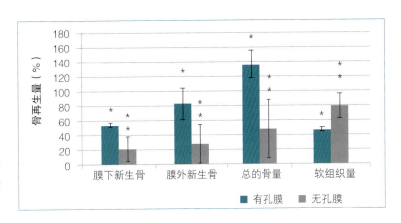

图1-27　图表显示有孔膜和无孔膜部位的骨再生情况，有孔膜位点表现出更明显的骨再生。

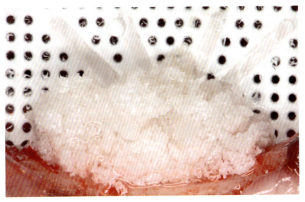

图1-28　置于陈旧性垂直向骨缺损区的异种骨移植物（颊侧观）。

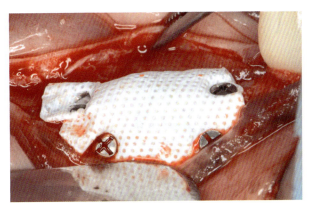

图1-29　固定后的致密膜（颊侧观）。

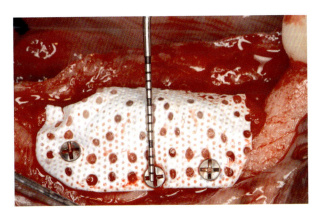

图1-30　有孔膜（颊侧观）。

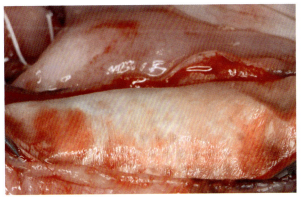

图1-31　胶原膜覆盖于有孔膜上方（颊侧观）。

而在无孔膜的表面不覆盖胶原膜（图1-28~图1-31）。两组均表现出相似数量的新骨形成和软组织内陷（图1-32~图1-34），而观察再生牙槽嵴的血管化区域时可见，有孔膜组显示出更好的血管化趋势（图1-35和表1-1）。

对于适应性良好的部位，即使是在有孔膜组中也能发现更少的假骨膜形成（图1-36和图1-37）。由此可见，膜的适应性似乎很重要，因此对混合设计的聚四氟乙烯（PTFE）网/膜进行了临床测试（图1-38）。

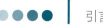
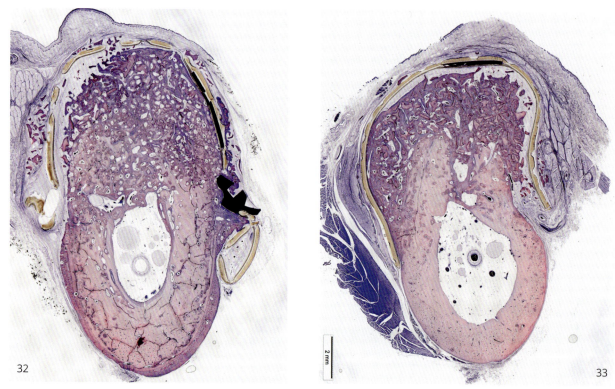

图1-32和图1-33 本研究中垂直向骨增量后再生骨的组织学切片。

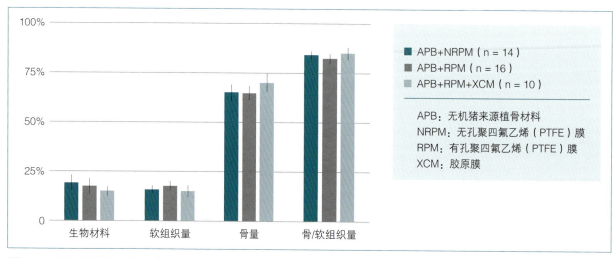

图1-34 图表分别展示了3个实验组的骨形成情况，未发现统计学差异。

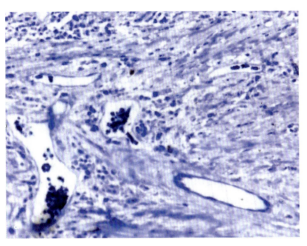 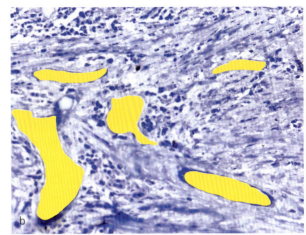

图1-35a和1b　有孔膜组显示出更好的血管化趋势。

表1-1　有孔膜组显示出更好的血管化趋势

致密膜	有孔膜	有孔膜，外覆胶原膜
2.44	8.33	7.93
7.22	8.41	4.40
2.77	11.26	6.58
13.83	12.41	5.54
4.76	5.64	2.48
2.30	3.62	4.24
7.07	10.62	5.77
3.58	6.87	1.89
5.50	8.40	4.85

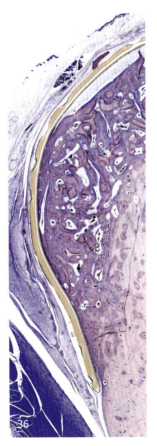 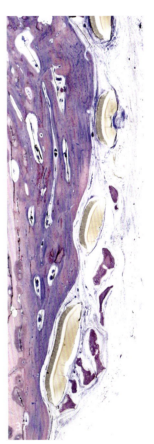

图1-36和图1-37　具有良好适应性的致密膜或有孔膜，均显示出很少量的软组织长入。

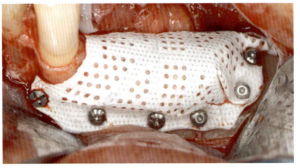

图1-38　有孔膜在临床效果、适应性和可回收性方面表现优异。

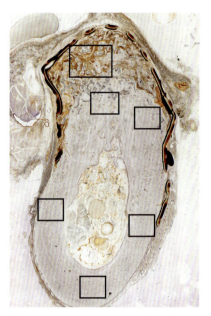

图1-39 骨钙素（OCN）标记物组织学切片（截面观），方形区域为研究区域（ROI）。

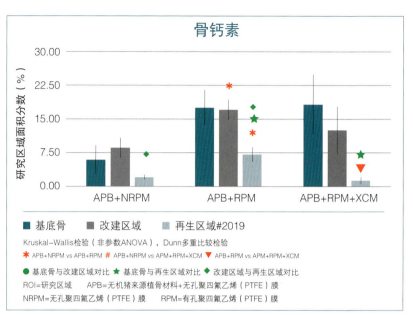

图1-40 图表显示3个实验组中的OCN标记结果。

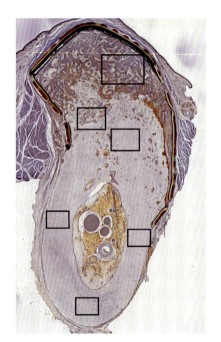

图1-41 碱性磷酸酶（ALP）标记物组织学切片（截面观），方形区域为研究区域（ROI）。

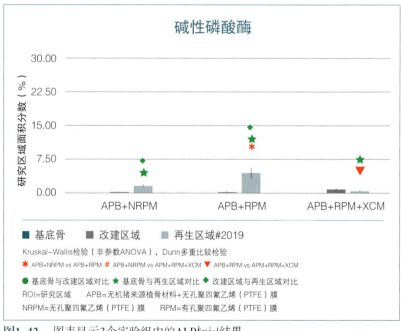

图1-42 图表显示3个实验组中的ALP标记结果。

使用免疫组化法对不同的蛋白标记物进行检测。其中，骨钙素（OCN——成骨细胞活性和矿化水平的标记物）和碱性磷酸酶（ALP——成骨细胞活性和骨形成的标记物）标记物的存在往往代表着更好的成骨效果（图1-39～图1-42）。

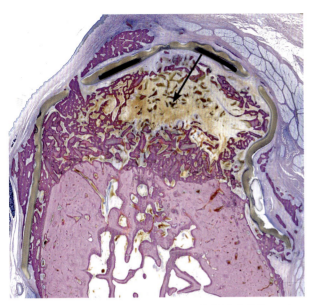

图1-43 骨形成蛋白-2（BMP-2）/异种骨移植物："三明治"结构中BMP-2被加入到异种骨移植颗粒内（箭头所示）。

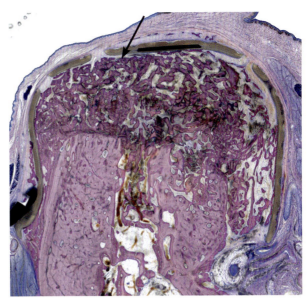

图1-44 骨形成蛋白-2（BMP-2）/异种骨移植物："千层面"结构中BMP-2层被置于骨移植物的顶部和有孔聚四氟乙烯（PTFE）膜的下方（箭头所示）。

以上结果表明，有孔膜组的血管化程度更高且骨形成更活跃。然而，胶原膜覆盖与否似乎不是造成该结果的先决条件。事实上，相较于未覆盖组，胶原膜覆盖组显示出的临床效果还略差一些；这可能与研究中选择的胶原膜诱发了一些炎症反应有关。然而，很有可能使用另一种类型的天然胶原膜会有助于减少软组织长入。因此，作者仍将胶原膜与有孔聚四氟乙烯（PTFE）膜结合使用。

Ⅲ. 微量BMP-2与骨传导性异种骨移植材料联合使用的效果

这项研究着眼于在微量骨诱导因子刺激下，使用有孔膜是否能更快、更好地形成新生骨。

在这些病例中分别使用了两种技术：将<100μg的骨形成蛋白-2（BMP-2）加入骨移植物内，称为"三明治"技术（Sandwich technique）；或仅将其置于骨移植物顶部，称为"千层面"技术（Lasagna technique）。在"千层面"技术的病例中，层状BMP-2展示出更好的骨形成能力，明显优于将BMP-2加入骨移植物内的"三明治"技术，后者未能形成完整的牙槽嵴（特别是在牙槽骨中部）。在"千层面"技术中，BMP-2仅被放置于骨移植物的顶部，但却使整个新生牙槽嵴的骨组织结构更平滑。这项研究再次证明了骨膜与骨移植物（尤其是生长因子）之间联系的重要性。注意，"千层面"技术展示的牙槽骨新生效果在整个植骨区域内都非常完美（图1-43和图1-44）。

在最后一个病例中，展示利用了"千层面"技术——在骨移植物顶部使用微量骨形成蛋白-2（BMP-2）可改善和加速骨形成的过程（图1-45～图1-49）。注意观察垂直向骨再生的完整性、完美的成骨质量和菲薄的不成熟层。

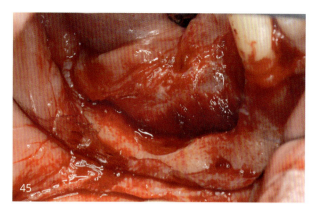

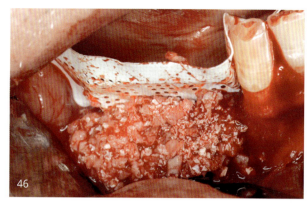

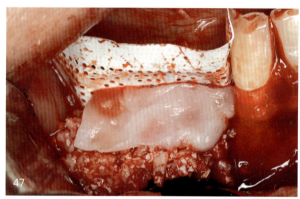

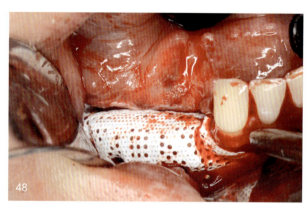

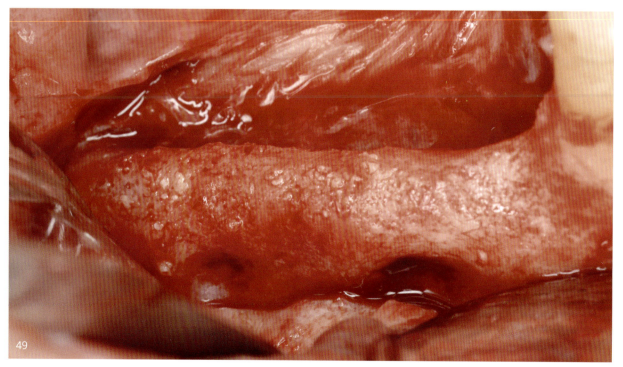

图1-45 复杂垂直向骨缺损（颊侧观）。

图1-46 自体骨与无机牛骨矿物质（ABBM）按1∶1比例混合。

图1-47 被骨形成蛋白-2（BMP-2）浸润的胶原膜置于骨移植物的顶部（"千层面"技术）。

图1-48 有孔致密型聚四氟乙烯（d-PTFE）膜被用以稳定骨移植物。

图1-49 植骨无干扰愈合9个月后牙槽嵴的颊侧观。

结论

有孔膜的临床应用有望获得更好的成骨质量和更快的骨形成速度。本研究揭示了生长因子的临床使用方法。自体颗粒骨中含有多种生长因子，如：骨形成蛋白-2（BMP-2）和转化生长因子β1（TGF-β1），因此，本研究结果也同样适用于本书中所有采用自体/异种骨混合移植物的骨增量病例。在某些病例中，作者使用了"千层面"植骨技术，并获得了非常好的效果。

研究还表明，在进行骨增量时不应隔离骨膜。如果使用胶原膜，应该选择一种可尽快吸收的天然胶原膜，而交联胶原膜不适合于覆盖有孔聚四氟乙烯（PTFE）膜。此外，颗粒状自体骨屑能比自体皮质骨块释放出更多的骨形成蛋白-2（BMP-2）。

参考文献

[1] Urban IA, Montero E, Monje A, Sanz-Sánchez I. Effectiveness of vertical ridge augmentation interventions: a systematic review and meta-analysis. J Clin Periodontol 2019;46(suppl 21):319–339.

扩展阅读

[1] Urban I, Baczko L, Parkany I, Coelho P, Tovar N, Nagy K. Dense versus perforated PTFE membranes using BMP-2 grafting [in progress].
[2] Urban I, Farkasdi S, Munoz F, VIgnoletti F, Varga G. Dense versus perforated PTFE membranes using a xenogenic graft material [in progress].
[3] Urban I. Dense versus a novel form of stable collagen membrane using a xenogenic graft material [in progress].
[4] Urban I, Farkasdi S, Bosshard D, Owusu S, Wikesjo U. Perforated PTFE membranes using a microdose of BMP-2 in conjunction with a xenogenic graft material [in progress].

第2章
钛加强聚四氟乙烯膜
用于垂直向骨增量的科学证据

Scientific evidence of vertical bone augmentation utilizing a titanium-reinforced polytetrafluoroethylene mesh

简介

本章展示了作者在临床上对致密型聚四氟乙烯（d-PTFE）膜的研究过程。主要研究目标如下：

1. 评估钛加强聚四氟乙烯（PTFE）膜（RPM）联合自体骨屑与无机牛骨矿物质（ABBM）颗粒混合骨移植物用于垂直向骨增量（VBA）获得的垂直向牙槽骨量，包括绝对骨增量值（单位：mm）及其占初始垂直向骨缺损量的百分比。
2. 研究骨缺损位置、骨缺损的初始程度和膜暴露对骨增量高度的影响。
3. 报告与该治疗相关的术中和术后并发症发生率。

材料与方法

2016年8月至2019年6月期间，使用钛加强聚四氟乙烯膜（RPM）联合自体骨和无机牛骨矿物质（ABBM）颗粒的混合骨移植物进行种植前垂直向骨增量的57位患者被纳入本研究。所有患者均在一家私人诊所（Urban再生研究中心，Budapest，Hungary）接受治疗，由同一位经验丰富的医生（IU：Urban医生全名缩写）开展所有的垂直向骨增量手术，种植体植入和修复治疗由作者（IU）或其他私人执业医生进行。研究获得人体研究机构审查委员会（118/2020-SZTE）的批准。本章的准备过程中严格遵循《加强流行病学观察研究报告（STROBE）指南》。

纳入与排除标准

本研究纳入的患者均存在垂直向骨缺损，且该缺损影响了种植体植入的稳定性，可能导致不良的冠-根比或美学风险。同时，研究纳入患者要求在治疗前保持全身健康和良好的口腔卫生情况（菌斑指数＜10%）[1]。

患者如果满足以下任何排除标准，则不予纳入：

1. 未采用钛加强聚四氟乙烯膜（RPM）骨增量手术方案。
2. 重度吸烟者（>10支/天）。
3. 过去5年内有局部放射治疗史。
4. 不受控制的糖尿病。
5. 酗酒或长期吸毒。
6. 任何未经控制的疾病。

外科步骤

手术前，对所有入选患者进行垂直向骨增量（VBA）方案潜在风险和预期受益的评估，并签署知情同意书。术前24小时，所有纳入研究患者全身预防性使用抗生素，即口服阿莫西林500mg，3次/天；青霉素过敏者口服克林霉素150mg，4次/天。

在缺牙区的角化黏膜处制备牙槽嵴顶正中切口，围绕邻牙制备龈沟内切口。使用骨膜剥离子翻开全厚黏骨膜瓣至牙槽嵴顶根方至少5mm，对于黏膜菲薄或没有角化组织的部位应特别注意避免造成瓣的穿孔。为便于暴露术区，在术区相邻至少一个牙位处预备双侧垂直减张切口。垂直减张切口的长度和位置以及对黏骨膜瓣的处理，均取决于前庭沟深度和牙槽骨的缺损程度[2]。对于下颌病例，舌侧瓣应剥离至下颌舌骨肌附着处[3]，然后在肌纤维上方进行钝性剥离。

使用小球钻对所有受植区进行去皮质化处理，以增加受植床的血供。使用骨刨在口内缺损区的邻近部位收集自体骨颗粒，所需骨量取决于植骨区域的大小。将自体骨颗粒与无机牛骨矿物质（ABBM）（Bio-Oss；Geistlich Pharma，Wolhusen，Switzerland）以1:1比例混合后，在受植区的剩余牙槽嵴处进行堆积，最终形成理想的牙槽骨轮廓。

使用UNC-15（University of North Carolina-15）牙周探针对膜的覆盖区域进行评估，选择合适尺寸的钛加强聚四氟乙烯膜（RPM）并进行修整，使其能够完全覆盖骨移植物和至少2mm的邻近天然骨区域。使用钛膜钉（Master-pin；Meisinger，Neuss，Germany）或螺钉（Pro-fix；Osteogenics Biomedical）分别于颊腭侧固定钛加强聚四氟乙烯膜[2]。所有病例中的RPM均外覆天然胶原膜（Bio-Gide；Geistlich Pharma，Wolhusen，Switzerland）。

小心制备骨膜松弛切口并延伸颊侧瓣。在下颌前磨牙区域，特别是牙槽骨严重萎缩的病例，在进行垂直切口的根向延长时应做好颏神经的保护。从下颌舌骨肌附着处，依照3个不同区域的操作指南剥离舌侧黏骨膜瓣[3]。

采用双层缝合技术严密对位软组织瓣并防止膜的暴露。在距离切口线4～5mm处，采用水平褥式缝合（GORE-TEX CV-5 Suture；W. L. Gore & Associates，Flagstaff，AZ，USA），然后在所有软组织瓣的边缘进行间断缝合。缝线需保持至少2～3周，手术愈合期至少6个月。二期手术时，微创切开并剥离黏骨膜瓣，取出钛加强聚四氟乙烯膜（RPM）和膜钉（钛螺钉）并同期植入种植体。

术后护理

术后口服阿莫西林500mg，3次/天，持续7天；对于青霉素过敏者，口服克林霉素150mg，4次/天，持续6天。术后服用非甾体抗炎药1周（双氯芬酸钾50mg，3次/天；或布洛芬200mg，4次/天）。所有患者于术后1、2、3、4周复诊评估伤口愈合情况。记录术中和术后并发症，如膜暴露、术中出血和移植物感染。

数据搜集

记录包括患者性别、手术年龄、吸烟量等个人信息。在手术中，由一位临床医生（IU）使用UNC-15牙周探针测量从剩余牙槽嵴到参考线之间的距离，即垂直向骨缺损基线（单位：mm）。以下两条参考线均可作为理想的牙槽骨高度，以确保准确测量垂直向骨缺损基线：（1）连接双侧邻牙近缺隙侧牙槽嵴顶的假想线；（2）对于远中游离牙列缺损，连接近中邻牙近缺隙侧牙槽嵴顶和远端剩余牙槽嵴顶的假想线。在种植体植入术（二期手术）中，评估所获得的垂直向骨量，并通过上述相同的方式进行测量。为确保测量点在近远中方向保持一致和可重复性，在植骨手术中应记录测量点与邻牙根面/远端剩余牙槽嵴之间的水平距离。

"绝对骨增量"是指获得的骨高度（单位：mm）与垂直向骨缺损基线无关。"相对骨增量"与理想牙槽骨高度有关，指的是骨增量高度占垂直向骨缺损基线的百分比。

统计分析

使用广义估计方程（GEE）进行Logistic回归分析，评估骨缺损的位置变量与垂直向骨增量和完全相对骨增量之间的关系。根据缺损大小、愈合时间、年龄和吸烟情况，对统计模型进行调整，使用Wald卡方检验计算β系数、优势比和95%CI。显著性水平设定为5%（α=0.05）。

事后功效分析表明，在样本量为65个独立位点时，平均骨增量为4.5mm和6.0mm的线性回归分析存在显著差异（检验效能85.1%，可信度95%）。然而，并非所有位点都是独立的（注：同一患者可能存在多个位点），因此有必要进行功效校正。平均每位患者提供1.14个位点，假设

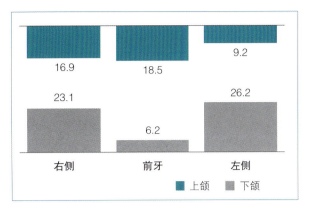

图2-1　骨缺损位点的分布（%）。

受试者的内相关性较高（CCI=0.9），则校正系数D=1.13。因此，65个非独立位点的检验效能与58个独立位点相同（检验效能80.1%）。

结果

患者特征

共纳入使用VBA进行垂直向骨增量的患者57位（65个骨缺损位点），包括男性21位（36.8%）、女性36位（63.2%），平均年龄为（51.9±11.8）岁（年龄范围：28～78岁）。每位患者接受1个（86%）或2个（14%）不同位点的骨增量手术。所有患者中，有55位（96.5%）为非吸烟者、2位（3.5%）为吸烟者。人口统计学、临床和缺损位点的分布特征如表2-1所示，缺损位点的分布如图2-1所示。

骨增量分析

表2-2和图2-2记录了垂直向骨增量术后的牙槽嵴高度变化。

垂直向骨缺损基线的平均值为（5.5±2.6）mm。在接受垂直向骨增量术后，牙槽骨垂直向绝对增量为（5.2±2.4）mm，与之对应的相对骨

表2-1 研究对象的人群特征和临床特征

		数量（%）/ 平均值±标准差
患者 信息	患者数量	57
	年龄（周岁）	51.9 ± 11.8
	性别	
	男性	21 (36.8)
	女性	36 (63.2)
	吸烟习惯	
	否	55 (96.5)
	是	2 (3.5)
	手术位点	
	1	49 (86.0)
	2	8 (14.0)
位点 信息	位点数量	65
	部位	
	上颌前牙区	12 (18.5)
	上颌右侧后牙区	11 (16.9)
	上颌左侧后牙区	6 (9.2)
	下颌前牙区	4 (6.2)
	下颌右侧后牙区	15 (23.1)
	下颌左侧后牙区	17 (26.2)
	种植体数量	
	0	3 (4.6)
	1	7 (10.8)
	2	34 (52.3)
	3	20 (30.8)
	4	1 (1.5)
	愈合时间（月）	9.7 ± 3.3
	并发症	
	无	63 (97)
	膜暴露	1 (1.5)
	感染	1 (1.5)
	缺损类型	
	垂直向	65 (100)
	缺损大小 (mm)	5.5 ± 2.6
	牙缺失数量	3.2 ± 1.2
	上颌	3.1 ± 1.5
	下颌	3.2 ± 0.9

表2-2 骨增量后缺损区牙槽嵴的高度变化

垂直向	5.5 ± 2.6	5.2 ± 2.4	96.5 ± 13.9	89.2

表2-3 不同骨缺损大小、缺损位点、愈合时间和手术年龄与相对垂直向骨增量（%）的多元线性回归分析

	回归系数	95% CI	P值
缺损区大小			**< 0.001*****
< 5mm （参考）	0.00		
5 ~ 8mm	−5.97	−11.8 ~ 0.13	**0.045***
> 8mm	−11.9	−17.8 ~ 5.89	**< 0.001*****
牙列			
上颌 （参考）	0.00		
下颌	−2.98	−8.01 ~ 2.05	0.246
愈合时间	1.34	0.08 ~ 2.60	**0.037***
年龄	0.08	−0.05 ~ 0.21	0.207

CI：置信区间
*P < 0.5
***P < 0.001

增量平均值为（96.5 ± 13.9）%。89.2%的缺损位点表现为完全骨再生，即消除了垂直向骨缺损。愈合时间每增加1个月，相对骨增量的数值则提高1.34%。

基线垂直向骨缺损对绝对和相对骨增量的影响

在65个缺损位点中，6个位点未获得完全骨再生。其中，5个位点的垂直向骨缺损基线 ≥ 10mm（图2-3a），1个位点发生术后感染（缺损基线为6mm）。获得完全骨再生的概率与缺损大小成反比（P=0.005），垂直向骨缺损基线每增

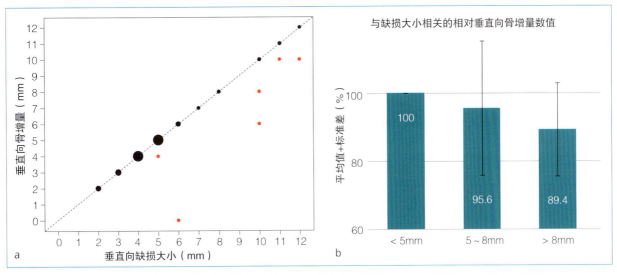

图2-2 （**a**）缺损大小和垂直向骨增量水平的相关性。红点代表未实现完全骨再生的病例，其中5例的垂直向骨缺损基线≥10mm；1例骨缺损基线为6mm，垂直向骨增量高度为0mm。（**b**）基于骨缺损基线的相对骨增量（SD=标准差）。

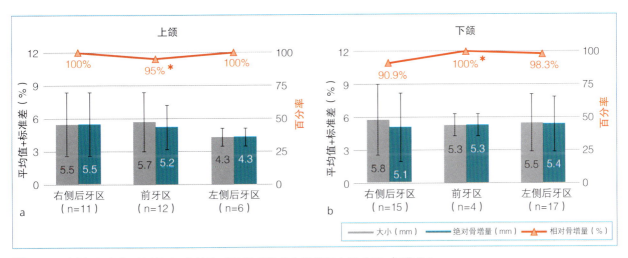

图2-3 上颌骨（**a**）与下颌骨（**b**）的绝对及相对垂直向骨增量水平（SD=标准差）。

加1mm，完全骨再生的概率则降低2.5倍。骨缺损基线为5～8mm的病例与<5mm的病例相比，相对骨增量降低6%（$P=0.045$）；骨缺损基线>8mm的病例与<5mm的病例相比，相对骨增量降低12%（$P<0.001$）（图2-3b）。对骨缺损大小、位点、愈合时间和手术年龄（表2-3）进行多元线性回归分析后发现，愈合时间是影响垂直向骨再生的重要因素（$P=0.037$）。

缺损位置对绝对骨增量的影响：上颌骨 vs 下颌骨

本研究共纳入65个骨缺损位点，其中29个位于上颌骨，36个位于下颌骨。上下颌骨的平均垂直向骨缺损基线分别为（5.3±2.5）mm和（5.6±2.7）mm，根据广义估计方程（GEE）分析该差异无统计学意义（$P=0.664$）。上下颌骨的平均绝对垂直向骨增量分别为（5.1±2.2）mm和

表2-4 不同缺损大小、位点、愈合时间、吸烟和手术年龄与绝对垂直向骨增量（mm）之间的多元线性回归分析

参考/比较	上颌 vs 下颌 RC	95%CI	P值	上颌：前牙区 vs 后牙区 RC	95%CI	P值	上颌：前牙区 vs 左/右侧后牙区；左侧后牙区 vs 右侧后牙区 RC	95%CI	P值	下颌：前牙区 vs 后牙区 RC	95%CI	P值	下颌：前牙区 vs 左/右侧后牙区；左侧后牙区 vs 右侧后牙区 RC	95%CI	P值
参考	上颌 0.00			前牙区 0.00			左侧后牙区 0.00			前牙区 0.00			左侧后牙区 0.00		
比较	下颌 -0.10	-0.46~0.27	0.596	后牙区 0.36	0.00~0.72	0.048*	右侧后牙区 0.04	-0.18~0.26	0.726	后牙区 0.90	0.82~0.97	<0.001***	右侧后牙区 -0.19	-0.43~0.04	0.102
比较							前牙区 -0.34	-0.69~0.01	0.057				前牙区 0.27	0.02~0.52	0.038*
缺损大小	0.86	0.78~0.93	<0.001***	0.85	0.73~0.97	<0.001***	0.85	0.73~0.96	<0.001***	0.90	0.83~0.96	<0.001***	0.90	0.83~0.96	<0.001***
愈合时间	0.10	0.01~0.20	0.043*	0.06	-0.02~0.13	0.152	0.06	-0.02~0.13	0.141	0.04	-0.02~0.10	0.165	0.04	-0.01~0.10	0.129
吸烟习惯 否(参考)	0.00			0.00			0.00			0.00			0.00		
是	-1.60	-4.15~0.96	0.220	-0.20	-0.39~-0.01	0.039*	-0.20	-0.38~-0.01	0.021*	-5.28	-5.93~-4.62	<0.001***	-5.14	-5.80~-4.47	<0.001***
年龄	0.00	-0.01~0.01	0.222	0.01	-0.01~0.01	0.373	0.01	-0.01~0.01	0.363	0.01	-0.01~0.02	0.226	0.01	-0.01~0.02	0.111

RC：回归系数
CI：置信区间
* $P < 0.05$
*** $P < 0.001$

（5.3±2.6）mm，根据多元线性回归分析该差异没有统计学意义（P=0.596）（表2-4）。而骨缺损大小（P<0.01）和愈合时间（P<0.05）显著影响垂直向骨增量，该结果具有统计学意义。吸烟情况对骨增量的影响没有统计学差异（P=0.220），但吸烟患者均可观察到较大的牙槽骨缺损（β=-1.60）。

缺损位置对绝对骨增量的影响：前牙区 vs 后牙区

在29个上颌骨垂直向骨缺损位点中，12个位于前牙区、17个位于后牙区。前牙区与后牙区的平均垂直向骨缺损基线分别为（5.7±2.7）mm和（5.1±2.4）mm，该差异无统计学意义（P=0.489）。后牙区的绝对垂直向骨增量平均值比前牙区高0.36mm，该结果具有统计学意义（P=0.048）。垂直向骨缺损基线的大小（P<0.01）以及患者的吸烟情况（P<0.05）会显著影响到上颌骨的绝对骨增量水平（表2-4）。

在36个下颌骨垂直向骨缺损位点中，4个位于前牙区、32个位于后牙区。前牙区与后牙区的垂直向骨缺损基线平均值分别为（5.3±1.0）mm和（5.6±2.9）mm，该差异无统计学意义（P=0.540）。前牙区的绝对垂直向骨增量平均值比后牙区高0.32mm，该结果具有统计学意义（P=0.021）。同样，垂直向缺损基线的大小、患者的吸烟情况也会显著影响下颌骨的绝对骨增量水平（表2-4）。

缺损位置对绝对及相对骨增量的影响：前牙区 vs 左后牙区 vs 右后牙区

在上颌垂直向骨缺损中，12个位于前牙区，6个位于左后牙区，11个位于右后牙区。左右

上颌后牙区的垂直向骨缺损基线平均值分别为（4.3±0.8）mm和（5.5±2.9）mm，经多元线性回归分析，双侧无显著性差异（P=0.726）。上颌前牙区的垂直向骨增量值比左右侧上颌后牙区更少，该结果具有统计学意义（P=0.05）（表2-4和图2-3a）。

在下颌骨垂直向缺损中，4个位于前牙区，17个位于左后牙区，15个位于右后牙区。左右下颌后牙区的垂直向骨缺损大小平均值分别为（5.5±2.6）mm和（5.8±3.2）mm，双侧无显著性差异（P=0.72）。在下颌前牙区、左下颌后牙区和右下颌后牙区的垂直向骨增量之间，存在统计学差异（P=0.028）（表2-4和图2-3b）。左下颌后牙区的垂直向相对骨增量数值为98.3%，而右下颌后牙区的垂直向相对骨增量数值为90.9%（绝对骨增量差值为0.3mm）。

术后并发症

仅有2例患者（3%）出现术后并发症，1例出现膜暴露（术后1周），1例出现骨移植材料的感染。第1个病例，暴露的钛加强聚四氟乙烯膜（RPM）在术后2个月通过手术取出；而第2个病例，感染的膜和骨移植物在愈合10天后进行了探查与移除。

讨论

相比其他骨增量技术，通过联合使用空间维持支架和骨移植材料进行垂直向骨增量，能够在预期骨增量与术后并发症之间取得理想的平衡[4-5]。引导骨再生（GBR）技术的基本原理在于建立一个隔离软组织细胞长入的屏障，从而促使成骨细胞向植骨材料的迁徙[6]。相较于能够隔离细胞但质地柔顺的可吸收膜，钛加强不可吸

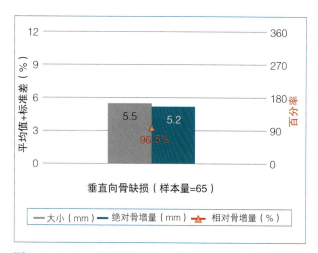

图2-4 图中显示骨缺损大小、绝对骨增量及相对骨增量（SD=标准差）。

收膜、非封闭型钛网等三维空间维持结构能够提供更可靠的垂直向成骨空间。尽管致密型聚四氟乙烯（d-PTFE）膜是一种常用的不可吸收屏障材料，但它表现出较低的软组织黏附性，这将增加软组织瓣的裂开风险[7]。研究者们已经研发出能使骨膜更好贴近下方骨移植物的材料，但我们的研究则采用了一种带有大直径孔隙的钛加强聚四氟乙烯膜（RPM）。从理论上讲，大孔隙可以允许骨膜与其下方骨移植物直接接触，从而提升血管化的水平。据我们所知，这是第一个将RPM应用于垂直向骨增量的系列病例研究。

与前期研究的一致性

我们的系列病例研究获得了（5.2±2.4）mm的绝对垂直向骨增量，这与作者（IU）在前期的两项病例系列研究中报告的结果一致。前期两项病例系列研究使用了相同的致密型钛加强聚四氟乙烯（d-PTFE）膜和骨移植材料，分别获得平均值为5.45mm和5.83mm的绝对骨增量[8-9]。本研究获得了（96.5±13.9）%的相对骨增量数值，且89.2%的病例实现了完全的垂直向骨再生。与同一作者使用的无孔d-PTFE膜的研究结果相

比，钛加强聚四氟乙烯膜（RPM）似乎能够获得相似或者更好的垂直向骨增量效果[2,8-9]。

其他使用钛加强膨体聚四氟乙烯（e-PTFE）膜的研究也报告了与本研究类似的结果。Urban[10]使用钛加强e-PTFE膜和自体骨治疗上下颌骨、前后牙区垂直向骨缺损（分期或同期种植），获得平均值为5.5mm的骨增量高度。Canullo和Sisti[11]使用钛加强e-PTFE膜和富含镁的羟基磷灰石治疗上下颌骨、前后牙区垂直向骨缺损，获得平均值为5.85mm的骨增量高度。Todisco[12]使用钛加强e-PTFE膜和异种骨移植材料，获得平均值为5.3mm的骨增量高度。因此，使用不可吸收膜进行垂直向骨增量的临床研究结果具有一致性，平均获得了4~6mm的垂直向骨增量[5,13-15]。

尽管使用空间维持支架，包括支架网与GBR膜，可以获得比牵张成骨或块状骨移植更少的并发症，但软组织裂开仍是主要问题。与不可吸收膜相比，可吸收膜显示出更多的并发症[16]。当手术中只进行垂直向骨增量时，可吸收膜的并发症发生率为23%，而聚四氟乙烯（PTFE）膜的并发症发生率为7%[5]。但是，并非不可吸收膜都存在相同的并发症发生率，膨体聚四氟乙烯（e-PTFE）膜的并发症发生率是致密型聚四氟乙烯（d-PTFE）膜的2倍[5]。我们的研究采用了一种新型聚四氟乙烯（PTFE）膜，表现出相当低的并发症发生率（3%）。两例并发症分别发生于垂直向骨增量术后1周和8周，这与前期研究中记录的早期和晚期暴露时间（术后1周内和最晚6个月）一致。

特别发现

大多数关于垂直向骨增量的研究仅报告了获得的垂直向骨量数值（即绝对骨增量），而没有

计算相对于初始缺损大小的相对骨增量值。我们的研究发现，垂直向骨缺损基线的大小与获得的垂直向骨量之间存在显著的间接相关性：垂直向骨缺损基线每增加1mm，发生完全骨再生的概率降低2.5倍。与垂直向骨缺损≥5mm的情况相比，垂直向骨缺损<5mm的病例可获得更多的相对垂直向骨增量（6%～12%）（图2-4）。

本研究首次探讨了骨缺损位置对垂直向骨增量的影响。研究未发现上颌骨与下颌骨在骨增量方面的显著性差异，但缺损的不同位置会显著影响获得的骨再生量，该发现具有统计学意义。在上颌骨，后牙区的绝对骨增量高于前牙区，平均差异为0.36mm；下颌骨前牙区的绝对骨增量高于后牙区，平均差异为0.32mm。但由于骨增量平均值的差异<0.5mm，因此该结果可能并没有临床意义。

本研究的局限性和对未来研究的建议

本研究为回顾性系列病例研究，无法与其他研究进行严格对比。我们假设大直径孔隙的不可吸收膜可以促进移植物的血管化，从而促进骨的再生。以后的研究还需通过在种植二期手术中获取骨柱来确定再生/骨活力，以进一步验证假设。

本研究中手术均由经验丰富的临床医生进行，因此我们的结果可能不适用于经验不足的临床医生。不同的空间维持支架（如PTFE膜、e-PTFE膜、d-PTFE膜）的垂直向骨增量效果还需要通过前瞻性临床研究来进行比较，特别是新型空间维持支架，如个性化钛网与个性化定制骨块移植物。缺损位点分布更均匀、样本量更大的临床研究将验证或反驳我们关于垂直向骨缺损基线、缺损位置、患者因素、并发症对骨增量效果的影响。这些分析将有助于病例的手术准备和材料的选择。

结论

正如第15届欧洲牙周病学骨再生研讨会第4工作组的共识结论：垂直向牙槽骨增量是一种极具技术敏感性的外科干预措施，只能由经验丰富的临床医生进行[17]。

从我们的研究中可以得出以下结论：
1. 联合使用钛加强聚四氟乙烯膜（RPM）与自体骨-异种骨混合物进行牙槽嵴垂直向骨增量可能是一种安全且可预期的植骨方案。
2. 垂直向骨缺损基线的大小会影响相对骨增量数值，骨缺损高度每增加1mm，则发生完全性骨再生的概率会降低2.5倍。
3. 骨缺损的位置对骨增加量的影响可能较小（<0.5mm）。

使用有孔致密型聚四氟乙烯（d-PTFE）膜进行牙槽嵴增量的典型病例

以下所有病例均使用天然胶原膜覆盖致密型聚四氟乙烯（d-PTFE）膜，以帮助封闭后者的膜边缘并促进软组织的愈合（图2-5～图2-66）。

临床经验表明，有孔膜的成骨质量优于无孔膜的骨增量位点。此外，这似乎意味着骨的形成速度会比以前更快。虽然很难明确增速会有多大，但成骨质量的提高意味着骨的形成肯定更迅速。可以大胆地估计，一个中等程度的垂直向骨缺损可能会在大约2个月的时间内完成骨的再生和成熟。当然，这一猜测还需要用精心设计的随机临床试验进行进一步的仔细研究。

除临床前研究外，图2-5～图2-66所示的临床病例令人鼓舞，它们证明了在不同的临床情况下，这种骨增量方案都能获得具有可预期与稳定的再生牙槽骨。

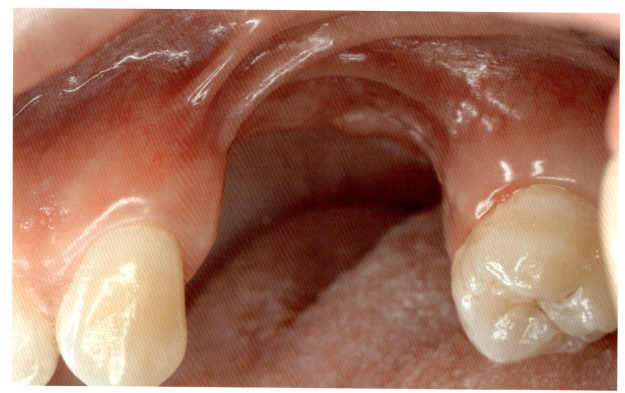

图2-5 上颌后牙区重度垂直向骨缺损（颊侧观）。

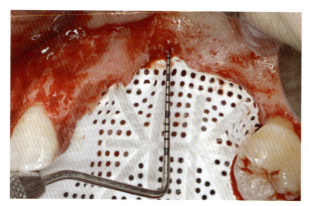

图2-6 就位的多孔聚四氟乙烯（PTFE）膜（颊侧观）。

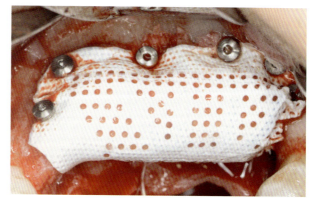

图2-7 膜的固定（颊侧观）。

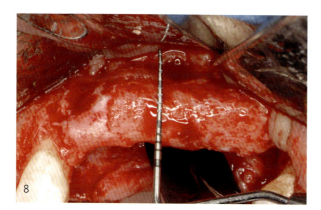

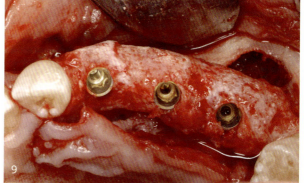

图2-8和图2-9 植入3颗种植体后的再生牙槽骨（颊侧观和殆面观）。

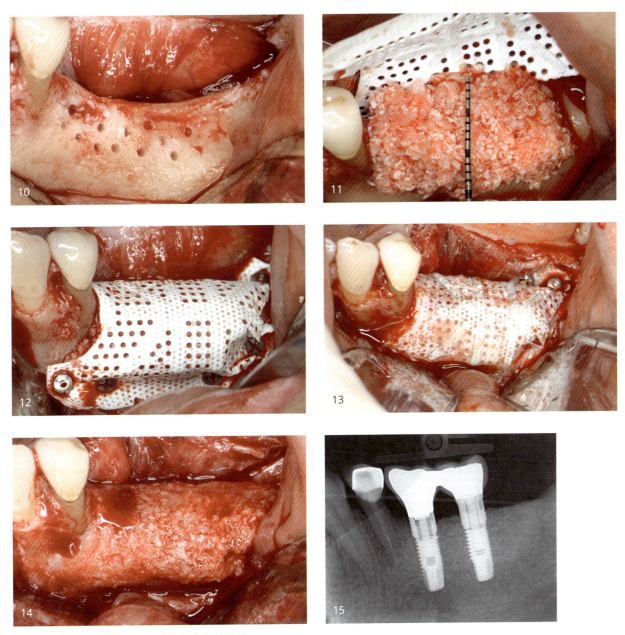

图2-10 ~ 图2-15　下颌后牙区的垂直向骨增量。

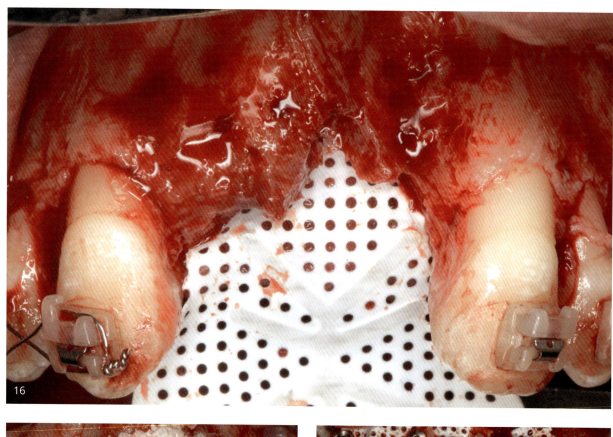

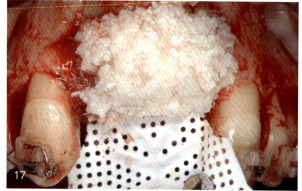

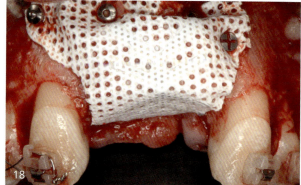

图2-16～图2-18　上颌前牙区的垂直向骨增量。

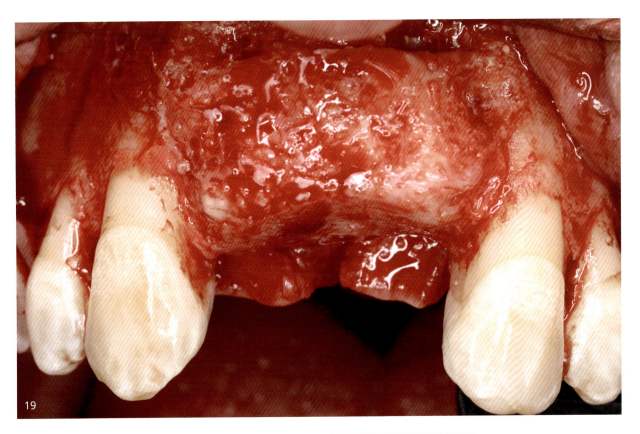

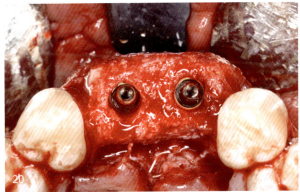

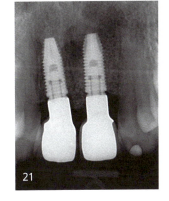

图2-19~图2-21　上颌前牙区的垂直向骨增量（续）。

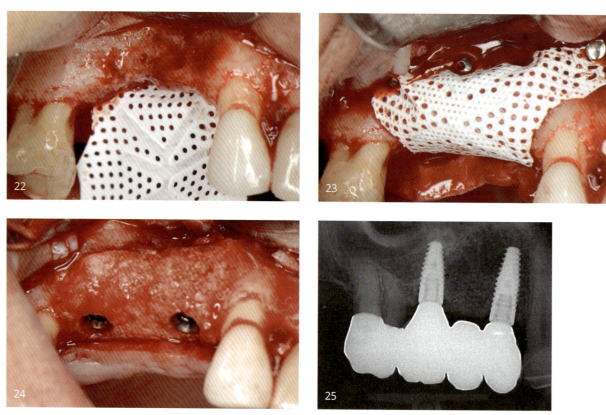

图2-22 ~ 图2-25 上颌后牙区的垂直向骨增量。

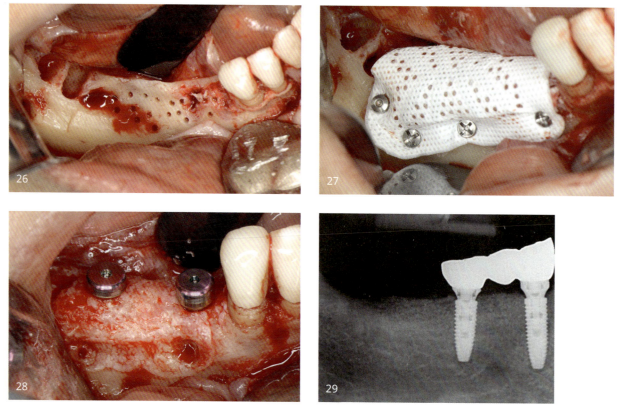

图2-26 ~ 图2-29 下颌后牙区的水平向骨增量。

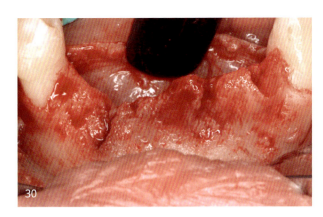

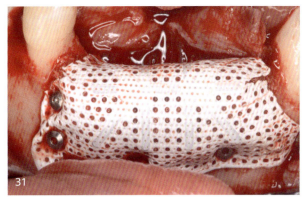

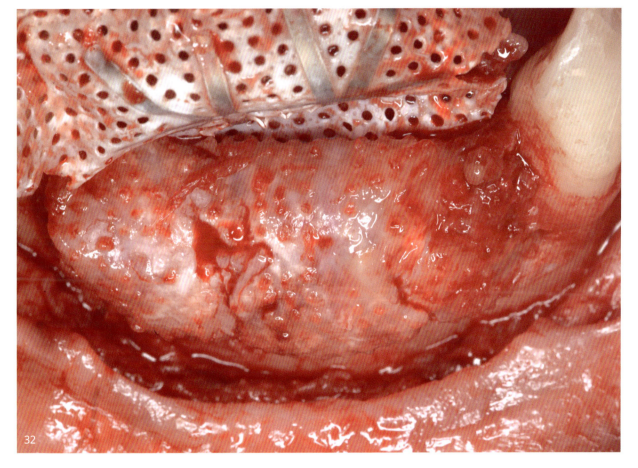

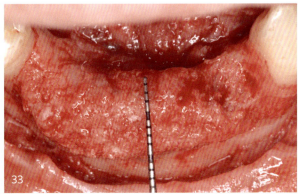

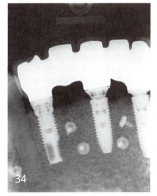

图2-30 ~ 图2-34　下颌前牙区的垂直向骨增量。

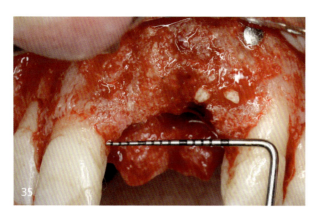

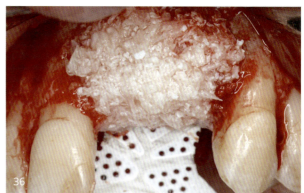

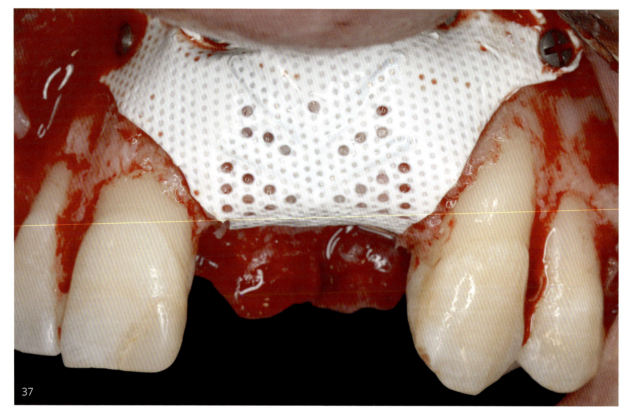

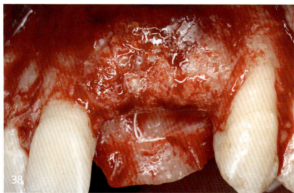

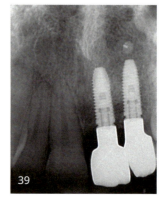

图2-35 ~ 图2-39　上颌前牙区的垂直向骨增量。

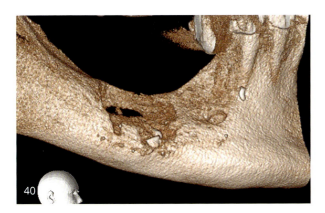

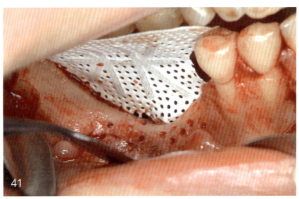

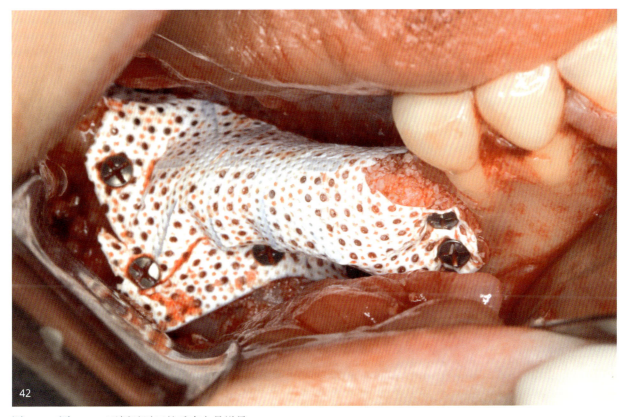

图2-40～图2-42 下颌后牙区的垂直向骨增量。

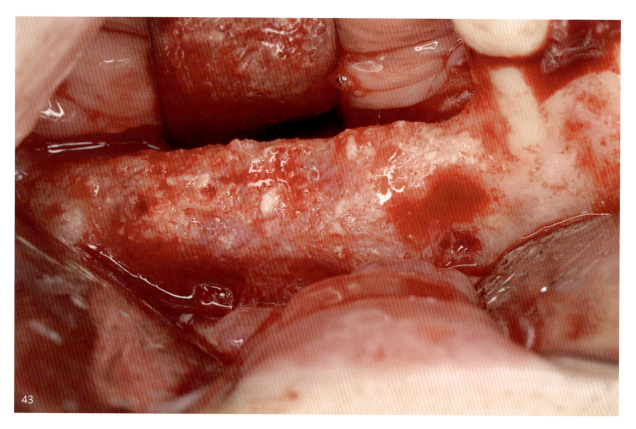

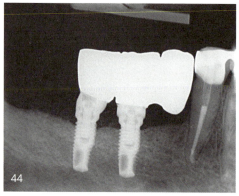

图2-43和图2-44　下颌后牙区的垂直向骨增量（续）。

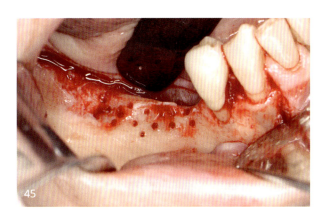

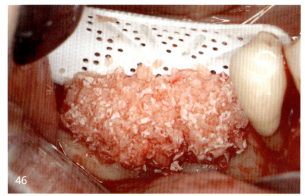

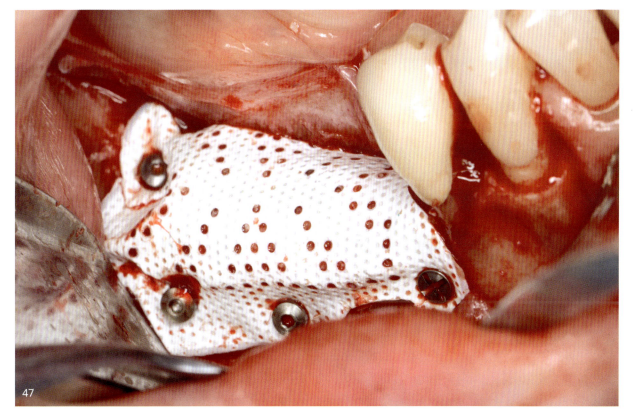

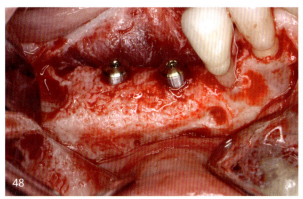

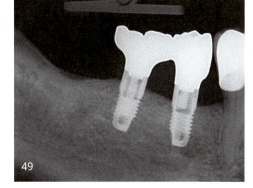

图2-45～图2-49　下颌后牙区的垂直向骨增量。

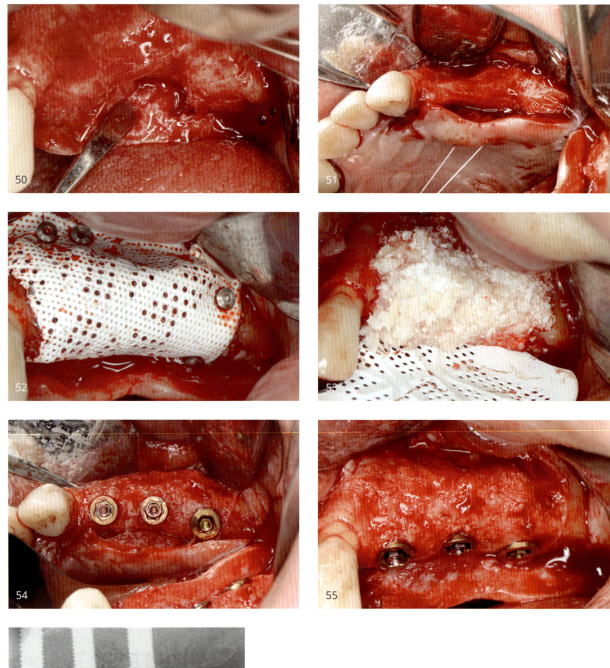

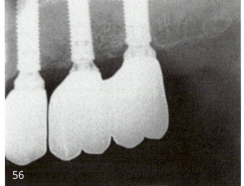

图2-50～图2-56 上颌后牙区的垂直向骨增量与上颌窦底提升。

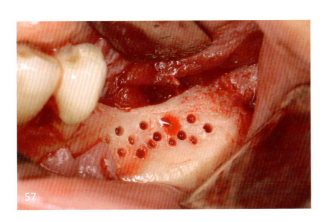

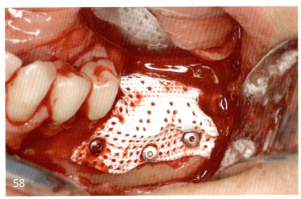

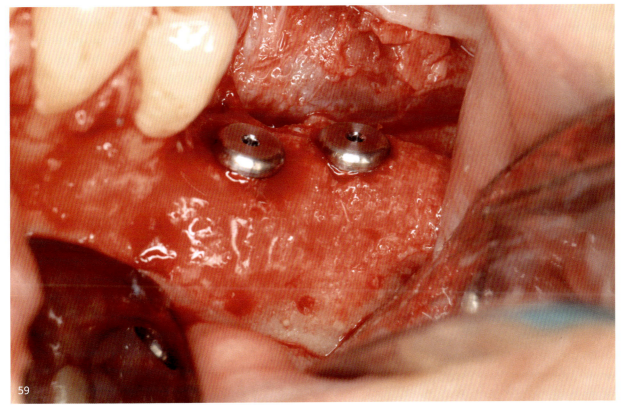

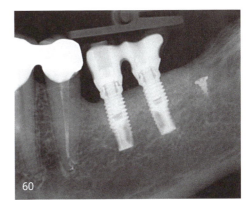

图2-57 ~ 图2-60　下颌后牙区的垂直向骨增量。

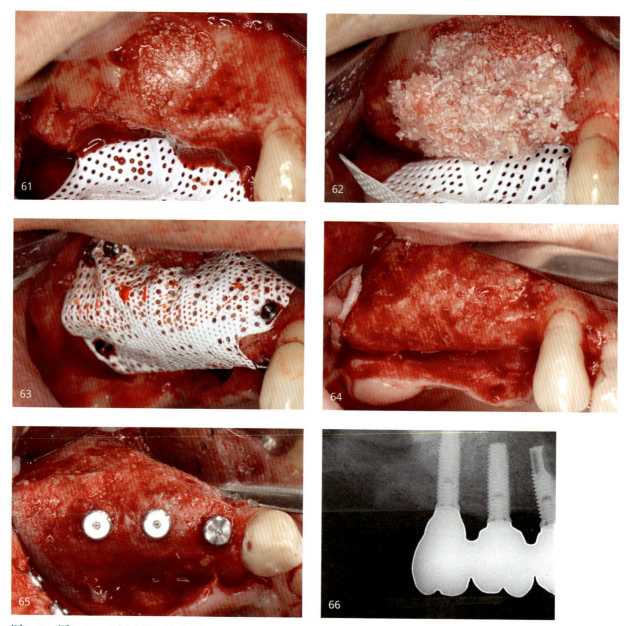

图2-61～图2-66 上颌后牙区的垂直向骨增量与上颌窦底提升。

参考文献

[1] Silness J, Loe H. Periodontal disease in pregnancy. II. Correlation between oral hygiene and periodontal condition. Acta Odontol Scand 1964;22:121–135.

[2] Urban IA, Monje A, Nevins M, Nevins ML, Lozada JL, Wang HL. Surgical management of significant maxillary anterior vertical ridge defects. Int J Periodontics Restorative Dent 2016;36:329–337.

[3] Urban IA, Monje A, Wang HL, Lozada J, Gerber G, Baksa G. Mandibular regional anatomical landmarks and clinical implications for ridge augmentation. Int J Periodontics Restorative Dent 2017;37:347–353.

[4] Milinkovic I, Cordaro L. Are there specific indications for the different alveolar bone augmentation procedures for implant placement? A systematic review. Int J Oral Maxillofac Surg 2014;43:606–625.

[5] Urban IA, Montero E, Monje A, Sanz-Sánchez I. Effectiveness of vertical ridge augmentation interventions: a systematic review and meta-analysis. J Clin Periodontol 2019;46(suppl 21):319–339.

[6] Melcher AH. On the repair potential of periodontal tissues. J Periodontol 1976;47:256–260.

[7] Park SH, Brooks SL, Oh TJ, Wang HL. Effect of ridge morphology on guided bone regeneration outcome: conventional tomographic study. J Periodontol 2009;80:1231–1236.

[8] Urban IA, Lozada JL, Jovanovic SA, Nagursky H, Nagy K. Vertical ridge augmentation with titanium-reinforced, dense-PTFE membranes and a combination of particulated autogenous bone and anorganic bovine bone-derived mineral: a prospective case series in 19 patients. Int J Oral Maxillofac Implants 2014;29:185–193.

[9] Urban IA, Monje A, Wang HL. Vertical ridge augmentation and soft tissue reconstruction of the anterior atrophic maxillae: a case series. Int J Periodontics Restorative Dent 2015;35:613–623.

[10] Urban IA, Jovanovic SA, Lozada JL. Vertical ridge augmentation using guided bone regeneration (GBR) in three clinical scenarios prior to implant placement: a retrospective study of 35 patients 12 to 72 months after loading. Int J Oral Maxillofac Implants 2009;24:502–510.

[11] Canullo L, Sisti A. Early implant loading after vertical ridge augmentation (VRA) using e-PTFE titanium-reinforced membrane and nano-structured hydroxyapatite: 2-year prospective study. Eur J Oral Implantol 2010;3:59–69.

[12] Todisco M. Early loading of implants in vertically augmented bone with non-resorbable membranes and deproteinised anorganic bovine bone. An uncontrolled prospective cohort study. Eur J Oral Implantol 2010;3:47–58.

[13] Cucchi A, Vignudelli E, Napolitano A, Marchetti C, Corinaldesi G. Evaluation of complication rates and vertical bone gain after guided bone regeneration with non-resorbable membranes versus titanium meshes and resorbable membranes. A randomized clinical trial. Clin Implant Dent Relat Res 2017;19:821–832.

[14] Fontana F, Grossi GB, Fimanò M, Maiorana C. Osseointegrated implants in vertical ridge augmentation with a nonresorbable membrane: a retrospective study of 75 implants with 1 to 6 years of follow-up. Int J Periodontics Restorative Dent 2015;35:29–39.

[15] Ronda M, Rebaudi A, Torelli L, Stacchi C. Expanded vs. dense polytetrafluoroethylene membranes in vertical ridge augmentation around dental implants: a prospective randomized controlled clinical trial. Clin Oral Implants Res 2014;25:859–866.

[16] Lim G, Lin GH, Monje A, Chan HL, Wang HL. Wound healing complications following guided bone regeneration for ridge augmentation: a systematic review and meta-analysis. Int J Oral Maxillofac Implants 2018;33:41–50.

[17] Jepsen S, Schwarz F, Cordaro L, et al. Regeneration of alveolar ridge defects. Consensus report of group 4 of the 15th European Workshop on Periodontology on Bone Regeneration. J Clin Periodontol 2019;46(suppl 21):277–286.

扩展阅读

[1] Buser D, Chappuis V, Belser UC, Chen S. Implant placement post extraction in esthetic single tooth sites: when immediate, when early, when late? Periodontol 2000 2017;73:84–102.

[2] Chiapasco M, Casentini P. Horizontal bone-augmentation procedures in implant dentistry: prosthetically guided regeneration. Periodontol 2000 2018;77:213–240.

[3] Chiapasco M, Zaniboni M. Clinical outcomes of GBR procedures to correct peri-implant dehiscences and fenestrations: a systematic review. Clin Oral Implants Res 2009;20(suppl 4):113–123.

[4] Cordaro L, Amadé DS, Cordaro M. Clinical results of alveolar ridge augmentation with mandibular block bone grafts in partially edentulous patients prior to implant placement. Clin Oral Implants Res 2002;13:103–111.

[5] Elnayef B, Porta C, Suárez-López Del Amo F, Mordini L, Gargallo-Albiol J, Hernández-Alfaro F. The fate of lateral ridge augmentation: a systematic review and meta-analysis. Int J Oral Maxillofac Implants 2018;33:622–635.

[6] Hämmerle CHF, Tarnow D. The etiology of hard- and soft-tissue deficiencies at dental implants: a narrative review. J Periodontol 2018;89(suppl 1):S291–S303.

[7] Jung RE, Fenner N, Hämmerle CH, Zitzmann NU. Long-term outcome of implants placed with guided bone regeneration (GBR) using resorbable and non-resorbable membranes after 12–14 years. Clin Oral Implants Res 2013;24:1065–1073.

[8] Machtei EE. The effect of membrane exposure on the outcome of regenerative procedures in humans: a meta-analysis. J Periodontol 2001;72:512–516.

[9] Mailoa J, Miron RJ, Wang HL. Risk indicators and prevention of implant soft-tissue complications: interproximal papillae loss and midfacial implant mucosal recessions. Compend Contin Educ Dent 2017;38:436–443.

[10] Maiorana C, Beretta M, Salina S, Santoro F. Reduction of autogenous bone graft resorption by means of bio-oss coverage: a prospective study. Int J Periodontics Restorative Dent 2005;25:19–25.

[11] McGinnis M, Larsen P, Miloro M, Beck FM. Comparison of resorbable and nonresorbable guided bone regeneration materials: a preliminary study. Int J Oral Maxillofac Implants 1998;13:30–35.

[12] Nowzari H, Slots J. Microbiologic and clinical study of polytetrafluoroethylene membranes for guided bone regeneration around implants. Int J Oral Maxillofac Implants 1995;10:67–73.

[13] Papageorgiou SN, Papageorgiou PN, Deschner J, Götz W. Comparative effectiveness of natural and synthetic bone grafts in oral and maxillofacial surgery prior to insertion of dental implants: Systematic review and network meta-analysis of parallel and cluster randomized controlled trials. J Dent 2016;48:1–8.

[14] Polimeni G, Xiropaidis AV, Wikesjö UM. Biology and principles of periodontal wound healing/regeneration. Periodontol 2000 2006;41:30–47.

[15] Ricci L, Perrotti V, Ravera L, Scarano A, Piattelli A, Iezzi G. Rehabilitation of deficient alveolar ridges using titanium grids before and simultaneously with implant placement: a systematic review. J Periodontol 2013; 84:1234–1242.

[16] Roccuzzo M, Savoini M, Dalmasso P, Ramieri G. Long-term outcomes of implants placed after vertical alveolar ridge augmentation in partially edentulous patients: a 10-year prospective clinical study. Clin Oral Implants Res 2017;28:1204–1210.

[17] Rothamel D, Schwarz F, Sculean A, Herten M, Scherbaum W, Becker J. Biocompatibility of various collagen membranes in cultures of human PDL fibroblasts and human osteoblast-like cells. Clin Oral Implants Res 2004; 15:443–449.

[18] Sbordone L, Toti P, Menchini-Fabris GB, Sbordone C, Piombino P, Guidetti F. Volume changes of autogenous bone grafts after alveolar ridge augmentation of atrophic maxillae and mandibles. Int J Oral Maxillofac Surg 2009;38:1059–1065.

[19] Wang HL, Boyapati L. "PASS" principles for predictable bone regeneration. Implant Dent 2006;15:8–17.

[20] Wen SC, Fu JH, Wang HL. Effect of deproteinized bovine bone mineral at implant dehiscence defects grafted by the sandwich bone augmentation technique. Int J Periodontics Restorative Dent 2018;38:79–85.

第3章
下颌后牙区极端骨缺损重建：手术原则与解剖因素考量

Reconstruction of the extreme posterior mandibular defect: surgical principles and anatomical considerations

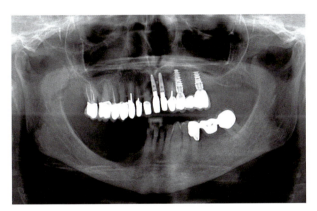

图3-1 骨缺损区的曲面断层片。

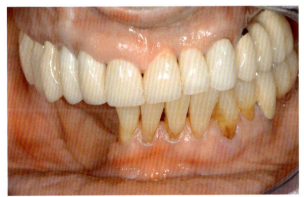

图3-2 骨缺损区正面观。

简介

本章详细介绍了一个需要植骨的极端垂直向骨缺损典型病例。对于此类病例，我们需要回答的第一个问题是此类骨缺损是否需要植骨，是否有其他适宜的替代治疗方案。

我们有必要为每位患者评估骨再生治疗方案的合理性；必须对替代治疗方案进行评估，并将可能的治疗结果告知患者。如果可以在缺损区邻近区域使用短种植体，当临床牙冠过长时使用牙龈瓷，那么骨再生的治疗方案就未必是唯一的选择。但本病例（图3-1和图3-2）由于牙槽嵴顶距离神经血管束非常近，无法使用短种植体。

另一种常见的治疗方案是拔除所有前牙，在两侧颏孔间植入种植体。这种治疗方案虽然更简单、并发症少、成功率高，并能明显缩短总体治疗时间；但是为了更快地治疗，可能会牺牲健康的天然牙。

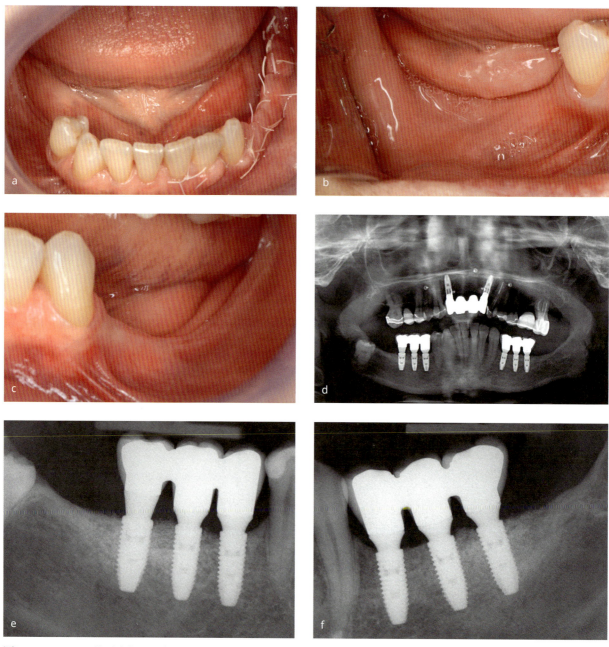

图3-3　（a～c）前牙完好，双侧后牙区牙槽嵴垂直向骨缺损（正面观和颊侧观）。（d）曲面断层片显示完成种植修复5年后牙槽嵴顶骨稳定。（e和f）曲面断层片局部细节。

在图3-3a～c中我们可以看到一个非常类似的病例；患者最终选择了双侧后牙区的骨增量而非颏孔间植入种植体的治疗方案，然而其他医生却建议该患者拔除所有下颌余留牙。作者认为，这对该患者而言是一个糟糕的选择。

在图3-4和图3-5所示情况下，拔除下颌所有余留牙是一种可行的选择。造成骨缺损的原因是未治疗的种植体周围炎。

但这位患者没有选择拔除所有下颌余留牙并在颏孔间进行种植的方案。她觉得这样的治疗方

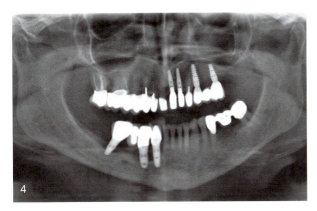

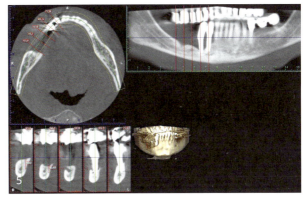

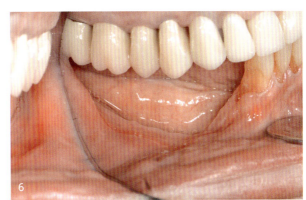

图3-4　曲面断层片可见垂直向骨缺损。

图3-5　曲面断层片和CBCT截面图可见垂直向骨缺损。

图3-6　注意非常严重的牙槽嵴萎缩。

案意味着由于之前失败的种植治疗而失去了所有天然牙。作者认为她的选择是对的。事实上，由于种植失败造成了如此严重的骨缺损，我们经常会产生同样的争论：为什么再生骨能比以前存在于同一位置的原生骨具有更好的种植体周围骨稳定性？我们有责任为患者提供一种治疗方案，并长时间维持功能和健康。这位67岁健康且无吸烟史的患者拒绝因为之前失败的3颗种植体而失去所有的天然牙，骨再生治疗的意愿强烈。

为了解决这种情况，除了口内的骨缺损情况，软组织质量和厚度也需要进行评估（图3-6）。

此外，患者的尖牙由于存在明显的附着丧失，可能需要拔除。角化组织的宽度有限，但质地尚可。

但是需要留意的是，这位患者之前经历了多次手术，这可能改变了骨膜的状态，而这从黏膜表面是看不到的。还需要重点关注的是，在缺损的中间位置没有可以帮助骨再生的骨壁。如果没有侧面自体骨壁的帮助，新生骨必须从底部开始生长，这使得本病例非常困难。

本病例解剖上的难点在于可使用的软组织量非常少，尤其在下颌颏神经区域。图3-7～图3-9显示了下颌骨萎缩的解剖标本横截面图，可见：

1. 下颌舌骨肌非常靠近牙槽嵴顶。治疗的目标之一是不影响此处肌肉附着（请参阅作者第1本书第5章和第6章），因此，舌侧可用软组织量有限。

2. 颏孔靠近牙槽嵴顶，出于保护神经的考虑，建议翻瓣范围局限于颏神经的冠方，在该区域能获得的软组织松解量有限，估计只有大约6mm。

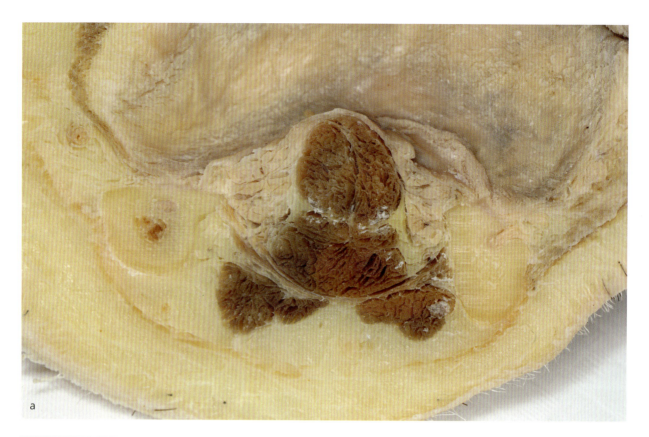

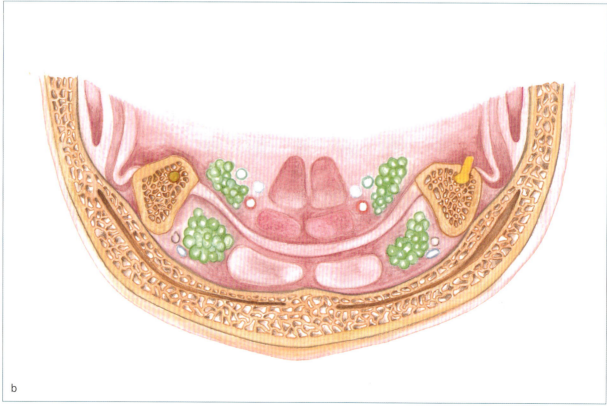

图3-7a和b　口底的冠状剖面及解剖示意图。

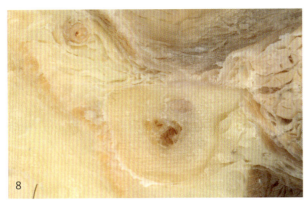

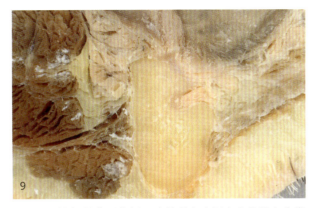

图3-8和图3-9 近距离图像显示，颌骨以皮质骨为主，这是此类型骨缺损的典型特征。这使得本病例在生物学上非常具有挑战性，因为很难从其皮质骨基底部位使骨移植物重新血管化。

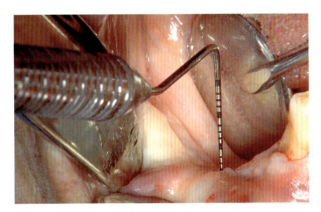

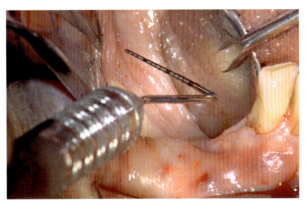

图3-10 局部麻醉后缺损区颊侧观。注意注射到该部位的麻醉剂导致的软组织隆起。

图3-11 牙周探针所示位置为牙槽嵴理想高度。此高度可能无法恢复或没有必要恢复。

3. 我们认为有可能通过对软组织瓣的充分减张，在屏障膜顶部实现初期关闭。

　　基于上述原因，极端的垂直向骨缺损在生物学和临床技术上都非常具有挑战性。无论使用何种技术，在开始治疗此类病例之前都应牢记这一点。

　　经过适当的患者准备（请参阅作者第1本书第2章），这包括消除任何潜在的感染源，彻底口内清洁和术前刮舌之后再进行手术（图3-10和图3-11）。

　　治疗计划是在神经上方2mm处植入8~10mm

种植体。因此，需要大约10mm的垂直向骨增量。翻全厚瓣时应不对骨膜造成任何损伤，达到完整翻开（称为超全厚瓣）。初始切口对于实现超全厚瓣非常关键，其包括3个步骤。图3-12~图3-16展示了瓣的设计以及初始切口的情况。

　　从磨牙后垫（RP）位置开始，行牙槽嵴顶"安全瓣"切口。初始切口需要3个步骤：

　　第一步，使用15C号刀片（Swann-Morton，Sheffield，UK）以"悬浮"方式切开，即刀片轻轻碰触并暴露牙槽嵴顶即可。

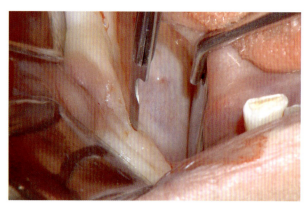

图3-12 牙槽嵴顶切口的侧面观。

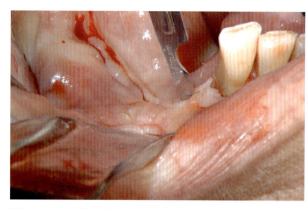

图3-13 完成的牙槽嵴顶切口侧面观。

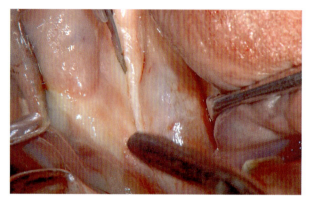

图3-14 𬌗面观可见切口位于磨牙后垫颊侧。

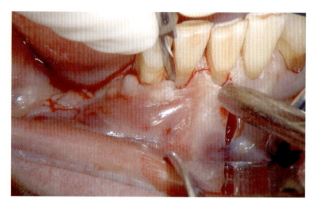

图3-15 在距离手术部位近中1个牙位（最好是2个牙位）的颊侧做垂直切口。在本病例中，由于尖牙需要拔除，垂直切口放置在术区近中3个牙位处。

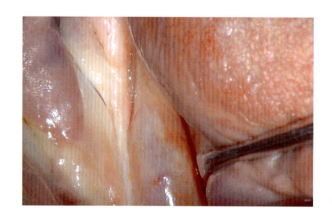

图3-16 磨牙后垫的𬌗面观。

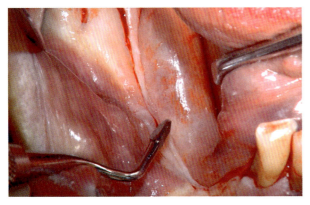

图3-17　使用圆头刮治器离断牙槽嵴顶所有未切透的组织，完成初始切口。

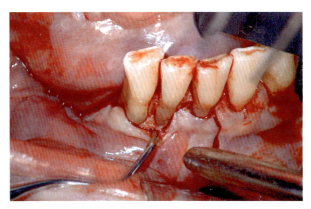

图3-18　在瓣边缘区域使用通用刮匙来翻开软组织瓣。

第二步，用新的15号刀片加深切口，完全切透骨膜直达骨嵴顶（图3-15）。在近中位置，于缺损区前方末端牙齿的近中舌侧做3~4mm的垂直短切口。在远中，切口继续向喙突方向延伸，避开磨牙后垫。

第三步，使用刮治器或刮匙清理骨嵴顶，确保切口处骨嵴顶上方没有残留的软组织，否则会导致翻瓣困难，翻瓣困难通常会导致组织损伤（图3-17~图3-24）。

接下来暴露颏孔。需要注意的是，颊侧瓣的近中和远中部分向根方分离更多，并不需要在颏神经根方进行剥离形成隧道。这一点对于手术很重要，因为如果在颏神经根方形成隧道，会使神经在牵拉颊侧瓣等操作过程中更容易受到损伤。作者认为即使当颏神经非常靠近嵴顶位置时，也不需要制备根方隧道，如本病例所示。

下一步，在缺牙区前方最末端牙齿的近中舌角处做一个3~4mm的短切口。

在本病例中，由于计划拔除已发生明显附着丧失的尖牙，所以切口位于末端倒数第二颗牙齿处（图3-25和图3-26）。然后翻开舌侧瓣（图3-27）。此步骤的一个典型错误是，临床医生在进行最后一颗牙齿远中舌侧翻瓣时，该位置意外发生轻微的软组织撕裂，导致最终伤口关闭更加困难。

由于在解剖学上，下颌舌骨肌的附着位置，在第二前磨牙前方区域会更深，而翻瓣深度应与肌肉附着相对应。因此在前磨牙区域应小心翻开到比磨牙区域略深的位置，而不是与肌肉的位置一致（图3-28）。

作者在该患者术区发现了一支解剖学上罕见的小动脉（图3-29）。以往的研究人员发现此类小动脉的平均直径为0.8mm，这与作者的临床经验相一致。与更深处的舌下动脉分支相比，这些血管的损伤并不存在高出血风险。在这种情况下，小动脉可以被轻轻随黏骨膜瓣翻起并从下颌骨中"拉出"，出血很少。如果发现较大的小动脉，在从颌骨中拉出前，临床医生可使用缝线提前结扎。

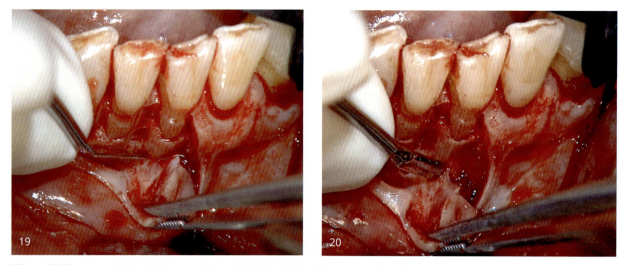

图3-19和图3-20 从近中垂直切口处开始，使用显微外科剥离子Mini Me继续翻瓣。

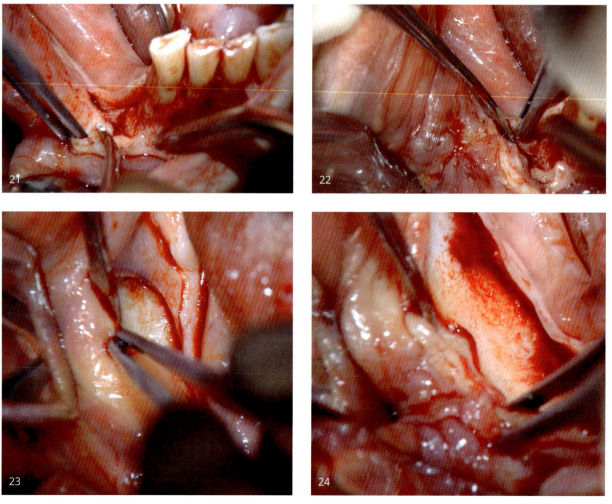

图3-21～图3-24 使用窄凿子从牙槽嵴顶开始翻瓣，然后使用骨膜剥离子自顶部继续剥离，直到暴露颏孔。

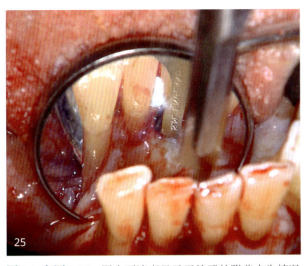

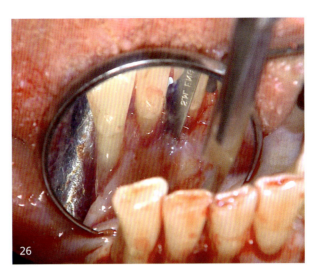

图3-25和图3-26　图中可清晰显示天然牙的附着丧失情况。

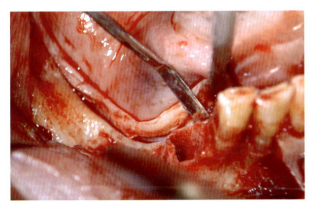

图3-27　从垂直切口处开始，逐步翻开舌侧瓣。

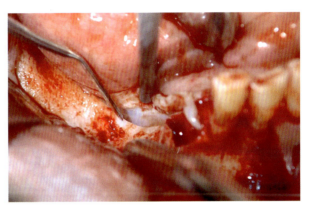

图3-28　舌侧瓣继续向远端延伸达下颌舌骨线，在此处可见下颌舌骨肌纤维附着。

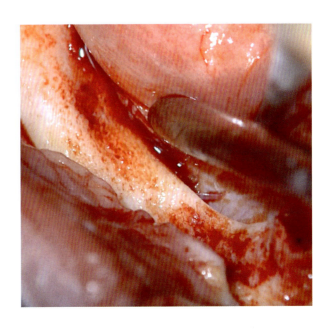

图3-29　从舌下动脉发出并穿入下颌骨的小动脉。

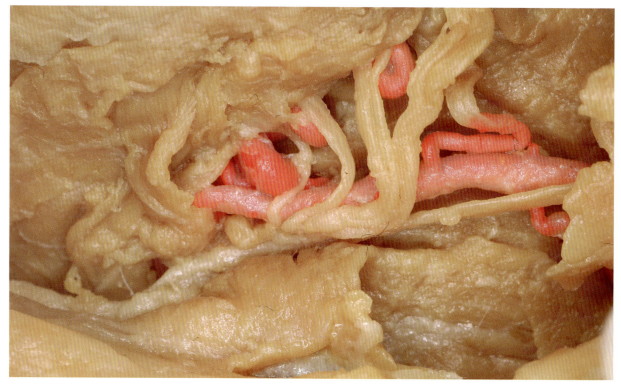

图3-30 舌下动脉与舌神经及Warton导管解剖位置关系俯视图。此为常见的解剖变异。

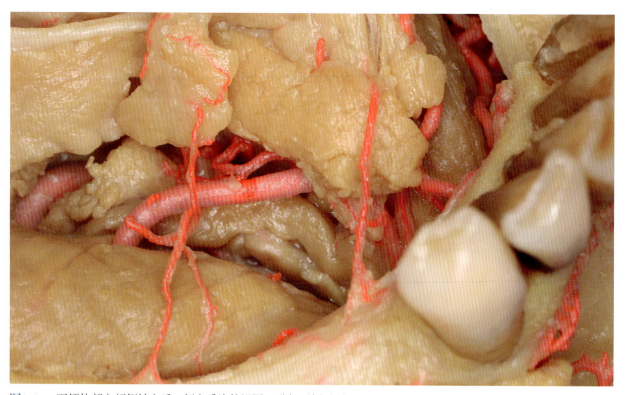

图3-31 下颌体部向颊侧转向后，侧方舌沟俯视图。进行下颌后牙区骨增量时，该区域是关键区域。在大约30%的病例中，口底的主要血供来自颏下动脉交通支，如本标本所示。注意从舌下动脉发出的多个小直径小动脉。

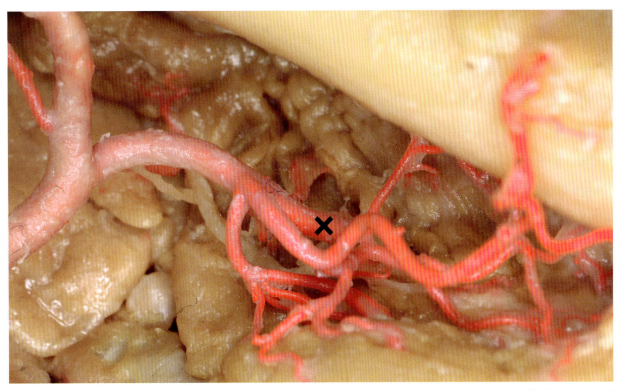

图|3-32　舌下解剖俯视图。注意穿入外侧下颌骨的小直径小动脉。这是当前临床病例中所见的解剖结构类型，如图3-30所示。该临床情况按照书中所述方法进行处理。

下列解剖标本可见此处血管的解剖走行情况（图3-30～图3-32）（读者也可参阅作者第1本书第5章了解解剖细节）。

为了实现良好的初期关闭，最大限度地减少并发症的发生，并提高长期骨再生效果，需要对颊舌侧软组织瓣进行充分减张。近年来，文献中提出了各种用于下颌后部骨增量的舌侧瓣处理技术。然而，此类文献的证据水平仅限于临床技术报道和系列病例研究。此外，这些"经典"技术需要对下颌舌骨肌进行完全或部分剥离，这可能导致严重的术后并发症。因此，作者提出了一种更安全、预期更好的方法，包括在前后3个区域通过钝性分离进行舌侧瓣减张，同时保留整个下颌舌骨肌附着。作者及其同事将这项技术称为"改良舌侧瓣减张技术"；而且设计进行了一项尸体标本口内的双侧自身对照研究。研究结果发

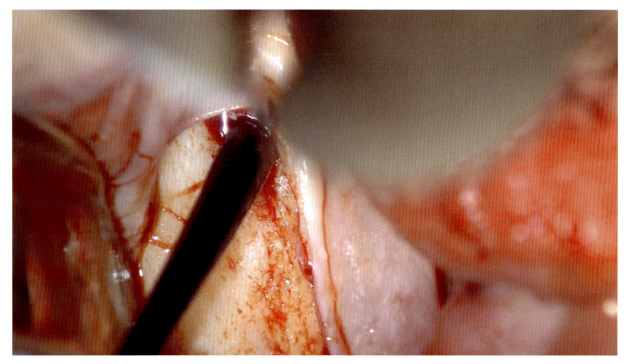

图3-33 对Ⅰ区磨牙后垫（RP）区域进行潜行分离抬升。

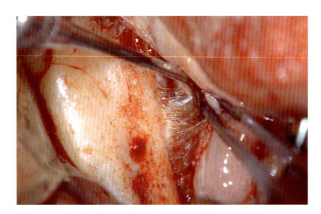

图3-34 注意下颌舌骨肌在后牙区牙槽嵴的附着。

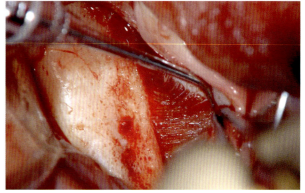

图3-35 这个操作步骤，作者喜欢使用Mini Me器械。它可以像"勺子"一样在舌侧放置使用。

现，改良舌侧瓣减张技术明显优于其他技术。该技术包括3个步骤（请参阅作者第1本书第6章，详细了解3个下颌骨区域的描述）。使用骨膜剥离子轻轻地剥离磨牙后垫，然后将其向冠方抬起（图3-33）。由于此处组织往往具有非常好的弹性和韧性，所以这个步骤相对容易完成。通过此操作，可将磨牙后垫并入到舌侧瓣，这有助于最大限度地进行舌侧瓣减张并降低在Ⅱ区和Ⅲ区操作时发生穿孔的风险。

Ⅱ区和Ⅲ区如图3-34～图3-39所示。

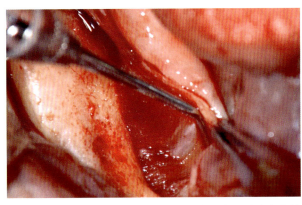

图3-36 舌侧瓣与肌肉顺利分离后，请留意此处致密的结缔组织。

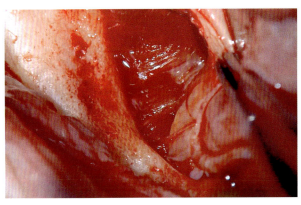

图3-37 图中可见Ⅱ区和Ⅲ区交界处情况，请留意牵拉后显露的一个小动脉（见正文），它并不会引起出血。

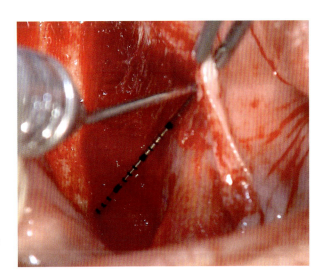

图3-38 完成Ⅰ区和Ⅱ区减张后，舌侧瓣非常松弛。然而，更靠前的区域瓣的松弛度仍不足。

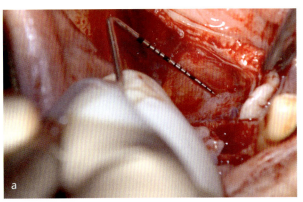

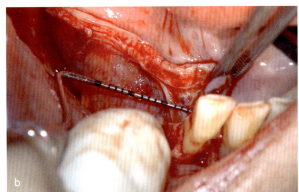

图3-39a和b 显示Ⅲ区的情况，该区域尚未减张。请注意，黏骨膜瓣前部不够松弛。

　　Ⅱ区在保留下颌舌骨肌附着的情况下，行黏骨膜瓣剥离：分离达下颌舌骨肌附着处后，用钝器轻轻向舌侧推肌肉上方的软组织。这样，软组织瓣可以微创地与肌肉的上层纤维分离，而不破坏肌肉附着。

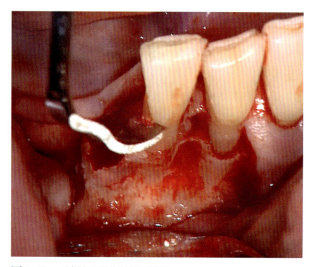

图3-40 对侧切牙进行根面平整。

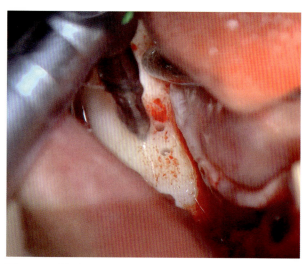

图3-41 建议使用具有止动功能的钻针，以防止意外损伤牙槽骨内神经。

由于我们并不从下颌骨上剥离肌肉组织，因此只需要轻轻地将软组织瓣从肌肉上推开即可。作者从最远中的区域开始剥离，然后逐渐向前移动，此处肌肉附着逐渐潜入到更靠根方的区域。

拔除尖牙后，再次对侧切牙进行根面平整，确保没有残留的牙菌斑或牙石（图3-40）。牙菌斑或牙石可能是直接感染源，因为在添加骨移植物时，通常会不小心接触到牙齿根面。

用凿子（如反向凿子）清除暴露骨面上的所有软组织残留物。使用具有止动功能的钻针在受区骨床制备多个去皮质滋养孔（图3-41）。在萎缩的下颌骨后部制备滋养孔是非常重要的，因为此区域大部分为皮质骨，血运差。滋养孔能增加血供，形成插入基底骨方向的指状新骨，并可能与成骨祖细胞相互作用。

可以在翻瓣完成后或此时取自体骨。请参阅作者第1本书第4章，了解获取自体骨的技术。强烈建议使用50%~60%的自体皮质松质骨屑与无机牛骨矿物质（ABBM）混合。

面对与本病例类似骨缺损时，收集足够的自体骨并不容易。颏部是获取自体骨的选择之一，可提供大量优质的自体骨。然而，从颏部取骨比磨牙后区创伤更大。该患者在双侧下颌升支区取自体骨。骨量好的对侧可以收集更多的自体骨，而在缺损侧，神经非常接近嵴顶，使用短的环钻进行浅层预备。为此，作者建议使用"Master-Core"套装。临床医生可以从该套装中选择合适直径和长度的环钻（图3-42~图3-49）。

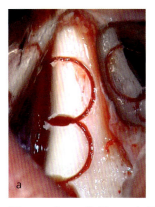 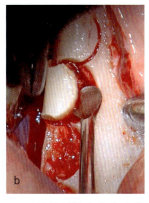

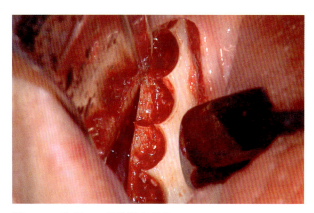

图3-42a和b 使用8mm直径、4mm长的环钻来收集自体骨。术前需对CBCT进行仔细测量。

图3-43 使用Molt刮匙游离骨块。

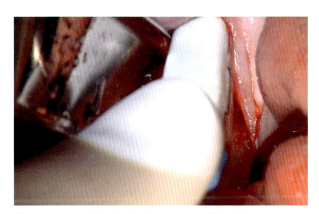

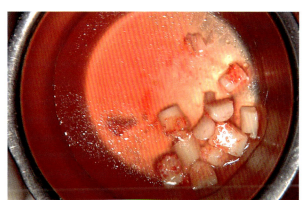

图3-44 从每侧收集5个骨块后，使用骨刨继续取骨。

图3-45 请注意，骨块包含皮质骨和松质骨。

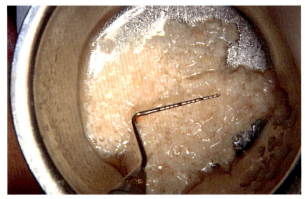

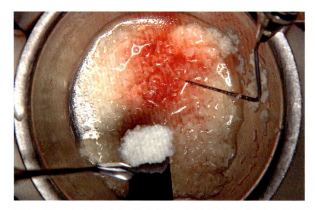

图3-46 使用骨磨研磨自体骨块，该器械是在"Master-Mill"（Meisinger，Neuss，Germany）骨磨的基础上开发的。

图3-47 在大量自体骨中添加小颗粒无机牛骨矿物质（ABBM）混合形成骨移植物。

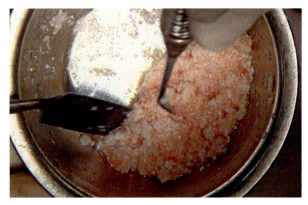

图3-48 请注意，此类重度骨缺损的植骨材料中大约添加了60%的自体骨。

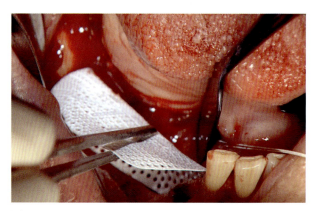

图3-49 选择有孔致密型钛加强聚四氟乙烯（d-PTFE-TR）膜来稳定骨移植物。

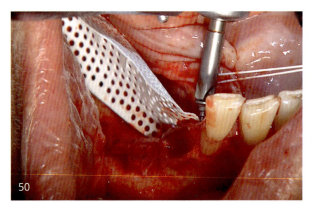

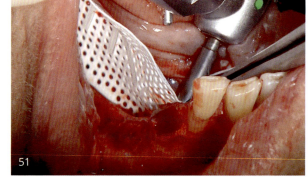

图3-50和图3-51 膜固定操作的侧面观，使用种植手机放置固定螺钉。

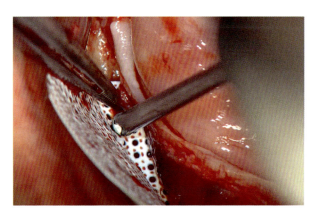

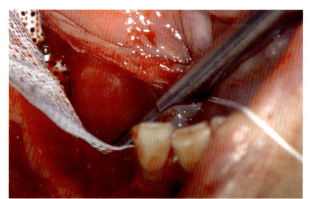

图3-52 殆面观，在牙槽嵴舌侧远中位置放置固定螺钉。

图3-53 将两枚膜钉放置在两枚固定螺钉之间。

　　极端垂直向缺损的骨再生需要来自骨基底部以及移植物冠方骨膜侧的血供。图3-50～图3-55显示了膜的舌侧固定步骤。

　　首先，用缝线牵拉舌侧瓣，以便更好地暴露术区。如何选择使用膜钉（不带螺纹）还是螺钉（带螺纹）固定屏障膜？这是一个艰难的决定。应该使用哪一种？应该从哪里开始固定膜？一般而言，建议将第一枚膜钉放在近中舌侧。

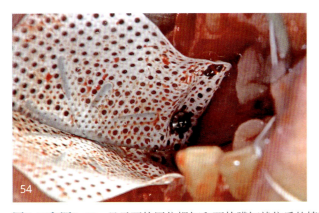

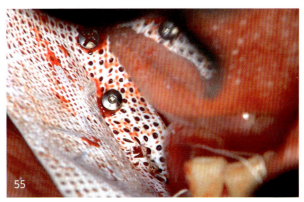

图3-54和图3-55 显示两枚固位螺钉和两枚膜钉就位后的情况。

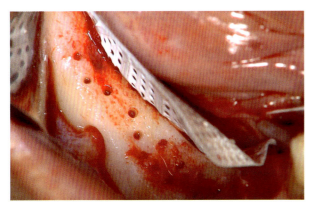

图3-56 侧面观，显示靠近牙槽嵴顶的颏神经。

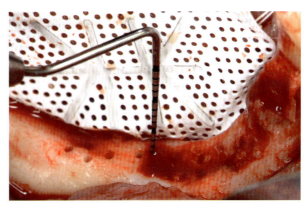

图3-57 颊侧观，显示了固定良好的膜在舌侧边缘处完美封闭的情况。请注意，骨缺损的尺寸约为15mm。根据所选膜的尺寸，计划骨再生的高度至少为10mm。

一般的原则是在下颌后部的舌侧多使用膜钉。但是，如果缺损区超过尖牙位点，例如在本病例，在近中区域使用自攻螺钉会更容易一些。临床医生应牢记，螺钉的拆卸比膜钉要困难得多；在本病例的舌侧近中位置使用了螺钉（Pro-fix；Osteogenics Biomedical, Lubbbock, TX, USA）。

通常，在第一个固定点远端大约10mm位置放置下一枚膜钉。本病例的舌侧最远端位置，肌肉附着已接近牙槽嵴顶，因而舌侧最远端的螺钉放置在了牙槽嵴顶位置。

然后，在两枚螺钉（Pro-fix）之间，放置两枚膜钉（Master-pin；Meisinger）于膜的中2/3处

（图3-53）。

在后牙区舌侧使用膜钉会容易得多。但是，必须小心，因为该区域非常深，膜钉被放置在舌侧深处。由于很难看到膜钉是否完全就位，建议临床医生注意敲击的声音。一旦膜钉完全就位，声音就会发生变化。此时，必须倾斜膜钉把持器以释放膜钉。临床医生应该"训练"熟悉自己的膜钉把持器，以便其在手术期间有效工作。此处有良好的皮质骨区域，不需要使用特定工具来分离膜钉与把持器。膜钉无需预钻孔即可穿透所有类型的骨质，并且可以45°角敲击就位。这些特性都使固定操作更容易。

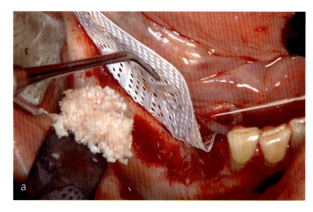

图3-58 （a）只能在检查确定膜固定良好后才能放置骨移植物。（b）复合骨移植物的颊侧观。

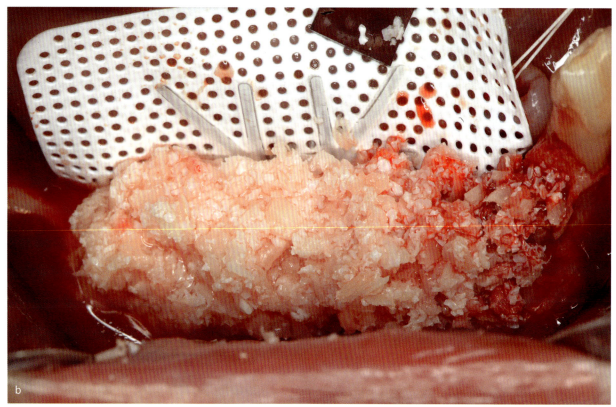

开始膜的颊侧固定（图3-59）。在这个病例中，先放置了一枚远端螺钉，然后放置最近中位置的螺钉。临床医生知道，通常远中颊侧骨是最硬的。因而此处使用膜钉操作更简单。在本病例中，可以轻松放置螺钉（图3-60～图3-62）。通常认为在近中颊侧骨上放置膜固定装置是最容易的，因为它比下颌后部的骨质要软一些。

请注意，本病例没有使用帐篷钉。一般而言，如果此类极端骨缺损病例都不需要帐篷钉支撑，那可以得出结论，在其他骨缺损量更小的情况下也不需要使用帐篷钉。

接下来，检查舌侧瓣的活动度（图3-63）。

可以在Ⅱ区减张之后立即进行Ⅲ区减张。如果膜钉必须放置在非常靠近根方的位置，作者更倾向于先进行膜的固定，原因很简单，因为此时舌侧瓣前部区域还没有那么松弛，此时进行Ⅲ区膜的舌侧固定操作可能更简单、更安全。

Ⅲ区采用半钝性骨膜松解。在前磨牙区，下颌舌骨肌附着位于下颌骨深处，舌侧翻瓣深度不应超过Ⅱ区。

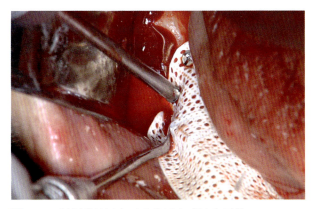

图3-59 颊侧膜的固定可以从近中或远中开始。

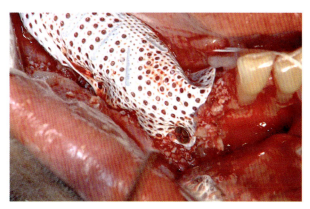

图3-60 放置近中螺钉后的颊侧观。

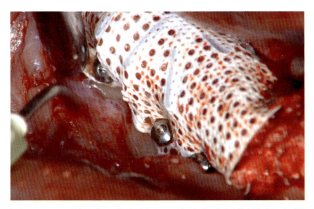

图3-61 必须注意，仔细检查和冲洗去除颏孔周围任何骨移植颗粒残留物。

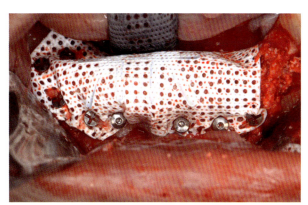

图3-62 膜固定完成后的颊侧观。请注意，在固定螺钉之间放置几枚膜钉以进行最终固定。

然而，如果组织瓣太薄，也会对整个手术不利。因此，最重要的操作要点是，临床医生在进行Ⅲ区的舌侧翻瓣时要勇于足够根向。

在Ⅲ区旋转15号刀片，以垂直角度，使用"拨扫"的动作行半钝性骨膜切口。这种操作为Ⅲ区黏骨膜瓣提供了足够的松弛度，并有助于防止术后伤口裂开。如果处理不得当，术后伤口裂开会时有发生；如果操作得当，通过该技术通常可获得足够的软组织瓣松解以实现无张力的初期伤口关闭。在本病例中，由于颊侧颏神经靠近嵴顶，能获得的减张量相对有限，而Ⅲ区位于颏神经的对侧，因而此处的减张是最重要的。

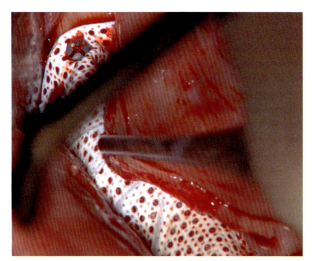

图3-63 请注意，瓣在Ⅱ区的中间部位活动度最大。需要进行Ⅲ区的松解，以获得更大的舌侧瓣活动度。

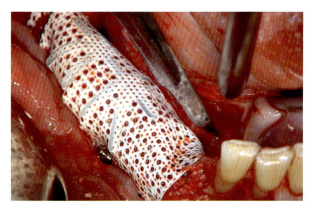

图3-64 颊侧观,使用刀背轻轻划开骨膜。

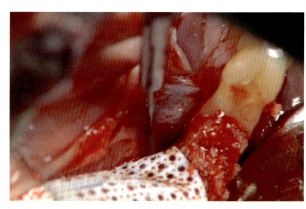

图3-65 注意该步操作不能太靠近冠方。

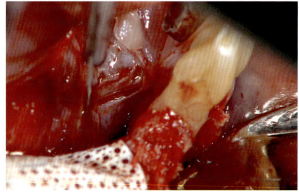

图3-66 "曲棍球棒"样的骨膜切口充分暴露了底层组织。

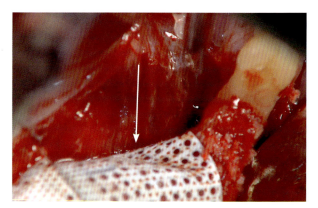

图3-67 行半钝性骨膜切口后,可轻易将瓣向冠方显著松解(箭头所示)。注意获得的松解量;但是对此缺损可能仍然不够。

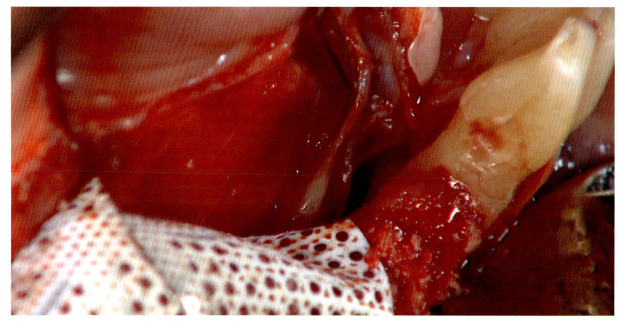

图3-68 图片显示舌下动脉被轻轻抬起,以获得进一步的松解。

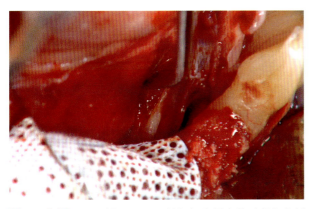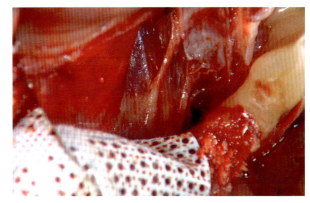

图3-69和图3-70 插入Mini Me并轻轻向冠方拉动软组织瓣以实现完全松解。

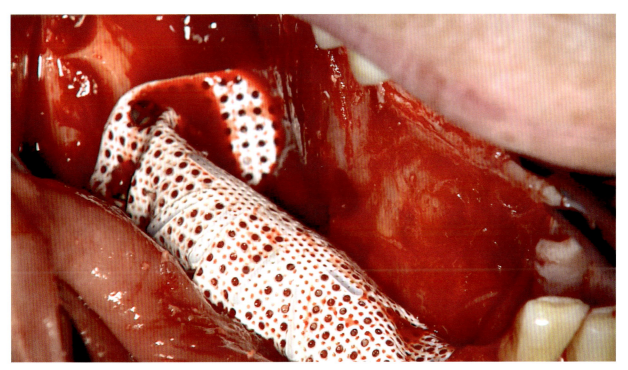

图3-71 最终完成舌侧瓣松解。舌侧瓣在3个区域都获得均匀一致的松解量。注意没有出血。

临床医生应身体放松，坐于患者12点位置。在对侧放置开口器，以确保患者不会突然闭口。垂直放置新的15号刀片，用刀背轻轻划开骨膜（图3-64和图3-65）。该患者由于先前的外科手术，软组织明显硬化，此步操作十分困难，需要足够的耐心。

最初，骨膜减张切口不与垂直切口相连，临床医生应专注于小心谨慎地制备骨膜减张切口，以暴露下方的致密结缔组织。图3-66展示了这个切口如何很好地暴露下面的组织。然后将骨膜切口连接到垂直切口，形成所谓的"曲棍球棒"样的骨膜切口。

暴露舌下动脉的末端分支，轻轻剥离抬起，以获得更多的软组织松解量（图3-68～图3-71）。

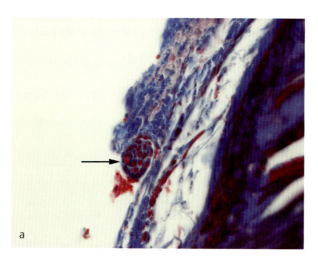

图3-72 （a）骨膜下血管神经束（箭头所示）。（b）骨膜弹性延展技术示意图。

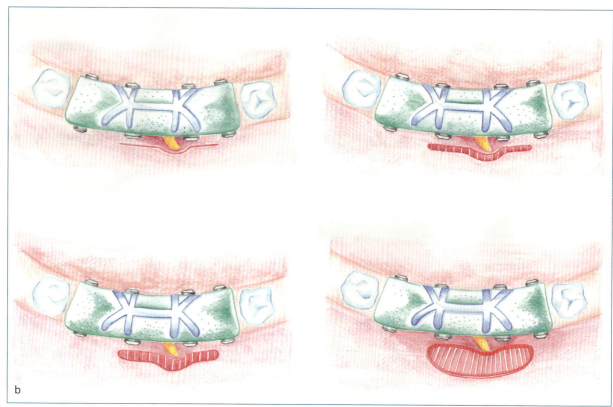

进行此操作时不应有任何出血。先前报道的"经典"技术没有达到类似的软组织松解量。作者认为，对于此类缺损，改良舌侧瓣是临床成功的必要条件。

颊侧瓣的减张也很关键。临床医生必须小心，尤其是在颏神经周围，以防止任何的神经损伤。作者提出了用于黏骨膜瓣的"骨膜弹性延展技术"，该技术可以分3个步骤进行，如下所述。应用这项技术时大多是"无刀刃切开的"。当患者之前没有经历任何外科手术，为原始骨膜时，此技术很容易。然而，在大多数情况下，由于之前外科手术留下的瘢痕，软组织是没有弹性的。

骨膜弹性延展技术包括以下3个步骤：

步骤1：轻柔表浅的骨膜切口。在两个垂直切口间非常小心地行骨膜切口。切口只穿过骨

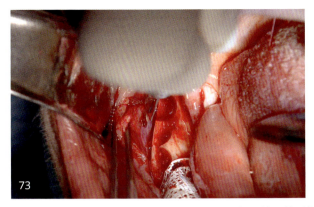

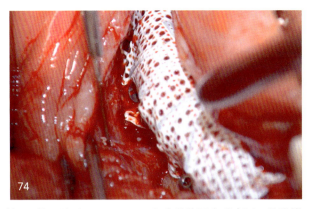

图3-73和图3-74　轻柔的骨膜切口通常从后部开始。使用新的15C号刀片（Swann-Morton）在连接两个垂直切口的连线上非常小心地划开骨膜。

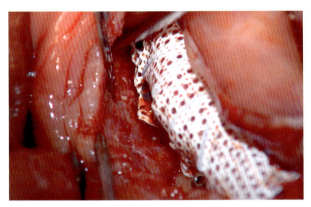

图3-75　请注意，此患者的骨膜比原生骨膜更厚。

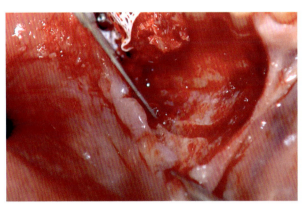

图3-76　行颏神经上方骨膜切口，切口位于距离颏孔约4mm处。

膜，不进入下方纤维组织。应特别注意的要点是：不再使用刀片的刀刃部分进行软组织瓣后续的减张操作。

　　步骤2：切断骨膜下束并分离弹性纤维。由于大多数患者有骨膜交叉束，骨膜切口完成后，组织瓣并不能形成有效松解（图3-72a和b）。使用划拨手法，首先使用刀片以45°，然后以90°，轻轻划开弹性纤维。

　　步骤3：弹力纤维松解。弹力纤维离断完成后，使用Mini Me等钝性骨膜器械进行冠向推进以松解弹力纤维。这确保了组织瓣可被充分松解，从而减少对重要解剖结构造成伤害的可能。

　　根据软组织质地，颊侧瓣可分为3种类型：

1. Ⅰ型：天然的、柔韧的组织。这仅存在于没有接受过手术的患者。

2. Ⅱ型：中度瘢痕、纤维化组织，患者之前接受过改变骨膜的手术。组织有弹性；但是，它更厚、更难以切开和松解。

3. Ⅲ型：完全伤痕累累的骨膜。临床医生感觉软组织瓣无法松解，呈"石头状"的骨膜。用刀片很难切开这种类型的组织。该类型的组织处理技巧会在本书第4章的病例中进行描述。

　　该患者属于Ⅱ型。图3-73~图3-88描述了在该情况下使用的技术。作者建议在开始下一步操作之前先进行局部麻醉，以减少出血和肿胀。

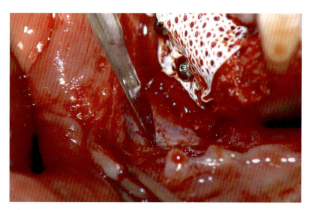

图3-77 注意刀片旋转了45°。

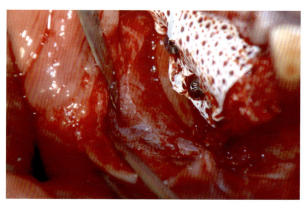

图3-78 旋转45°对该类型的组织非常有效，因为它可以有效地离断纤维束，却不会过深地进入组织中。

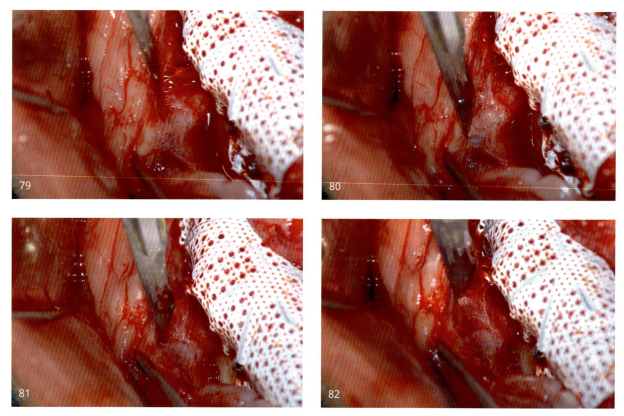

图3-79~图3-82 显示了软组织松解的最后阶段。请注意刀片如何旋转至接近90°。

图3-77~图3-83显示了松解步骤，使用新的15号刀片。此刀片并不十分尖锐，可行"扫地"样划动，仅严格限定在近远中方向划动，刀片不做冠根向运动。

图3-84~图3-87显示了弹性松解操作。此步仅需简单的拉伸操作。Mini Me骨膜剥离子可以像"勺子"一样伸入并"钩住"软组织，并向冠方拉动软组织。需要强调的是，此步应仅通过简单的拉动即可使软组织轻易松解。如果没有，临床医生应该重复上一步的弹性组织分离操作，而

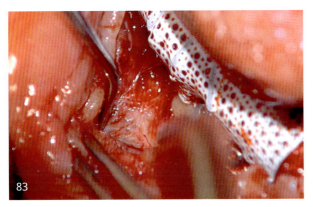 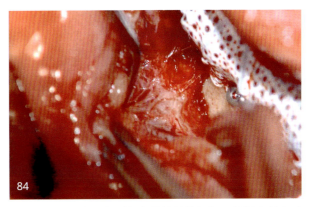

图3-83和图3-84　显示通过前两个步骤实现类似"开门"的效果，可见骨膜下方更富有弹性的软组织，但仍未剥离至下方神经处。

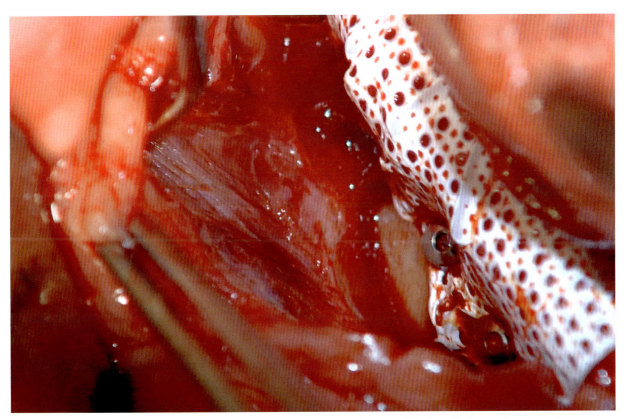

图3-85　注意在没有暴露神经束的情况下，在颏孔周围实现了大量的软组织瓣松解。作者想让大家留意，虽然神经可能是可见的，但它应该始终被组织包绕，即使它很薄且半透明。

不是用力拉扯。

一般而言，由于骨膜纤维束更多，神经周围软组织瓣的松解要困难得多，而其他区域则更容易。

进行水平褥式缝合，进针点距离切口5mm，

两个进针点也间距5mm（图3-92～图3-94）。作者推荐使用3-0聚四氟乙烯（PTFE）缝线，打结时，第一个为正向三圈结，第二个为正向两圈结，最后一个为反向一圈结。

利用3～4个褥式缝合关闭软组织瓣，彼此相

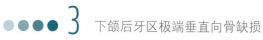
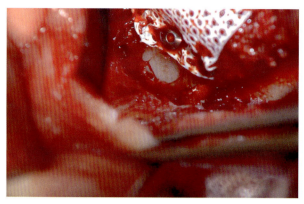

图3-86 近远中位置，软组织获得相同的冠向松解量。

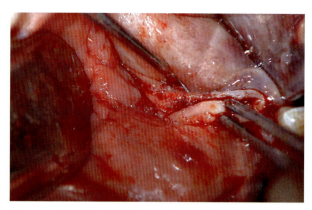

图3-87 检查软组织瓣松解程度，注意软组织瓣变得非常有弹性。

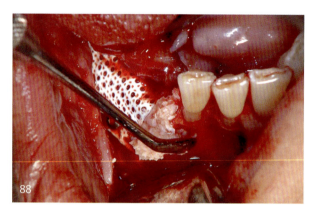

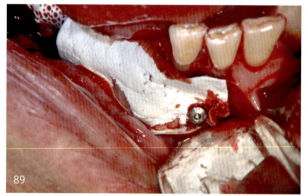

图3-88和图3-89 在近中添加骨移植物并用胶原膜覆盖，在该位置牙槽嵴进行了水平向骨增量。

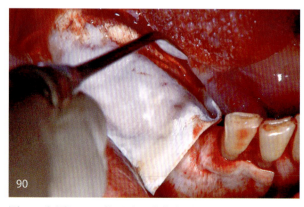

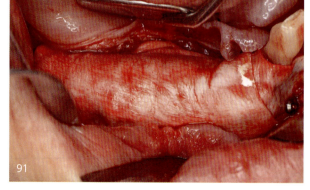

图3-90和图3-91 使用胶原膜完全覆盖下方有孔的不可吸收膜。

距约10mm。其余使用间断缝合，将组织瓣边缘
对位缝合固定（图3-95～图3-97）。

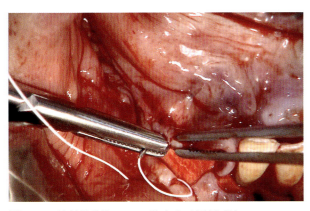

图3-92　缝针从距切口5mm处穿入（唇侧观）。

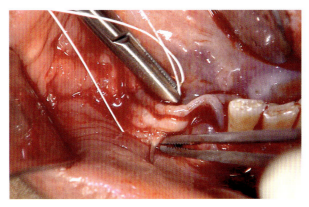

图3-93　缝针从舌侧返回，两条缝线之间距离5mm（唇侧观）。

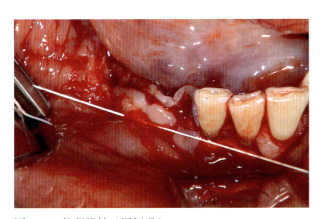

图3-94　拉紧线结（唇侧观）。

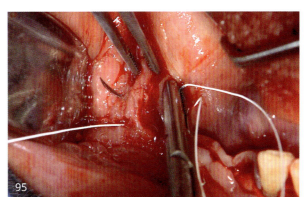

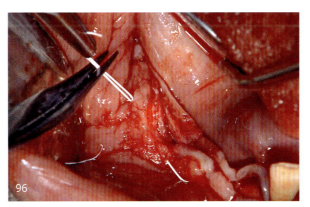

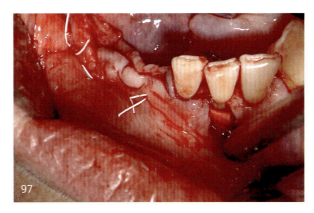

图3-95~图3-97　完成随后几针水平褥式缝合使软组织瓣外翻，实现结缔组织间的紧密贴合（唇侧观）。

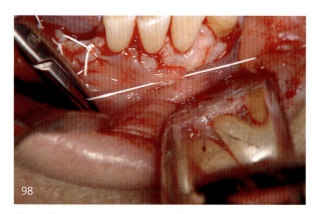
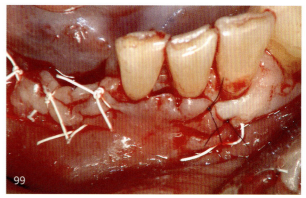

图3-98和图3-99 垂直切口处行间断缝合,从根方向冠方依次缝合。

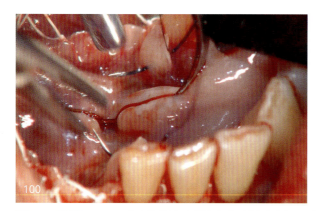
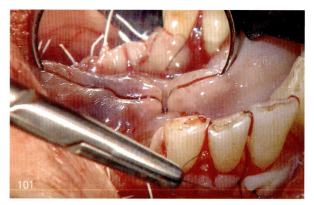

图3-100和图3-101 通过简单的环形缝合将舌侧垂直切口处软组织瓣与唇侧龈乳头固定。

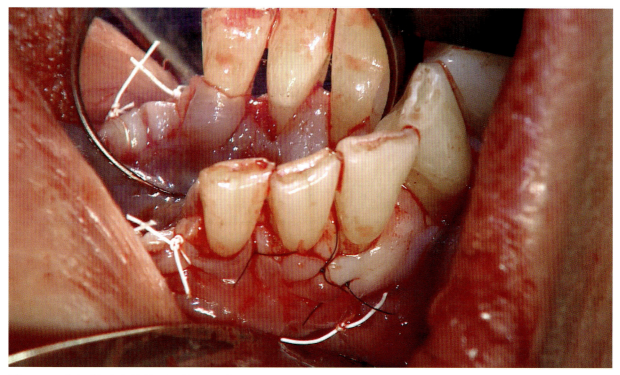

图3-102 注意舌侧良好的软组织关闭和对位。

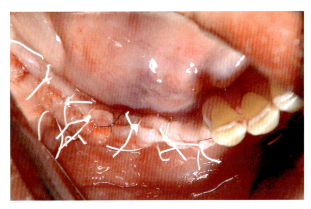

图3-103　软组织瓣无张力关闭后的殆面观。

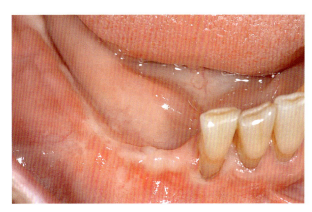

图3-104　2个月后，软组织良好愈合后的殆面观。

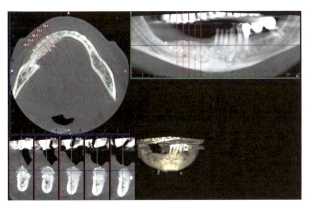

图3-105　CBCT图像显示良好的骨移植物与基底骨结合情况。

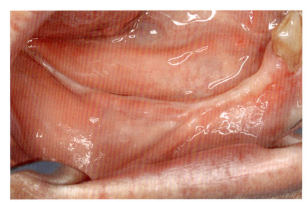

图3-106　术后7个月愈合良好。

通过该技术，形成软组织瓣边缘外翻，5mm宽的颊舌侧内层结缔组织紧密贴合。这种紧密的结缔组织与结缔组织接触提供了有效屏障，防止了膜的暴露。图3-98～图3-103显示了垂直切口的缝合方法。

可以清楚看到，在重度萎缩的牙槽嵴上进行骨移植并达到良好的软组织瓣关闭在临床技术上是可行的。但在生物学上，能否完全将萎缩缺损的牙槽嵴进行骨再生还有待观察。

患者在骨增量手术后没有任何短暂的感觉异常。术后疼痛也很轻微（图3-104～图3-106）。

此患者为Ⅲ类垂直向骨缺损。治疗方案是去除不可吸收膜后再等待至少4个月（如果不急于处理，可以等待6个月），让骨变得更加成熟，

为种植做好准备。在植入种植体时，计划使用"迷你香肠"技术来保护种植体周围的新生骨。

根据作者的经验，提早去除不可吸收膜，并等待一段时间，这个额外的步骤有助于促进下颌后部严重骨缺损植骨区新生骨的成熟（图3-107～图3-109）。

根据作者的经验，去除假骨膜不是必需的。事实上，这可能会使临床医生无意中去除一些尚未完全成熟的植骨颗粒。在这种情况下，骨移植物是不成熟的，特别是在没有骨壁支持以促进新生骨成熟的骨缺损中间部位。读者应始终牢记这个重要的生物学原理：距离自体骨壁越近，骨形成越快。同时，受区皮质骨越少，营养交换越充分，成骨也越好；这点是基于作者的临床经验，

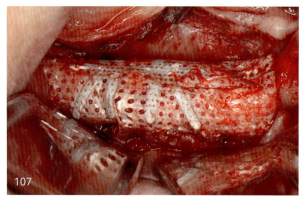

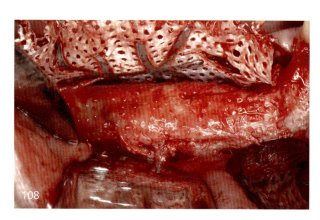

图3-107和图3-108 翻瓣后，膜和移植物的唇侧观。

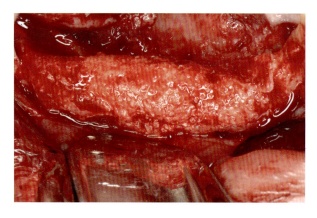

图3-109 膜移除后移植物的唇侧观。请注意，假骨膜已小心移除。

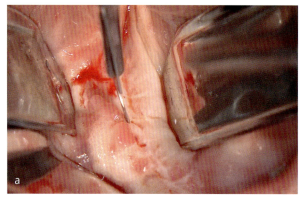

图3-110 （a）再经过4个月的愈合后，翻瓣暴露骨面，进行种植。（b）显示舌侧瓣翻开后的内表面（唇侧观）。

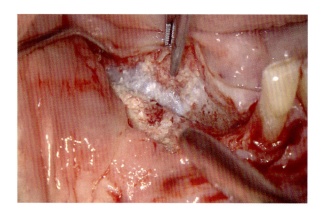

图3-111 第2张唇侧观，显露翻瓣时舌侧瓣的内表面。

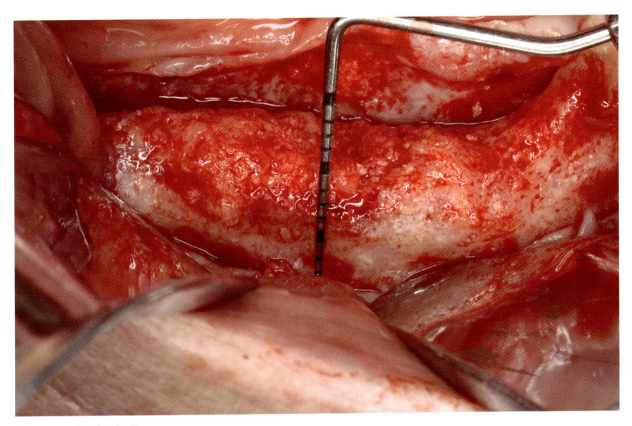

图3-112　牙槽嵴唇侧观。

而不是严格的研究结果。支持这一观点的例子是皮质骨较多的下颌骨作为受植区，成骨效果明显不及上颌骨。图3-110～图3-128显示了导板引导下的种植体植入过程。数字化外科导板为先锋钻导板。

　　请注意，一些骨移植物颗粒脱落并保留在软组织中。这是一个非常重要的发现。造成该现象的原因是什么呢？可以清楚地看到，发生移植物部分剥离脱落的区域主要在没有自体骨壁的牙槽嵴中部的移植物上方（或类似于本病例，发生在不成熟层）。作者认为，这是由于这部分移植物较软，所以也随着黏骨膜瓣被一同翻开，是一种无意损伤。

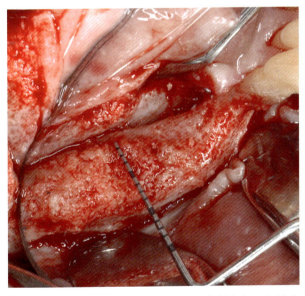

图3-113　新生牙槽嵴的殆面观，显示成骨良好、血运丰富的新生骨。

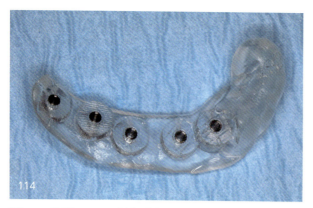

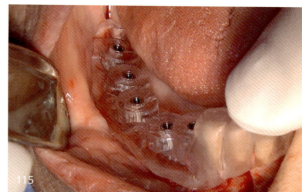

图3-114和图3-115 　制作手术导板，辅助确定种植体植入位点。

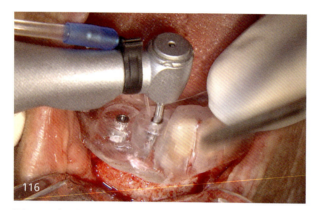

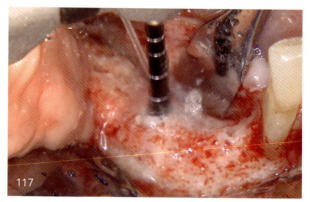

图3-116和图3-117 　定点和2mm先锋钻预备时的唇侧观。请注意在种植位点，良好的新生骨质量。

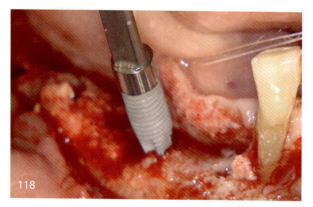

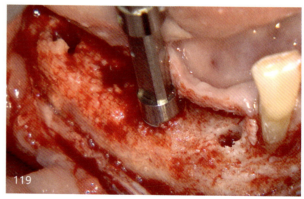

图3-118和图3-119 　使用混合设计的柱形种植体，由3mm机械加工光滑颈部及其下方的粗糙表面构成。

　　我们确认至少实现了10mm高度的骨增量，但低于以最远端骨嵴顶作为参考线的最理想骨高度。可以明显看到，近中和最远端部分的新生骨质量非常好，而没有骨支撑的骨缺损中间部分新生骨质量要差得多。

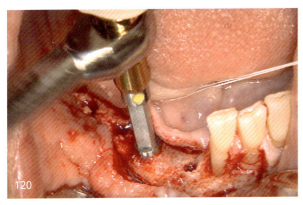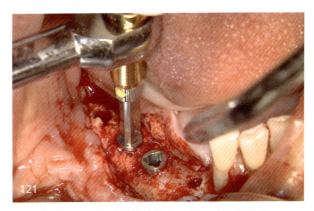

图3-120和图3-121　当扭矩超过45Ncm时，使用扭矩扳手手动植入种植体。在最远端种植位点，新生骨质量较差。

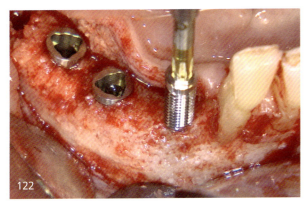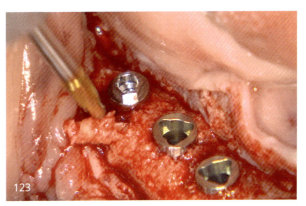

图3-122和图3-123　最近中和最远端植入全机械抛光表面种植体。

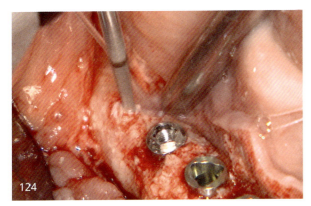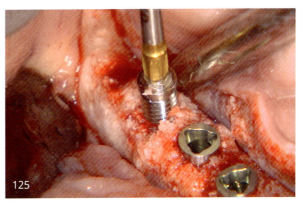

图3-124和图3-125　在更远中位点重新预备一个新的种植窝洞，取出最末端种植体植入新位点。

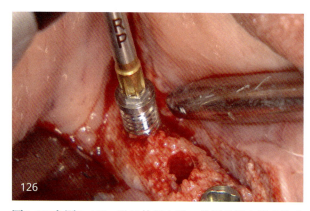

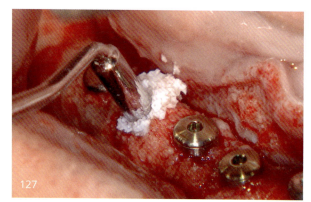

图3-126和图3-127 种植体植入后，使用无机牛骨矿物质（ABBM）填充取出位点处的种植窝洞。

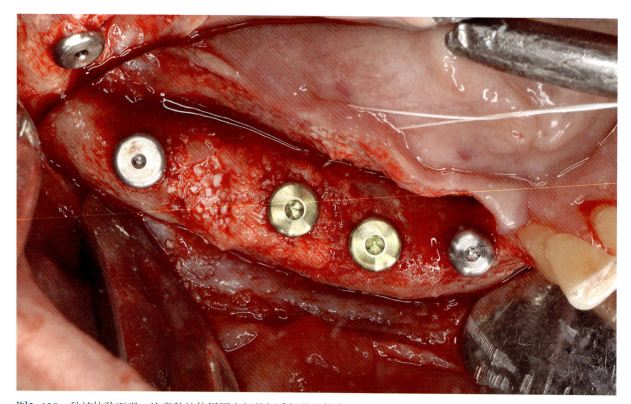

图3-128 种植体殆面观，注意种植体周围良好的颊舌侧骨弓轮廓。

　　缺损区的近中和中部新生骨的高度相同，但在此不足10mm的范围内，新生骨质量仍有较大差异。在此类病例，需要始终注意到这一点，而不是仅仅考虑骨缺损的大小。

　　由于预计可能会发生1.5～2mm的骨吸收，因此种植体的机械光滑颈圈需要至少埋入至骨下1.5mm。

　　这种治疗设计是由于该患者有种植体周围炎的既往史。请注意，近中部位骨质非常好；然而，最远端部位的骨质非常差。另外需注意，在远端部位，嵴顶颊侧发生骨开裂，这块松动骨片被移除，并决定移除该位点种植体，并将其放置在更远端的骨质更好的位点。

　　下一步进行"迷你香肠"技术植骨（图3-129～图3-135）。

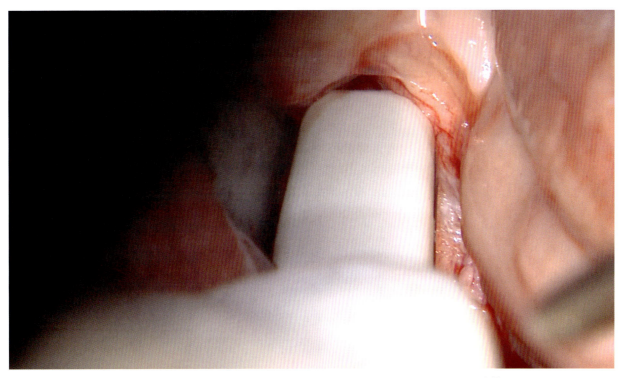

图3-129　随后从下颌升支处刮取自体骨。"迷你香肠"技术需要骨移植物中至少含有30%的自体骨。

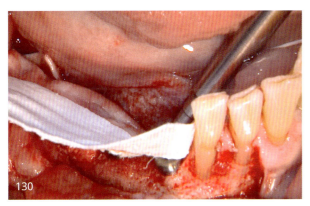

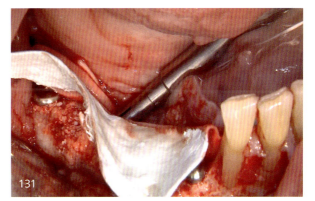

图3-130和图3-131　在舌侧用两枚钛膜钉固定天然胶原膜。

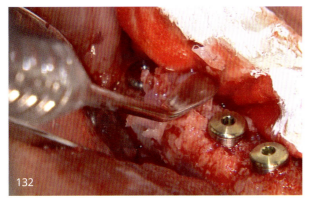

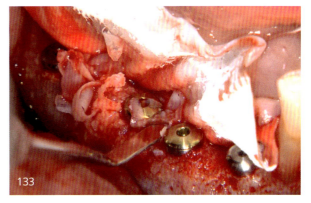

图3-132和图3-133　将自体骨作为第一层骨移植物，填充在种植体间嵴顶处。请注意，这些种植体的机械光滑项圈大约有1mm暴露量。

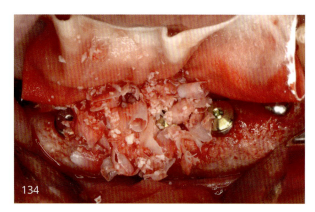
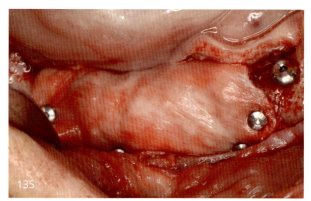

图3-134和图3-135 之后放置的一层是自体骨和无机牛骨矿物质（ABBM）混合的骨移植物。

本病例使用了比其他情况更多的自体骨。这是由于植骨区中间部位有大范围的不成熟层。即使只有少量的骨移植物，但其良好的固定仍然非常重要。拉伸胶原膜后使用钛膜钉固定。一些读者可能很难相信"迷你香肠"技术能将此处的新生骨转化为皮质骨并保护它不被吸收。然而，这是作者的临床经验，并已公开发表（详见Urban et al 2015）[1]。还应该注意的是，该类型的二次移植并不适用于自体骨块移植（详见Von Arx & Buser 2006）[2]。

读者们应该很想知道移植物中间部分是真正的骨呢？或者仅是一些与软组织结合的骨移植物颗粒。进行人体组织学研究可以揭示这一点；但是本病例并没有做。但在本书第2章中表明：不成熟层（smear layer）是骨。在这个病例中，我们可以间接证明。如果我们把"迷你香肠"放在骨的上方，它就会变成骨；如果我们把它放入与软组织结合的骨移植颗粒中，它就不能再变成骨了。图3-136~图3-148显示了这个病例的后续情况。

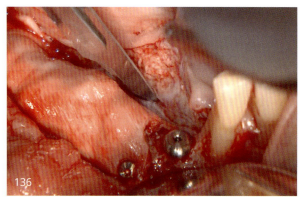
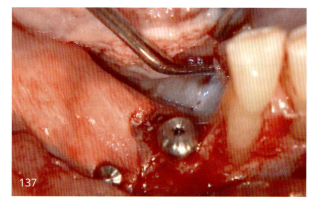

图3-136和图3-137 同大范围骨缺损的植骨一样，软组织必须完全覆盖"迷你香肠"。即使在这个阶段，不受干扰的愈合也很重要。

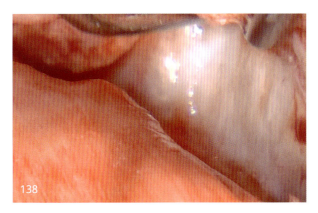
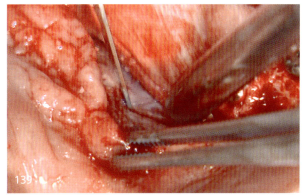
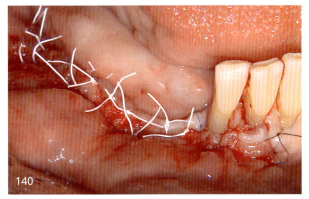
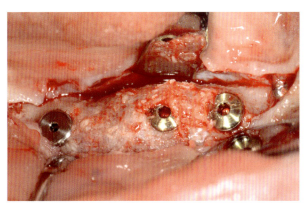

图3-138～图3-140　松解舌侧和颊侧瓣，最终缝合后的唇侧观。在本病例中，由于这次植骨时软组织瓣已经松解并且移植物量非常少，完成此操作特别容易。

图3-141　第2次植骨愈合后牙槽嵴的殆面观。注意骨移植物获得了良好成骨。

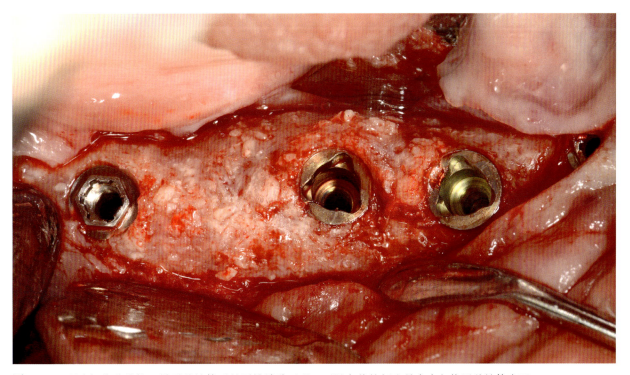

图3-142　刮除部分移植物，暴露种植体后的牙槽嵴殆面观。可见完美的新生骨完全包绕了种植体表面。

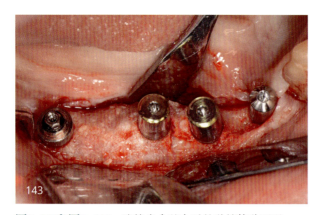

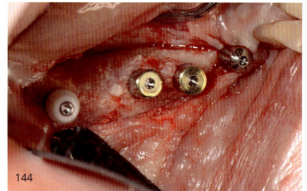

图3-143和图3-144　连接愈合基台后的种植体殆面观。

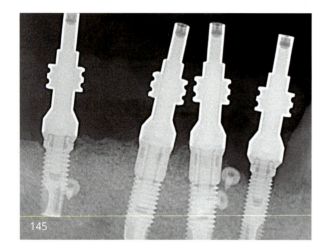

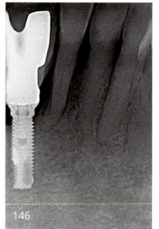

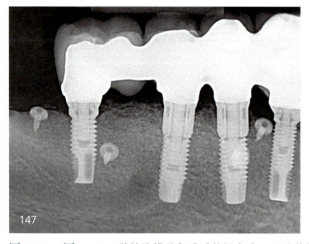

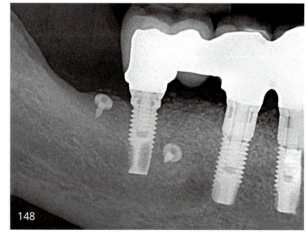

图3-145 ~ 图3-148　种植取模及负重后的根尖片，显示种植体周围骨非常稳定。请注意，这些种植体几乎完全埋入再生骨中。

经验总结

1. 本病例骨缺损区邻近骨壁缺失，缺损区下方为皮质基底骨，从生物学角度看，是作者遇到的最难病例。所有的操作步骤和必要的愈合时间对于本病例的成功都是必需的。如果读者想知道是否还有其他技术能够更快达到类似效果。答案是，基于目前的文献，尚无其他技术能够在如此严重骨吸收的下颌，达到类似成骨效果。而且，由于患者的下颌神经距离牙槽嵴顶很近，无法使用螺钉进行任何类型的块状骨移植。另外，在此类缺损区，骨块上方也无法实现血管化。

2. 本病例的外科技术并不是十分困难，手术操作细节都在书中有详细描述，作者强烈建议您在阅读本章前，请参阅作者第1本书第4章～第8章的内容。

3. 本书第7章临床病例展示了使用低剂量骨形成蛋白-2（BMP-2）的"千层面"技术（Lasagna technique），此技术有可能缩短本章类似病例的治疗周期。

参考文献

[1] Urban IA, Monje A, Wang HL. Vertical ridge augmentation and soft tissue reconstruction of the anterior atrophic maxillae: a case series. Int J Periodontics Restorative Dent 2015;35:613–623.

[2] Von Arx T, Buser D. Horizontal ridge augmentation using autogenous block grafts and the guided bone regeneration technique with collagen membranes: a clinical study with 42 patients. Clin Oral Implants Res 2006;17:359–366.

扩展阅读

[1] Jepsen S, Schwarz F, Cordaro L, et al. Regeneration of alveolar ridge defects. Consensus report of group 4 of the 15th European Workshop on Periodontology on Bone Regeneration. J Clin Periodontol 2019;46(suppl 21):277–286.

[2] Plonka AB, Urban IA, Wang HL. Decision tree for vertical ridge augmentation. Int J Periodontics Restorative Dent 2018;38:269–275.

[3] Urban I, Traxler H, Romero-Bustillos M, et al. Effectiveness of two different lingual flap advancing techniques for vertical bone augmentation in the posterior mandible: a comparative, split-mouth cadaver study. Int J Periodontics Restorative Dent 2018;38:35–40.

[4] Urban IA, Jovanovic SA, Lozada JL. Vertical ridge augmentation using guided bone regeneration (GBR) in three clinical scenarios prior to implant placement: a retrospective study of 35 patients 12 to 72 months after loading. Int J Oral Maxillofac Implants 2009;24:502–510.

[5] Urban IA, Lozada JL, Jovanovic SA, Nagy K. Vertical ridge augmentation with titanium-reinforced, dense-PTFE membranes and a combination of particulated autogenous bone and anorganic bovine bone-derived mineral: a prospective case series in 19 patients. Int J Oral Maxillofac Implants 2014;29:185–193.

[6] Urban IA, Monje A, Lozada J, Wang HL. Principles for vertical ridge augmentation in the atrophic posterior mandible: a technical review. Int J Periodontics Restorative Dent 2017;37:639–645.

[7] Urban IA, Monje A, Wang HL, Lozada J, Gerber G, Baksa G. Mandibular regional anatomical landmarks and clinical implications for ridge augmentation. Int J Periodontics Restorative Dent 2017;37:347–353.

[8] Urban IA, Monje A. Guided bone regeneration in alveolar bone reconstruction. Oral Maxillofac Surg Clin North Am 2019;31:331–338.

[9] Urban IA, Montero E, Monje A, Sanz-Sánchez I. Effectiveness of vertical ridge augmentation interventions: A systematic review and meta-analysis. J Clin Periodontol 2019;46(suppl 21):319–339.

第4章
软组织瘢痕化的下颌后牙区
重度垂直向骨缺损的重建

Reconstruction of an advanced posterior mandibular defect with scarred tissue

本章阐述了一例重度垂直向骨缺损的典型病例，缺损区软组织为Ⅲ型的严重瘢痕组织，神经周围形成"石头状"骨膜。

60岁女性患者，体健，无吸烟史，有明确的右侧下颌后牙区骨重建病史。她曾接受髂骨及颏部自体块骨移植重建牙槽嵴的治疗。植骨后患者继续接受了种植治疗，但由于种植体周围炎导致了严重的骨丧失。

种植体最终被移除，这是导致骨膜存在明显瘢痕的主要原因。在神经上方有大约3mm的骨；然而最糟糕的问题是种植体去除过程中产生的金属屑被包绕在神经周围的软组织中，使得软组织瓣很难松解。

图4-1和图4-2显示了重度垂直向骨缺损，看起来貌似比第3章中的病例更容易一些。然而，从软组织的角度来看，本病例治疗起来要困难得

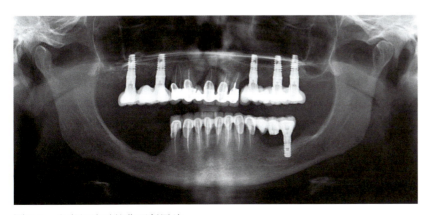

图4-1 患者初诊时的曲面断层片。

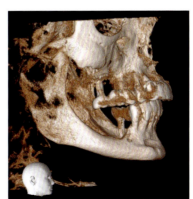

图4-2 CBCT影像显示骨缺损。注意颏部凹陷，因为之前的骨移植手术从此处取了自体骨块。

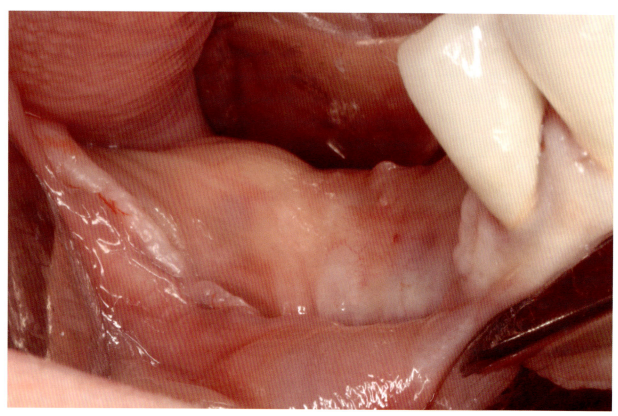

图4-3 软组织生物型和角化组织（KT）已被之前的外科手术破坏。

多；事实上，这是作者遇到的最具挑战性的软组织处理病例之一（图4-3）。

我们应该如何开始？许多读者可能会建议在植骨之前进行游离龈移植（FGG）；但作者认为这是一个错误的选择。首先，牙槽嵴顶位于口底以下，低于前庭。从技术上讲，进行FGG移植会很困难；因为需要在口底和颏神经周围制备一个半厚瓣，对某些解剖结构造成伤害的风险很高。即使成功了，角化组织（KT）对骨移植也绝对不是必需的。需要牢记的是角化组织（KT）在种植体周围是必需的，但对骨移植却不是。

骨移植完成后，由于骨高度的增加，会形成一个前庭沟。这是下颌骨的一种特定表现；之后再进行软组织移植就很容易了。翻瓣与前文所述"安全瓣"的方法相同（图4-4～图4-7）。

图4-8和图4-9显示了Ⅰ区和Ⅱ区软组织瓣的临床松解量；然而，Ⅲ区软组织完全没有弹性。要记住的另一件事是，Ⅲ区的骨膜在多次手术后会向远端迁移。由于该患者曾经历过多次手术，使Ⅲ区骨膜的远端迁移量更大。从图4-8中可以清楚地看出，Ⅰ区和Ⅱ区覆盖了缺损的远端部分。Ⅲ区的处理成为该患者舌侧瓣手术操作最重要的部分。在为已经历多次手术的患者治疗前，临床医生应该做好准备。

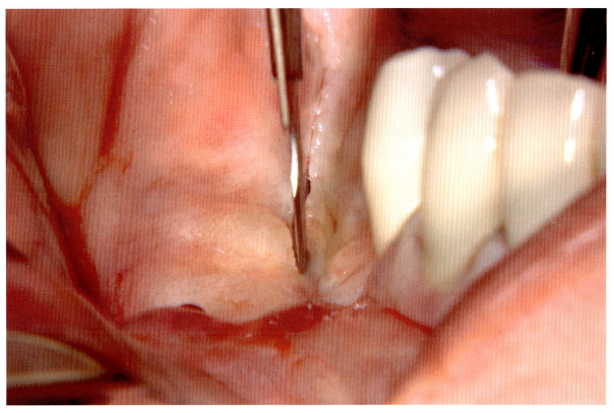

图4-4 注意切口位于黏膜区。

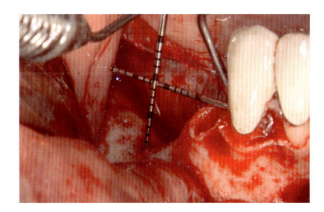

图4-5 翻瓣后测量骨缺损大小。

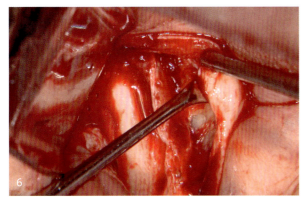

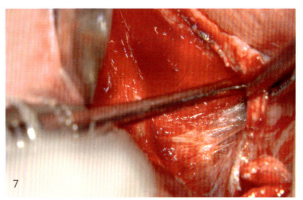

图4-6和图4-7 殆面观,分离并抬起磨牙后垫以及分离下颌舌骨肌。请注意,在处理致密结缔组织时,Mini Me是一款非常安全的工具。

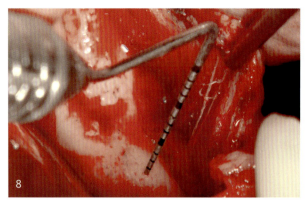

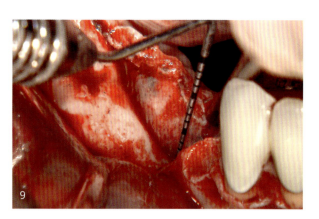

图4-8和图4-9 临床测量Ⅰ区和Ⅱ区软组织瓣松解量。

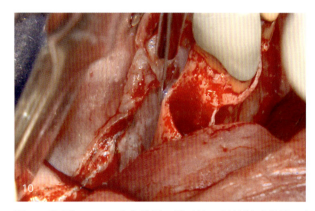

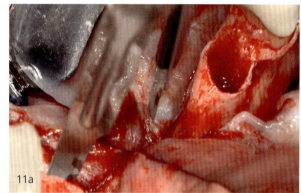

图4-10和图4-11a 垂直放置15号刀片，轻轻划开骨膜，向近中移动并连接到舌侧垂直切口，形成水平的"曲棍球棒"样切口。

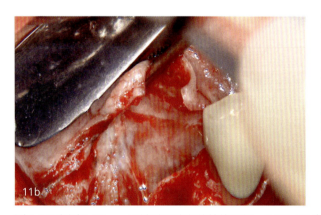

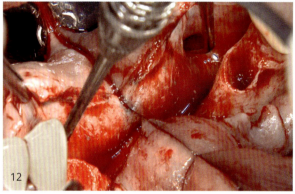

图4-11b和图4-12 一旦暴露了致密的结缔组织，用Mini Me轻轻拉伸黏骨膜瓣。此操作的目的是"测试"并观察固定屏障膜后软组织瓣是否有足够松解量。如第3章中的病例所述，作者倾向于在膜固定完成后马上进行此步骤。

图4-10～图4-12展示了Ⅲ区的操作步骤。请注意，这些步骤与作者的第1本书及本书第3章病例中的描述相同。

螺钉仅用在更靠前的牙槽嵴顶（见第3章病例）和颊侧位置。舌侧使用敲击固位膜钉更容易放置和移除。

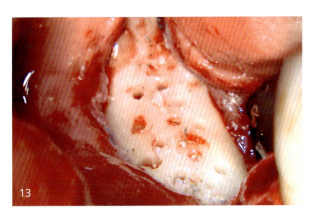

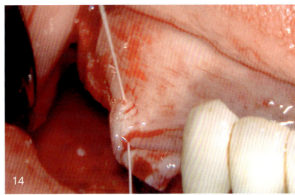

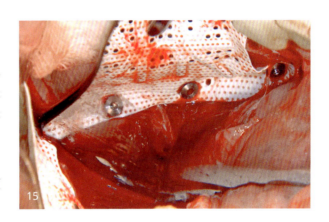

图4-13　去皮质化后的𬌗面观。

图4-14　利用缝线牵拉固定舌侧组织瓣。请注意，建议将此牵引线放置在距离切口线仅2mm或3mm的位置，如果术中发生软组织意外撕裂，关闭创口时的缝线不会离瓣边缘很远。

图4-15　舌侧放置3枚钛膜钉。敲击固定的膜钉用于下颌骨舌侧。

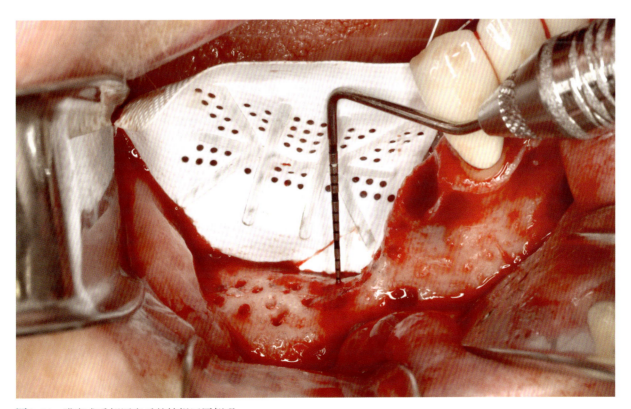

图4-16　膜完成舌侧固定后的缺损区唇侧观。

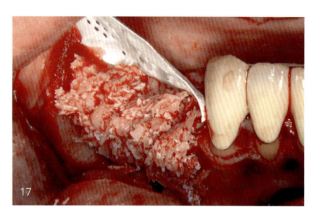
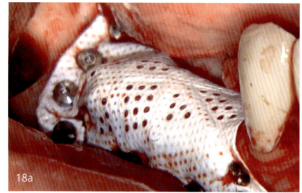
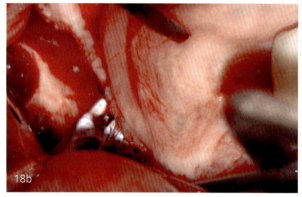
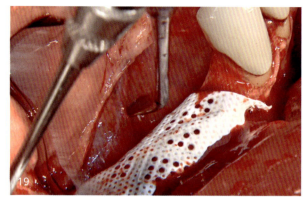

图4-17～图4-19 骨移植物就位和膜固定后的唇侧观。

"丢卒保车"方案

请读者再次留意图4-1。从曲面断层片中可以清楚地看到，第一前磨牙被"反复治疗"。换言之，修复医生已尽可能地挽救这颗牙齿。然而，一旦行牙槽嵴重建并植入种植体，该患牙将不会在整个牙列中发挥重要作用；尖牙将会发挥更重要的作用。

如果观察临床情况和曲面断层片，很明显前磨牙的远中存在非常陡峭的骨高度下降；这将导致屏障膜很难与基底骨紧密贴合。根据作者的临床经验，这也增加了术后愈合并发症的额外风险，例如由于膜非常靠近天然牙而引起的感染。关于如何将屏障膜进行固定贴合的更多信息，请参阅作者第1本书第6章。

作者建议拔除有类似情况的最远端天然牙，它就像是国际象棋中的弃子。牺牲这颗天然牙使屏障膜的放置更容易，术后愈合也更安全。

该类骨缺损的生物愈合潜力

请注意，该患者骨缺损量超过10mm，这被认为是一种极端的垂直向骨缺损。然而，如果从近中位置考虑，有一个良好的骨壁可以使这种骨移植物比远端更快地血管化和成熟。近中部分实际上是一个重度垂直向骨缺损，而远端部分是一个极端垂直向骨缺损。我们需要应用极端垂直向骨增量方法进行治疗。

将无机牛骨矿物质（ABBM）和自体骨按照1∶1比例（尽管60%自体移植是更准确的描述）

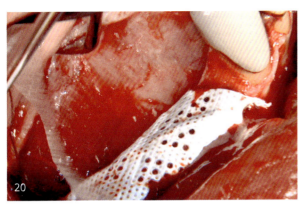
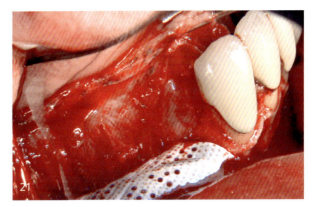

图4-20和图4-21 将Mini Me插入并向冠方拉伸软组织瓣（唇侧观）。

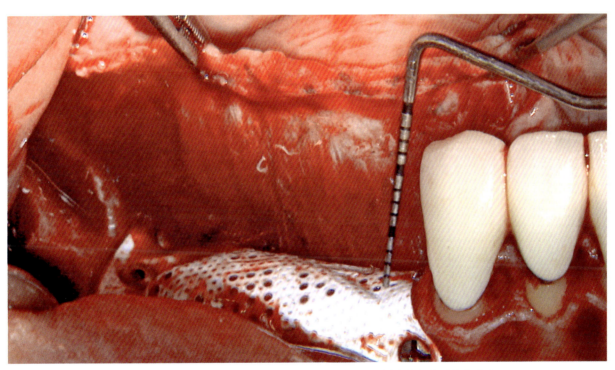

图4-22 舌侧瓣松解完成。请注意，骨移植物高度超过10mm，而舌侧组织瓣高度超出移植物高度18mm。

混合为骨移植物。可以从下颌升支获取自体骨，也可从颏部刮取。使用有孔致密型钛加强聚四氟乙烯（d-PTFE-TR）膜来实现更好的血管化。在最终完成Ⅲ区松解前检查舌侧瓣的弹性。然后插入Mini Me，将舌侧瓣向冠方拉伸，使瓣获得均匀一致的松解量（图4-20和图4-21）。

图4-22展示了舌侧瓣最终减张完成后的唇侧观。颊侧瓣的减张先从远端开始（图4-23）。

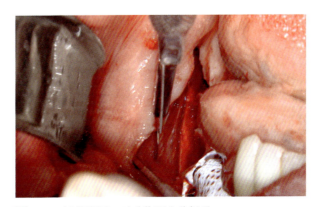

图4-23 行骨膜切口时动作要十分轻柔。

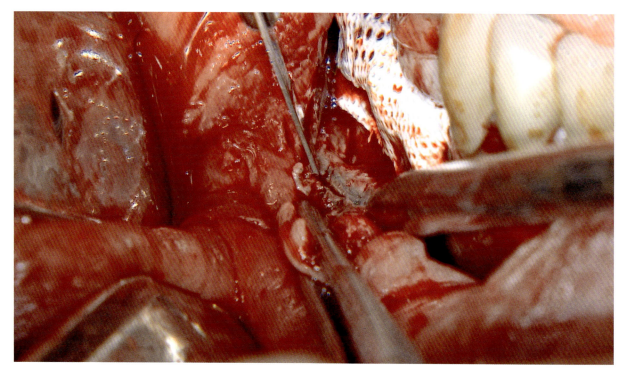

图4-24 图中可见包裹在软组织中的金属碎屑。

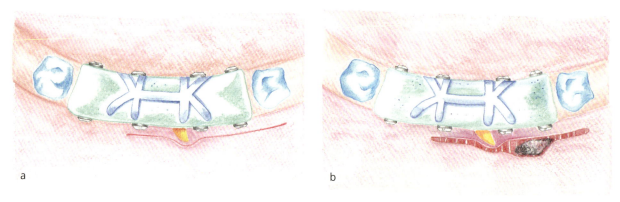

a   b

图4-25 （a）用新的15C号刀片将骨膜完全切开。（b）如果硬化软组织"岛"在冠根向范围超过5mm，则在3mm以内处增加平行切口。

Ⅲ型颊侧组织：完全瘢痕化的骨膜

由于软组织中有一个金属屑岛（图4-24），用刀片很难切开神经周围的软组织。

在使该组织再次获得弹性的操作过程中，临床医生必须非常耐心。首先，必须完全切开"石头状"骨膜（图4-25）。

切口制备完成后，使用旋转的15号刀片进行软组织松解（图4-26）。但是，在本病例中，这个步骤并不能使软组织做好弹性分离的准备。需要先进行骨膜成形术，这在作者第1本书第14章中有描述。

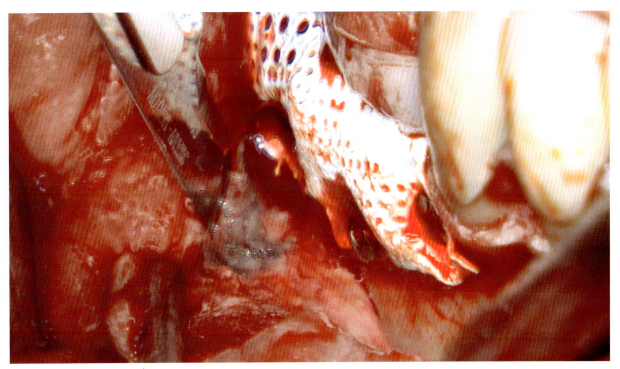

图4-26　松解操作的唇侧观。

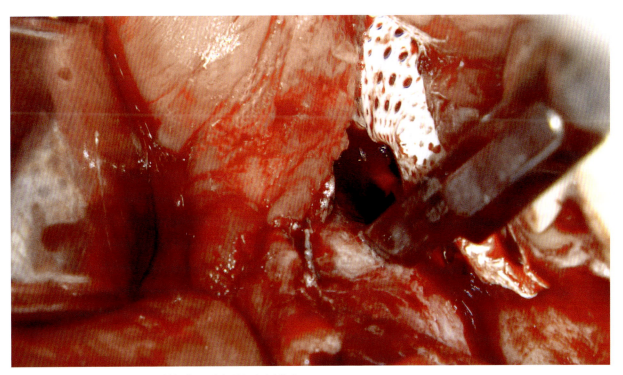

图4-27　使用刀片做"扫地"样操作，进行软组织瓣分离。

将15号刀片插入最根方的骨膜切口并轻轻地向冠方移动以去除整个瘢痕的骨膜基底。从图4-27中可以清楚地看出，大部分金属碎屑已被移除，并且软组织瓣已被刀片分离。

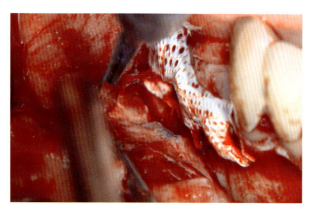

图4-28 验面观可见，行骨膜成形术时应动作轻柔，使用刀片开始行软组织瓣松解。

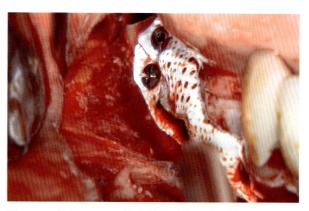

图4-29 使用Prichard骨膜剥离子从远端开始，逐步完成软组织的弹性分离。

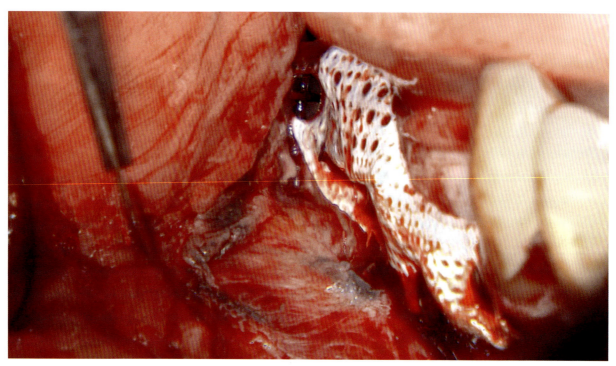

图4-30 瓣膜松解后，在冠方及根方的组织内均可见金属颗粒残留。

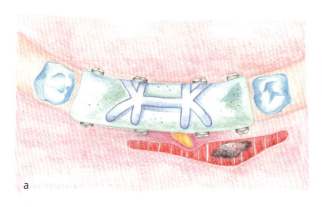
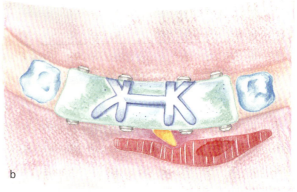

a   b

图4-31a和b 去除异物团块和软组织瓣松解的示意图。

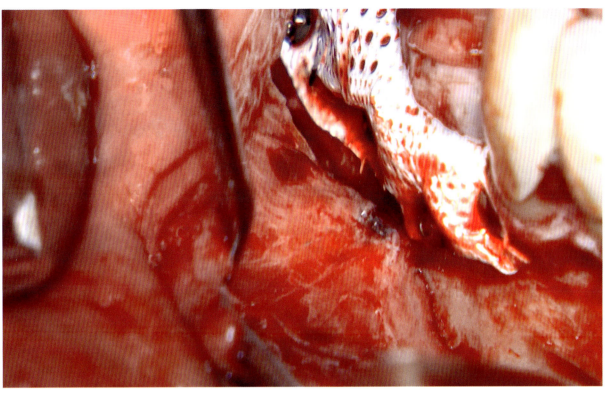

图4-32 随后使用Mini Me完成弹性分离和软组织瓣松解，轻柔地向冠方推拉软组织。

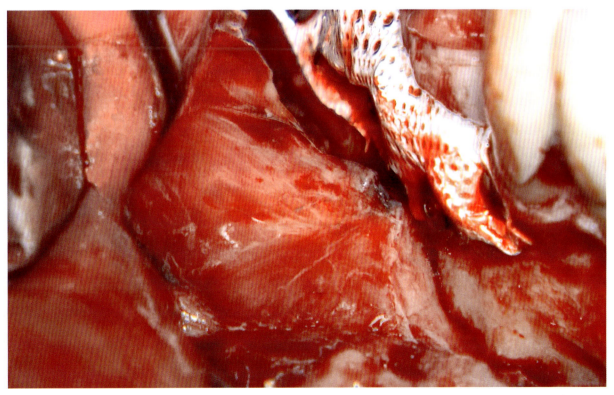

图4-33 请注意，最后一步完成后可获得数厘米的松解量。剩余的金属碎屑留在组织内，可见根方和冠方仍有少量残存。

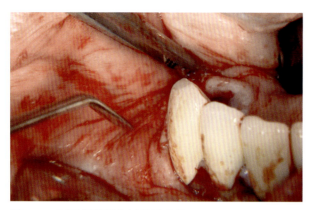

图4-34 可见颊侧瓣良好的活动度。

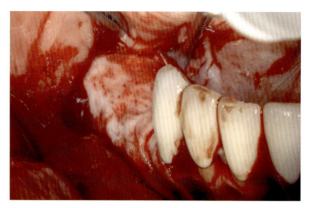

图4-35 使用胶原膜覆盖下方不可吸收膜上的孔洞。请注意，血管能够穿过胶原膜生长。

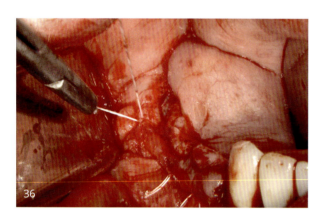

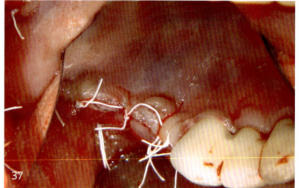

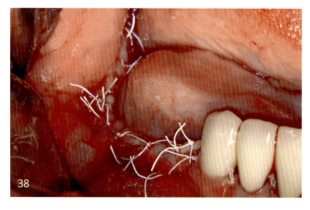

图4-36～图4-38 软组织瓣双层关闭的唇侧观和殆面观。

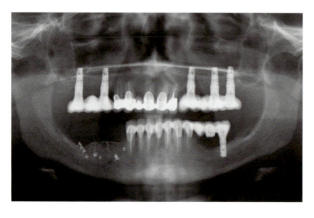

图4-39 曲面断层片显示植骨情况。

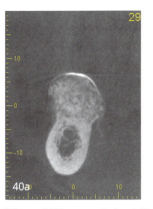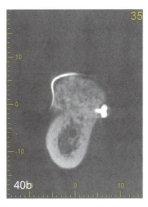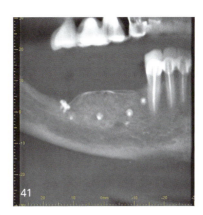

图4-40和图4-41 愈合6个月后的CBCT横截面和曲面断层片。

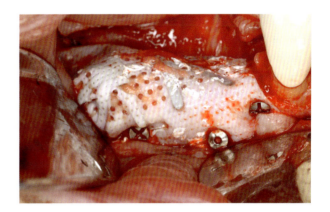

图4-42 愈合后，移除不可吸收膜前的唇侧观。

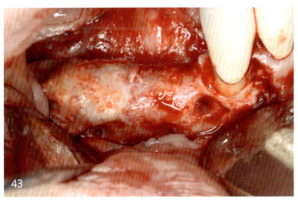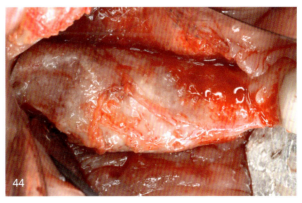

图4-43和图4-44 经过9个月无干扰愈合后的唇侧观。请注意，移植物的近中部分看起来更成熟；极端垂直向骨缺损治疗的第一阶段结束。

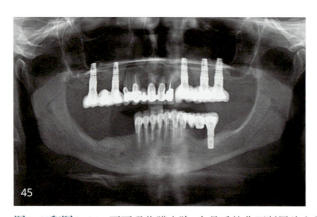

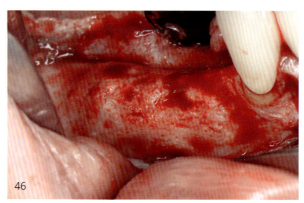

图4-45和图4-46 不可吸收膜去除4个月后的曲面断层片和临床照片。请注意出色的成骨效果，尤其是与第一阶段的情况相比（见图4-39、图4-43和图4-44）。

将种植体植入到骨下，并安装短的修复基台，形成类似于软组织水平种植体的结构，植骨区成骨质量非常完美，无需再进行"迷你香肠"技术植骨。

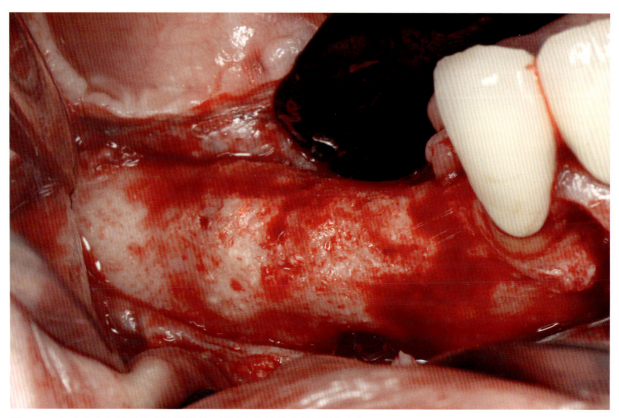

图4-47 完成垂直向骨增量后的唇侧观；近远中位置的成骨效果都很好。

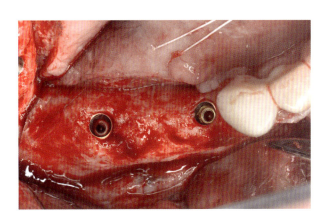

图4-48 两颗种植体植入骨再生区域后的骀面观。

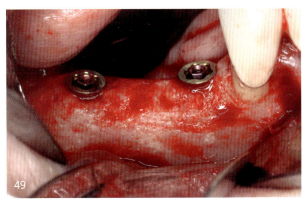

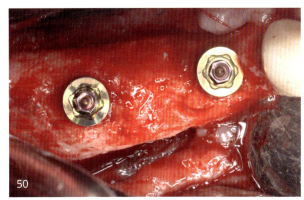

图4-49和图4-50 将最终修复基台连接到种植体后的唇侧观和骀面观。

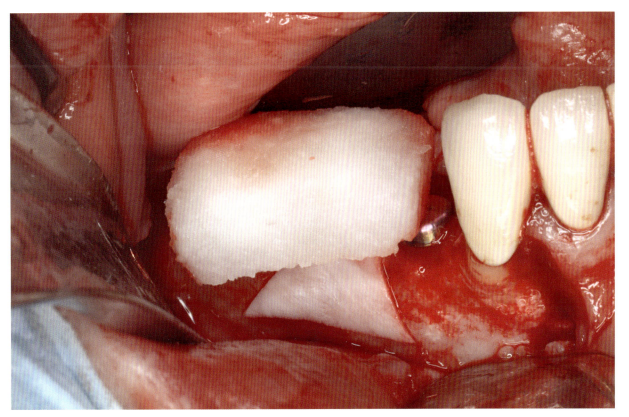

图4-51 在基台上方放置胶原基质以增加软组织厚度。从植入部位收集骨柱,进行组织学检查。

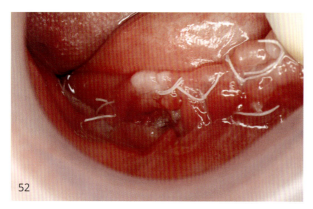
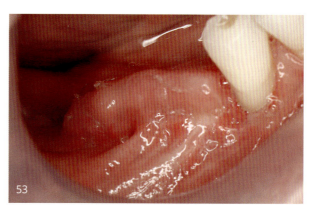

图4-52和图4-53 愈合2周和3周时的唇侧观。

不幸的是，虽然切口没有裂开，但胶原基质却暴露于颊侧。作者从未经历过这种并发症。暴露的基质剥落后，其余部分等待愈合。令人惊讶的是，该位点在接下来的1周实现了完美愈合。

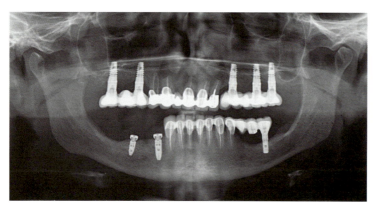

图4-54 曲面断层片显示种植体植入新生骨中。

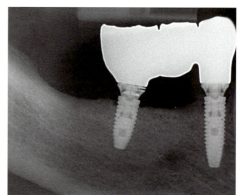

图4-55 根尖片显示种植体负重后边缘骨稳定。

经验总结

1. 从生物学角度看，本病例骨缺损重建比第3章中的病例容易得多；其骨再生效果良好，无需使用"迷你香肠"技术巩固成骨效果便是最直观的体现。

2. 由于经过了多次手术，原来Ⅲ区位置的骨膜被不断向远中牵拉移位，Ⅲ区的范围也向远中相应迁移，这导致Ⅲ区的减张对本病例而言非常关键。

3. 本病例最大的收获是，颏神经周围"石头状"完全瘢痕化的Ⅲ型骨膜依然可以被充分松解。

4. 胶原基质的暴露虽然令作者非常担心，但幸好并未影响最终的临床效果。

5. 从临床技术而言，该患者的软组织瓣减张是本书所有下颌垂直向骨增量病例中最困难的。

第5章
下颌后牙区重度垂直向骨缺损伴基底骨狭窄的重建

Reconstruction of an advanced posterior mandibular defect with narrow basal bone

考虑进行骨增量时，应首先检查基底骨的宽度及邻近缺损区天然牙的牙槽骨水平。在某些情况下，虽然基底骨具有足够种植的水平宽度，但对于骨再生而言，可能依然非常窄。将骨移植物放置在这种缺损中会有两个重大挑战：首先是生物学挑战，此时血管生成和成骨来源来自很小的骨组织血供区域。因此，与宽而扁平的牙槽嵴相比，狭窄基底骨缺损的骨再生生物学潜力更低。

其次是外科操作角度，在如此狭窄的牙槽嵴上固定屏障膜非常困难。因此，从生物学和手术的角度来看，宽的牙槽嵴进行骨再生更加容易。

本章介绍的是一个极端垂直向骨缺损的典型病例，需要在非常狭窄的基底骨上进行骨再生。从图5-1和图5-2的曲面断层片与CBCT图像来看，患者似乎不需要植骨。

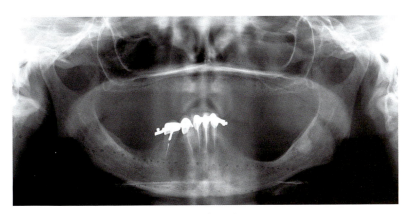

图5-1　显示极端垂直向骨缺损的曲面断层片。

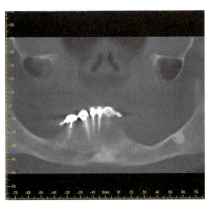

图5-2　同一垂直向骨缺损的CBCT。

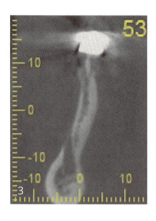 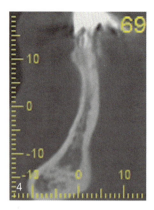 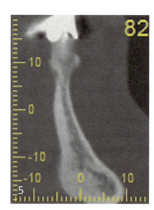

图5-3 ~ 图5-5 CBCT横截面显示下颌骨前部牙槽嵴狭窄。如果不大幅度降低牙槽嵴高度，此处无法植入种植体。

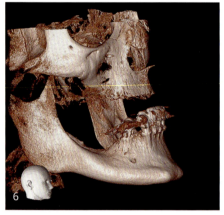 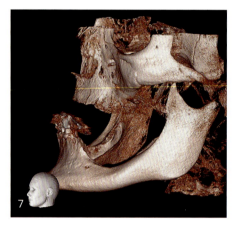

图5-6和图5-7 下颌骨缺损的三维视图。

　　本病例最好的解决方案是拔除前牙，然后在颏孔间植入种植体。但是，从CBCT横截面影像可以清楚地看到，如果不大幅降低下颌骨前部骨高度并植入短种植体，此解决方案是不可行的。这不是一个现实的选择（图5-3 ~ 图5-7），特别是患者是一位49岁的健康女士，她非常渴望重建缺损牙槽嵴。下颌左侧是极端垂直向骨缺损，此类缺损的治疗是本章的重点。

　　该患者的手术步骤与上一章的病例相同。其颊侧软组织为Ⅰ型，即天然骨膜，在神经周围安全地松解黏骨膜瓣并不困难。然而，还有其他生物学上的困难。

　　其中之一是用于重建的可用自体骨的量有限。对于此类型的极端骨缺损，下颌后部的基底骨通常很宽。较宽的基底骨更适合作为成骨来源。但该患者的基底骨非常狭窄，造成了另一个生物学困难。

　　可用骨高度约2mm，我们需要将其增加到至少10mm，并使其至少有8mm的宽度。未来远端种植体将完全位于再生骨内；查阅文献（Urban et al 2019）[1]，目前尚无类似成功病例报道。

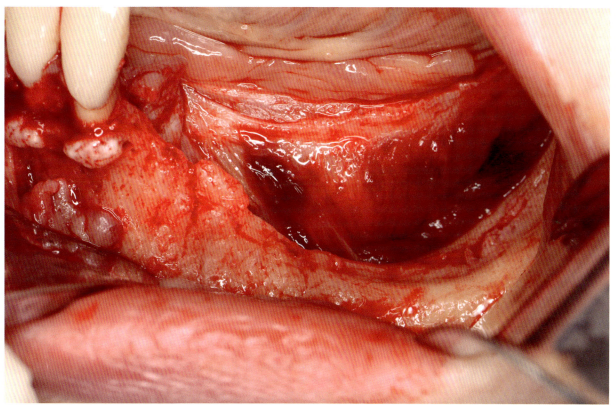

图5-8　翻"安全瓣"后,暴露极端萎缩的下颌后部(唇侧观)。

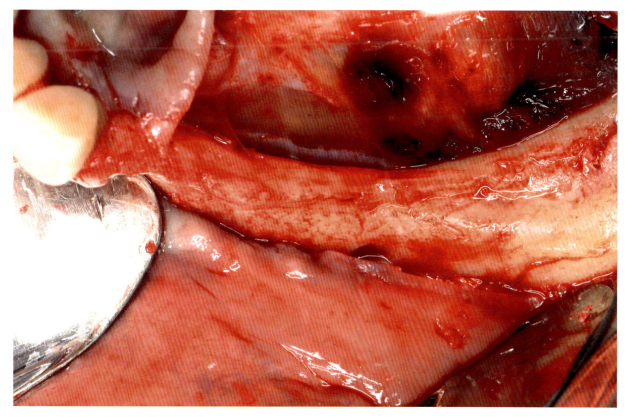

图5-9　𬌗面观显示下颌狭窄的牙槽嵴。

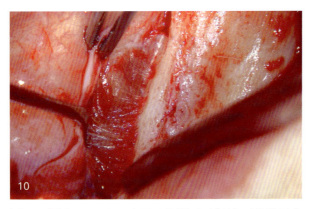

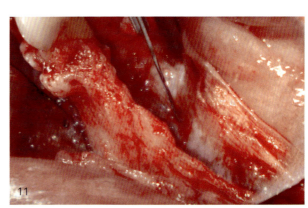

图5-10和图5-11 Ⅱ区和Ⅲ区舌侧组织瓣松解时的殆面观。

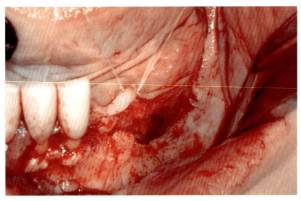

图5-12 在距瓣边缘约2.5mm处放置牵引线（唇侧观）。

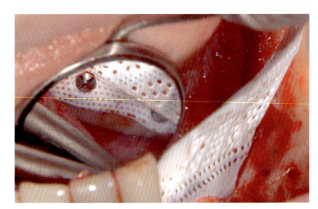

图5-13 膜固定后的舌侧观。

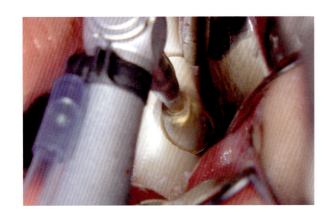

图5-14a 从下颌升支部位环钻取骨（殆面观）。请注意，因为可以获取的自体骨量有限，通过取多个骨柱以获取足量自体骨。

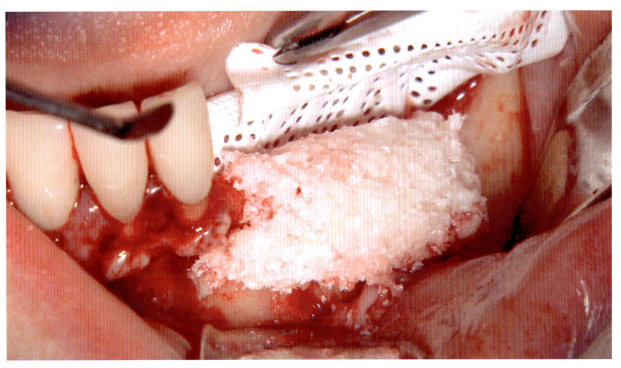

图5-14b　舌侧膜固定后骨移植物的唇侧观。自体骨与无机牛骨矿物质（ABBM）按1∶1混合为骨移植物。

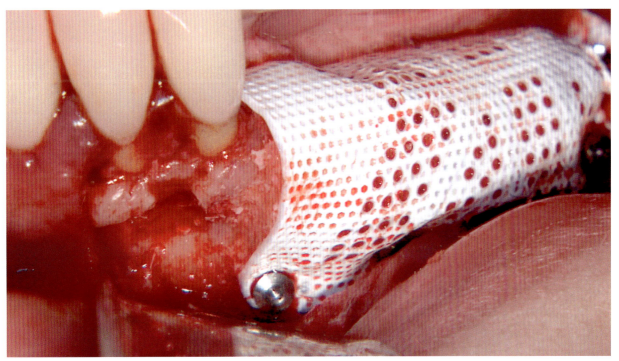

图5-15　固定有孔致密型钛加强聚四氟乙烯（d-PTFE-TR）膜后的唇侧观。请注意，膜最前面的部分与骨面不贴合，一些骨移植物填充在膜和基底骨之间的3mm间隙中，目的是获得更好的水平向骨宽度。

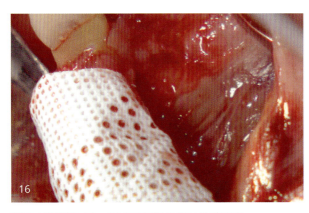

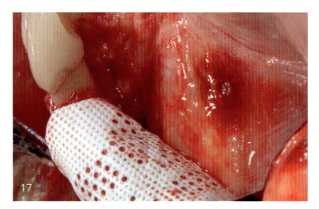

图5-16和图5-17　Ⅲ区舌侧瓣松解后的𬌗面观。

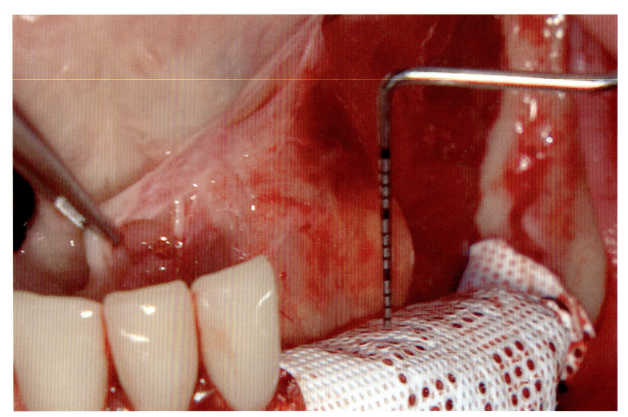

图5-18　舌侧瓣松解后的唇侧观。

　　请注意，舌侧牵引线造成软组织瓣穿孔（图5-18），这较为罕见。在作者20多年执业生涯中只出现过3次此类并发症。将牵引线置于靠近切口边缘位置就是为了控制可能出现的软组织瓣撕裂后带来的风险，这样并不会影响良好的伤口关闭，因为即使在穿孔的情况下也会有足够的组织来实现初期关闭。

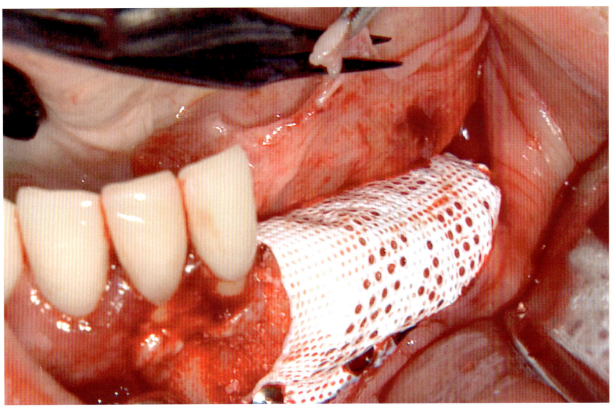

图5-19 用剪刀剪掉穿孔组织，形成新的软组织瓣边缘。

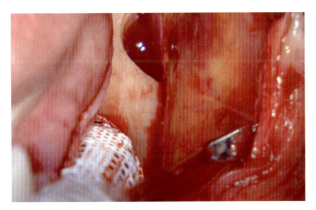

图5-20 软组织瓣弹性松解后的殆面图。请注意，软组织瓣的远端部分很容易获得至少20mm的松解量。

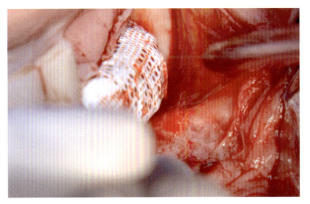

图5-21 软组织瓣在颏神经周围的安全松解。

103

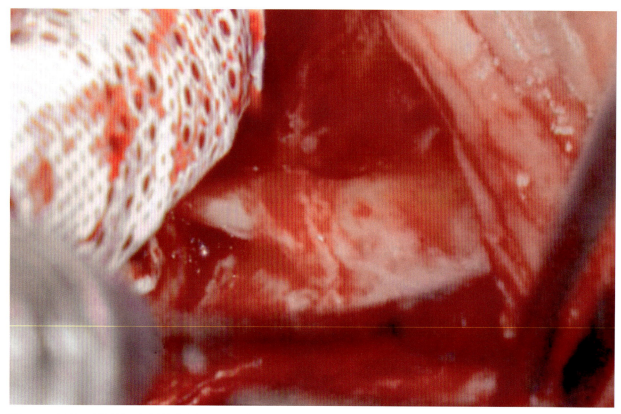

图5-22 颏神经周围软组织瓣被完全松解后的殆面观。

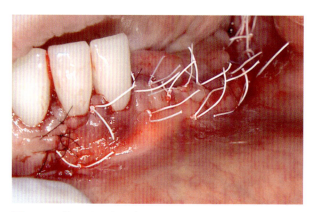

图5-23 使用聚四氟乙烯（PTFE）缝线，最终完成双层伤口关闭后的唇侧观。

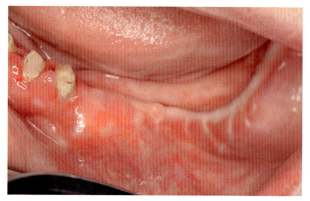

图5-24 无干扰愈合6个月后的软组织情况。

请注意，最初3mm的神经看起来是"裸露的"（图5-22）。然而，可以看到软组织瓣是从颏神经冠方至少2.5mm处开始松解。这种神经的"伸展"发生在软组织瓣减张期间。这也是一种罕见但值得学习的现象，作者已经多次遇到这种情况。这位患者甚至连术后暂时性感觉异常都未出现，其他患者也是如此。因此，虽然它在照片上看起来令人担心，但临床操作上是安全的。

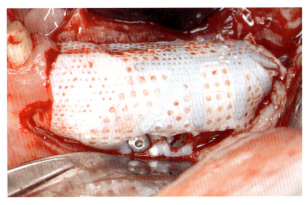

图5-25　移除致密型聚四氟乙烯（d-PTFE）膜前的唇侧观。

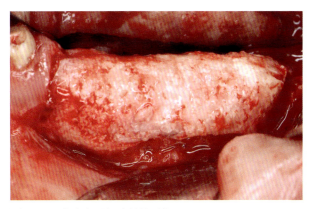

图5-26　膜移除后的移植物唇侧观。

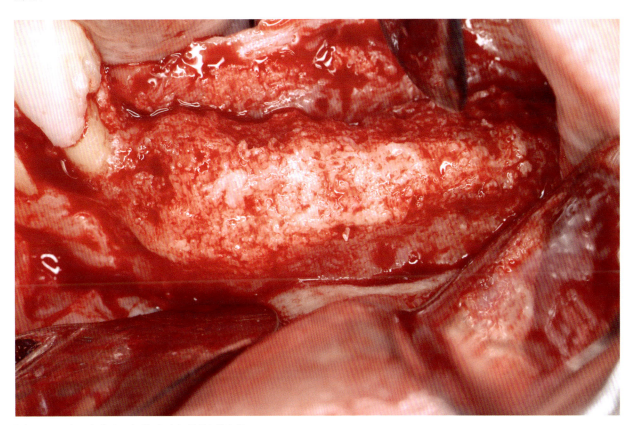

图5-27　进一步愈合6个月后再生骨的唇侧观。

请注意，骨移植物仍在成熟中（图5-26）。在植入种植体之前需要至少再等待4个月，然后种植时行"迷你香肠"植骨技术以保护再生骨。

本病例并不需要额外的6个月的愈合期，是因为患者的日程安排延长了愈合期。

但实际上等待的时间越长，骨再生效果会越好。这种类型的移植物在未加载受力的情况下，不会有再吸收的风险。这是因为它是一种血管化良好的颗粒骨移植物，其中含有无机牛骨矿物质（ABBM），非常稳定。

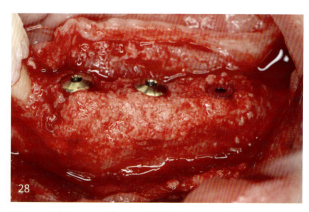
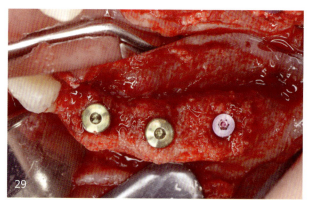

图5-28和图5-29 植入3颗种植体后牙槽嵴的唇侧观和𬌗面观。请注意，种植体的唇侧和舌侧都有足够厚的（2mm）骨板。另外需注意，种植体颈部周围仍有类似不成熟层的骨。

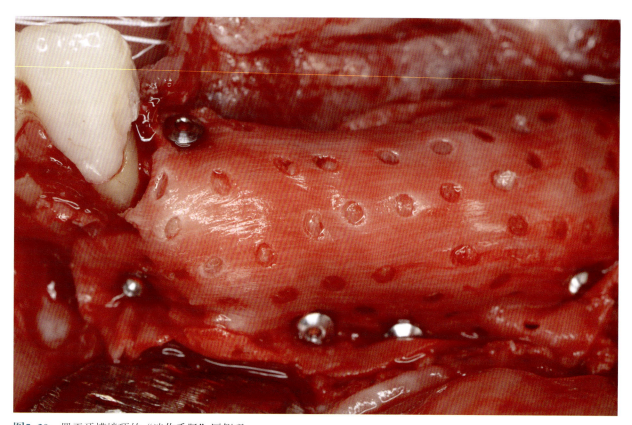

图5-30 置于牙槽嵴顶的"迷你香肠"唇侧观。

　　"迷你香肠"植骨技术的目标是促进不成熟层（smear layer）的成熟。这在上一章的病例中是不需要的。读者可参考前3章临床病例，观察其生物学差异；尽管不同病例的骨缺损的大小相似，但邻近的骨壁以及基底骨的质量和数量都是重要的局部成骨影响因素。

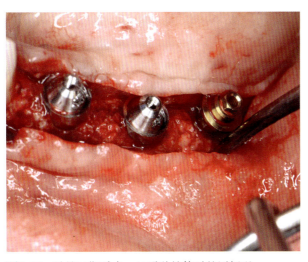

图5-31　种植二期手术，显露种植体时的唇侧观。

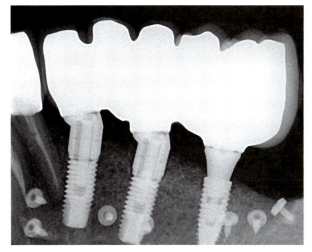

图5-32　种植体负重后的根尖片显示嵴顶骨稳定。种植体有一定程度的远中倾斜，前方2颗种植体使用角度基台进行了调整。

经验总结

1. 本病例的难度不仅在于其极端的骨缺损，同时基底骨十分狭窄；是一个不利于骨移植材料成骨的受区环境。即使延长了愈合时间，并在取出不可吸收膜后经历了更长的等待期，但成骨效果仍然欠佳。进而使用了"迷你香肠"技术改善牙槽嵴顶不成熟层的骨质。本书第7章将介绍使用低剂量骨形成蛋白-2（BMP-2）促进成骨的"千层面"技术，使用该技术应该会促进本病例的成骨效果。

2. 通过角度基台来矫正种植体的远中倾斜，如果将这些种植体的位置向近中调整15°会更理想。

参考文献

[1] Urban IA, Montero E, Monje A, Sanz-Sánchez I. Effectiveness of vertical ridge augmentation interventions: a systematic review and meta-analysis. J Clin Periodontol 2019;46(suppl 21):319–339.

第6章
"丢卒保车"：伴邻近天然牙骨高度不足的下颌后牙区重度骨缺损的重建

Reconstruction of an advanced posterior mandibular defect with incomplete periodontal bone levels: the 'pawn sacrifice'

对于远中游离端缺失的下颌后牙区，如果与末端天然牙相邻的远中骨高度不足或骨非常薄且陡峭的情况下，应考虑拔除最远端的天然牙，这被称为"丢卒保车"的临床策略（见第4章）。这样做可以获得更佳的邻近骨高度，从而使得垂直向骨增量效果更好；同时使治疗变得更加容易与安全；不仅更容易固定骨移植物和屏障膜；还能与天然牙列保留更大的安全距离，减少了术区污染的机会。

这是一个非常典型的自体骨块吸收后导致极端垂直向骨缺损的临床病例。患者曾行髂骨骨块以及下颌升支骨块的自体骨移植，但没有找到该患者为何需要使用不同供区自体骨块的信息。有趣的是，下颌右侧也使用了自体骨块进行了水平向骨增量。从曲面断层片（图6-1）可以清楚地看到，左侧下颌种植体有严重的骨吸收，并且已经脱落了一颗种植体；右侧下颌种植体看起来非常好。

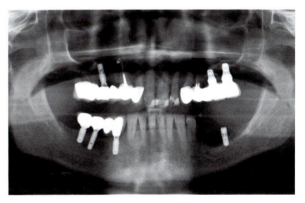

图6-1 曲面断层片显示左侧垂直向骨缺损，2年前移植的骨块已完全吸收。

但是，查看CBCT横截面影像（图6-2）能明显地看到，最后两颗种植体周围的骨移植物也已完全吸收。因此，二维放射线影像具有误导性。一般而言，根据作者的临床经验，水平向骨增量的骨吸收通常不会表现在二维X线片上，因而垂直向植骨比水平向植骨更"诚实"。

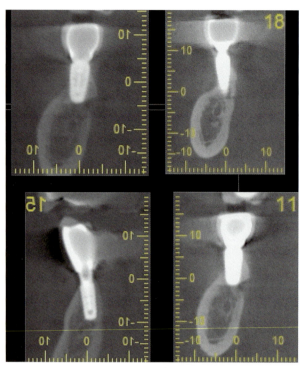

图6-2 患者初诊时的CBCT横截面图像。

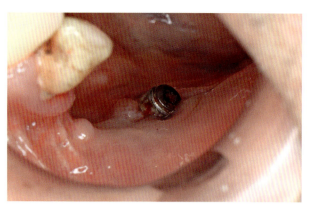

图6-3 该部位软组织变形，剩余天然牙列周围牙菌斑和牙石堆积。

一项随机临床试验（RCT）[1]发现，种植体周围骨比较薄或者有骨开裂但未进行植骨时，种植体周围更容易发生骨吸收。仔细观察曲面断层片可见，两颗远端种植体的牙槽骨有少量吸收，与近中种植体不同，近中种植体有充足的颊侧骨且没有骨吸收。后牙区牙槽嵴改建可能是颊侧骨移植物吸收的第一个表现。临床医生应始终牢记这一点。临床研究还应关注水平向骨增量后的CBCT结果。

60岁男性患者，体健，无吸烟史。他以前的口腔医生告诉他，这个骨缺损无法再治疗恢复了。因此，他到别处寻求治疗方案。

下一步是让患者为手术做好准备。患者首先

要消除任何口内感染源。缺损区存在软组织变形，前牙周围有牙菌斑和牙石堆积（图6-3和图6-6～图6-8）。

第一个问题是种植体应该在骨移植时还是在骨移植之前取出呢？作者强烈建议在骨移植前就取出种植体，并让软组织愈合约2个月。这降低了细菌污染和膜暴露的风险。

令人惊讶的是，尽管颊侧骨质吸收，但右侧下颌种植体仍显示出健康的种植体周围黏膜状况。然而，未知的是这些种植体在口腔环境中能保持"健康"多久。上颌左侧后牙种植体可见种植体周围病（图6-4和图6-5）。

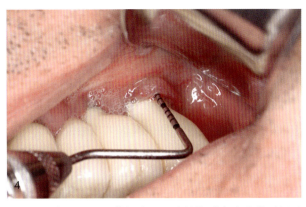
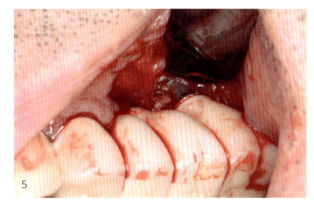

图6-4和图6-5 种植体探诊及26种植体手术移除的唇侧观。这颗短种植体的骨吸收已达到种植体尖端。

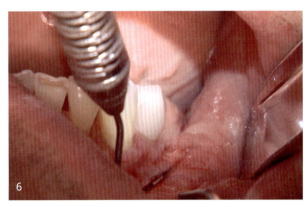
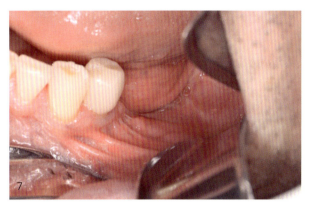

图6-6和图6-7 该部位的唇侧观和斜前方观，显示之前的手术导致了严重的膜龈变形。

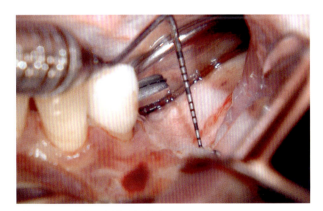
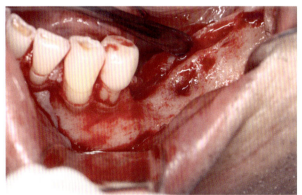

图6-8 垂直向骨缺损的唇侧观。

图6-9 由于这张图片是从斜上方角度拍摄，实际的垂直向骨缺损比图片显示的更加严重。

111

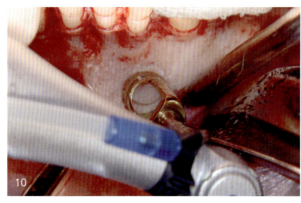
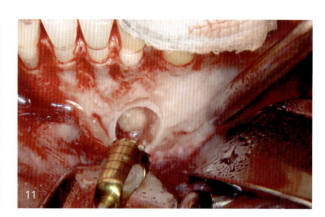

图6-10和图6-11 用于收获自体骨的环钻唇侧观。

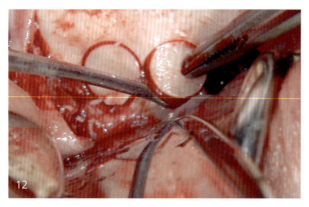
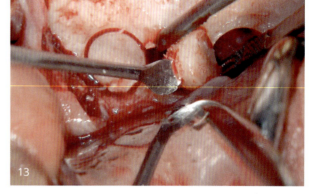

图6-12和图6-13 使用Molt刮匙取出骨块。

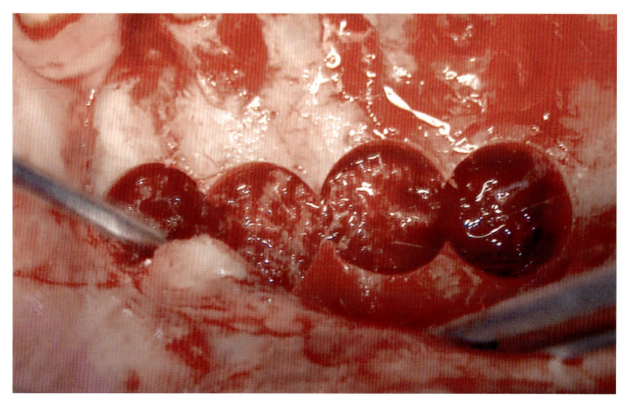

图6-14 颏部取骨后唇侧观。

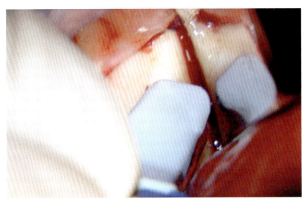

图6-15 用刮骨器从颏部和下颌升支处收集更多的自体骨屑。在下颌升支处使用刮骨器的殆面观。

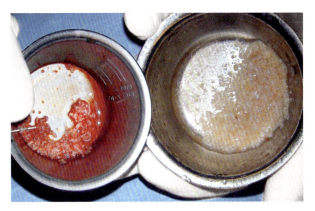

图6-16 两个金属盘内为收集的自体骨：右侧来自颏部自体骨，左侧为刮下来的自体骨屑。

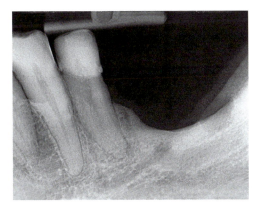

图6-17 根尖片显示前磨牙远中面骨高度不足。

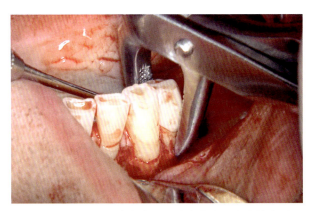

图6-18 采取了"丢卒保车"的临床策略，拔除前磨牙。

这些临床处理的目的是降低术后感染的风险，使手术过程更加容易，最重要的是为了获得预期更好的垂直向骨增量效果。由于下颌升支中可用自体骨量非常有限，因此选择下颌颏部作为取骨区（图6-10～图6-16）。现在很少选择颏部作为供区，大多数情况下可以从下颌升支获取足够的自体骨。将取得的自体骨与异种骨替代材料进行混合，从而减少对自体骨的需求量。

113

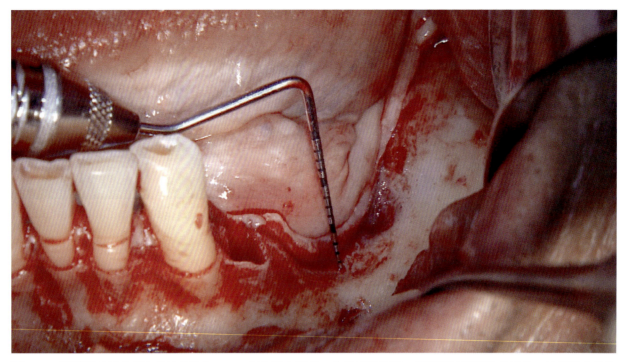

图6-19 唇侧观显示垂直向骨缺损约为8mm。现在近中侧有一个很好的骨壁，但下颌的基部是皮质骨，这使得它在生物学上具有挑战性。

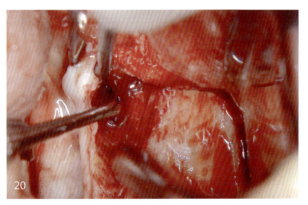

图6-20和图6-21 Ⅰ区和Ⅱ区软组织松解的殆面观。

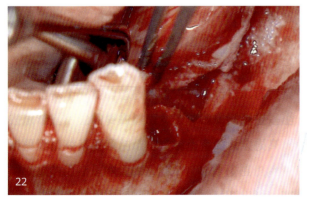
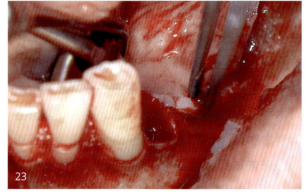

图6-22和图6-23 Ⅲ区松解前的唇侧观。请注意，由于在牙槽嵴中部发生术后二次附着现象，软组织无弹性。这使得本病例Ⅲ区软组织的松解至关重要。

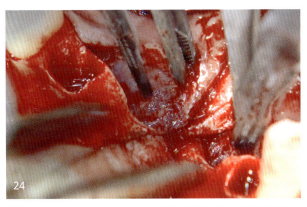
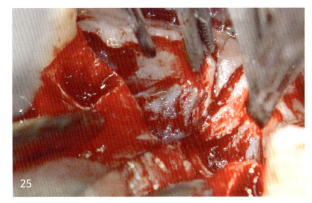

图6-24和图6-25 在Ⅲ区近中部分使用15号刀背行骨膜切口的唇侧观，开始"曲棍球棒"样的水平向骨膜切口。

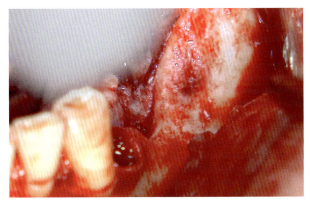
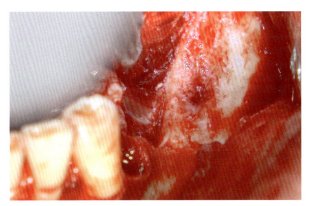

图6-26 唇侧观可见骨膜的二次附着情况。注意在延伸骨膜切口的过程中刀尖是如何旋转的。

图6-27 图片显示软组织已被松解，暴露出下方致密结缔组织。

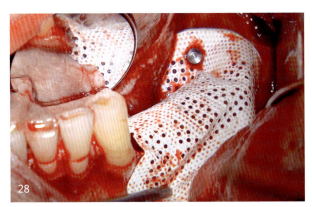
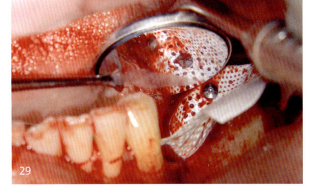

图6-28和图6-29 几乎所有病例的屏障膜都从近中舌侧开始固定。

但是，如果临床医生遇到难以放置近中舌侧膜钉的情况，比如舌侧面有凹陷；那么作者建议先尝试在最后一颗牙齿远中邻近的牙槽嵴顶放置一枚临时膜钉（请参阅作者第1本书第6章）。在本病例，放置近中膜钉时，作者也遇到了一些困难；由于近中为拔牙部位，无法放置舌侧膜钉。因此，第一枚膜钉放在牙槽嵴顶的远端（图6-28）。接下来的一枚膜钉放在舌侧中间（图6-29），最后一枚膜钉放在近中舌侧（图6-30）。

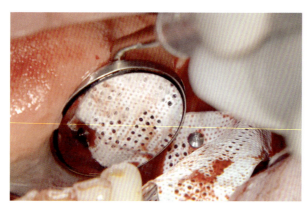

图6-30 请注意，中间和近中膜钉之间的膜有褶皱。

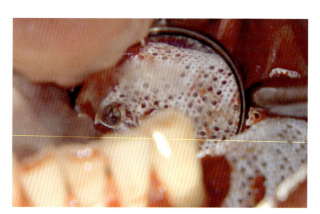

图6-31 图6-30所示的褶皱，在完成膜的固定后，使用自攻螺钉更换膜钉来进行矫正。

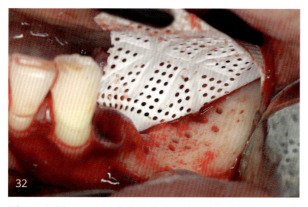

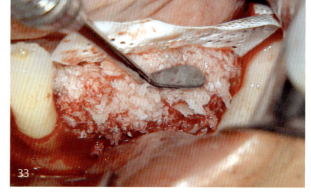

图6-32和图6-33 固定有孔致密型聚四氟乙烯（d-PTFE）膜和放置骨移植物后的唇侧观。

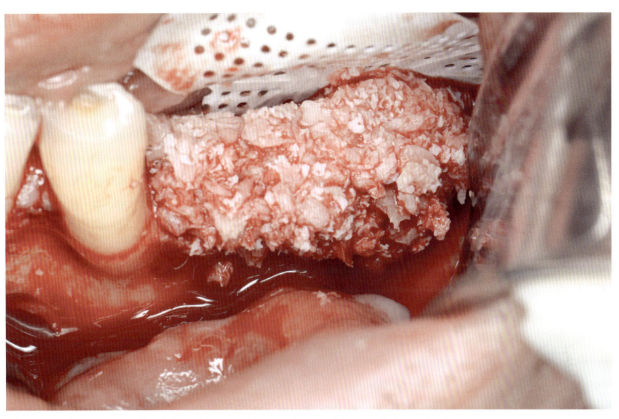

图6-34 骨移植物的唇侧观。自体骨和无机牛骨矿物质（ABBM）按1∶1混合为骨移植物。

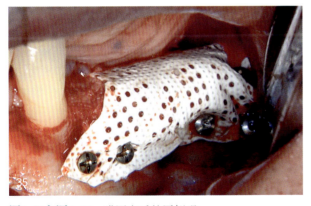
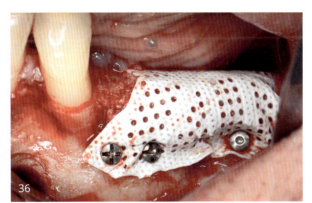

图6-35和图6-36 膜固定后的唇侧观。

　　请注意，不可吸收膜完全覆盖了拔牙窝；膜
的位置是安全的；然而，为了与尖牙保持更远的
距离，必须剪掉膜的近中颊部分。

117

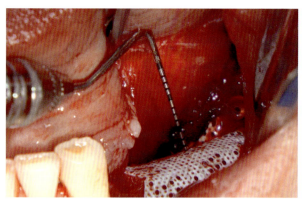

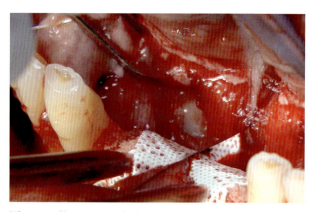

图6-37　舌侧瓣减张后的唇侧观。请注意，仅Ⅰ区和Ⅱ区松解完成；Ⅲ区仍然需要松解。

图6-38　使用Mini Me完成最后松解的唇侧观。

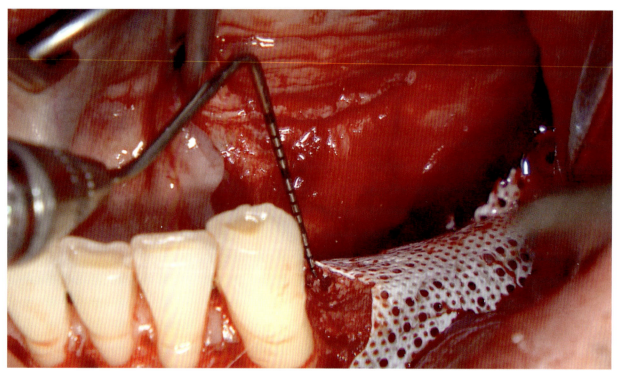

图6-39　舌侧瓣完成减张后的唇侧观。

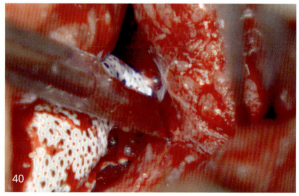

图6-40和图6-41　进行颊侧颏神经周围软组织瓣减张的𬌗面观。

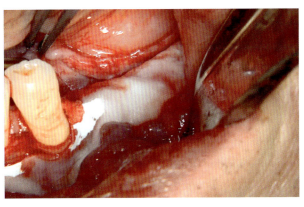

图**6-42** 使用天然胶原膜覆盖致密型聚四氟乙烯（d-PTFE）膜。

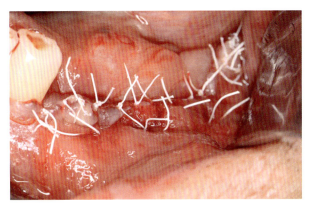

图**6-43** 使用聚四氟乙烯（PTFE）缝线双层缝合后的唇侧观。

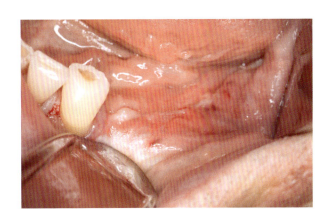

图**6-44** 无干扰愈合8个月后的软组织唇侧观。

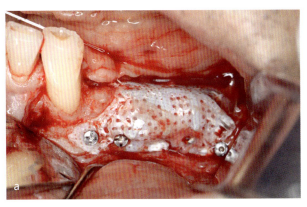

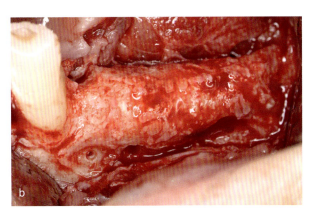

图**6-45** （a）致密型聚四氟乙烯（d-PTFE）膜的唇侧观。（b）再生骨的唇侧观。

仅需要去除不可吸收膜并关闭软组织，即可完成第一阶段治疗。

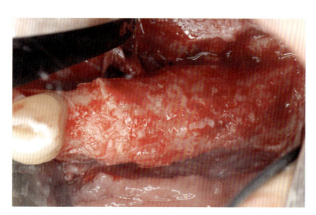

图6-46 再生骨的殆面观。

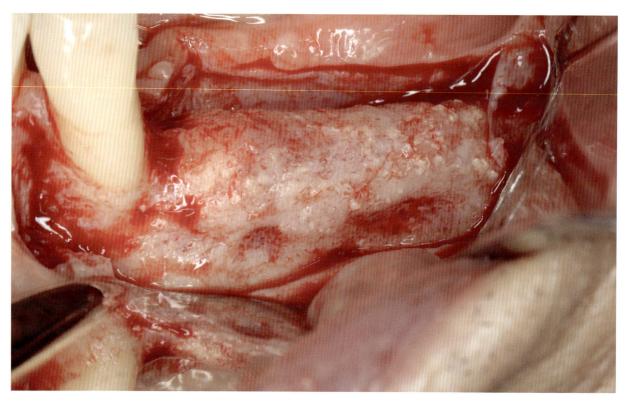

图6-47 不可吸收膜取出后4个月的成熟骨唇侧观。注意骨高度被完全恢复。

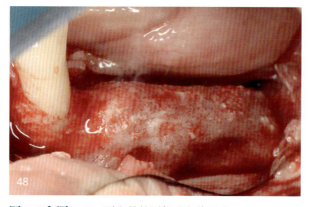
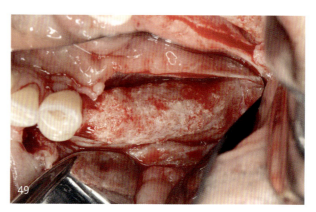

图6-48和图6-49 再生骨的唇侧观和殆面观。

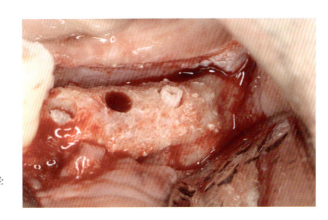

图|6-50 种植窝洞预备时的唇侧观；收集骨柱用于组织学评估。

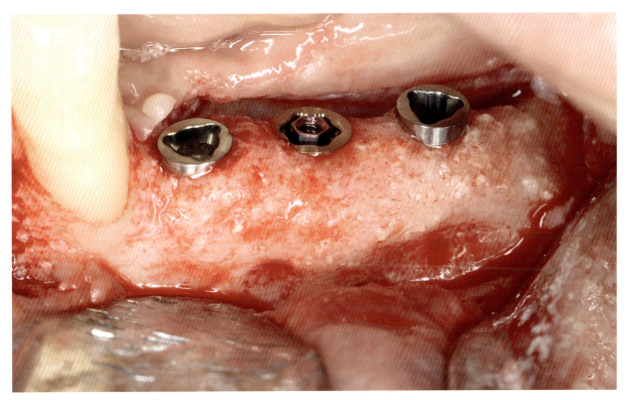

图|6-51 种植体植入后的唇侧观。

　　植入两颗"软组织连接"混合设计的种植体，以及一颗连接了最终基台的骨水平种植体。计划进行引导骨改建，不同的种植体设计作为随机对照研究（RCT）的一部分进行对比。因为成骨质量非常好，植入种植体时不需行"迷你香肠"植骨技术。

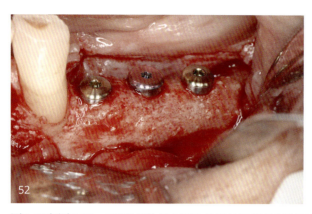

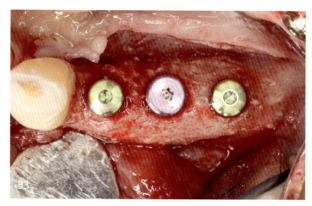

图6-52和图6-53 3颗种植体植入再生骨后的唇侧观和殆面观。

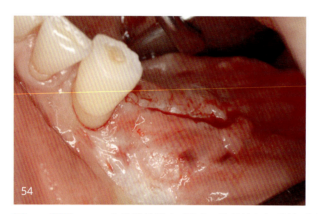

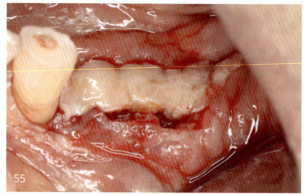

图6-54和图6-55 在种植体植入6周后，将结缔组织移植到种植体上方，目的是增厚种植体上方的软组织。

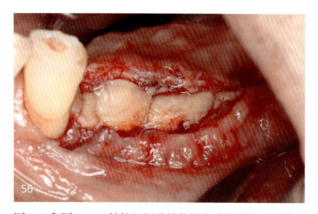

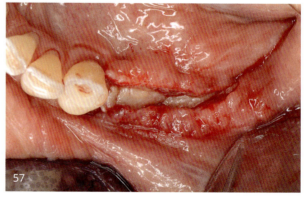

图6-56和图6-57 结缔组织移植物固定后的唇侧观和殆面观。

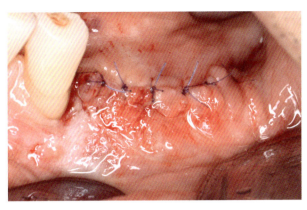

图6-58　软组织关闭后的唇侧观。

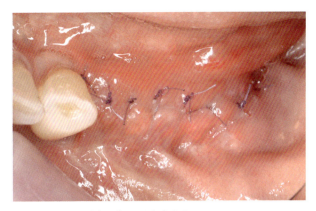

图6-59　术后2周，殆面观愈合良好。

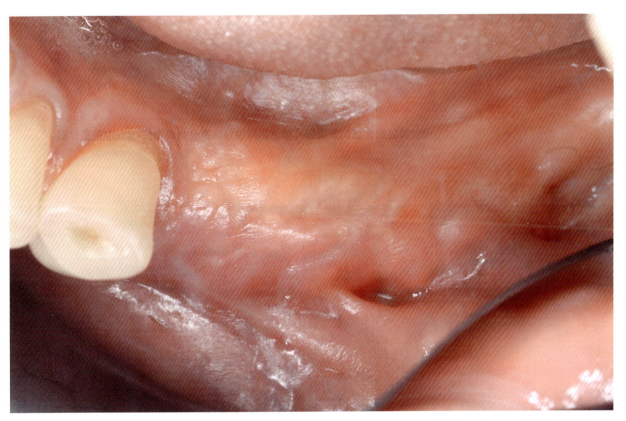

图6-60　2个月无干扰愈合后的殆面观。请注意，由于垂直高度的增加，形成了前庭沟；然而，仍然缺乏角化组织（KT）。

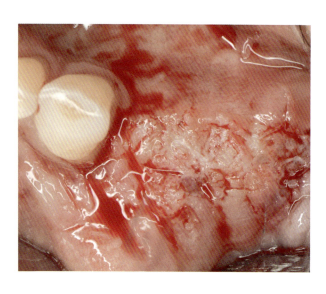

图6-61 殆面观，制备半厚瓣，为游离龈移植（FGG）做准备。

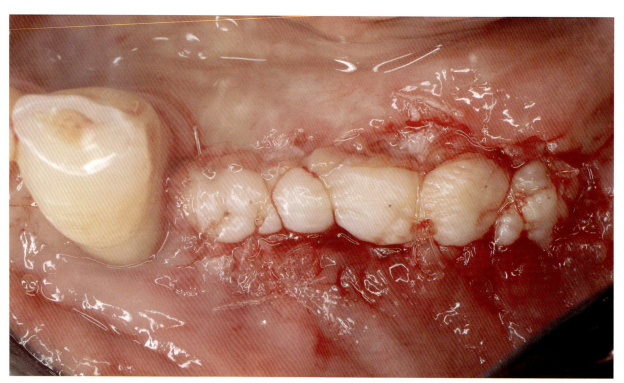

图6-62 游离龈条带移植以获得角化组织（殆面观）。

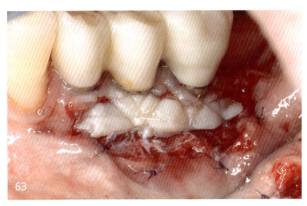 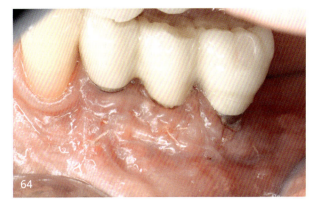

图6-63和图6-64 由于作者对颊侧角化龈宽度不满意，修复后再次进行游离龈移植。使患者更容易保持该区域的清洁。

请注意，软组织连接种植体的牙槽嵴顶骨水平看起来比中间骨水平种植体的更好（图6-65）。如表6-1和表6-2所示，组织学标本检查可见高质量的新骨形成，显示出良好的成骨效果。目前，作者正在分析不同种植体设计的比较研究结果。通常，在本病例类似情况下，两颗种植体就足够了。

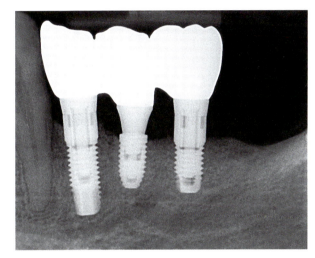

图6-65 根尖片显示种植体周围骨组织稳定。

表6-1 新生骨组织学分析：样品A

样品A	百分比（%）
新骨	46.8
Bio-Oss	9.9
原有骨	11.0
硬组织占比	67.7
无定形钙化物占比	7.9
结缔组织、骨髓占比	24.4

表6-2 新生骨组织学分析：样品B

样品B	百分比（%）
新骨	38.6
Bio-Oss	6.7
原有骨	24.0
硬组织占比	69.3
结缔组织、骨髓占比	30.7

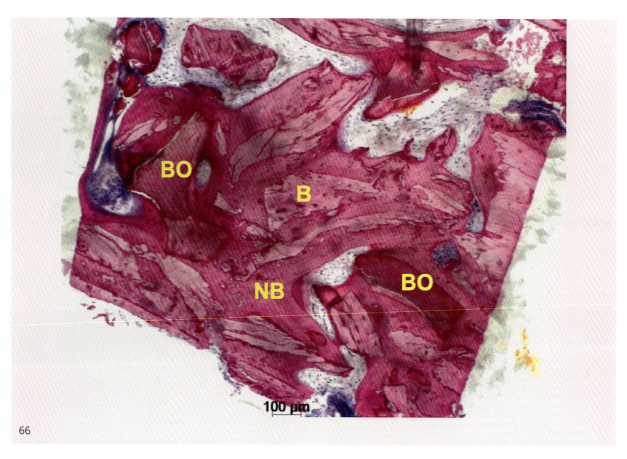

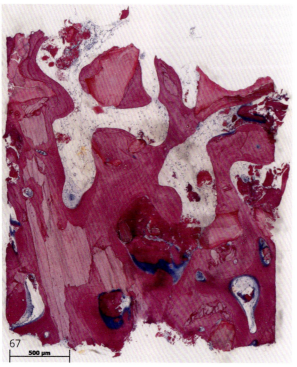

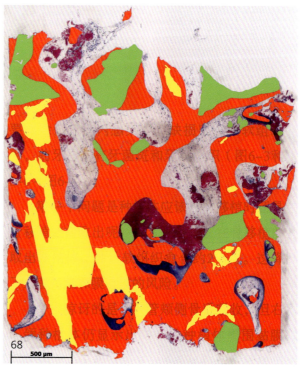

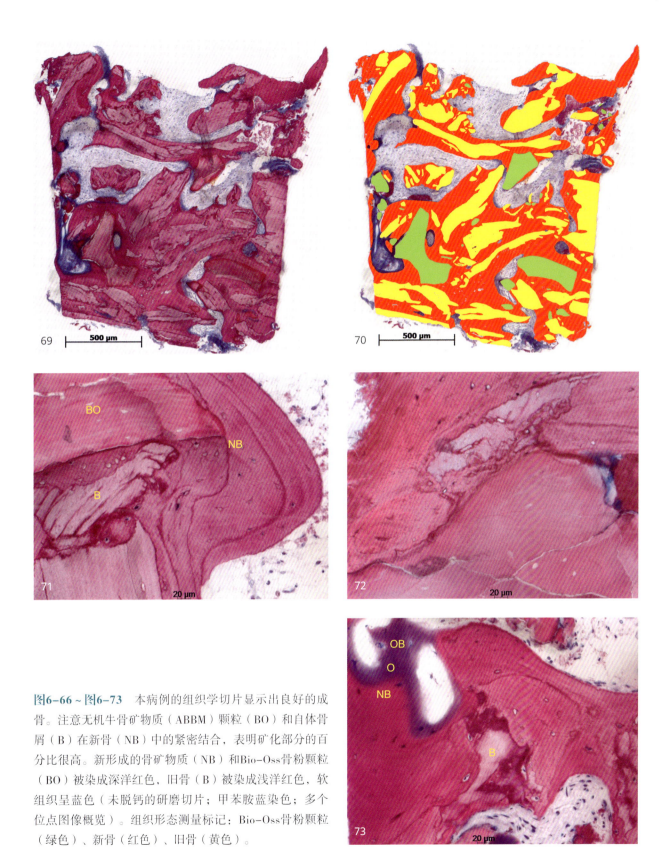

图6-66～图6-73 本病例的组织学切片显示出良好的成骨。注意无机牛骨矿物质（ABBM）颗粒（BO）和自体骨屑（B）在新骨（NB）中的紧密结合，表明矿化部分的百分比很高。新形成的骨矿物质（NB）和Bio-Oss骨粉颗粒（BO）被染成深洋红色，旧骨（B）被染成浅洋红色，软组织呈蓝色（未脱钙的研磨切片；甲苯胺蓝染色；多个位点图像概览）。组织形态测量标记：Bio-Oss骨粉颗粒（绿色）、新骨（红色）、旧骨（黄色）。

经验总结

1. 本病例患者在自体块骨移植后发生了骨吸收，导致了严重的骨缺损。患者被告知无法再进行骨增量。然而，经过几次手术及延长愈合时间后，成功重建了骨缺损。同之前的手术方案相比，治疗结果更具可预期性，创伤更小。

2. 拔除前磨牙才能通过骨移植完全恢复垂直向骨高度。

3. 外科手术后软组织瓣会形成二次附着，因而Ⅲ区舌侧瓣的松解尤为关键。

4. 本病例不可吸收膜近中舌侧位置的固定十分困难，因而通过先进行嵴顶远中位置膜的固定解决此困难。通常情况下，作者会先完成近中舌侧位置膜的固定。

5. 移除不可吸收膜后，牙槽嵴等待更长的愈合时间有利于改善骨质，本病例皮质层成骨良好，无需再行"迷你香肠"技术改善骨质。

6. 通过观察不同设计的种植体周围骨接触情况，可以安全地评估和比较其引导骨改建的效果。

7. 所有的下颌病例都应当有良好的种植体周围角化组织以保证长期骨稳定。

8. 组织学检查验证了良好的成骨效果。

参考文献

[1] Wenström J L, Ekestubbe A, Gröndahl K, Karlsson S, Lindhe J. Oral rehabilitation with implant-supported fixed partial dentures in periodontitis-susceptible subjects. A 5-year prospective study. J Clin Periodontol 2004; 31:713–724.

第7章
利用低剂量骨形成蛋白-2的"千层面"技术重建下颌后牙区重度骨缺损

Reconstruction of an advanced posterior mandibular defect with the Lasagna technique using low-dose bone morphogenetic protein-2

本章呈现了1例使用"千层面"技术治疗极端垂直向骨缺损的典型病例，该技术在骨移植物顶部使用了片状的低剂量骨形成蛋白（BMP）基质。读者可参阅本书的第2章，以了解该技术的生物学原理。患者是一位50岁有吸烟史的女士，已在手术前6个月戒烟（见下文）。患者曾有左侧下颌后部失败的种植治疗史；未经控制的种植体周围炎导致了目前严重的骨缺损。

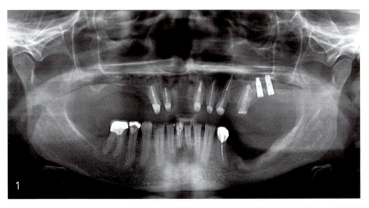
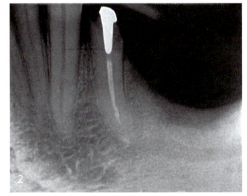

图7-1和图7-2 曲面断层片和根尖片显示左侧下颌后牙区垂直向骨缺损。

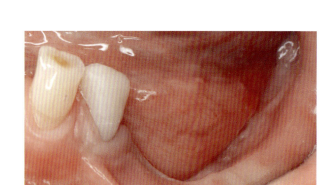

右侧上颌后部的种植治疗也失败了。在骨移植之前，余留天然牙的根尖周病变已由牙体牙髓科医生完成治疗。患者在手术前6个月开始戒烟，作者要求患者至少保证3个月不吸烟（关于患者的术前准备，请参阅作者第1本书第2章）。

图7-3 缺损区唇侧观。请注意良好的软组织质量和出色的口腔卫生状况，这两者都是实施骨移植手术所必需的。角化组织（KT）不足，但如前所述，这对骨移植没有影响。

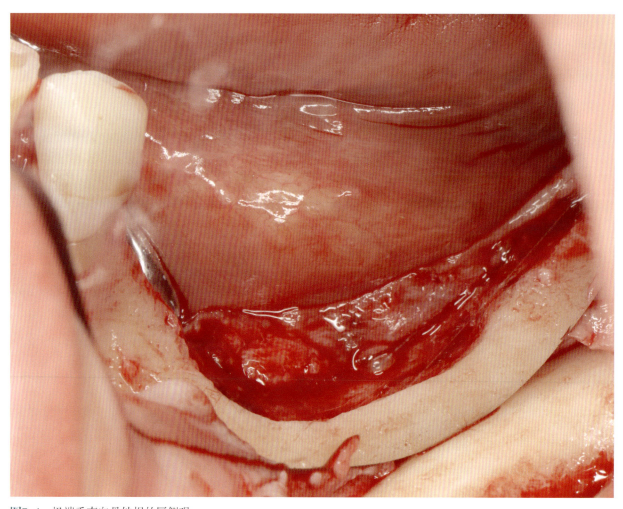

图7-4 极端垂直向骨缺损的唇侧观。

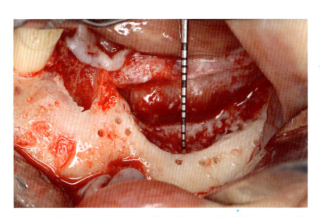

图7-5 修复医生认为左下第一前磨牙预后较差，术中拔除该牙后的骨缺损区唇侧观。该患者至少需要重建10mm的垂直向骨缺损。缺损区周围的骨壁可以帮助新骨形成，使得本病例比书中第1个病例更容易（见第4章）。

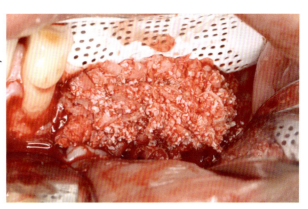

图7-6 骨移植物的唇侧观。使用有孔致密型聚四氟乙烯（d-PTFE）膜和按1∶1比例混合自体骨屑和无机牛骨矿物质（ABBM）而成的骨移植物。

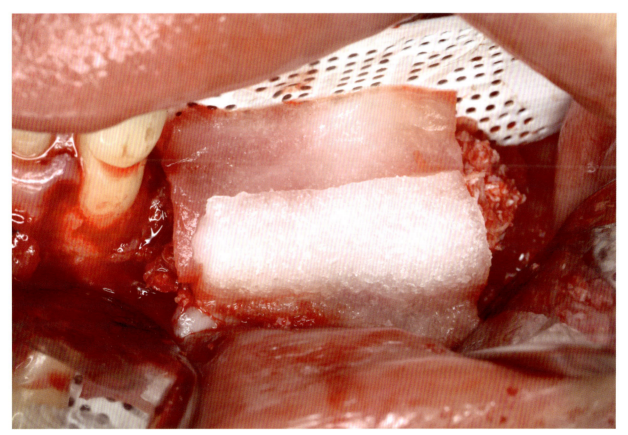

图7-7 为了减少不成熟层，实现新生骨更快的皮质化，并尝试缩短去除不可吸收膜后额外的愈合时间，在移植物顶部使用低剂量的重组人骨形成蛋白–2（rhBMP–2）将其与胶原基质结合后进行移植，剂量低于在拔牙窝中使用的推荐剂量。根据作者的临床经验，通常在使用BMP后可以明显减少术后肿胀。

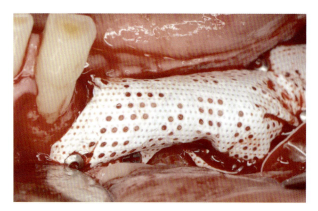

图7-8 植骨时膜固定后的唇侧观。

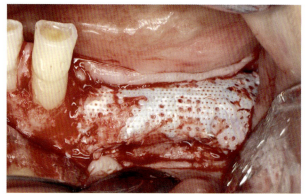

图7-9 无干扰愈合9个月后，膜的唇侧观。

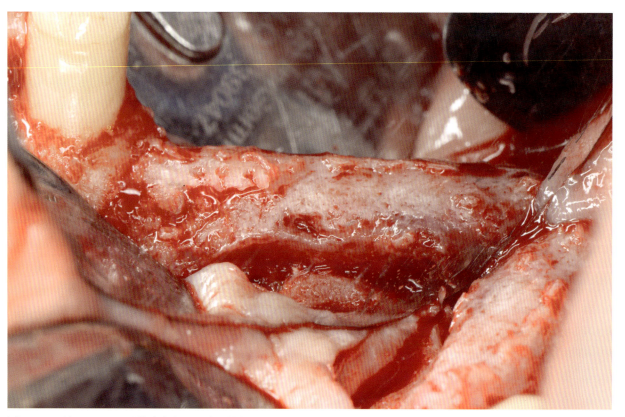

图7-10 唇侧观显示，牙槽嵴高度得到完全恢复。

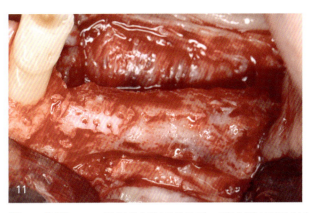 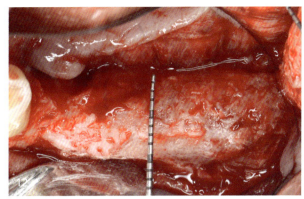

图7-11和图7-12　唇侧观和殆面观显示，牙槽嵴达到了完全的垂直向和水平向骨再生。

经验总结

1. 本病例的骨缺损比第4章中的第1个病例具有更好的生物愈合潜力，术后9个月的成骨效果非常出色。

2. 使用"千层面"技术后，新生骨嵴顶皮质化更快，与文献中的垂直向缺损骨再生相比，具有明显优势。

3. 由于生长因子需要和骨膜直接接触才能发挥作用，所以重组人骨形成蛋白-2（rhBMP-2）需要和有孔致密型聚四氟乙烯（d-PTFE）膜一起使用，并将其放在骨移植物的顶部，这样rhBMP-2才可以刺激骨膜处的间充质干细胞分化成为成骨细胞。

4. 重组人骨形成蛋白-2（rhBMP-2）不与骨移植物混合使用的原因有两点：首先，仅放置在骨移植物顶部可以减少用量，减少术后肿胀。其次，虽然在没有rhBMP-2时，骨移植物皮质化速度会慢一些，但其已含有足够的细胞和生长因子来促进成骨。

第8章
下颌前牙区重度骨缺损的重建：手术原则与解剖因素考量

Reconstruction of the advanced anterior mandibular defect: surgical principles and anatomical considerations

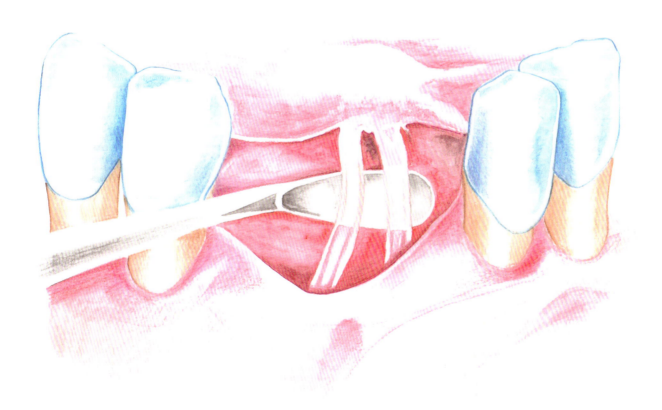

本章介绍了一例下颌前牙区重度垂直向骨缺损的病例。39岁女性患者，体健，无吸烟史，牙周病易感，下颌前牙区种植治疗失败，累及两颗邻牙后就诊（图8-1和图8-2）。种植失败导致了严重的垂直向骨缺损（图8-3）。

该患者比较年轻，我们需要成功地在再生骨内植入种植体，避免重蹈在原生骨上种植的失败。那么，这该如何实现呢？首先，我们必须探究种植体脱落的原因。显然，该患者罹患未经控制的牙周炎，这是种植体表面发生感染的来源。

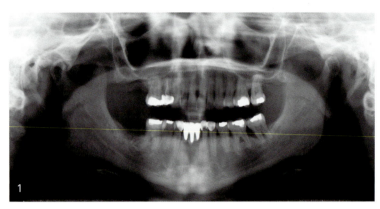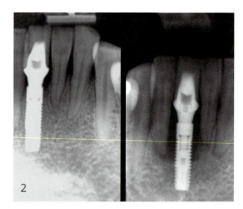

图8-1和图8-2 曲面断层片和根尖片显示，下颌前牙区种植体周围病的进展。请注意骨丧失累及相邻的天然牙。

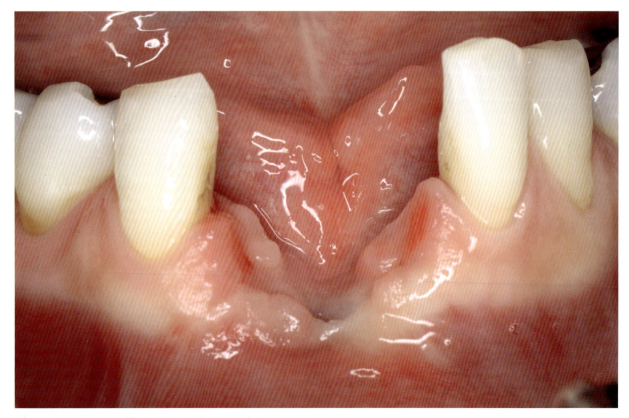

图8-3 拔除失败种植体2个月后，缺损区的唇侧观。

但是，还有一个重要因素需要考虑，那就是种植位点的骨条件。失败种植体很可能植入了菲薄的原生骨。一项近期的临床前研究[1]揭示，如果种植体周围原生骨的厚度＜1.5mm，那么这些骨会丧失进而导致种植体表面暴露，且可能同时发生于种植体的颊舌侧。牙周炎患牙的细菌会迁移至暴露的种植体表面，引发种植体周围炎，进而累及邻牙。

对本病例而言，首要是治疗牙周炎。为了确保远期成功，重建垂直向骨高度至关重要，同时要确保良好的水平向骨再生、充足的软组织厚度

和角化组织（KT）宽度。本病例是使用再生技术预防种植失败的典范。换言之，恰当的再生治疗可以获得比原生骨更好的骨稳定性。

组织瓣设计的基本原则（图8-4和图8-5）是为骨移植后扩大的牙槽嵴提供足够的软组织包覆。在手术位点2个牙位外的远中颊处，分别做2个垂直松弛切口。在切开前，必须先辨明颏神经位置，避免误伤。垂直切口的位置可能因颏神经的位置而发生变动，视病例的严重程度，向近中或远中移动1个牙位。

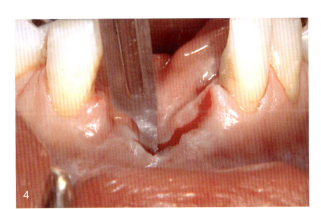 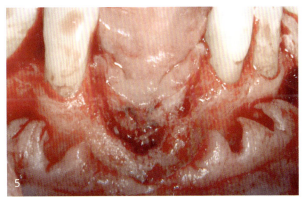

图8-4和图8-5 翻瓣后的唇侧观。注意刀片要切透软组织直抵牙槽嵴顶，操作应遵循"安全瓣"的理念。

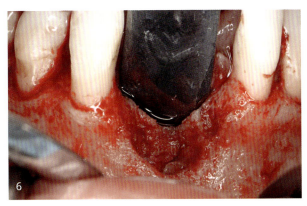 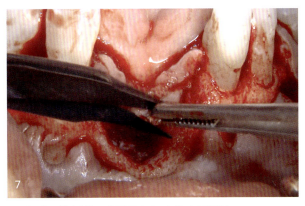

图8-6和图8-7 缺损区的唇侧观显示两侧邻牙具有良好的邻间骨水平。使用剪刀去除软组织内的金属颗粒。

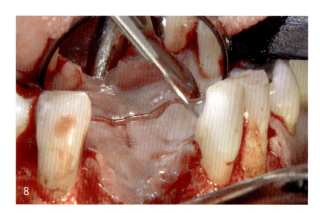

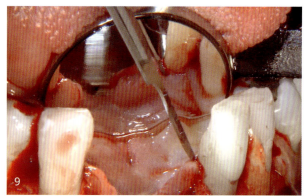

图8-8和图8-9 舌侧瓣的设计与前面所述的下颌后部的前区相同，包括位于邻牙远中舌线角短的垂直切口。

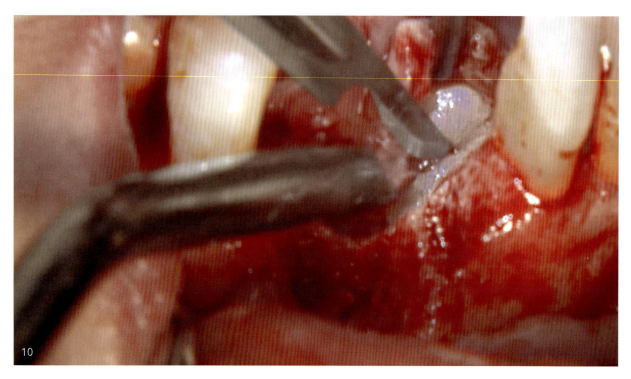

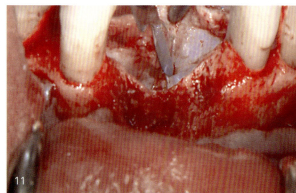

图8-10和图8-11 小心翻起舌侧瓣，直至辨认出下颌舌侧孔（Foramen）；翻瓣不能超过颏舌肌附着处。

舌侧瓣的减张方法是基于我们的解剖学发现。该区域属于Ⅲ区，事实上Ⅲ区由双侧第二前磨牙之间的整个下颌区域构成。如果不知道Ⅲ区的手术技巧，就无法治疗大多数的下颌骨缺损并获得可预期的效果。

详细介绍本病例的主要目的是解释下颌前牙区舌侧瓣的减张方法。做最初的切口后，使用骨膜剥离子翻开全厚瓣，越过膜龈联合（mucogingival junction, MGJ），且超出骨缺损区至少5mm。非常重要的一点是要确认该区域是否

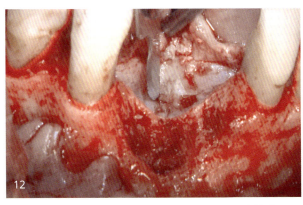 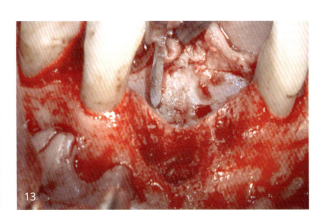

图8-12和图8-13　唇侧观示切口暴露出下层致密结缔组织。

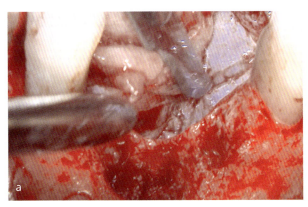 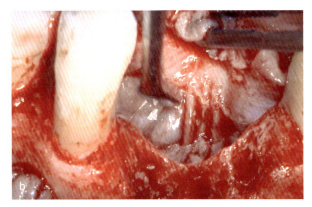

图8-14　加深切口后（a），插入Mini Me拉伸组织（b）。重点是要在易于辨认的舌下动脉终末支的侧方使用此器械。

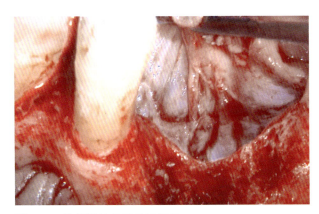 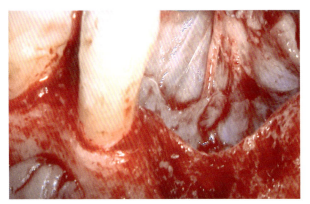

图8-15　软组织拉伸后的唇侧观。

图8-16　注意致密结缔组织完全暴露，组织瓣得以充分松解。

存在舌下动脉或颏下动脉终末支的穿出孔，即下颌舌侧孔（Foramen）。

用刀片的尖端划开一个浅的骨膜切口，然后更换新刀片用侧面和刀背尖端轻轻拨扫，并连接两侧垂直切口（图8-10和图8-11）；这被称为"双端曲棍球棒"技术（请参阅作者第1本书第6章）。

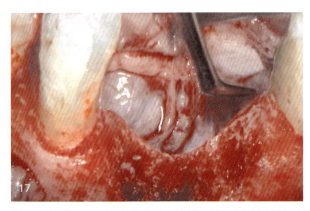

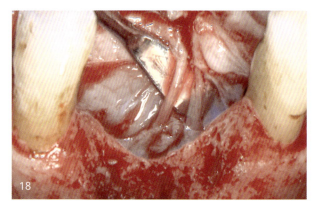

图8-17和图8-18 减张完成后，从组织瓣上轻柔剥离小动脉。

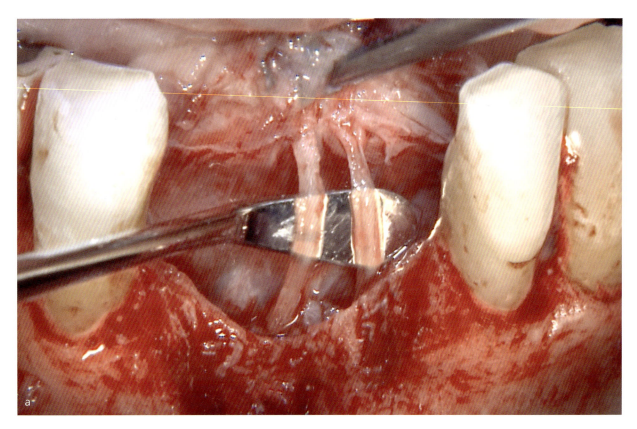

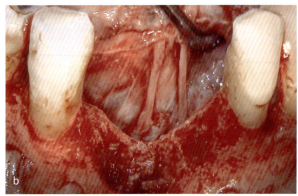

图8-19a和b 注意前部动脉末支的完整性。

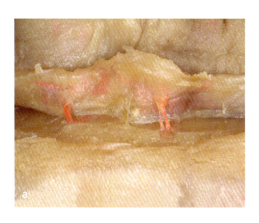

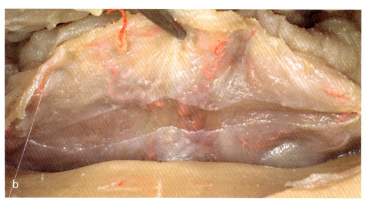

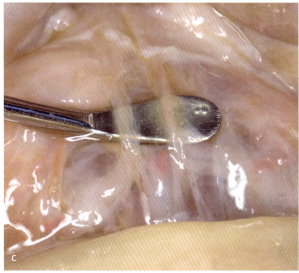

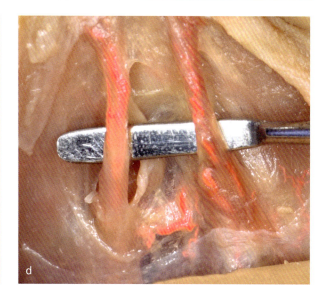

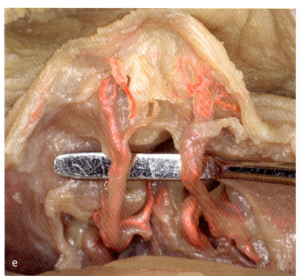

图8-20a ~ e　下颌前牙区手术的解剖学依据。

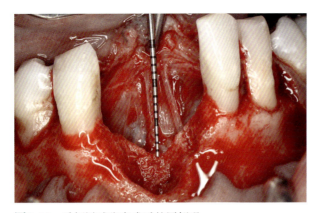

图8-21 舌侧瓣减张完成后的唇侧观。

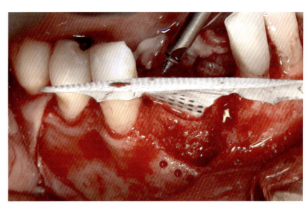

图8-22 使用手持螺丝刀在舌侧拧入自攻螺钉固定不可吸收膜。作者推荐在下颌后部的舌侧使用膜钉；在下颌前部舌侧使用螺钉。

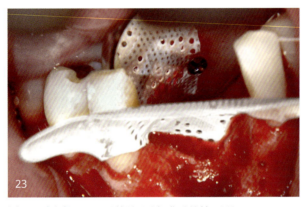

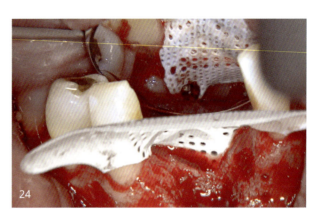

图8-23和图8-24 2颗螺钉固定膜后的镜面观。

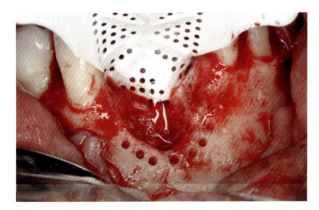

图8-25 有孔致密型聚四氟乙烯（d-PTEE）膜固定好后的唇侧观。

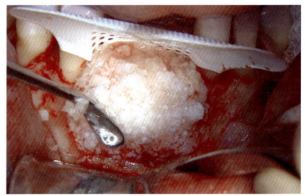

图8-26 将骨移植材料压实后的唇侧观。自体骨（取自下颌升支）和无机牛骨矿物质（ABBM）按照1:1比例混合为骨移植材料。

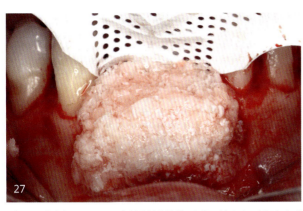

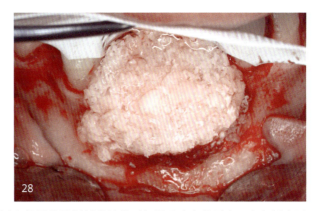

图8-27和图8-28　骨移植材料就位后的唇侧观。请注意使用大量骨移植材料的目的不仅是垂直向骨再生，也包括水平向骨再生。

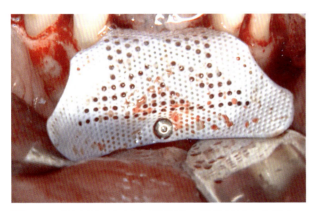

图8-29　使用膜钉从中间开始固定，接着是近中和远中。在贴近余留牙根处，有必要进行额外的固定。

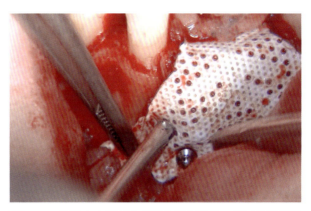

图8-30　使用自攻螺钉确保不会误伤牙根。螺钉从牙根侧方经过，并不会接触牙根。

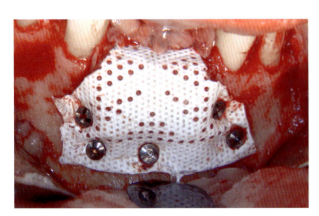

图8-31　膜固定完成后的唇侧观。之前放置种植体的唇侧瓣中部，是Ⅱ型中等瘢痕组织，近远中区域是Ⅰ型。颊侧瓣的减张使用"骨膜弹性延展技术"（请参阅作者第1本书第6章）。

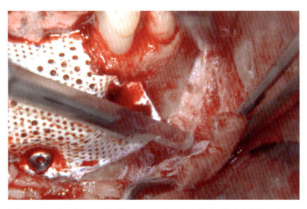

图8-32　骨膜切口的䶄面观。本图示分离弹力纤维，使组织瓣足够松弛以获取无张力的初期关闭。

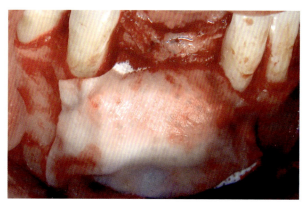

图8-33 将天然胶原膜覆盖在多孔聚四氟乙烯（PTFE）膜上；随后双层缝合组织瓣。

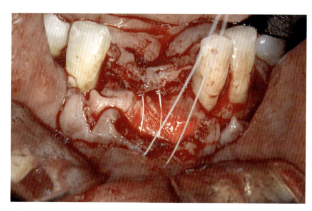

图8-34 第1层采用距切缘5mm的水平褥式缝合，使用聚四氟乙烯（PTFE）缝线，从膜的中部开始进行水平褥式缝合。

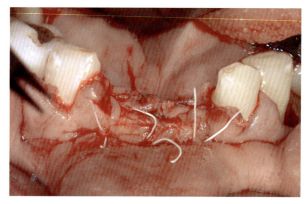

图8-35 起始的3针褥式缝合使组织瓣外翻，随后间断缝合实现完全关闭（唇侧观）。

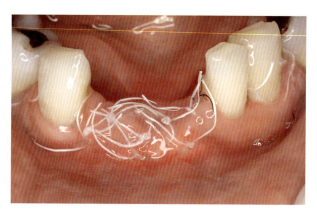

图8-36 无干扰愈合2周后的唇侧观。

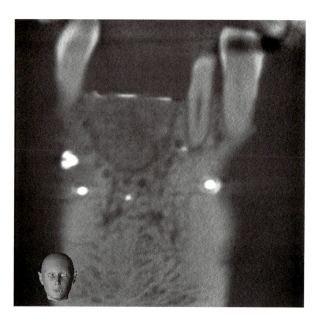

图8-37 术后2周CBCT示骨移植物与宿主骨清晰的边界。骨移植物需要彼此连接、进一步成熟与支持种植体，希望在患者的余生中都能保持稳定。

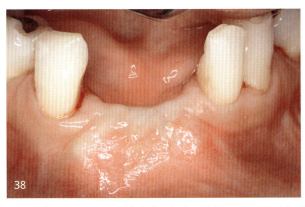

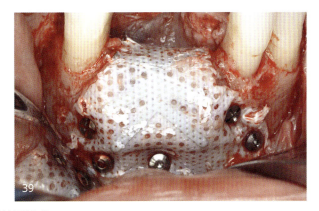

图8-38和图8-39 无干扰愈合9个月后植骨区和不可吸收膜的唇侧观。

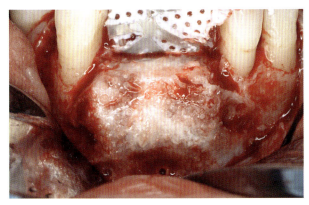

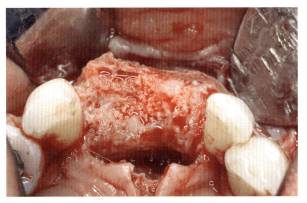

图8-40 移除不可吸收膜后植骨区的唇侧观。请注意膜下方的假骨膜。

图8-41 移除不可吸收膜后植骨区的殆面观；本图中膜下的假骨膜已被轻柔去除。

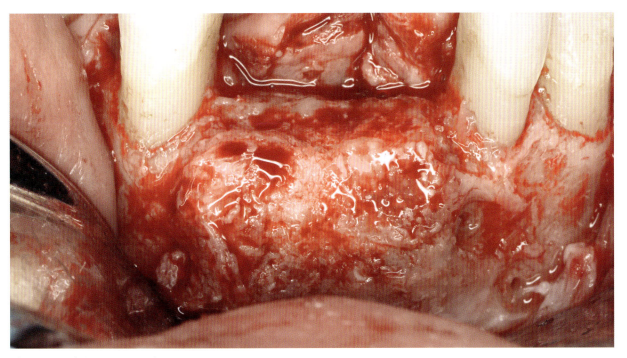

图8-42 垂直向再生骨的唇侧观。

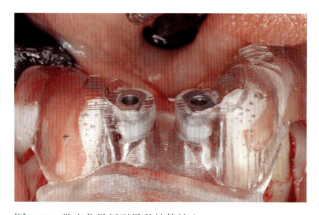

图8-43 数字化导板引导种植体植入。

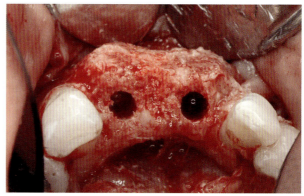

图8-44 种植窝洞预备后，水平向骨的粭面观。

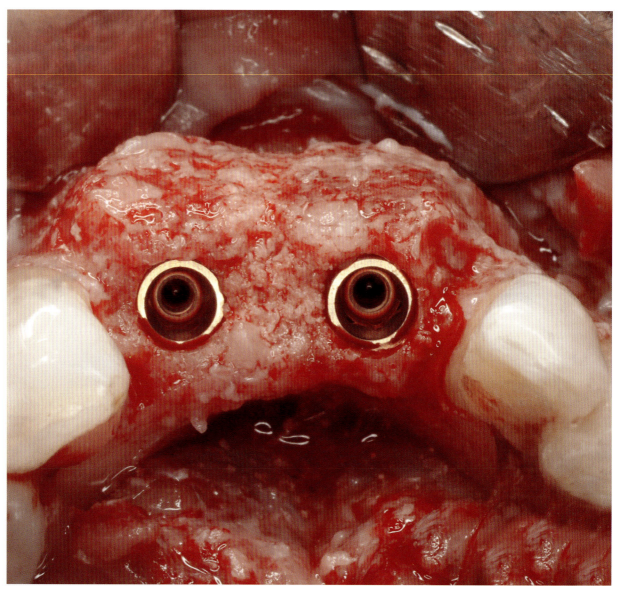

图8-45 将种植体植入再生骨的粭面观。请注意种植体唇舌侧极佳的水平向骨宽度。随后安装高度为1.7mm的修复基台。

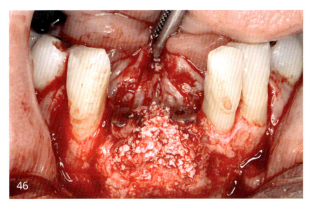
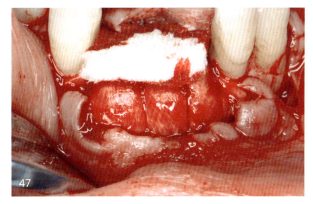

图8-46和图8-47 行"迷你香肠"植骨技术以保护嵴顶骨，放置胶原基质（Fibro-Gide；Geistlich Pharma，Wolhusen，Switzerland）增厚软组织。

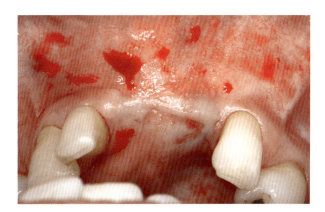

图8-48 植入种植体2周后软组织愈合的殆面观。请注意牙槽嵴角化组织极少，计划采用游离龈条带移植物解决该问题，同时需要注意舌侧的角化组织缺失。

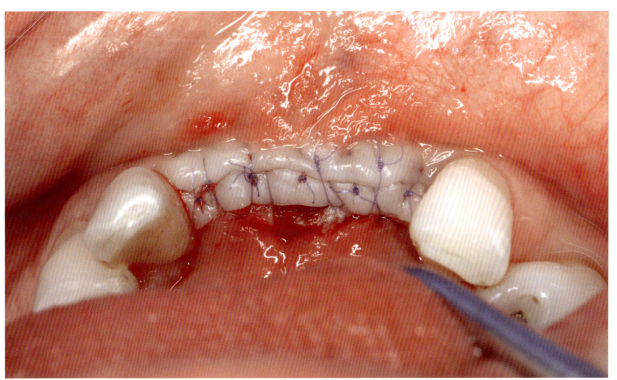

图8-49 将宽度为3mm的条带牙龈移植物，显微缝合在现有角化组织的舌侧边缘（殆面观）。

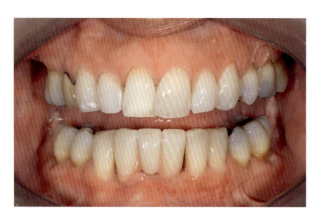

图8-50 种植修复完成后的唇侧观。

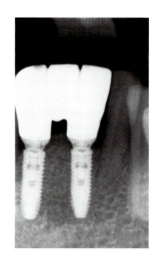

图8-51 根尖片显示种植体周围极佳的骨稳定性。

经验总结

1. 下颌前牙区组织瓣的设计和减张技术是处理该类问题必须掌握的技能，熟悉下颌前部舌侧的解剖和Ⅲ区的处理方法至关重要。若舌侧瓣无法充分减张，与本病例类似的下颌前部手术难以获得预期的结果。

2. 原生骨上的种植体失败脱落，并不代表再生骨的预期会变差；相反再生骨可以获得更好的效果，本病例就是一个典范。将种植体植入狭窄的骨床上，是原种植体失败的原因之一。该患者良好的远期预后不仅需要重建垂直向骨高度，还需要充足的水平向骨宽度、再生骨的二次保护、软组织增厚和角化组织移植。

3. 在治疗类似病例前，需仔细参阅作者第1本书第5章中的解剖部分。

参考文献

[1] Monje A, Chappuis V, Monje F, et al. The critical peri-implant buccal bone wall thickness revisited: an experimental study in the beagle dog. Int J Oral Maxillofac Implants 2019;34:1328–1336.

扩展阅读

[1] Urban IA, Jovanovic SA, Lozada JL. Vertical ridge augmentation using guided bone regeneration (GBR) in three clinical scenarios prior to implant placement: a retrospective study of 35 patients 12 to 72 months after loading. Int J Oral Maxillofac Implants 2009;24:502–510.

[2] Urban IA, Lozada JL, Jovanovic SA, Nagursky H, Nagy K. Vertical ridge augmentation with titanium-reinforced, dense-PTFE membranes and a combination of particulated autogenous bone and anorganic bovine bone-derived mineral: a prospective case series in 19 patients. Int J Oral Maxillofac Implants 2014;29:185–193.

[3] Urban IA, Monje A, Wang HL, Lozada J, Gerber G, Baksa G. Mandibular regional anatomical landmarks and clinical implications for ridge augmentation. Int J Periodontics Restorative Dent 2017;37:347–353.

[4] Urban IA, Monje A. Guided bone regeneration in alveolar bone reconstruction. Oral Maxillofac Surg Clin North Am 2019;31:331–338.

[5] Urban IA, Montero E, Monje A, Sanz-Sánchez I. Effectiveness of vertical ridge augmentation interventions: a systematic review and meta-analysis. J Clin Periodontol 2019;46(suppl 21):319–339.

[6] Urban I, Traxler H, Romero-Bustillos M, et al. Effectiveness of two different lingual flap advancing techniques for vertical bone augmentation in the posterior mandible: a comparative, split-mouth cadaver study. Int J Periodontics Restorative Dent 2018;38:35–40.

第9章
下颌前牙区重度骨缺损的重建：
软组织重建的考量与再生骨的保存

Reconstruction of the advanced anterior mandibular defect: considerations for soft tissue reconstruction and preservation of the regenerated bone

本章介绍了一例下颌前牙区骨移植和种植失败的典型病例。47岁男性患者，体健，无吸烟史，经历过失败的颏部自体骨块移植治疗，渴望寻找更好的治疗方案。其颊侧瓣是Ⅱ型中等瘢痕组织（见第4章中关于不同组织类型的描述）；2颗侧切牙有严重的邻间骨丧失。

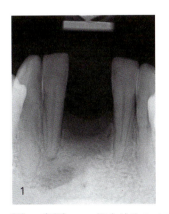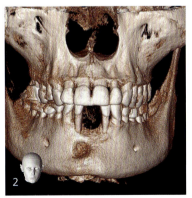

图9-1和图9-2 根尖片和CBCT显示下颌骨前牙区的垂直向骨缺损。

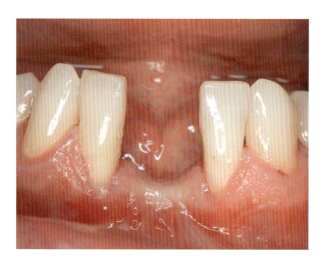

图9-3 缺牙区的唇侧观，可见相邻天然牙明显的邻面骨丧失。

图9-4和图9-5 舌侧瓣减张完成后的唇侧观和殆面观。翻起舌侧瓣后可见颏舌肌和动脉的2个终末支；同期拔除2颗侧切牙。

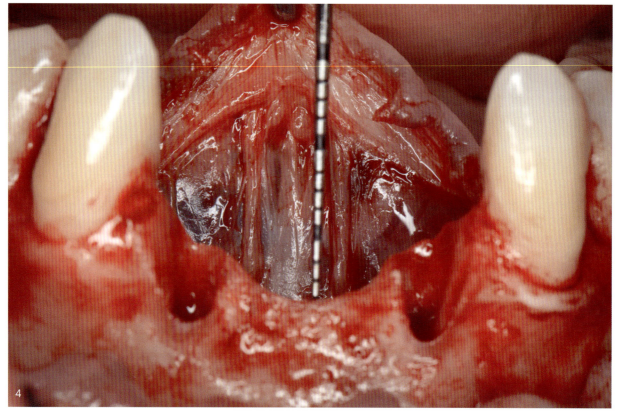

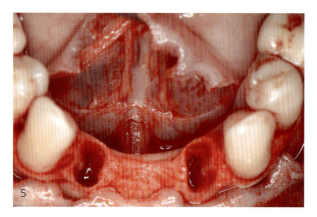

对于下颌骨前牙区骨缺损的病例，作者倾向于从下颌升支而非颏部取骨，因为在颏部取骨的翻瓣范围过于广泛，并且血肿更严重，可能导致更多并发症。

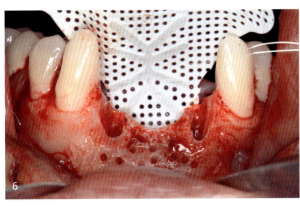

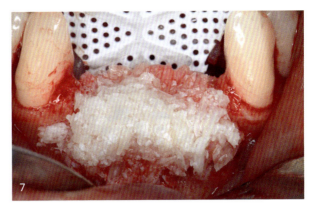

图9-6和图9-7　舌侧完成固定的致密型聚四氟乙烯（d-PTFE）膜（唇侧观）。自体骨和无机牛骨矿物质（ABBM）按照1：1比例的混合为骨移植材料。

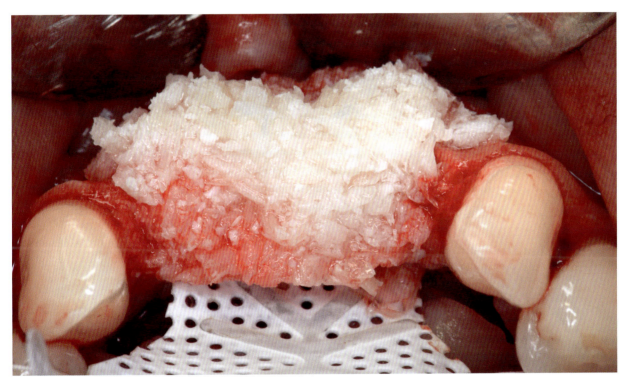

图9-8　骨移植材料就位的殆面观。

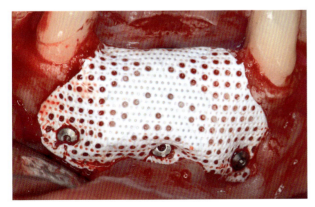

图9-9　膜就位的唇侧观。

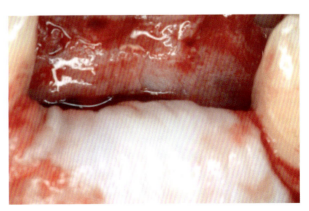

图9-10　将天然胶原膜覆盖在有孔聚四氟乙烯（PTFE）膜上。

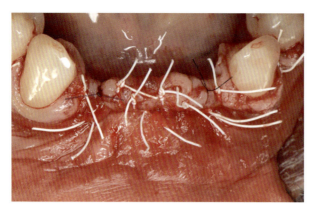

图9-11 创口初期关闭后的唇侧观。

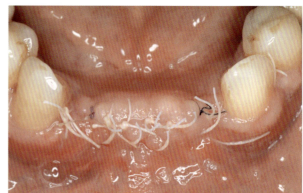

图9-12 无干扰愈合2周后的唇侧观。

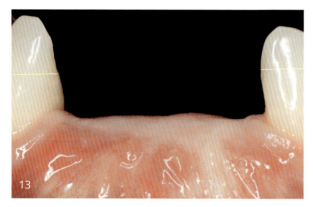

图9-13和图9-14 无干扰愈合9个月后植骨区的唇侧观和𬌗面观。

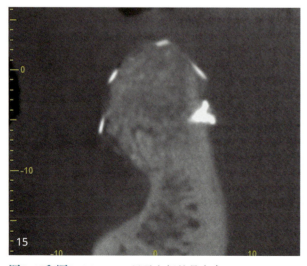

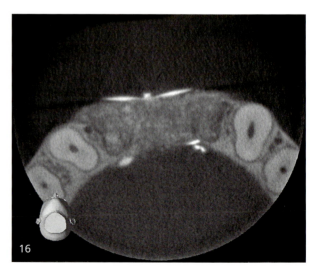

图9-15和图9-16 CBCT显示良好的骨愈合。

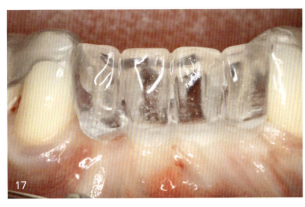
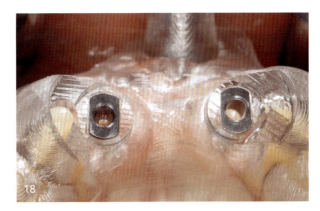

图9-17和图9-18　解剖导板和数字化外科手术导板的唇侧观和𬌗面观。

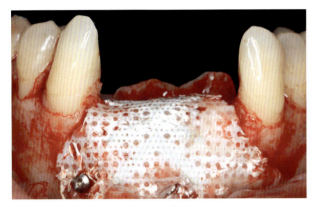

图9-19　去除不可吸收膜时的唇侧观。

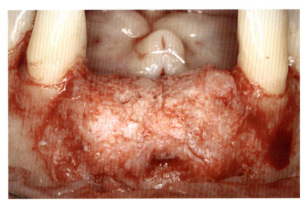

图9-20　垂直向再生骨（唇侧观）。

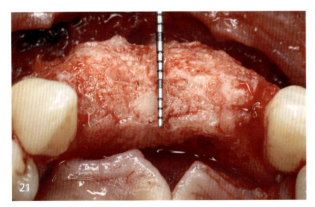
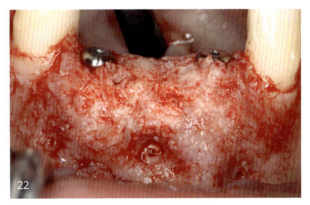

图9-21和图9-22　植骨区水平向骨再生效果（𬌗面观）及植入种植体后的唇侧观。

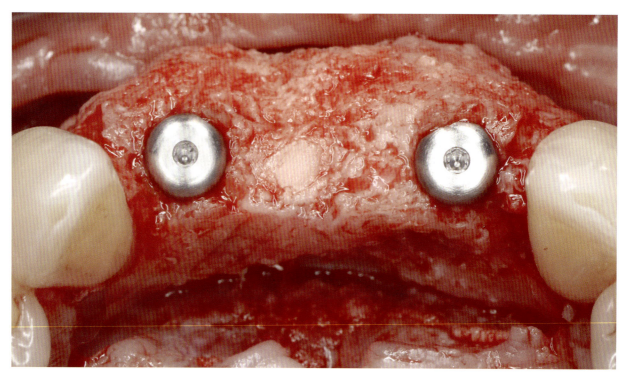

图9-23 植入种植体后的殆面观。请注意种植体颊舌侧良好的骨宽度。

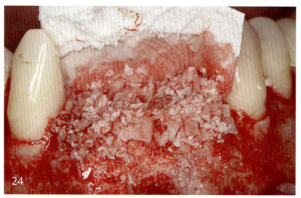

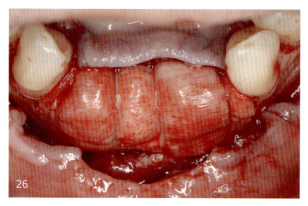

图9-24和图9-25 "迷你香肠"植骨后的唇侧观和殆面观。利用缝线固定天然胶原膜；在大多数病例中，作者都使用膜钉固定但本病例除外。

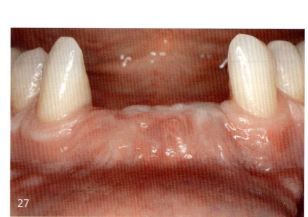

图9-26和图9-27 愈合后角化组织（KT）不足（唇侧观）。

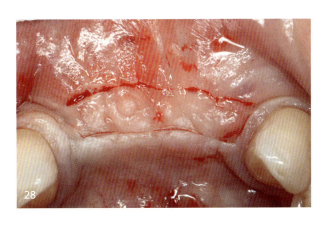

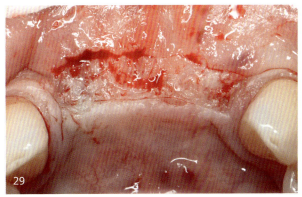

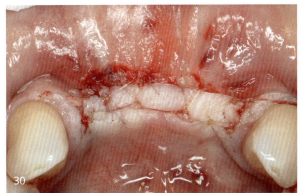

图9-28 ~ 图9-30　角化组织不足，预备半厚瓣后移植游离龈条带移植物。注意舌侧同样需要足量的角化组织。

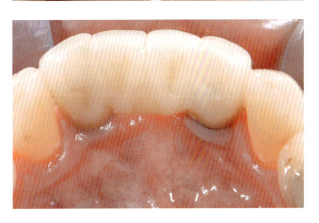

图9-31　2年后的临床效果显示窄的角化组织能帮助患者保持种植体周围良好的清洁（舌侧观）。

作者第1本书第9章（病例9-13）中展示过，由于舌侧缺少角化组织，使患者难以保持种植体周围的清洁，导致前牙区种植体周围炎的病例。但在本病例中，这些下颌前牙区种植体预后良好。

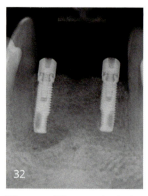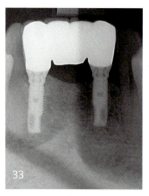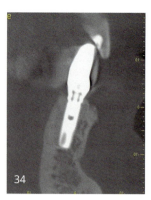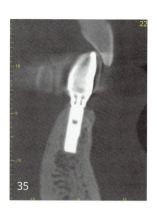

图9-32～图9-35 根尖片和CBCT显示种植体负重2年后极佳的骨水平。

舌侧软组织移植

本病例展示了舌侧软组织移植技术。

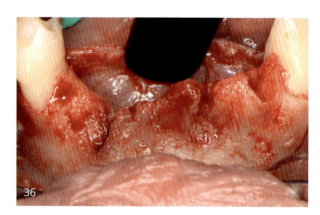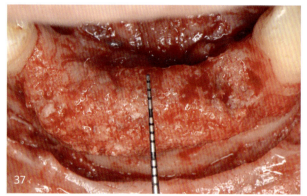

图9-36和图9-37 下颌前牙区骨缺损重建前后的唇侧观和𬌗面观。

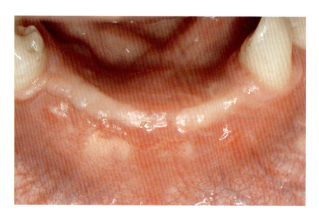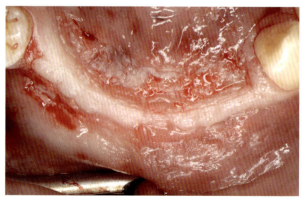

图9-38 仅有很窄的角化组织（𬌗面观）。

图9-39 将角化组织舌侧黏膜轻柔去上皮，制备半厚瓣同时确保不损伤舌侧解剖标志。

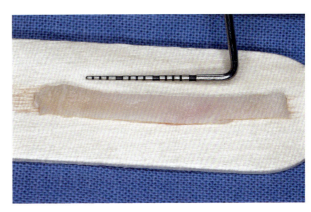

图9-40　从上颌腭部获取宽的游离龈条带移植物，使用7-0缝线（Resolon，Resorba）缝合固定。

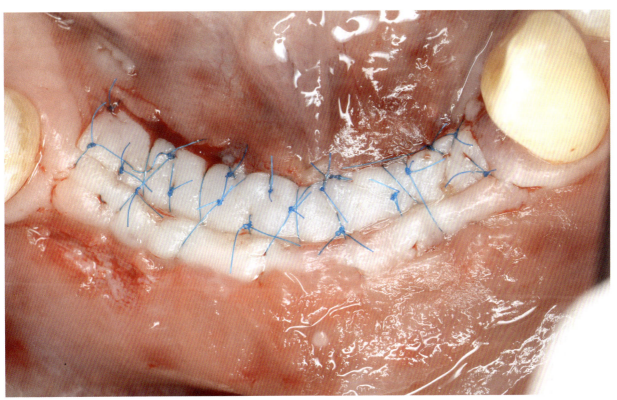

图9-41　首先，使用间断缝合固定移植物的边角和中部；然后使用交叉褥式缝合完全固定移植物。

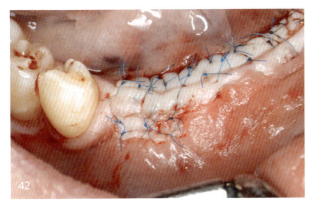

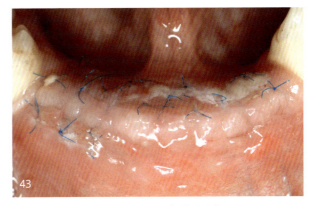

图9-42和图9-43　移植物无干扰愈合1周后的唇侧观。请注意，右颊侧同样放置了1个游离龈条带移植物。

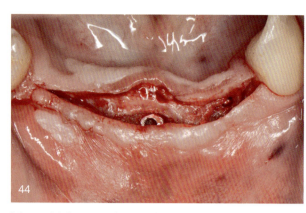
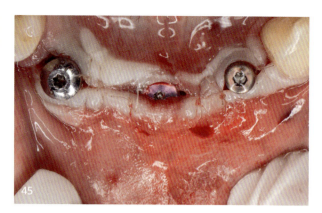

图9-44和图9-45 暴露种植体时已愈合的角化组织（𬌗面观）。愈合时间为2个月；请注意，与颊侧一样，舌侧也有足够的角化组织。

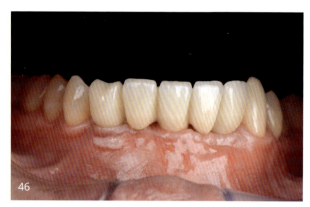
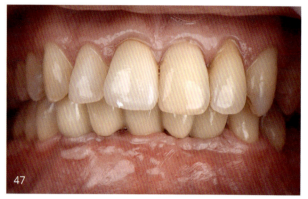

图9-46和图9-47 完成种植修复后的颊侧观。请注意健康的种植体周围黏膜。

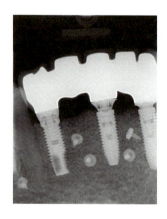

图9-48 根尖片显示嵴顶骨良好的稳定性。

经验总结

1. 下颌前牙区软组织处理能获得可预期的结果。

2. 充足的垂直向骨高度和水平向骨宽度都是远期成功的必要条件。

第10章
下颌前牙区重度骨缺损的重建：
水平向骨增量的重要性

Reconstruction of the advanced anterior mandibular defect: importance of horizontal bone gain

本章介绍了一例下颌前牙区严重垂直向缺损的典型病例，用以说明足够的水平向骨增量与增加垂直向骨高度同样重要。43岁女性患者，体健，无吸烟史，因事故失去下颌前牙（图10-1）。2颗余留侧切牙的舌侧骨缺损，且牙根舌侧发生外吸收，因此计划拔除这2颗天然牙。

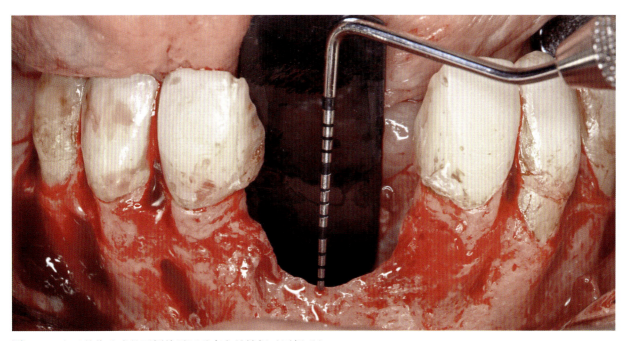

图10-1 由于外伤造成的下颌前牙区垂直向骨缺损（唇侧观）。

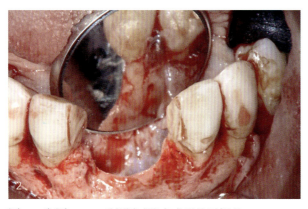
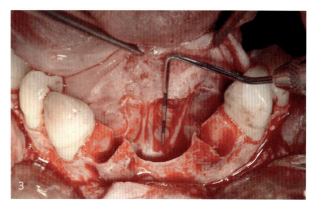

图10-2和图10-3 舌侧瓣减张完成后的唇侧观。

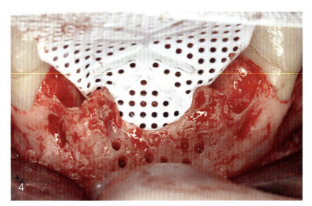
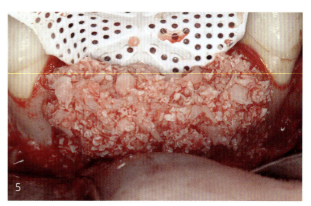

图10-4和图10-5 舌侧完成固定的致密型聚四氟乙烯（d-PTFE）膜（唇侧观）。自体骨和无机牛骨矿物质（ABBM）按1：1混合为骨移植材料。

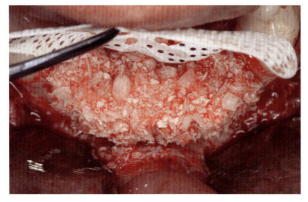
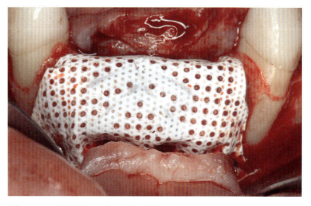

图10-6 骨移植材料就位的𬌗面观。请注意，本病例水平向放置的移植物较少。

图10-7 膜固定完成后的唇侧观。

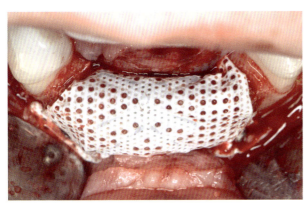

图10-8 膜固定完成后的殆面观。

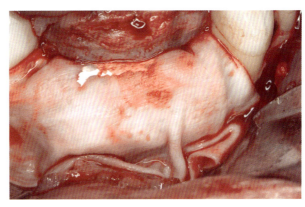

图10-9 将天然胶原膜覆盖在致密型聚四氟乙烯（d-PTFE）膜上（唇侧观）。

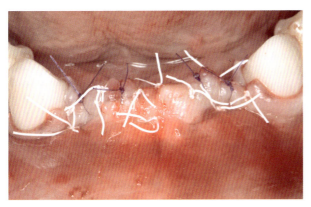

图10-10 组织瓣关闭的殆面观。

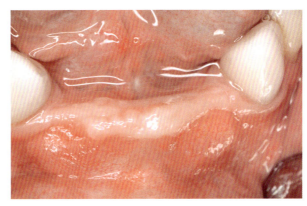

图10-11 无干扰愈合9个月后植骨区的软组织（殆面观）。

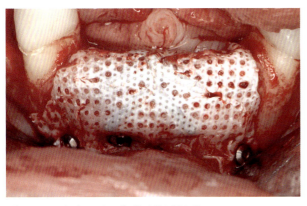

图10-12 去除不可吸收膜时的唇侧观。

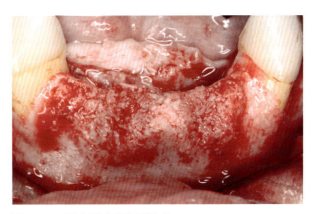

图10-13 再生牙槽嵴的唇侧观。

请注意，种植体颊侧因植骨量不充足形成的骨开裂。读者可能认为本书前几章某些病例再生骨嵴水平向的宽度"过大"了。作者想要强调的是，该患者的情况却并非如此。另外，作者还想提醒读者，第6章中的病例（图6-1）中，由于种植体被植入到不适宜的再生骨中，导致种植体颊侧完全没有骨板存在。本病例中，所有种植体均需要在颊侧添加更多的骨量。然而，这些种植体的头部设计对该类型的再骨生并不是最适宜的，直的头部更能适应骨移植物和屏障膜。

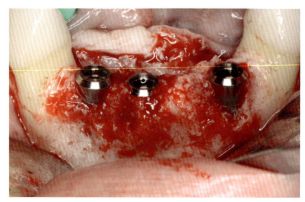

图10-14 3颗种植体植入再生骨中（唇侧观）。

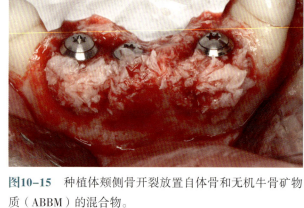

图10-15 种植体颊侧骨开裂放置自体骨和无机牛骨矿物质（ABBM）的混合物。

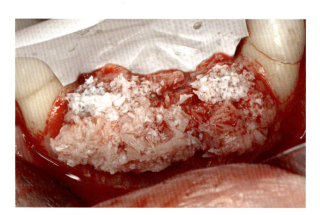

图10-16 骨移植材料就位的唇侧观。

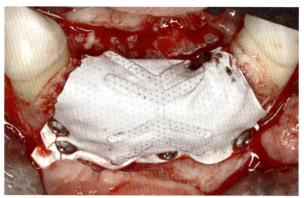

图10-17 致密型聚四氟乙烯（d-PTFE）膜保护和固定骨移植材料（唇侧观）。

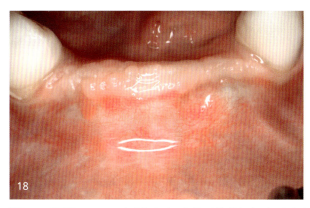 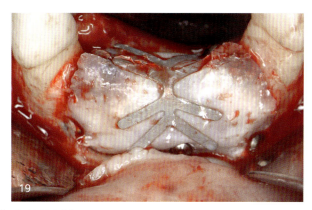

图10-18和图10-19 无干扰愈合6个月后的软组织及不可吸收膜（唇侧观）。

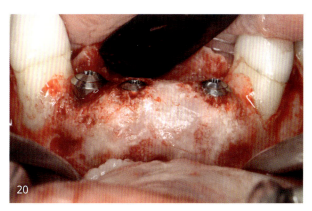 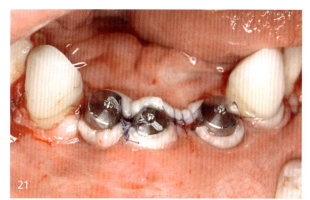

图10-20和图10-21 唇侧观示种植体周围的再生骨；角化组织均匀分布在种植体周围。

经验总结

1. 水平向植骨量不足可能会导致再次植骨或潜在的种植体颊侧暴露风险。

2. 在治疗下颌前牙区重度垂直向骨缺损时，本章所阐述的组织瓣处理方法可实现可预期的软组织关闭。

第11章
余留牙槽骨中、重度不足情况下上颌窦植骨后种植的远期效果

Long-term results of implants placed in augmented sinuses with minimal and moderate remaining alveolar bone

牙齿缺失后牙槽嵴会发生垂直向和水平向吸收，这可能影响到未来种植体的植入。天然牙拔除后除了可预见的常规骨吸收外，上颌窦进一步扩张（气化）可能会导致种植体植入时骨高度不足。上颌后牙缺失通常会导致上颌窦向牙槽嵴顶方向垂直扩张，在这种骨吸收模式下，很多病例必须进行骨增量才能完成种植体植入。有多种骨增量技术都已应用于上颌窦植骨或牙槽嵴垂直和水平向骨增量，但与这些骨增量技术相关联的并发症发生率各不相同。

侧壁开窗技术是进行上颌窦骨增量时最常使用的术式，它解决了因邻近上颌窦带来的骨量受限问题。Boyne和James[1]首先提出了侧壁开窗提升上颌窦底植骨后延期植入种植体的方案。他们的研究使用了自体髂骨移植进行上颌窦骨增量；多年来自体骨因其骨生成和骨诱导能力一直被认为是植骨材料的"金标准"。由于获取自体骨会增加并发症的风险，骨替代材料被单独或与自体骨联合使用，而市面上骨替代材料种类繁多。现有的文献指出，最好的种植体存留率通常是通过

颗粒状自体骨材料、无机牛骨矿物质（ABBM）或两者结合来实现的。根据不同的生物学和骨诱导特性，颗粒状自体骨材料与ABBM在组织学上基本区别是，自体骨能在不到6个月的时间内达到高比例的活骨形成，而ABBM要在9个月或更长时间才能达到与之类似的水平。

分层植骨技术的目的是充分利用各种生物材料的优势，同时尽可能弱化其缺点。例如自体骨具有骨形成特性，但与替代率较低的异种骨相比，吸收相对较快。增加无机牛骨矿物质（ABBM）保护层，就结合了自体骨的成骨优势和异种骨的空间维持优势。

各种使用不同骨移植材料的"三明治"技术已被用于牙槽嵴和上颌窦的骨增量。矢状"三明治"技术是将自体骨放置在未来种植体植入区域，将无机牛骨矿物质（ABBM）保护层置于靠近内侧和外侧边缘位置。这种植骨技术使得种植体完全位于自体骨当中（由剩余牙槽骨和自体移植骨组成），同时利用无机牛骨矿物质（ABBM）的低替代率来保护靠近内侧及外侧的

骨组织不被快速吸收。

研究发现，上颌窦骨增量术后的种植失败率会稍高，Aghaloo和Moy[2]在一项系统回顾中评估了5128颗上颌窦骨增量后植入的种植体，随访时间10~102个月，结果表明自体骨和无机牛骨矿物质（ABBM）联合使用时，种植体存留率为92%。Raghoebar等[3]在最近一项系统性回顾和Meta分析中，对1517颗种植体进行分析统计，发现5年存留率为88.6%~100%，累计5年存留率为97.8%。需要关注的是，种植体植入自体骨和骨替代材料（主要是ABBM）混合物中的年失败率比单独植入任何单一材料中的年失败率（分别为每年0.81或0.23）更高。

对于在上颌窦使用"三明治"植骨技术后植入的种植体，评估其长期临床效果的数据很少。本章重点关注了剩余牙槽嵴高度极端不足、骨量尚可及充足时植入种植体的对比情况。

矢状"三明治"技术用于上颌窦骨增量

在Urban等[4]的一项临床研究中，对以下3组患者进行评估：

1. S组（试验组）（重度——种植体植入严重萎缩的骨组织）：剩余牙槽嵴高度为0.1~3.5mm。

2. M组（试验组）（中度——种植体植入中度萎缩的骨组织）：剩余牙槽嵴高度为3.5~7mm。

3. C组（对照组）（对照——种植体全部植入自体骨组织）：S组或M组参与者中，另需在尖牙或前磨牙区植入种植体而不需做上颌窦骨增量。

翻起全厚黏骨膜瓣，暴露上颌窦外侧壁，进行上颌窦开窗。窗口的大小、形状和位置取决于患者的自身情况，根据特定位置和拟植入种植体的数量而决定。

仔细剥离并提升上颌窦黏骨膜，形成一个距离牙槽嵴顶至少15mm的窦内空间，供植骨材料填入。根据所需植骨量、可用骨量以及解剖学限制，从口内获取自体骨，将自体骨在骨磨中磨碎（R. Quétin Bone-Mill；Roswitha Quétin Dental Products，Leimen，Germany）。

3组均使用"三明治"植骨技术，即在无机牛骨矿物质（ABBM）形成的"三明治"中使用颗粒状自体骨，自体骨/ABBM比例为30/70。在矢状面方向，先将一层ABBM（Bio-Oss；Geistlich Pharma，Wolhusen，Switzerland）放置在上颌窦的内壁上，然后将自体骨放置在拟种植位点的上方形成植骨材料的主体，最后将一层ABBM从外侧覆盖自体骨，直到与上颌窦外侧壁齐平。

术后给药方案是阿莫西林500mg，3次/天，共7天（如果有过敏反应，使用克林霉素150mg，4次/天，共6天）。术后服用抗炎药物1周（双氯芬酸钾50mg或布洛芬200mg，3次/天）。所有患者在上颌窦骨增量术后7天和14天分别进行复诊评估，愈合6个月后植入种植体。

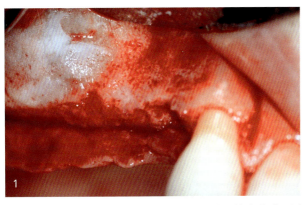
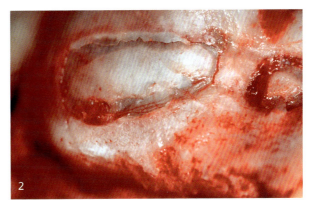

图11-1和图11-2　上颌窦"三明治"骨增量技术的典型病例。向远中翻全厚瓣，暴露上颌后牙区的颊侧骨面，标记出侧面开窗的轮廓并磨除表面骨质。

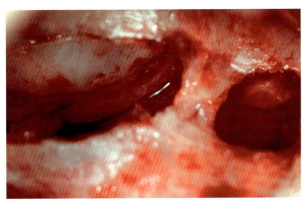
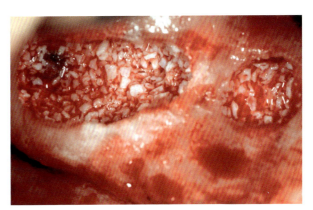

图11-3　小心剥离并提升上颌窦黏骨膜至合适的垂直向高度，从前下角开始剥离。

图11-4　将无机牛骨矿物质（ABBM）填塞于上颌窦内侧壁。

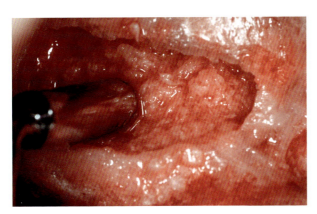
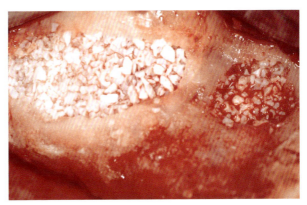

图11-5　然后将自体骨填塞于拟植入种植体的牙槽嵴正上方。

图11-6　自体骨层外侧覆盖最后一层无机牛骨矿物质（ABBM）。

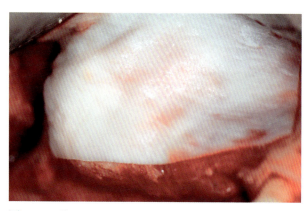

图11-7 使用可吸收天然胶原膜覆盖上颌窦开窗进行保护，黏骨膜瓣用间断和连续悬吊法缝合。

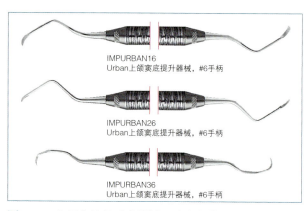

IMPURBAN16
Urban上颌窦底提升器械，#6手柄

IMPURBAN26
Urban上颌窦底提升器械，#6手柄

IMPURBAN36
Urban上颌窦底提升器械，#6手柄

图11-8 上颌窦植骨手术器械。注意新款上颌窦底提升器械比传统类型要小一些。

纳入研究患者的人群特征

本研究最初纳入92位患者（男41位，女51位），平均年龄52.36岁（30～67岁）。在10年的随访中，有6位患者退出（其中5位患者在随访1年后退出，1位患者在随访2年后退出）。在这6位患者中，1位死亡，2位搬离，3位拒绝接受进一步的X线检查来评估边缘骨水平。因此，后3位患者虽然继续每年进行随访，但其数据仅用于种植体存留率分析。

上颌窦植骨材料的愈合

本研究共记录到10例上颌窦黏骨膜穿孔（发生率为11%）。穿孔尺寸均不超过5mm；用Bio-Gide胶原膜（Geistlich Pharma）覆盖封闭，随后使用前述骨增量方案进行处理。几乎所有的患者术后肿胀情况正常，在48小时达到高峰，并在大约1周内逐渐消退。

92位上颌窦植骨患者中，89位顺利愈合无任何并发症，3位发生植骨材料感染（发生率3.2%）。针对感染患者使用全身抗生素，进行手术探查及植骨区冲洗，并延长了愈合期。虽然这些患者失去了部分植骨材料，但感染症状消失，种植体成功植入，无需进行额外的骨增量手术。

种植体植入

首先使用2mm直径的麻花钻备洞，临床医生可以凭此评估骨质。当初始钻孔感觉阻力较小（骨密度较差）时，选择锥形种植体，作者通常选择Mk Ⅳ型种植体（Brånemark系统，Nobel Biocare，Sweden）。当骨质较好时，选择柱状的Mk Ⅲ型种植体。在所有情况下，将种植体肩台平齐置于嵴顶骨水平。

边缘骨吸收

10年随访期间种植体周围骨水平的平均变化如表11-1以及图11-9和图11-10所示。在随访1年、2年和5年后，3组间种植体边缘骨吸收（MBL）无统计学差异（$P > 0.05$）。随访10年后，C组（对照组）比M组（中度牙槽嵴萎缩组）边缘骨吸收更多，平均相差-0.53mm（$P=0.01$），这是唯一有统计学差异的组间比较。

表11-1 总体骨水平变化

时间段（年）	组别	平均值，未加权	标准差，未加权	平均值，加权	标准差，加权
1	C	–1.4096	0.8341	–1.0462	0.809
2	C	–1.3898	0.7218	–1.0328	0.793
5	C	–1.6556	0.8429	–1.3947	0.8266
10	C	–2.1026	1.2869	–1.7058	1.1357
1	S	–1.1994	0.9161	–1.1556	0.8901
2	S	–1.2275	0.8671	–1.1426	0.8361
5	S	–1.3338	0.8694	–1.2298	0.8461
10	S	–1.5788	1.0513	–1.4886	1.0664
1	M	–1.0199	0.7597	–0.8497	0.7527
2	M	–1.0986	0.757	–0.9191	0.7643
5	M	–1.33	0.8912	–1.1465	0.921
10	M	–1.4356	0.9525	–1.2424	0.9475

C组：对照组；S组：重度骨缺损组；M组：中度骨缺损组

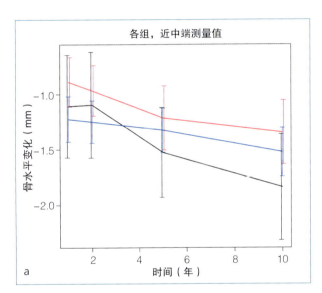

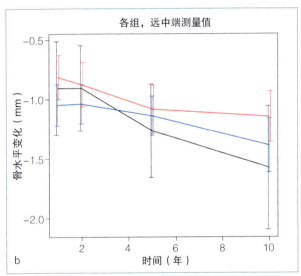

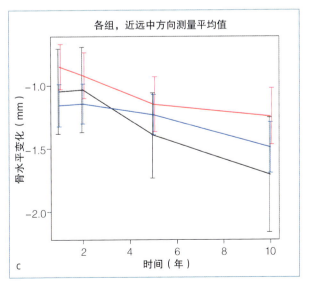

图11-9 10年随访期间平均边缘骨变化：（a）近中端；
（b）远中端；（c）近远中方向。植入原生骨的种植体比
植入上颌窦植骨材料中的种植体的边缘骨吸收更明显。

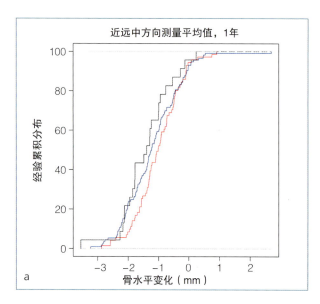

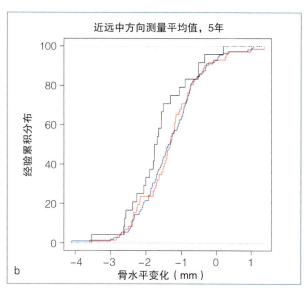

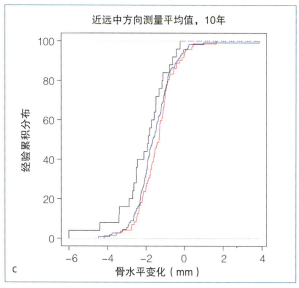

图11-10 （a）1年、（b）5年、（c）10年平均边缘骨吸收变化的累积分布。

Mk Ⅲ型与Mk Ⅳ型种植体的比较

10年随访期间Mk Ⅲ型和Mk Ⅳ型种植体的平均骨水平变化如图11-11所示，每个时间点的近远中方向平均骨量变化值如表11-1所示。

10年后，植入到自体骨中的Mk Ⅲ型种植体与植入到上颌窦的种植体相比，边缘骨吸收水平明显更高，平均相差-0.48mm（P=0.02）。

存留率

总体上，10年随访期内有3颗种植体（1.4%）失败。由于3组各失败1颗种植体，组间无统计学差异（P>0.05）。在S组和M组，种植体在随访第1年内脱落；而在C组，种植体在第2年脱落（图11-12）。不同类型种植体（Mk Ⅲ型与Mk Ⅳ型）间无统计学差异（P>0.05）。

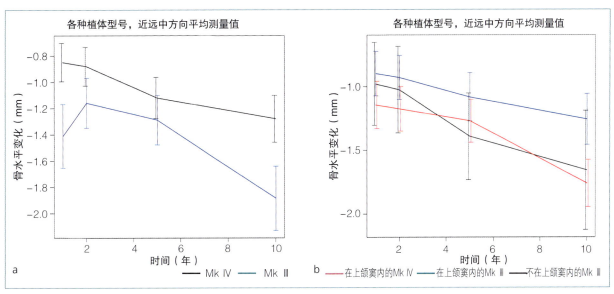

图11-11 （a）10年随访期间Mk Ⅲ型和Mk Ⅳ型种植体平均边缘骨吸收变化情况。（b）原生骨（未行骨增量）与上颌窦骨增量术后植入种植体的情况比较。

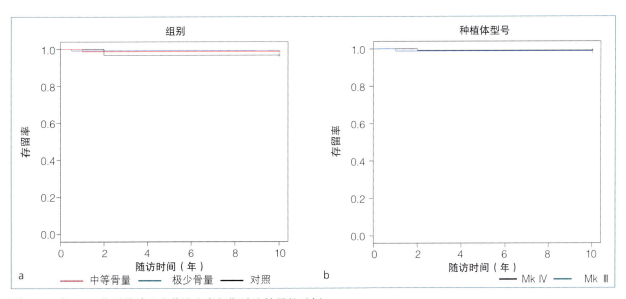

图11-12a和lb 一位牙槽嵴重度萎缩患者长期随访结果的示例。

种植体周围炎

5位患者（6.17%的发病率；95%CI：2.03%～13.82%）在至少一个种植位点发生种植体周围炎，共有7颗种植体（3.35%）被诊断为种植体周围炎（95%CI：0.91%～5.79%）。总体上，3组之间没有统计学差异（P=0.570）。此外，没有任何种植体及患者相关因素与种植体

周围炎的发生率增高相关（表11-2）。仅发现15mm种植体相比13mm有轻度的种植体周围炎升高的趋势（P=0.093）［比值比（OR）：4.98；95%CI：0.77～32.4］。

上颌窦底提升术已被认为是骨缺损部位最可靠的骨增量技术。此外，随着时间的推移，此项技术的可预期性以及上颌窦植骨后种植体的整体存留率还会提高。

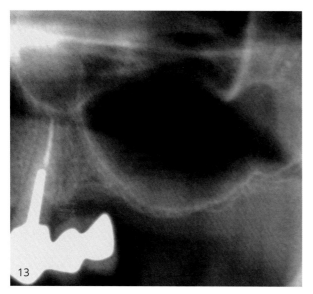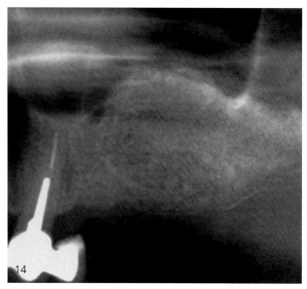

图11-13和图11-14 使用矢状"三明治"技术进行上颌窦植骨术前、术后根尖片。

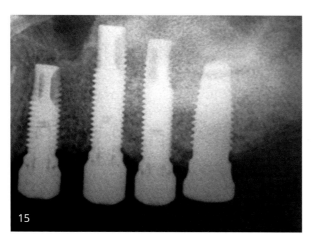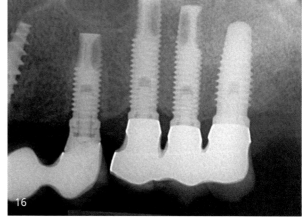

图11-15和图11-16 根尖片显示,完成种植修复16年后与二期手术时相比,嵴顶骨水平稳定。

唯一有意义的组间比较是在10年随访中,C组比M组有更多的边缘骨吸收(平均相差0.53mm)。虽然造成两组间边缘骨吸收差异的原因尚不清楚,但可以推测与颊腭方向可用骨的宽度有关。通常,上颌后部缺牙区骨宽度充足,而相比之下前磨牙区域的骨宽度较小。

为了减少种植体周围的边缘骨吸收,有学者建议种植体周围的骨宽度不应小于2mm。同样,Wennström及其同事[5]进行的一项随机临床试验发现,植入较窄上颌骨的种植体,其周围的骨质吸收更明显,此研究还发现,种植体颊和/或腭侧骨宽度较窄时(<1.5mm),种植体会发生更明显的嵴顶骨吸收,这可能会对种植体的存留率产生远期影响。

表11-2　按独立因素计算的患病率（PI）：平均值±标准差或n（%）。采用线性或广义估计方程Logistics回归模型，或卡方独立性检验进行统计学处理的结果

		患病率		P值
	总计	否	是	
种植体数量（颗）	209	202 (96.6)	7 (3.4)	
年龄（岁）	52.8 ± 8.0	52.6 ± 8.0	59.1 ± 5.5	0.542
性别				
男性	95	88 (92.6)	7 (7.4)	0.597
女性	114	114 (100)	0 (0.0)	
分组				
C组	27	26 (96.3)	1 (3.7)	0.570
S组	114	109 (95.6)	5 (4.4)	
M组	68	67 (98.5)	1 (1.5)	
种植体型号				
Brånemark Mk Ⅲ	100	98 (98.0)	2 (2.0)	0.261 (4种类型)
				0.285 (Mk Ⅲ型 vs Mk Ⅳ型)
Brånemark Mk Ⅳ	77	72 (93.5)	5 (6.5)	
Nobel Speedy Groovy	10	10 (100)	0 (0.0)	
Nobel Replace Select	22	22 (100)	0 (0.0)	
位置				
尖牙	4	4 (100)	0 (0.0)	0.983
第一前磨牙	38	37 (97.4)	1 (2.6)	
第二前磨牙	56	54 (96.4)	2 (3.6)	
第一磨牙	73	70 (95.9)	3 (4.1)	
第二磨牙	38	37 (97.4)	1 (2.6)	
上颌窦底提升				
否	27	26 (96.3)	1 (3.7)	0.900
是	182	176 (96.7)	6 (3.3)	
取骨部位				
未取	27	26 (96.3)	1 (3.7)	
颏部	12	12 (100)	0 (0.0)	0.800
上颌后牙区	26	25 (96.2)	1 (3.8)	
下颌升支	144	139 (96.5)	5 (3.5)	
直径				
3.75mm	57	57 (100)	0 (0.0)	0.475
4mm	128	121 (94.5)	7 (5.5)	
4.3mm	18	18 (100)	0 (0.0)	
5.0mm	6	6 (100)	0 (0.0)	
长度				
<13mm	2	2 (100)	0 (0.0)	0.093 (13mm vs 15mm)
13mm	89	88 (98.9)	1 (1.1)	
15mm	112	106 (94.6)	6 (5.4)	
16mm	6	6 (100)	0 (0.0)	

结论：采用"三明治"方案的两步法上颌窦植骨技术应该是一项安全、可靠且并发症最少的手术。经过10年的随访，各组之间的边缘骨吸收基本没有差异，M组和S组之间的差异很小。因此，边缘骨吸收和种植体存留率似乎并不依赖于术前牙槽骨的高度；换言之，在一个完全气化的上颌窦与剩余骨较充足的上颌窦进行种植都同样能取得成功。

参考文献

[1] Boyne PJ, James RA. Grafting of the maxillary sinus floor with autogenous marrow and bone. J Oral Surg 1980;38:613–616.

[2] Aghaloo TL, Moy PK. Which hard tissue augmentation techniques are the most successful in furnishing bony support for implant placement? Int J Oral Maxillofac Implants 2007;22(suppl):49–70.

[3] Raghoebar GM, Onclin P, Boven GC, Vissink A, Meijer HJA. Long-term effectiveness of maxillary sinus floor augmentation: a systematic review and meta-analysis. J Clin Periodontol 2019;46(suppl 21):307–318.

[4] Urban IA, Ravidà A, Saleh MHA, et al. Long-term crestal bone changes in implants placed in augmented sinuses with minimal or moderate remaining alveolar bone: a 10-year retrospective case-series study. Clin Oral Implants Res 2021;32:60–74.

[5] Wennström JL, Ekestubbe A, Gröndahl K, Karlsson S, Lindhe J. Oral rehabilitation with implant-supported fixed partial dentures in periodontitis-susceptible subjects. A 5-year prospective study. J Clin Periodontol 2004;31:713–724.

扩展阅读

[1] Abi Najm S, Malis D, El Hage M, Rahban S, Carrel JP, Bernard JP. Potential adverse events of endosseous dental implants penetrating the maxillary sinus: long-term clinical evaluation. Laryngoscope 2013;123:2958–2961.

[2] Aghaloo TL, Misch C, Lin GH, Iacono VJ, Wang HL. Bone augmentation of the edentulous maxilla for implant placement: a systematic review. Int J Oral Maxillofac Implants 2016;31(suppl):s19–s30.

[3] Berglundh T, Armitage G, Araujo MG, et al. Peri-implant diseases and conditions: Consensus report of workgroup 4 of the 2017 World Workshop on the Classification of Periodontal and Peri-Implant Diseases and Conditions. J Periodontol 2018;89(suppl 1):S313–S318.

[4] Bornstein MM, Chappuis V, von Arx T, Buser D. Performance of dental implants after staged sinus floor elevation procedures: 5-year results of a prospective study in partially edentulous patients. Clin Oral Implants Res 2008;19:1034–1043.

[5] Boyne PJ. Analysis of performance of root-form endosseous implants placed in the maxillary sinus. J Long Term Eff Med Implants 1993;3:143–159.

[6] Burchardt H. Biology of bone transplantation. Orthop Clin North Am 1987;18:187–196.

[7] Buser D, Chappuis V, Kuchler U, et al. Long-term stability of early implant placement with contour augmentation. J Dent Res 2013;92(12 suppl):176S–182S.

[8] Chiapasco M, Casentini P, Zaniboni M. Bone augmentation procedures in implant dentistry. Int J Oral Maxillofac Implants 2009;24(suppl):237–259.

[9] Corbella S, Taschieri S, Del Fabbro M. Long-term outcomes for the treatment of atrophic posterior maxilla: a systematic review of literature. Clin Implant Dent Relat Res 2015;17:120–132.

[10] Del Fabbro M, Wallace SS, Testori T. Long-term implant survival in the grafted maxillary sinus: a systematic review. Int J Periodontics Restorative Dent 2013;33:773–783.

[11] Derks J, Tomasi C. Peri-implant health and disease. A systematic review of current epidemiology. J Clin Periodontol 2015;42(suppl 16):S158–S171.

[12] Donos N, Mardas N, Chadha V. Clinical outcomes of implants following lateral bone augmentation: systematic assessment of available options (barrier membranes, bone grafts, split osteotomy). J Clin Periodontol 2008;35(8 suppl):173–202.

[13] Esposito M, Felice P, Worthington HV. Interventions for replacing missing teeth: augmentation procedures of the maxillary sinus. Cochrane Database Syst Rev 2014;(5):CD008397.

[14] Esposito M, Grusovin MG, Rees J, et al. Effectiveness of sinus lift procedures for dental implant rehabilitation: a Cochrane systematic review. Eur J Oral Implantol 2010;3:7–26.

[15] Fillingham Y, Jacobs J. Bone grafts and their substitutes. Bone Joint J 2016;98-B(1 suppl A):6–9.

[16] Fontana F, Maschera E, Rocchietta I, Simion M. Clinical classification of complications in guided bone regeneration procedures by means of a nonresorbable membrane. Int J Periodontics Restorative Dent 2011;31:265–273.

[17] Froum SJ, Tarnow DP, Wallace SS, Rohrer MD, Cho SC. Sinus floor elevation using anorganic bovine bone matrix (OsteoGraf/N) with and without autogenous bone: a clinical, histologic, radiographic, and histomorphometric analysis – Part 2 of an ongoing prospective study. Int J Periodontics Restorative Dent 1998;18:528–543.

[18] Galindo-Moreno P, Fernández-Jiménez A, Avila-Ortiz G, Silvestre FJ, Hernández-Cortés P, Wang HL. Marginal bone loss around implants placed in maxillary native bone or grafted sinuses: a retrospective cohort study. Clin Oral Implants Res 2014;25:378–384.

[19] Galindo-Moreno P, Fernández-Jiménez A, O'Valle F, et al. Marginal bone loss in implants placed in grafted maxillary sinus. Clin Implant Dent Relat Res 2015;17:373–383.

[20] Galindo-Moreno P, Moreno-Riestra I, Avila G, et al. Effect of anorganic bovine bone to autogenous cortical bone ratio upon bone remodeling patterns following

maxillary sinus augmentation. Clin Oral Implants Res 2011;22:857–864.

[21]Hallman M, Sennerby L, Lundgren S. A clinical and histologic evaluation of implant integration in the posterior maxilla after sinus floor augmentation with autogenous bone, bovine hydroxyapatite, or a 20:80 mixture. Int J Oral Maxillofac Implants2002;17:635–643.

[22]Hernández-Alfaro F, Torradeflot MM, Marti C. Prevalence and management of Schneiderian membrane perforations during sinus-lift procedures. Clin Oral Implants Res 2008;19:91–98.

[23]Jovanovic SA, Hunt DR. Localized sinus augmentation utilizing bone graft layering technique and implant placement: a retrospective 1–5 year clinical study. Journal De Parodontologie & D'Implantologie Orale 1999;18:167–182.

[24]Jung RE, Sapata VM, Hämmerle CHF, Wu H, Hu XL, Lin Y. Combined use of xenogeneic bone substitute material covered with a native bilayer collagen membrane for alveolar ridge preservation: a randomized controlled clinical trial. Clin Oral Implants Res 2018;29:522–529.

[25]Koldsland OC, Scheie AA, Aass AM. Prevalence of peri-implantitis related to severity of the disease with different degrees of bone loss. J Periodontol 2010;81:231–238.

[26]Krennmair S, Hunger S, Forstner T, Malek M, Krennmair G, Stimmelmayr M. Implant health and factors affecting peri-implant marginal bone alteration for implants placed in staged maxillary sinus augmentation: a 5-year prospective study. Clin Implant Dent Relat Res 2019;21:32–41.

[27]Leong DJ, Oh TJ, Benavides E, Al-Hezaimi K, Misch CE, Wang HL. Comparison between sandwich bone augmentation and allogenic block graft for vertical ridge augmentation in the posterior mandible. Implant Dent 2015;24:4–12.

[28]Lundgren S, Cricchio G, Hallman M, Jungner M, Rasmusson L, Sennerby L. Sinus floor elevation procedures to enable implant placement and integration: techniques, biological aspects and clinical outcomes. Periodontol 2000 2017;73:103–120.

[29]Lundgren S, Moy P, Johansson C, Nilsson H. Augmentation of the maxillary sinus floor with particulated mandible: a histologic and histomorphometric study. Int J Oral Maxillofac Implants 1996;11:760–766.

[30]Monje A, Insua A, Wang HL. Understanding peri-implantitis as a plaque-associated and site-specific entity: on the local predisposing factors. J Clin Med 2019;8:279.

[31]Nkenke E, Stelzle F. Clinical outcomes of sinus floor augmentation for implant placement using autogenous bone or bone substitutes: a systematic review. Clin Oral Implants Res 2009;20(suppl 4):124–133.

[32]Park WB, Han JY, Oh SL. Maxillary sinusitis associated with peri-implantitis at sinus floor augmented sites: case series. Implant Dent 2019;28:484–489.

[33]Piattelli M, Favero GA, Scarano A, Orsini G, Piattelli A. Bone reactions to anorganic bovine bone (Bio-Oss) used in sinus augmentation procedures: a histologic long-term report of 20 cases in humans. Int J Oral Maxillofac Implants 1999;14:835–840.

[34]Pietrokovski J, Massler M. Alveolar ridge resorption following tooth extraction. J Prosthet Dent 1967;17:21–27.

[35]Pjetursson BE, Tan WC, Zwahlen M, Lang NP. A systematic review of the success of sinus floor elevation and survival of implants inserted in combination with sinus floor elevation. J Clin Periodontol 2008;35(8 suppl):216–240.

[36]Proussaefs P, Lozada J, Kim J, Rohrer MD. Repair of the perforated sinus membrane with a resorbable collagen membrane: a human study. Int J Oral Maxillofac Implants 2004;19:413–420.

[37]Ravidà A, Majzoub J, Alassadi M, Saleh MH, Askar H, Wang HL. Impact of implant length on survival of rough-surface implants in nonaugmented posterior areas: a systematic review and meta-regression analysis. Int J Oral Maxillofac Implants 2019;34:1359–1369.

[38]Ravidà A, Wang IC, Barootchi S, et al. Meta-analysis of randomized clinical trials comparing clinical and patient-reported outcomes between extra-short (≤6 mm) and longer (≥10 mm) implants. J Clin Periodontol 2019;46:118–142.

[39]Scarano A, Cholakis AK, Piattelli A. Histologic evaluation of sinus grafting materials after peri-implantitis-induced failure: a case series. Int J Oral Maxillofac Implants 2017;32:e69–e75.

[40]Schropp L, Wenzel A, Kostopoulos L, Karring T. Bone healing and soft tissue contour changes following single-tooth extraction: a clinical and radiographic 12-month prospective study. Int J Periodontics Restorative Dent 2003;23:313–323.

[41]Schwartz-Arad D, Herzberg R, Dolev E. The prevalence of surgical complications of the sinus graft procedure and their impact on implant survival. J Periodontol 2004;75:511–516.

[42]Schwarz F, Derks J, Monje A, Wang HL. Peri-implantitis. J Clin Periodontol 2018;45(suppl 20):S246–S266.

[43]Schwarz L, Schiebel V, Hof M, Ulm C, Watzek G, Pommer B. Risk factors of membrane perforation and postoperative complications in sinus floor elevation surgery: review of 407 augmentation procedures. J Oral Maxillofac Surg 2015;73:1275–1282.

[44]Shanbhag S, Shanbhag V, Stavropoulos A. Volume changes of maxillary sinus augmentations over time: a systematic review. Int J Oral Maxillofac Implants 2014;29:881–892.

[45]Sharan A, Madjar D. Maxillary sinus pneumatization following extractions: a radiographic study. Int J Oral Maxillofac Implants 2008;23:48–56.

[46]Spray JR, Black CG, Morris HF, Ochi S. The influence of bone thickness on facial marginal bone response: stage 1 placement through stage 2 uncovering. Ann Periodontol 2000;5:119–128.

[47]Stacchi C, Andolsek F, Berton F, Perinetti G, Navarra CO, Di Lenarda R. Intraoperative complications during sinus floor elevation with lateral approach: a systematic review Int J Oral Maxillofac Implants 2017;32:e107–e118.

[48]Starch-Jensen T, Jensen JD. Maxillary sinus floor augmentation: a review of selected treatment modalities. J Oral Maxillofac Res 2017;8:e3.

[49]ten Bruggenkate CM, van den Bergh JP. Maxillary sinus floor elevation: a valuable pre-prosthetic procedure. Periodontol 2000 1998;17:176–182.

[50]Testori T, Weinstein T, Taschieri S, Wallace SS. Risk

factors in lateral window sinus elevation surgery. Periodontol 2000 2019;81:91–123.

[51] Thoma DS, Haas R, Tutak M, Garcia A, Schincaglia GP, Hämmerle CH. Randomized controlled multicentre study comparing short dental implants (6 mm) versus longer dental implants (11-15 mm) in combination with sinus floor elevation procedures. Part 1: demographics and patient-reported outcomes at 1 year of loading. J Clin Periodontol 2015;42:72–80.

[52] Urban IA, Lozada JL. A prospective study of implants placed in augmented sinuses with minimal and moderate residual crestal bone: results after 1 to 5 years. Int J Oral Maxillofac Implants 2010:25:1203–1212.

[53] Urban IA, Nagursky H, Church C, Lozada JL. Incidence, diagnosis, and treatment of sinus graft infection after sinus floor elevation: a clinical study. Int J Oral Maxillofac Implants 2012;27:449–457.

[54] Valentini P, Abensur DJ. Maxillary sinus grafting with anorganic bovine bone: a clinical report of long-term results. Int J Oral Maxillofac Implants 2003;18:556–560.

[55] Wehrbein H, Diedrich P. Progressive pneumatization of the basal maxillary sinus after extraction and space closure [in German]. Fortschr Kieferorthop1992;53:77–83.

[56] Wen SC, Fu JH, Wang HL. Effect of deproteinized bovine bone mineral at implant dehiscence defects grafted by the sandwich bone augmentation technique. Int J Periodontics Restorative Dent 2018;38:79–85.

[57] Wheeler SL, Holmes RE, Calhoun CJ. Six-year clinical and histologic study of sinus-lift grafts. Int J Oral Maxillofac Implants 1996;11:26–34.

[58] Zijderveld SA, van den Bergh JP, Schulten EA, ten Bruggenkate CM. Anatomical and surgical findings and complications in 100 consecutive maxillary sinus floor elevation procedures. J Oral Maxillofac Surg 2008; 66:1426–1438.

第12章
上颌窦植骨相关的难点和并发症：
出血及窦分隔

Difficulties and complications relating to sinus grafting: hemorrhage and sinus septa

本章回顾了上颌窦骨增量时最常见的难点及其处理方法。接下来的章节将回顾上颌后牙区的并发症和极端垂直向骨缺损的处理。在上颌窦植骨时，可能会出现几个难点及并发症，其中最常见的并发症之一是上颌窦黏骨膜穿孔，这可能是由于手术医生缺乏经验和/或上颌窦内存在分隔等解剖方面的难点。

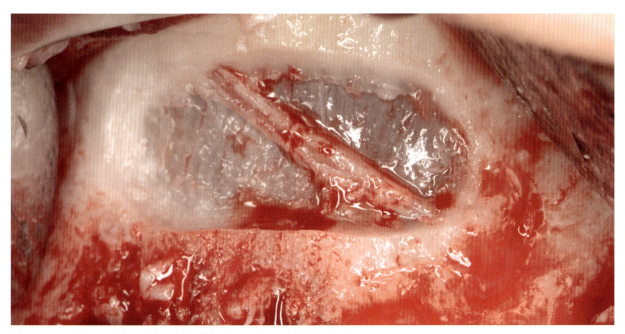

图12-1　上牙槽后动脉通常在上颌窦外侧壁和上颌窦黏骨膜之间穿行。

出血

在上颌窦侧壁开窗过程中，可能会损伤上牙槽后动脉导致出血，Zijderveld等[1]认为出血的发生率为2%。

本病例使用车针轻柔小心地去除窦壁以保护

动脉。而使用超声骨刀可使开窗更容易、预期性更好且不会损伤动脉（图12-2～图12-4）。一旦动脉损伤，可进行结扎止血。大多数情况下，出血并不会太严重，短时间内就能止血。由于电刀有损伤上颌窦黏骨膜的风险，应避免使用。

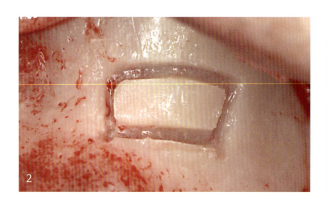
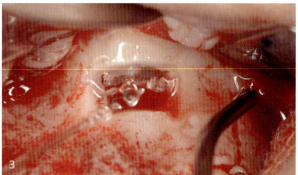
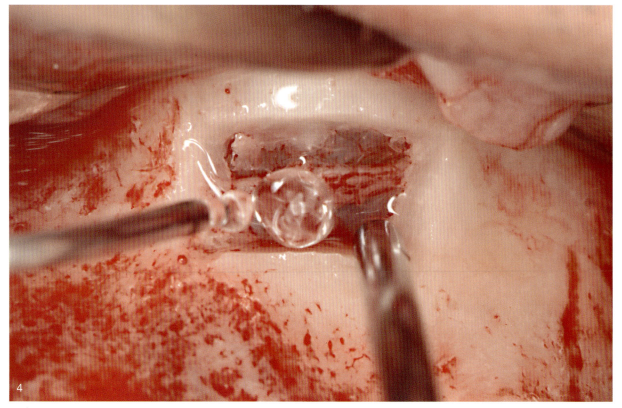

图12-2～图12-4 使用超声骨刀进行上颌窦侧壁开窗。

上颌窦分隔

上颌窦分隔（图12-5）的发生率为21%[2]，然而，上颌窦分隔可能存在于不需要做骨增量的区域，因此上颌窦植骨时遇到分隔的概率要少得多（图12-6）。

上颌窦分隔被认为是导致上颌窦黏骨膜穿孔的主要原因，因此基于其解剖学特点对分隔进行处理非常重要。

上颌窦分隔的分类

上颌窦分隔可以是完整的，也可以是局部的。局部分隔一般更难处理，因为它的尖端通常很锋利，剥离过程中会造成黏骨膜穿孔。分隔的位置和走行也很重要。

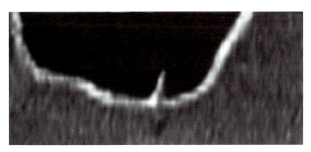

图12-5　CBCT图像显示了一个冠状面的局部上颌窦分隔。

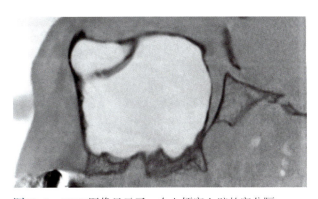

图12-6　CBCT图像显示了一个上颌窦上壁的窦分隔。

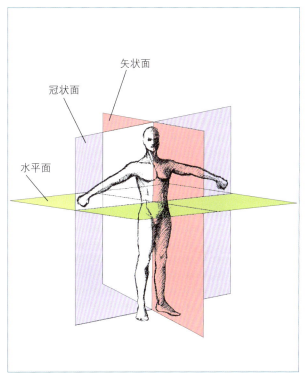

图12-7　根据解剖学平面，分隔的走行可以是冠状面、水平面或者矢状面。

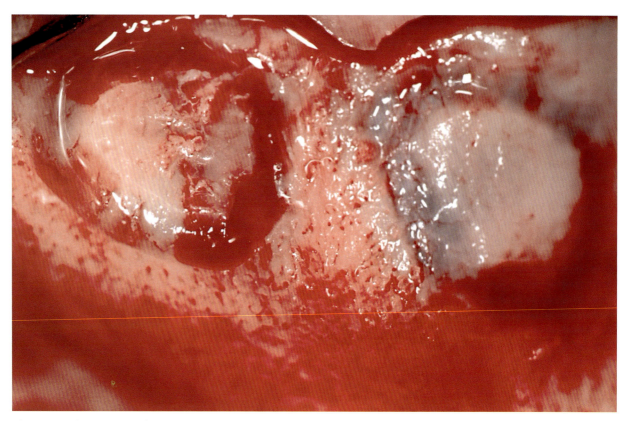

图12-8 最容易处理的是完全冠状面走行的窦分隔，临床医生应预备2个独立的骨窗。

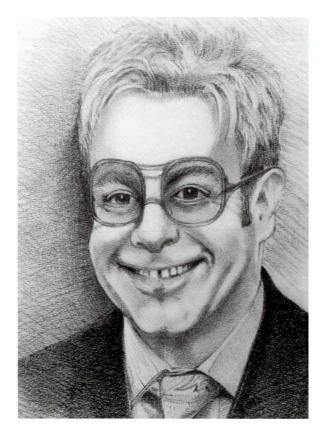

图12-9 图12-8所示的开窗预备方法也被称为20世纪60年代设计风格。

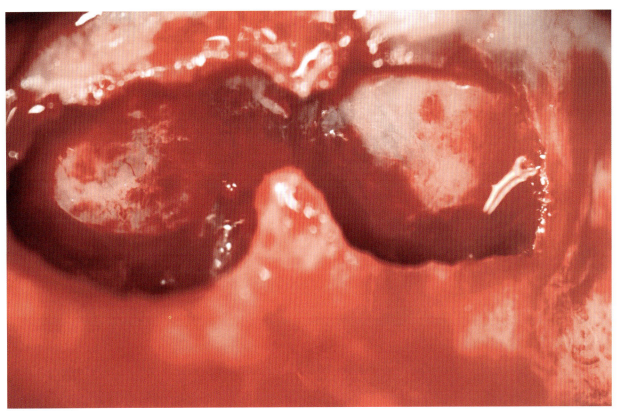

图12-10　对于冠状面走行的局部分隔病例，两个骨窗应在其上方相连接，在窗口边缘环形分离约5mm上颌窦黏骨膜，然后小心地将其从分隔的顶端剥离。

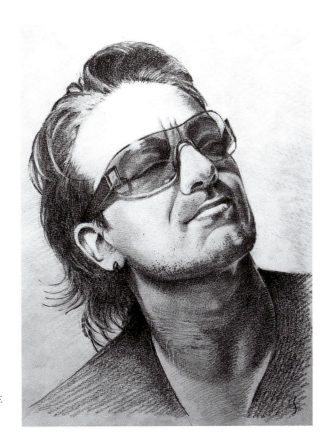

图12-11　图12-10所示开窗制备方法也被称为20世纪80年代设计风格。

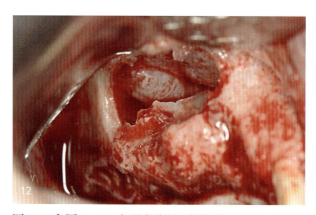
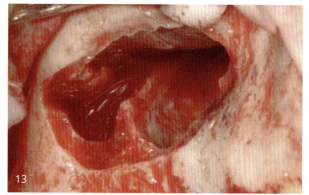

图12-12和图12-13 如果窦分隔比较锋利，可以在上颌窦黏骨膜完全剥离后，使用反向骨凿将其修整圆钝。

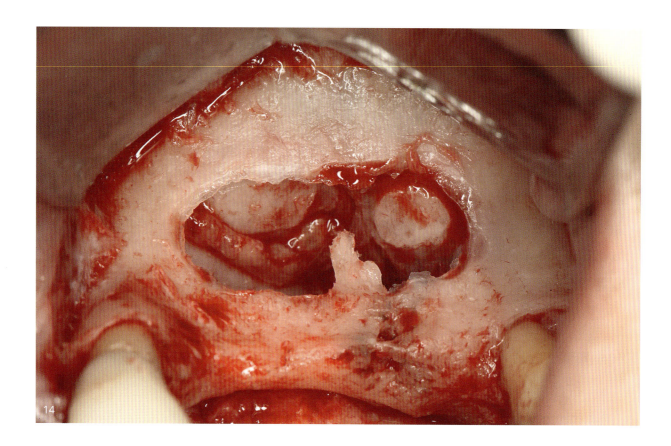

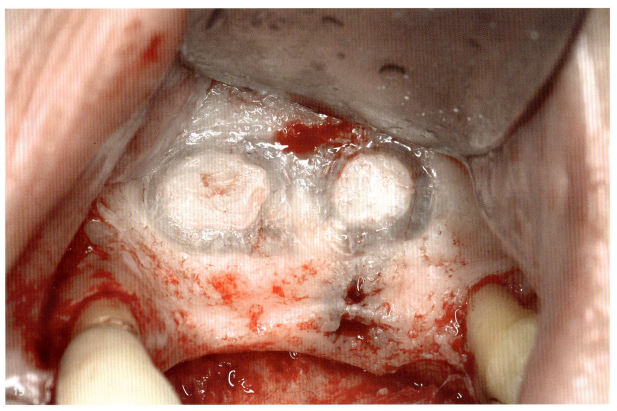

图12-14和图12-15　某些病例中两个骨窗一大一小，应遵循相同的处理原则。

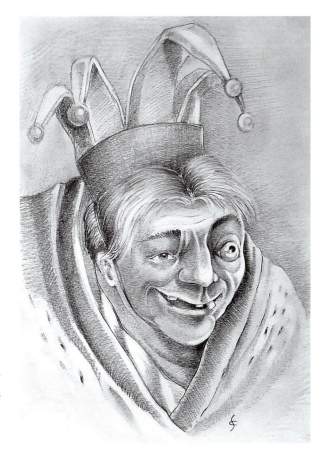

图12-16　图12-14和图12-15所示开窗制备方法也被称为"卡西莫多"设计风格（译者注：卡西莫多是《巴黎圣母院》中的男主角，相貌丑陋怪异）。上颌窦分隔是水平向走行的。

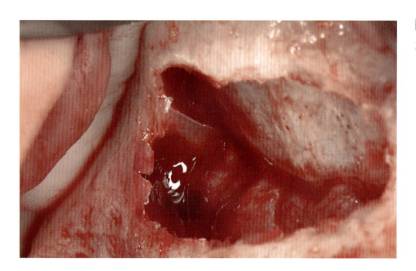

图12-17 上颌窦黏骨膜抬起之后显露出水平向走行的局部上颌窦分隔。

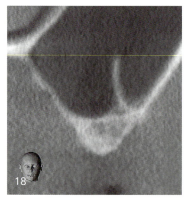 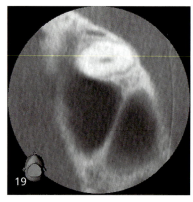

图12-18和图12-19 冠状面和水平面的CBCT图像发现，存在矢状面上下倾斜走行的上颌窦分隔，为了在腭侧隔层内植骨需要开两个骨窗。

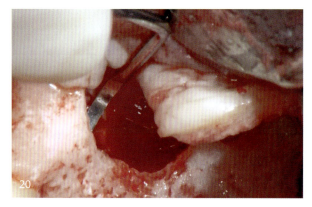 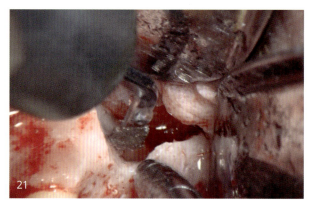

图12-20和图12-21 颊腭侧开骨窗的唇侧观，腭侧开窗时使用超声骨刀。

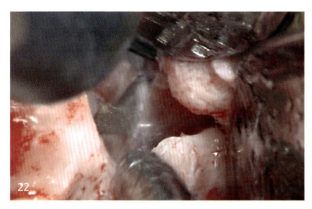
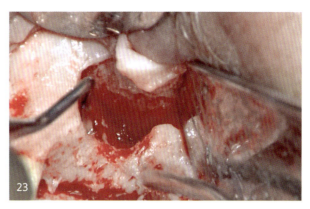

图12-22和图12-23 腭侧隔层开窗及上颌窦黏骨膜剥离提升的唇侧观，使用了通用型4R/4L剥离器通过腭侧小窗口进行黏骨膜剥离提升。

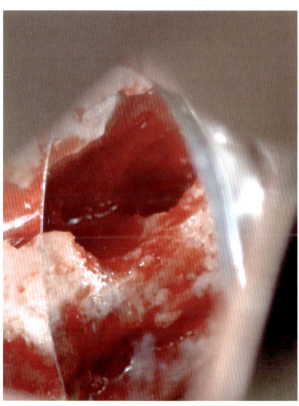

图12-25 CBCT冠状面显示上颌窦颊腭侧隔层内均成功植入植骨材料。

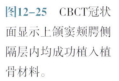
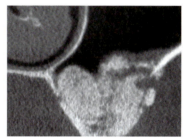

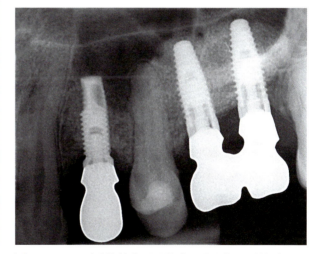

图12-24 上颌窦黏骨膜提升后腭侧开窗的镜像，注意骨窗的直径只有4mm。

图12-26 两颗种植体负重后均表现出良好的牙槽嵴顶骨稳定性。

参考文献

[1] Zijderveld SA, van den Bergh JP, Schulten EA, ten Bruggenkate CM. Anatomical and surgical findings and complications in 100 consecutive maxillary sinus floor elevation procedures. J Oral Maxillofac Surg 2008;66: 1426–1438.

[2] Shibli JA, Faveri M, Ferrari DS, et al. Prevalence of maxillary sinus septa in 1024 subjects with edentulous upper jaws: a retrospective study. J Oral Implantol 2007;33:293–296.

扩展阅读

[1] Rosano G, Taschieri S, Gaudy JF, Weinstein T, Del Fabbro M. Maxillary sinus vascular anatomy and its relation to sinus lift surgery. Clin Oral Implants Res 2011;22: 711–715.

第13章
上颌窦骨增量及上颌后牙区骨重建的难点：上颌窦颊侧骨壁缺失及牙槽嵴缺损

Difficulties in sinus augmentation and posterior maxillary reconstructions: missing labial sinus wall and ridge deficiencies

颊侧骨壁缺失："岛状"技术

上颌窦植骨失败后，患者的颊侧骨壁通常会有缺损。在这种情况中，骨膜和上颌窦黏骨膜会发生融合，使手术过程更复杂。

本章中的第1个病例是一位颊侧骨壁缺失、牙槽嵴呈刀状的45岁男性患者，体健，无吸烟史，曾行上颌窦植骨及牙槽嵴骨增量，同期植入种植体，但不幸手术失败。

患者因植骨材料感染和全鼻窦炎住院治疗，接受了包括取出种植体和植骨材料、上颌窦根治术等彻底清理上颌窦的手术治疗。尽管已提前告知患者重建牙槽嵴缺损的希望不大，但患者依然希望得到治疗。

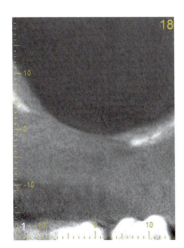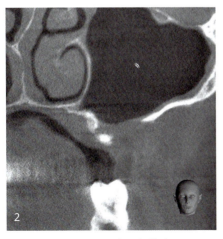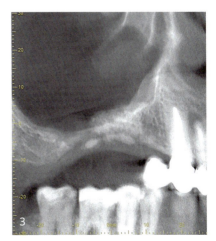

图13-1～图13-3　CBCT图像显示，颊侧骨壁缺失且牙槽嵴重度萎缩。

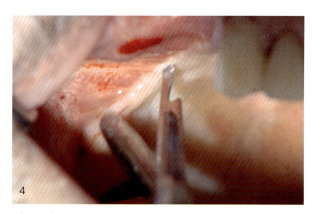
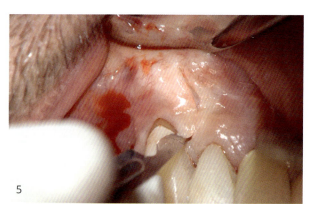

图13-4和图13-5 制备"安全瓣"的唇侧观。

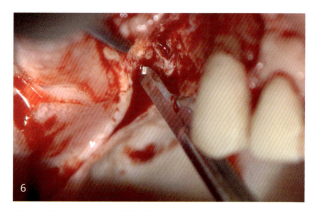
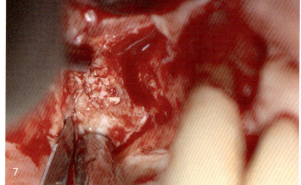

图13-6和图13-7 开始翻瓣，可见有之前残余的植骨材料长入到软组织中。

　　颊侧骨壁在颊舌向、近远中向都存在大范围缺损。此外，黏骨膜复合层中长入了一些旧植骨材料的颗粒，使组织变得僵硬，难以推入上颌窦。本病例有3个治疗目标：（1）确定骨壁缺失的位置；（2）提升上颌窦黏骨膜；（3）进行牙槽嵴骨增量。

　　偏腭侧行牙槽嵴顶切口，以确保切口位于骨面上。此切口必须"飘浮"于骨膜上方，而非全层切开，采取这些预防措施是为了确保在最开始切开过程中不发生意外的上颌窦黏骨膜穿孔。

　　本病例在术区靠近中1个牙位处设计垂直切口，目的是减少来自侧切牙根尖区潜在的感染风险，侧切牙近期进行了牙髓治疗。

　　下一步是翻开半厚瓣，翻瓣应该从垂直切口开始。由于牙槽嵴顶切口偏向腭侧，从牙槽嵴顶开始翻瓣会更为复杂（图13-6和图13-7）。接下来继续朝向牙槽嵴顶翻半厚瓣（图13-8），这是非常重要的一步，也是手术最关键的步骤之一。然后，翻全厚瓣找到颊侧骨缺损的近中下角位置（图13-9）。

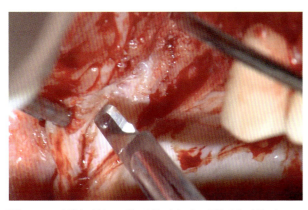

图13-8　确认初始切口位于骨面上后，再切透至骨面。

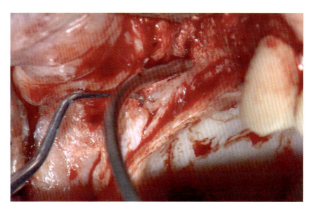

图13-9　翻全厚瓣确定颊侧骨壁缺损下缘的近中下角位置。

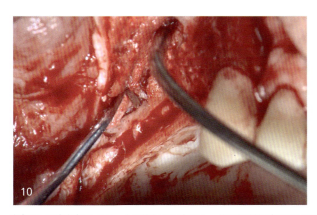

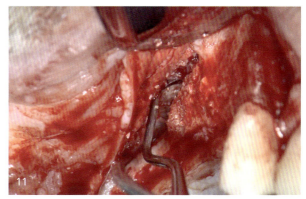

图13-10和图13-11　全厚瓣的唇侧观，找到牙槽嵴顶及近中部分骨缺损的位置。使用小的上颌窦剥离器（IMPURBAN 26或4R/4L通用剥离器，Hu-Friedy，USA）从近中嵴顶转角位置开始进行上颌窦黏骨膜提升。

图13-12　如有可能，继续剥离并抬起上颌窦黏骨膜至鼻外侧骨壁。在本病例中，上颌窦黏骨膜剥离提升非常困难，因为软组织中包裹的旧生物材料颗粒使上颌窦黏骨膜不易移动。

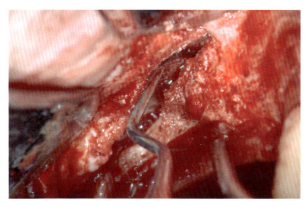

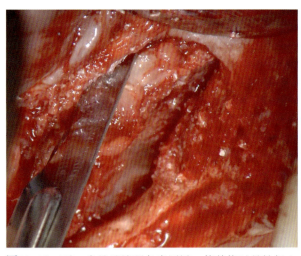

图13-13　下一步是继续预备半厚瓣，使其绕过骨缺损上方的转角位置，必须注意不要使组织瓣过薄，以免影响其存活；瓣的最小厚度应为1.5mm。

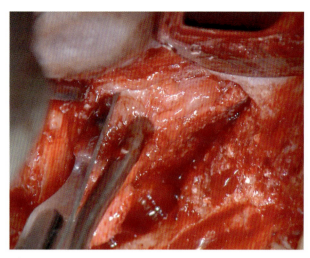

图13-14　骨缺损上方的组织瓣预备应靠近骨面，但依然出于安全考虑，医生在操作时不应切透至骨面，因为这可能会导致意外的上颌窦黏骨膜穿孔。

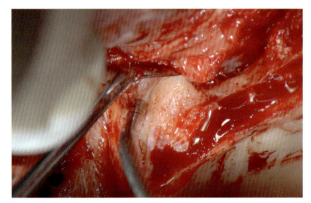

图13-15　下一步是开始在远中翻全厚瓣，找到骨缺损区的远中转角。

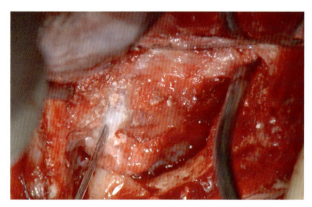

图13-16　最后一步是找到骨缺损区的上部转角，用手术刀将组织切至靠近骨面的位置。

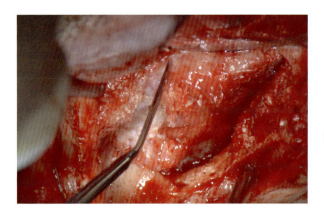

图13-17　使用Mini Me剥离子较小的工作端进行最后分离；此器械使用时应该向一侧倾斜，穿透骨膜直至暴露骨面。使用该技术的优点在于医生在操作过程中能够通过Mini Me感觉到骨面，然后可以安全进行切开。

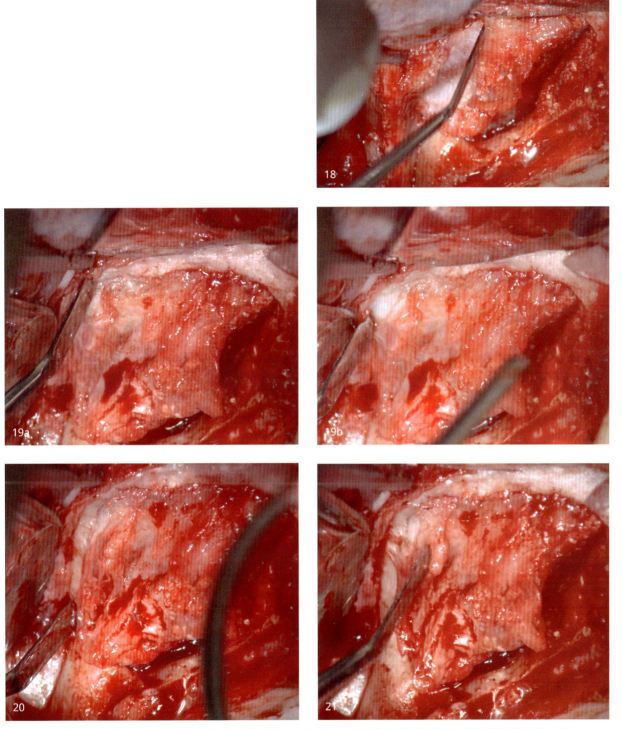

图13-18 ~ 图13-21 使用Mini Me完成下方骨面的显露（唇侧观）；整圈完成后可见缺损四周的骨面都显露出来。

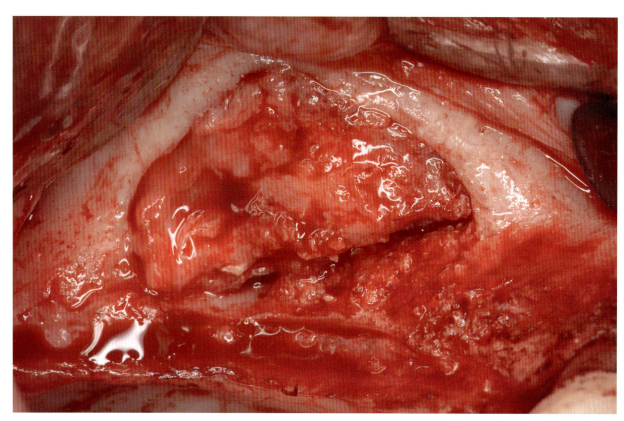

图13-22 已完成的"岛状"结构的唇侧观，可见最终暴露出的颊侧骨缺损是孤立的，骨膜与下方的上颌窦黏骨膜相附着，上颌窦黏骨膜无穿孔，缺损周围的骨面都已充分显露。

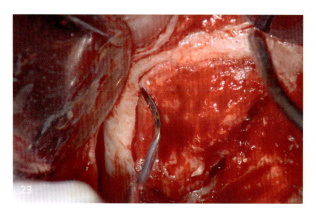

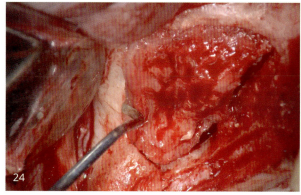

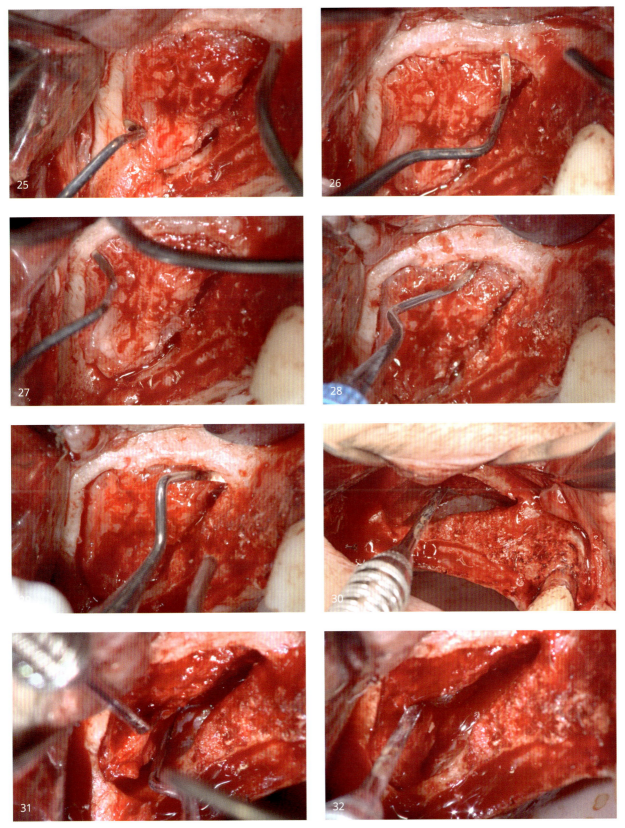

图13-23～图13-32　接着用小号剥离器（4R/4L通用型）剥离周围的上颌窦黏骨膜并提升，直到医生确认后期可以植入至少10mm长度的种植体。

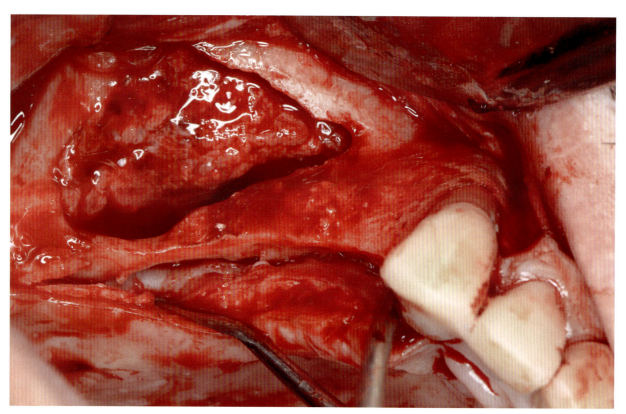

图13-33 刀状牙槽嵴及完成提升后的上颌窦（唇侧观），可见牙槽嵴骨增量对后期种植体的植入也是必要的。

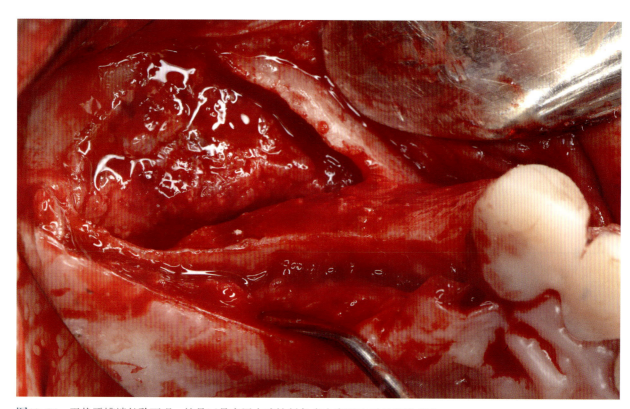

图13-34 刀状牙槽嵴的殆面观，植骨区骨床用小球钻制备多个穿透皮质骨的滋养孔。

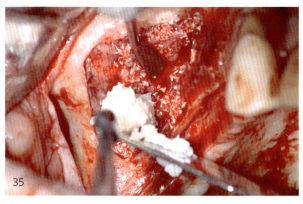

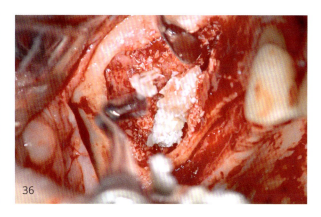

图13-35和图13-36　向提升后的上颌窦内植骨（唇侧观）。

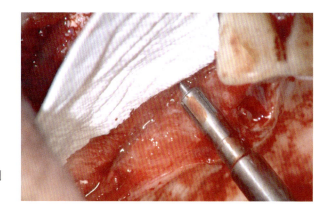

图13-37　固定胶原膜时的殆面观，首先放置3枚腭侧膜钉。

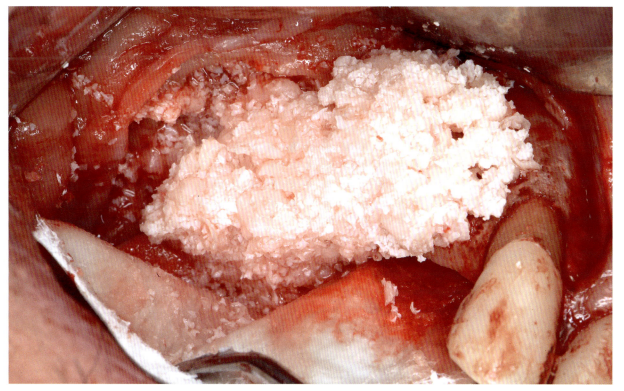

图13-38　骨移植材料就位时的唇侧观。

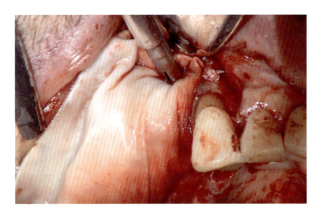

图13-39 计划用"香肠"技术进行骨增量，将膜的近中颊侧进行固定。

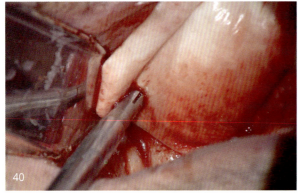

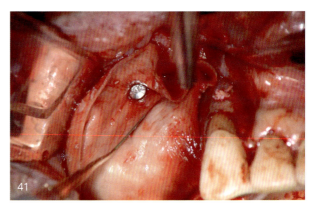

图13-40和图13-41 下一枚膜钉放置在远中颊侧，接着在根尖区放置几枚膜钉以完全固定骨移植材料。医生应该预先钻孔，然后小心"轻敲"上方的膜钉，否则可能会造成骨折。

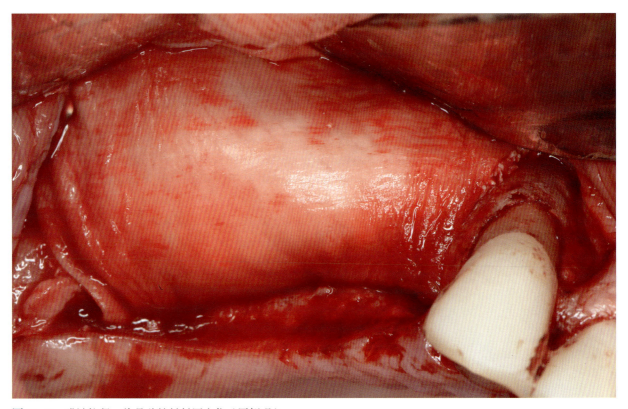

图13-42 膜被拉紧，将骨移植材料固定住（唇侧观）。

用聚四氟乙烯（PTFE）单股线缝合关闭伤口（图13-44）。此时拉拢伤口比较困难，因为该患者为Ⅲ型颊侧瓣，其骨膜已经瘢痕化，呈"石头状"，因此需行骨膜成形术以松解组织瓣。

本病例后续计划进行联合软组织移植，相关软组织移植手术的细节，请参阅作者第1本书第17章。

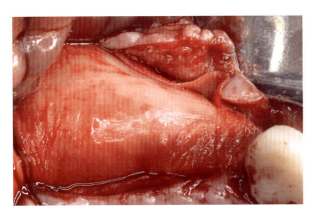

图13-43 "香肠"植骨后的殆面观。

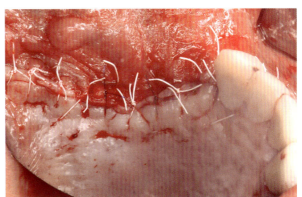

图13-44 双层关闭组织瓣的殆面观。

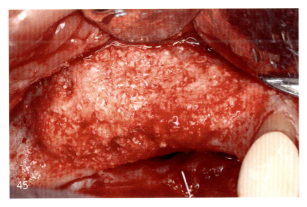

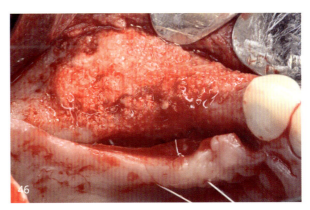

图13-45和图13-46 上颌后牙区骨再生后的唇侧观和殆面观。

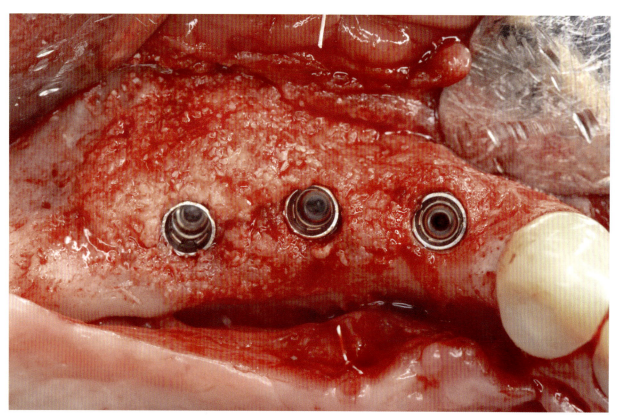

图13-47 在之前"绝望"的骨缺损区植入3颗种植体后的殆面观。

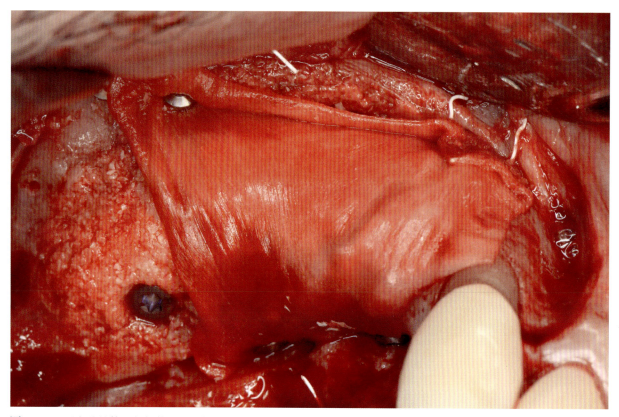

图13-48 近中种植体的颊侧使用"迷你香肠"技术增加骨宽度。

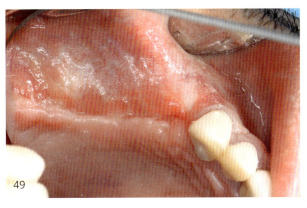
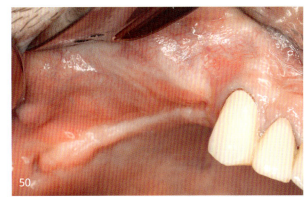

图13-49和图13-50 骨增量术后导致膜龈变形的唇侧观及殆面观。

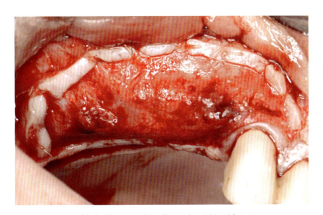

图13-51 自体条带牙龈移植物固定后的唇侧观。

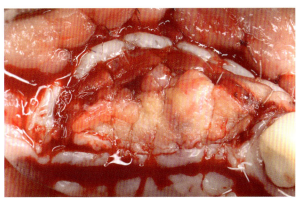

图13-52 条带牙龈移植物、胶原基质及开放式愈合的结缔组织移植物就位固定后（殆面观）。

图13-53 种植二期手术后的殆面观，可见种植体周围有良好的角化组织。

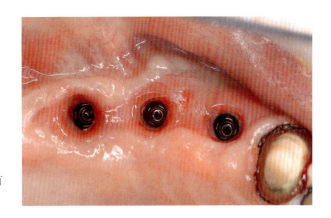

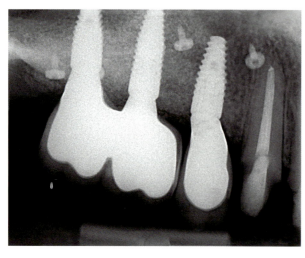

图13-54 根尖片显示种植体周围的牙槽嵴顶骨非常稳定。

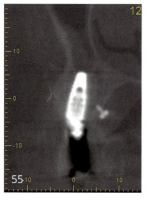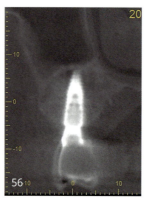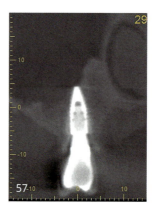

图13-55 ~ 13-57 CBCT冠状面扫描显示上颌窦获得了良好的垂直向骨量，种植体周围有足够的颊侧骨板厚度。注意由于骨膜与上颌窦黏骨膜粘连后僵硬如"石头状"，导致此区域无法提升太多，因而后部种植体周围获得的垂直向骨量较少。

经验总结

1. 本病例一步一步阐述并图示说明了"岛状"技术。

2. 上颌窦颊侧骨壁缺失时，这项技术使上颌窦骨增量效果更可靠。

3. 此类病例经常需要在上颌窦植骨的同期实施牙槽嵴骨增量，此时通常会选择"香肠"植骨技术。该技术使牙槽嵴骨增量变得容易，因为只需用膜钉来固定膜。设想一下，如果你需要使用自攻螺钉来固定移植物，哪个位置能够可靠地固定移植物呢？特别是在牙槽嵴重度萎缩且颊侧骨壁缺失的中间部位。

牙槽嵴缺损合并颊侧和鼻侧骨壁缺失

45岁女性患者，体健，无吸烟史，曾有上颌窦植骨后感染病史，并住院治疗行上颌窦根治术。她被告知此骨缺损无法再生重建了；由于牙槽嵴很薄，且在尖牙到第二磨牙之间与上颌骨不直接相连，看上去似乎已经"没希望"了。

治疗计划是制备一个"岛状"瓣，并确保在翻瓣时鼻黏膜不发生穿孔，还必须进行牙槽嵴骨增量。

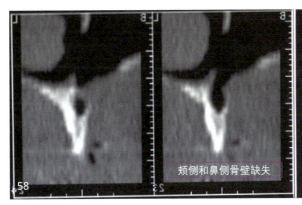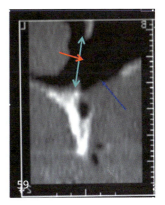

图13-58和图13-59　CBCT冠状面扫描显示颊侧和鼻侧骨壁缺失，这些都是在治疗上颌窦植骨后感染的手术中被去除的。剩余的刃状牙槽嵴仅与上腭相连，而不与其他部位相连。

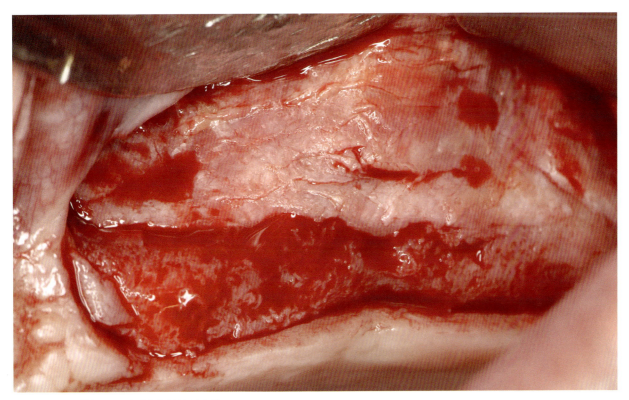

图13-60　骨缺损区上方半厚瓣的唇侧观。

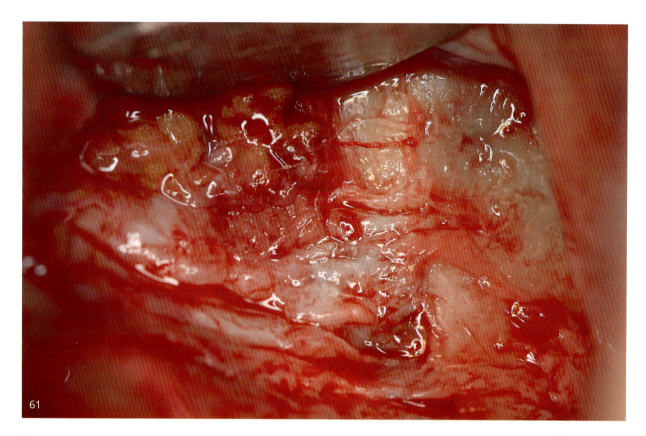

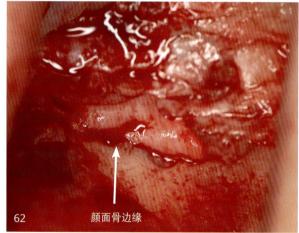

颜面骨边缘

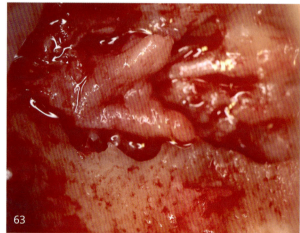

图13-61～图13-63 缺损下方的骨面完全显露出来（唇侧观）。

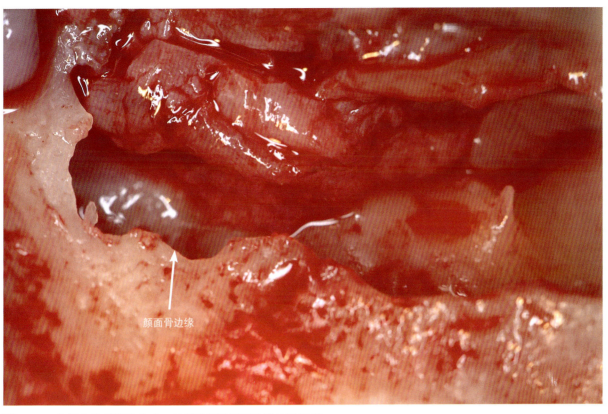

图13-64 上颌窦黏骨膜提升后，显露缺损区颊侧边缘的唇侧观。

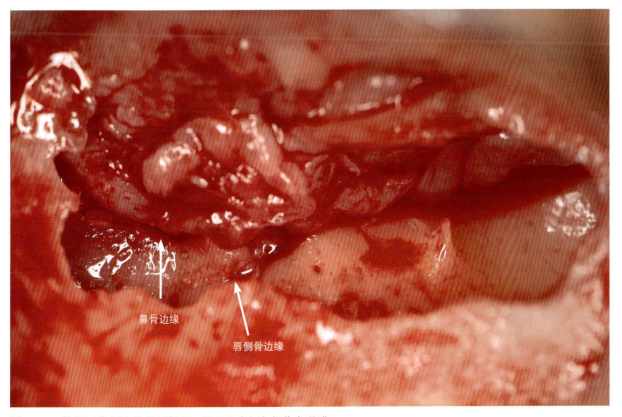

图13-65 缺损区鼻侧边缘的唇侧观，需要注意切勿损伤鼻黏膜。

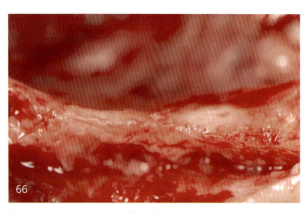
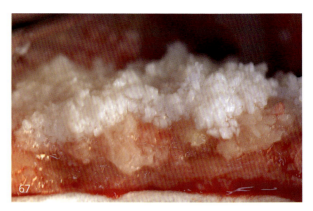

图13-66和图13-67 牙槽嵴缺损和放置骨移植材料及膜之后的𬌗面观，使用自体骨和无机牛骨矿物质（ABBM）混合作为植骨材料。

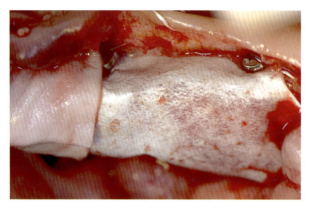

图13-68 非增强聚四氟乙烯（PTFE）膜和天然胶原膜固定后的𬌗面观。

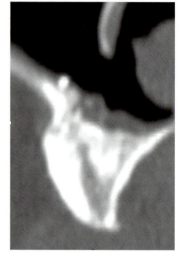

图13-69 CBCT冠状面扫描显示，植骨后获得良好的垂直向和水平向骨量，注意鼻外侧骨壁缺失。

经验总结

1. 本病例回顾了上颌窦颊侧和鼻侧骨壁缺失的必要治疗步骤。

2. 此类病例使用"岛状"技术取得了很好的效果。

3. 尽管术前牙槽嵴没有与其上方的上颌骨相连，但再生骨的质量非常好。

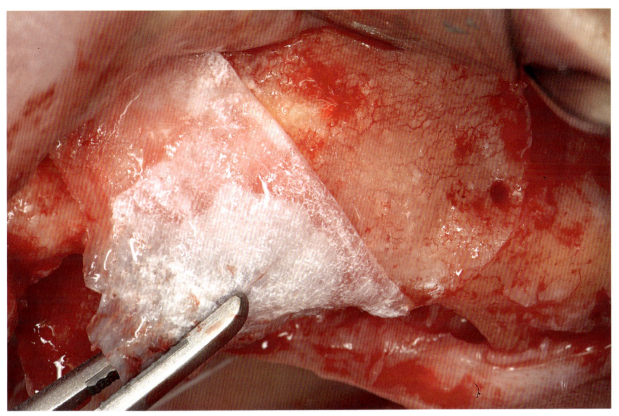

图13-70　去除非增强聚四氟乙烯（PTFE）膜时的唇侧观，再生骨质非常好。注意牙槽骨现在已与上颌骨相连，而术前是完全缺失的。

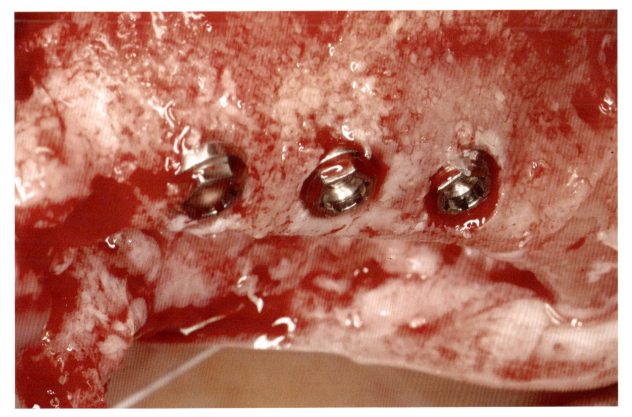

图13-71　骨再生区植入3颗13mm种植体后的唇侧观。

牙槽嵴缺失："原子弹"方案设计

上颌窦植骨常见的难点之一是牙槽嵴缺失，这是之前拔牙时发生上颌窦黏骨膜穿孔所致。在此类病例中，拔牙位点愈合后有时并没有新骨生成。通常临床医生会犯错误，试图从牙槽嵴顶，或者从一个远离牙槽嵴顶的骨窗剥离提升上颌窦黏骨膜，这两种尝试通常都会导致上颌窦黏骨膜穿孔。

本病例阐述了在这种部位如何进行更加可靠的治疗。这个典型病例的患者在转诊之前因为一次复杂的拔牙手术导致上颌窦穿通，随后发生口鼻瘘。在经过几次失败的治疗后，最终采用软组织移植关闭了瘘管。

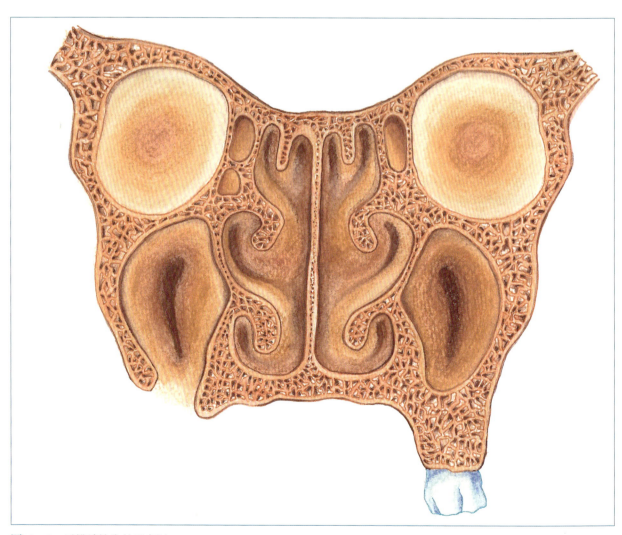

图13-72 牙槽嵴缺失的示意图。

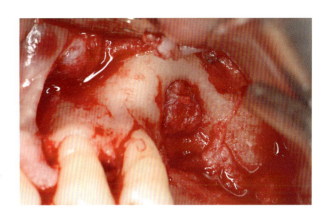

图13-73　牙槽嵴骨缺失的唇侧观，预备一个"岛状"结构，确定缺损区。

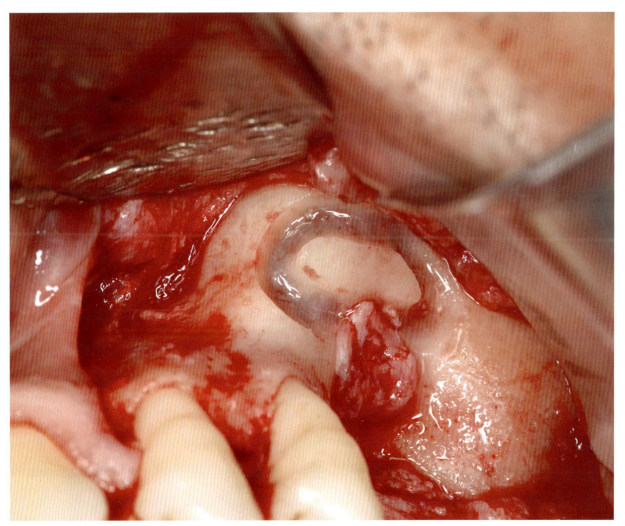

图13-74　随后在最佳位置进行上颌窦侧壁开窗，也就是当牙槽嵴无缺损时医生会选择的位置。

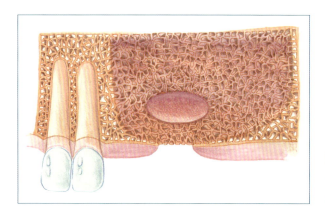

图13-75　示意图显示上颌窦侧壁开窗位置。一旦完成开窗，在骨面上预备两个附加沟槽，将牙槽嵴缺损和上颌窦侧壁骨窗相连接。

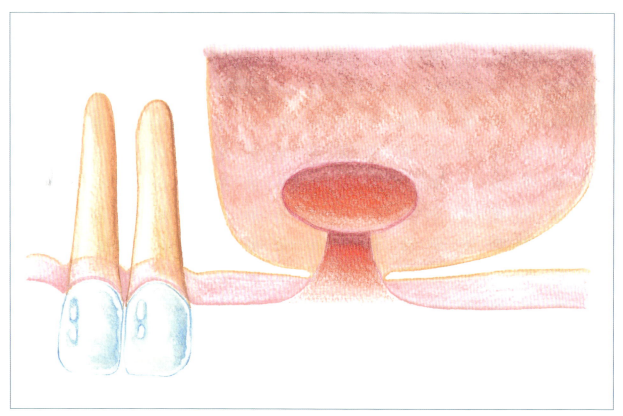

图13-76　一旦图13-75所示的准备工作完成，牙槽嵴缺损与上颌窦侧壁骨窗完全相连，上颌窦黏骨膜也将更容易剥离提升。最终预备完成后的外形看似"原子弹蘑菇云"，因此命名。

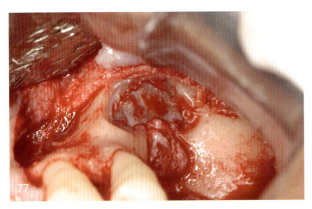
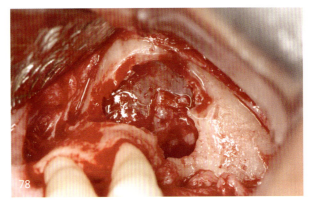

图13-77和图13-78　在这个步骤中，通常要去除骨组织并提升上颌窦黏骨膜。

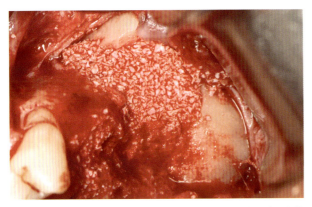
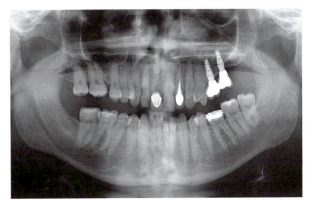

图13-79　采用矢状"三明治"技术完成上颌窦底提升植骨，牙槽嵴的骨缺损区全部使用自体骨填充。

图13-80　曲面断层片显示，种植体功能负重十余年后嵴顶骨水平依然维持良好。

经验总结

本病例描述了针对上颌窦植骨前牙槽嵴缺失的"原子弹"治疗方案；这项技术可以非常可靠的避免上颌窦黏骨膜穿孔。

第14章
上颌窦植骨感染及术后上颌窦炎
Sinus graft infection and postoperative sinusitis

上颌窦骨增量是一项有大量文献支持、临床上常规应用、预期可靠的外科手术方案；其操作方法成熟、临床效果好、并发症发生率低。然而，尽管其成功率超过90%，但仍有文献报道了各种上颌窦底提升植骨的术中、术后并发症，包括上颌窦黏骨膜穿孔和感染。

最常见的术中并发症是上颌窦黏骨膜穿孔，大多数情况下都可以在术中进行修补；而诸如上颌窦植骨感染等术后并发症发生率很低，目前尚没有对某一种治疗方法进行过系统的评价。对于上颌窦黏骨膜提升术，植骨后感染的治疗非常困难，因为植骨材料本身在上颌窦腔内，位于提升后的上颌窦黏骨膜下方。

上颌窦植骨感染被认为是一个较大的并发症，需要紧急处理；因为感染有可能扩散到整个植骨区、上颌窦腔或邻近的解剖结构。本章阐述了Urban等[1]的一项临床研究，198位患者（93位男性，105位女性）共有274个上颌窦位点需要植骨才能植入种植体，患者平均年龄为53岁（年龄范围：30～80岁）。

大多数患者正常愈合，术后48小时肿胀最明显，之后不适感逐渐消退至术后第10天完全消失。疼痛相关的报告可以忽略不计，不适感主要与肿胀引起的张力有关。

8位患者在上颌窦底提升植骨后1～3周内出现一次或多次上颌窦植骨感染的临床症状（表14-1）。

对于不同个案的描述引出了一个有趣的观点，即相同诊断下的个案症状可能并不相同。第6位患者只有一个临床表现，即术后1～2周的剧烈疼痛，几天后疼痛缓解了；直到术后第6周才又出现其他的临床症状，包括体温升高和面部反复肿胀，但口内没有瘘管。

表14-1 上颌窦植骨后感染患者

患者编号（性别，年龄）	上颌窦位点数量	感染的位置	症状	愈合时间（月）	牙槽嵴高度（mm）		植入种植体数量［长度（mm），型号］	种植体负重时间（年）
					术前*	术后†		
1（男，50岁）	2	右侧上颌窦	瘘管、植骨材料丧失、肿胀（伴发上颌窦炎患者）	6.40	4	16	4（3.75×15 Mk Ⅲ；4×15 Mk Ⅳ）	9
2（女，44岁）	1	左侧上颌窦	疼痛，肿胀，脓肿伴脓性渗出物	12.13	5	14	2（3.75×13 Mk Ⅲ）	7.5
3（女，40岁）	2	右侧上颌窦	疼痛，瘘管，植骨材料丧失，肿胀，脓肿	6.90	4	13	3（3.75×13 Mk Ⅲ，4×15 Mk Ⅲ；4×15 Mk Ⅳ）	16
4（男，56岁）	2	右侧上颌窦	牙槽嵴骨增量位点：疼痛，肿胀，脓肿	16.60	2	13	3（3.75×13 Mk Ⅲ；4×13 Mk Ⅳ，4×15 Mk Ⅳ）	5
5（男，42岁）	1	右侧上颌窦	疼痛，植骨材料丧失，肿胀，脓肿	13.50	4	13	3（3.75×13 Mk Ⅲ；4×13 Mk Ⅳ）	2.5
6（女，72岁）	2	左侧上颌窦	疼痛，肿胀，脓肿，发热，全上颌窦炎（伴发上颌窦炎患者）	13.37	3	20	3（3.75×13 Mk Ⅲ；4×13 Mk Ⅳ）	1.5
7（女，53岁）	2	右侧上颌窦	肿胀，疼痛，脓肿	8.25	2	17	3（3.75×13 Mk Ⅲ；4×13 Mk Ⅳ）	1
8（女，65岁）	1	右侧上颌窦	肿胀，脓肿，植骨材料丧失	7.3	4	18	3（3.75×13 Mk Ⅲ；4×13 Mk Ⅳ）	1
平均数 标准差 范围				10.56 3.57(6.4, 16.6)	3.5	15.5		4.19

*上颌窦底提升前牙槽嵴高度，通过计算机断层扫描（CT）测量数据。对于没有CT扫描的患者，可根据X线全景片测量并计算剩余牙槽骨高度，需注意放大率问题
†骨增量术后牙槽嵴高度，包括嵴顶骨（通过CT测量）
Mk Ⅲ型、Mk Ⅳ型种植体：Brånemark系统，Nobel Biocare，Göteborg, Sweden

上颌窦植骨感染的诊断

上颌窦植骨感染的主要症状如下：

1. 脓性渗出物通过切口、组织瓣边缘、瘘道、鼻部或咽部排出。
2. 肿胀，有时会反复发作。
3. 延伸至口腔的瘘管。
4. "爆米花"征（译者注：指骨粉颗粒自口内瘘管排出，像爆米花一样）。
5. 疼痛。
6. 体温升高。

在临床诊断后，必须进行术后计算机断层（CT）扫描来判断是否已累及上颌窦。在目前的临床研究[1]中，8位患者中有2位CT扫描显示上颌窦被累及，即发生了上颌窦植骨感染后遗症：1位CT扫描显示上颌窦黏膜增厚，另1位显示上颌窦腔内呈完全阻射影。

如能尽早确诊，感染通常不会累及上颌窦。如果已经累及上颌窦，则应请耳鼻喉科专家会诊并制定个性化治疗策略。

外科手段治疗植骨后感染

再次翻开原上颌窦底提升术中的全厚瓣，显露植骨材料的外侧区域。在大多数情况下，可以观察到胶原膜的崩解，以及散在的植骨材料颗粒漂浮在脓性渗出液中。

首先，去除术区散在的胶原膜残片，用无菌盐水冲洗散在的浅灰色的植骨材料颗粒。然后可见一个边界清楚的、完整的、不活动的未成熟植骨区，轻轻刮除更多散在的植骨材料颗粒，最后可见一个完整的、不活动的、看起来健康的植骨区。

在这8个病例中，感染似乎都未累及整个植骨区。临床医生只能通过主观判断来确定植骨区是否已被累及，而在所有8个病例中，两者之间存在明显差异（即脓性渗出物中的散在植骨颗粒与不活动但未成熟的植骨区域）。由于无法客观地确定植骨区是否有细菌渗透；因此只能根据临床经验局部使用抗生素来治疗上颌窦内余留的植骨材料，降低持续感染的风险。用0.1～0.2mL盐水稀释100～200mg强力霉素粉末形成糊状物，然后浸润到剩余植骨材料中（图14-4），2分钟后用无菌盐水冲洗掉（图14-5）。强力霉素是一种具有抗炎特性的广谱抗生素，之前曾有研究报道[2]认为使用强力霉素安全且不会干扰成骨。

再次轻刮骨缺损区至出血，确保"五壁"骨缺损内形成血凝块。在这个阶段，对上颌窦植骨区内的骨缺损未行进一步的治疗，从而形成了上颌窦植骨区内的"五壁"缺损，同时维持了上颌窦黏骨膜的提升状态。

当再次进入时，所有的病例包括两名伴发上颌窦炎的患者，在剩余的缺损区和上颌窦腔之间均未发现交通，再次调整并缝合组织瓣获得初期关闭。图14-1～图14-14记录了表14-1中第3位患者的处理过程。

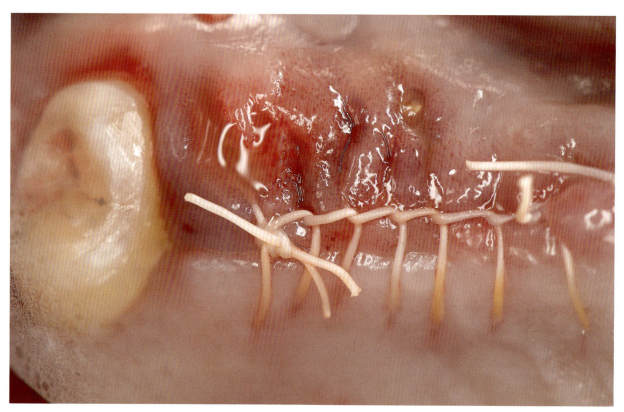

图14-1 40岁女性患者，体健，无吸烟史，表现为上颌窦植骨感染。术后2周，患者出现多个瘘道、脓性渗出物及植骨颗粒排出（"爆米花"征）。

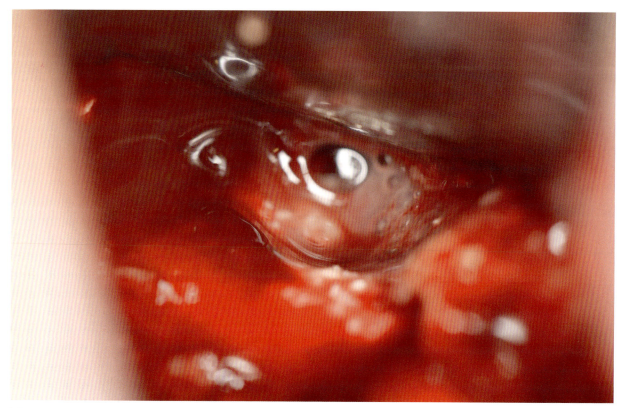

图14-2 翻瓣后，可见脓性渗出物（唇侧观）。

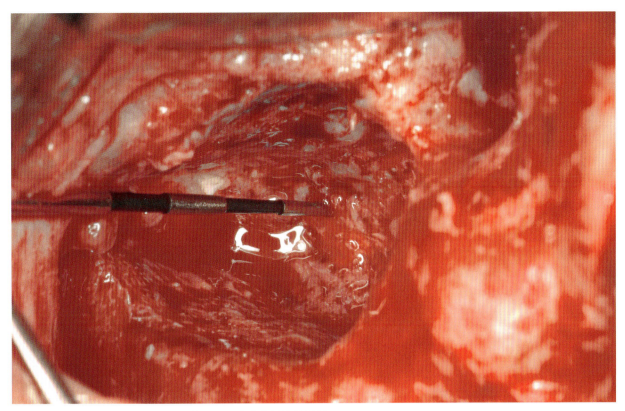

图14-3　开放感染灶后的颊侧观，冲洗、刮除感染的植骨材料。

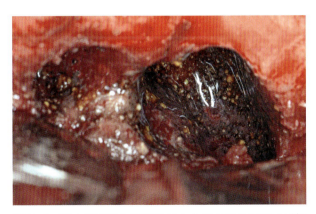

图14-4　强力霉素调为糊状后渗入余留的植骨材料（唇侧观）。

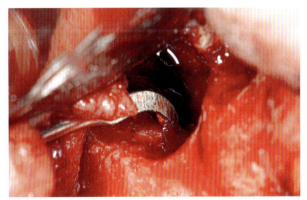

图14-5　将糊状强力霉素冲洗后的唇侧观，轻轻刮拭可重新见到渗血。

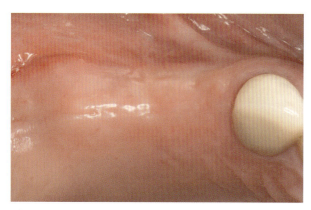

图14-6 感染部位治疗5周后；之前的感染位点已临床愈合。

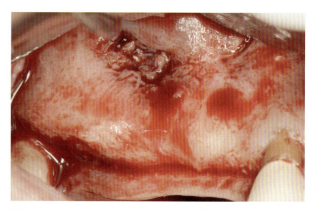

图14-7 处理后7个月可见术后大部分缺损空间已被新骨填充（唇侧观）。

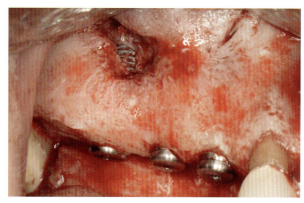

图14-8 植入3颗种植体后，远中种植体的根尖1/3处形成小的骨开窗。

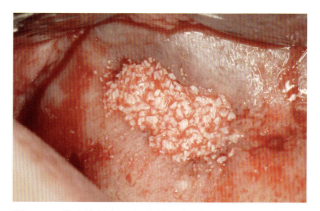

图14-9 将自体骨与无机牛骨矿物质（ABBM）混合的移植物覆盖骨缺损区。

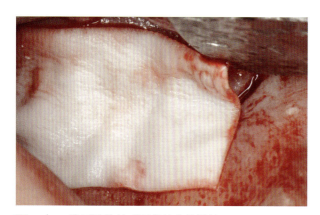

图14-10 胶原膜修整后覆盖骨移植材料。

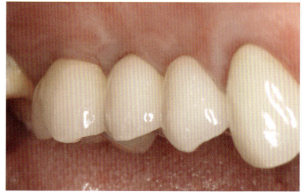

图14-11 完成种植修复4年后的口内照。

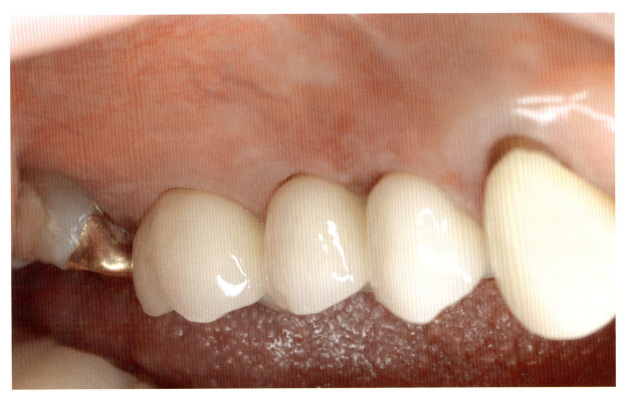

图14-12 完成种植修复15年后的口内照。

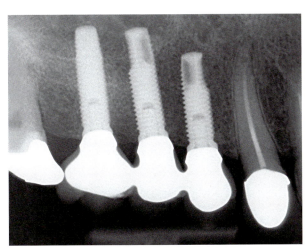

图14-13 根尖片显示，种植体负重15年后牙槽嵴顶骨水平依然保持稳定。

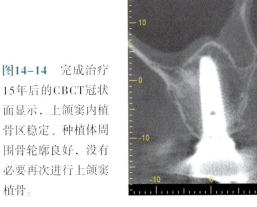

图14-14 完成治疗15年后的CBCT冠状面显示，上颌窦内植骨区稳定、种植体周围骨轮廓良好，没有必要再次进行上颌窦植骨。

针对感染的全身药物治疗

在手术处理上颌窦植骨感染后，患者应接受全身药物治疗，以防止感染蔓延到余留植骨材料、上颌窦或其他邻近的重要解剖结构。这项临床研究中[1]，包括之后的病例，植骨后感染的患者在外科处理后都会接受全身口服抗生素（阿莫西林/克拉维酸钾，1g，2次/天）和抗炎药物（双氯芬酸钾，50mg，3次/天）治疗，为期1周。如果患者对这些药物过敏，可以选择文献报道中其他对治疗上颌窦炎有效的抗生素，外科处理时采集感染的植骨材料作细菌培养也非常有意义。

除了全身抗生素治疗，耳鼻喉专科医生还建议两名伴发上颌窦炎的患者进行保守药物治疗，包括外用鼻腔类固醇（0.05%糠酸莫米松）（Nasonex；MSD，Kenilworth，NJ，USA），2次/天；或能缓解鼻黏膜充血的喷剂（盐酸羟甲唑啉）（Nasivin 0.05%；Merck，Darmstadt，Germany），3次/天，共4天。

在此临床研究中，对感染进行外科治疗后，8位患者的急性症状均在48小时内消失，并在接下来的治疗期内顺利愈合。这些患者的种植前愈合时间根据经验延长至平均10.6个月，目的是使"五壁"缺损有充足时间被新骨填充。愈合期结束后，所有缺损均可见新骨填充，缺损区体积明显减小。种植体植入时若仍存在骨缺损则同期进行治疗，主要都是针对种植体周围的骨开窗。植入的种植体会穿透了这个"五壁"骨缺损区；一位患者在植入种植体时，从种植位点（对应于"五壁"骨缺损区）获取了1份具有代表性的组织学标本，可见正常、健康的新骨形成。图14-15～图14-19记录了前面那位40岁女性患者（患者编号3；表14-1）的手术位点5（由种植位置牙槽嵴顶入路获取的一个骨柱）的典型组织学表现。在急性感染手术治疗7个月后，组织学检查显示有新骨长入之前的"五壁"骨缺损区。

表14-2 表格显示从曾经"中空"的位置获取的组织学标本表明：此部位再生的骨质和骨量良好

样本A：新形成牙槽嵴的组织形态计量学分析	
尺寸（mm）	6.5×1.9
覆盖率（%）	
骨组织	36.5
无机牛骨矿物质（ABBM）	0.9
矿化比例	37.4
未定义的物质	6.4
结缔组织，骨髓	56.2

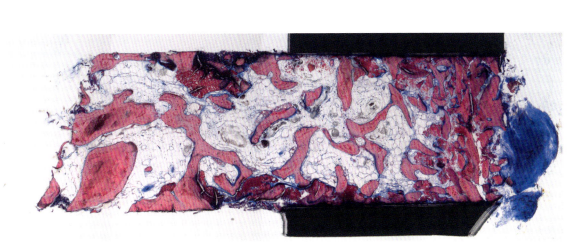

图14-15　在黏膜残留物（深蓝色，顶部）下方，标本显示有活力的骨组织片段和成熟的骨小梁（下部），可见其板层结构和骨髓腔（×50）。此标本取自曾经的"五壁"缺损区的中央。

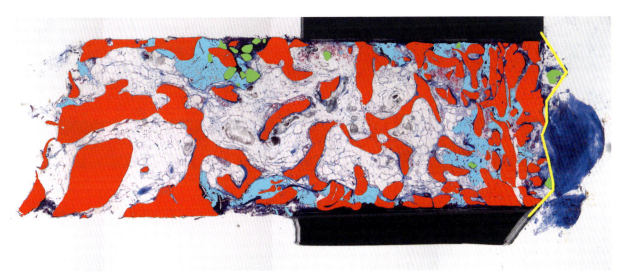

图14-16　使用数字方法标记（红色）的骨组织形态测量结果表明，此标本中骨小梁的数量与原生上颌骨或上颌窦植骨组织相类似[3]。

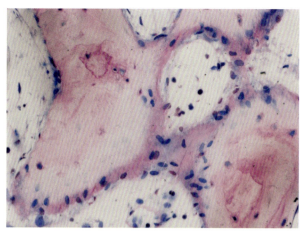

图14-17 成骨细胞在新生骨表面增殖形成类骨质（×200）。

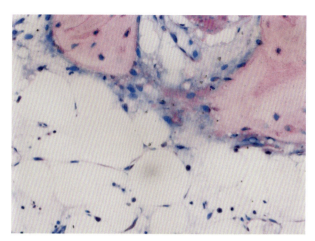

图14-18 活检组织中部具有板层结构和骨髓的成熟小梁骨（×200）。

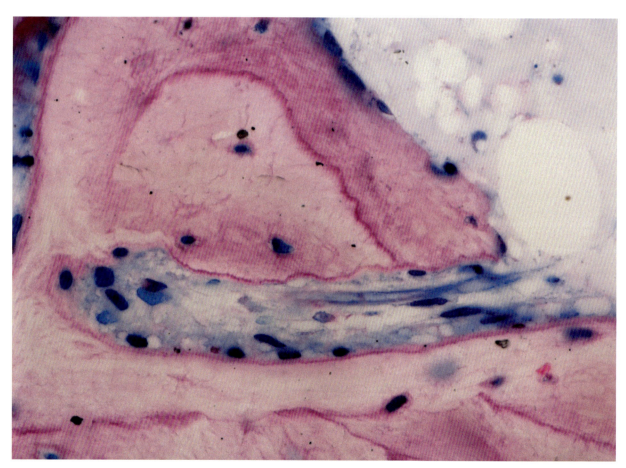

图14-19 活跃的成骨细胞和破骨细胞显示正在进行的骨改建（×400），未见到感染迹象。

组织学证据表明，在出现上颌窦植骨急性感染的情况下，可以挽救一部分颗粒状的植骨材料；新骨可以长入清创所形成的空间中。此空间充满了无菌血凝块，可以形成新骨，本病例是关于这一临床情况公开发表的第1篇文献。

上颌窦植骨感染伴发上颌窦炎

8位患者中有2位CT扫描显示已累及上颌窦，这是上颌窦植骨感染的后遗症。其中1位显示窦腔完全混浊，另1位仅有一个临床症状，即术后1~2周有剧烈疼痛，后疼痛缓解，至术后第6周才出现其他的临床症状，包括：体温升高，面部反复肿胀，但无口内瘘管。此时考虑进行手术处理，请耳鼻喉科医生会诊并行鼻内窥镜检查，发现中鼻道通畅，没有脓液排出的迹象，在对感染植骨材料进行外科干预之前，建议先行保守的药物治疗。

这位患者显然和其他患者一样有过早期感染，但由于剧烈疼痛得到缓解，且术后6周内都没有出现其他症状，因此没有被早期诊断出来。如果刚出现症状就及时做出临床诊断，就可以避免后期的上颌窦炎。有趣的是，患者自诉剧烈疼痛超过3天后，却在某天晚上的1小时内完全缓解。估计就是在这1小时内，瘘管穿透进入上颌窦导致压力释放，从而疼痛消退；如果患者此时复诊应该也能做出正确的诊断。

经过1个多月后，上颌窦被感染渗出物充满，这时就出现了反复肿胀的症状。CT扫描不仅显示了闭塞性上颌窦炎，而且植骨材料和上颌窦腔之间有可疑的瘘管，这揭示了上颌窦炎的病因。由于鼻内窥镜检查显示中鼻道通畅，除对上颌窦炎进行局部保守的药物及全身抗感染治疗外，与其他7例感染患者相同的针对植骨材料的手术及抗感染治疗对该患者依然有效。

然而在手术过程中却未探查到植骨材料和上颌窦腔之间的交通。这个病例证明了为什么必须进行早期诊断和治疗，因为未经治疗的上颌窦炎可能会导致更严重的并发症。

图14-20~图14-43展示了伴发上颌窦炎的6号患者的治疗过程（表14-1）。

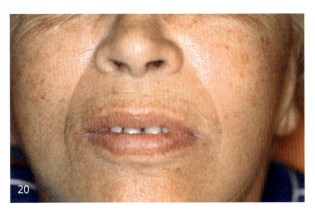 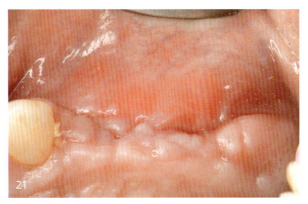

图14-20和图14-21 72岁女性患者，体健，有吸烟史，术后6周上颌窦植骨区感染伴上颌窦炎。患者表现出反复的口内外肿胀。

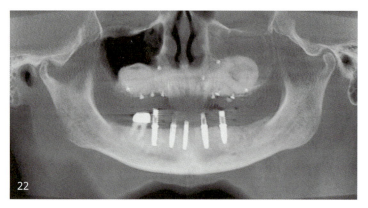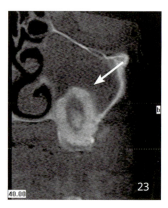

图14-22和图14-23 曲面断层片和CT冠状面扫描显示，植骨材料的中心部分不完整，怀疑有内部瘘管进入了上颌窦，同时伴发全上颌窦炎，累及整个上颌窦窦腔（见CT扫描图像上的箭头所示）。该患者虽有鼻中隔偏曲，但上颌窦-口复合体健康且通畅，没有任何上颌窦病史。

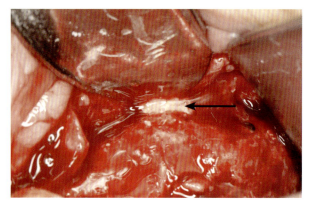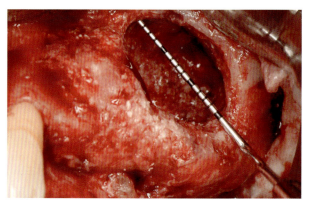

图14-24 患者上颌窦骨增量术后6周接受上颌窦植骨感染的手术治疗（已行CT扫描并咨询耳鼻喉科专家）。翻开组织瓣后，发现脓性渗出物（箭头所示）和散在的灰色植骨颗粒，可确认植骨区感染。这是作者第一次乐于见到脓性渗出物。为什么呢？因为我们的目标是去除感染源，而它刚刚被发现了！

图14-25 完成清创后缺损区的近远中径。

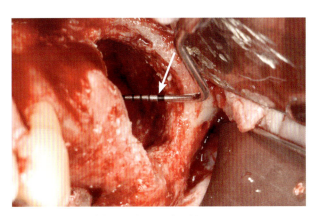

图14-26　完成清创后缺损区的颊舌径。

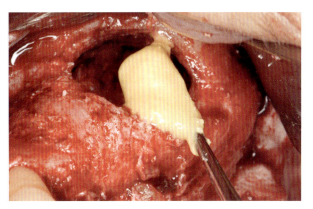

图14-27　将生理盐水滴入抗生素粉末中制成的强力霉素糊状物。

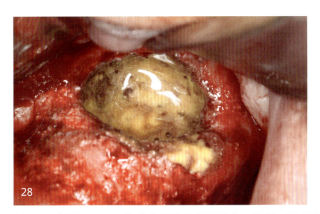

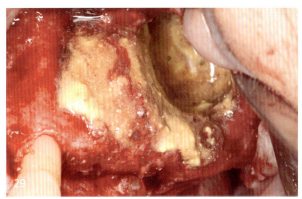

图14-28和图14-29　将强力霉素糊状物涂布于缺损区及颊侧骨壁，并采用"香肠"植骨技术实施牙槽嵴骨增量，注意感染并没有累及牙槽嵴骨增量区（见后续的最终结果）。

为了安全起见，作者建议并且也正在这样做：使用显微外科吸引头大小的球钻（Aspon；Hu-Friedy，USA），在植骨材料上方钻孔引流（图14-26箭头所示），从上颌窦间歇抽吸出脓液，并用生理盐水通过引流孔灌洗，直到抽吸出清亮的液体。冲洗过程中如果生理盐水从鼻腔流出也是一个好现象，表明上颌窦裂口通畅。

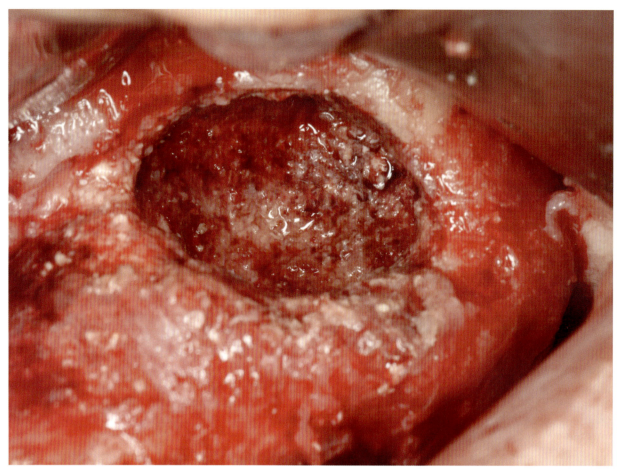

图14-30 形成的缺损区唇侧观,注意余留的植骨材料是稳定的;所有松散植骨材料颗粒均已被去除。

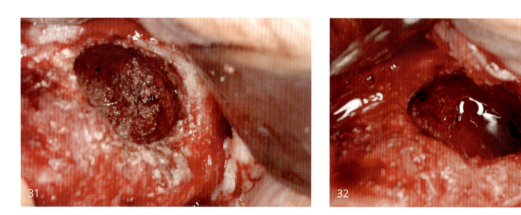

图14-31和图14-32 缺损区唇侧观,轻刮前以及轻刮后出血的对比。注意良好的血凝块是缺损区骨再生的必要条件。

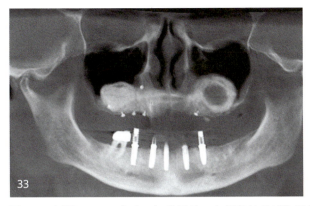
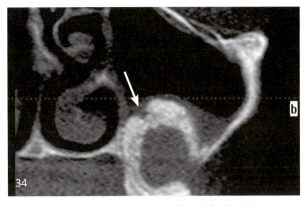

图14-33和图14-34 术后CT扫描显示，上颌窦植骨感染紧急处理4周后上颌窦炎完全痊愈。注意这个大范围的"五壁"缺损，仍可辨认出内部疑似瘘管的残余物（图14-34箭头所示）。

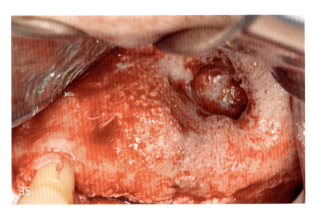
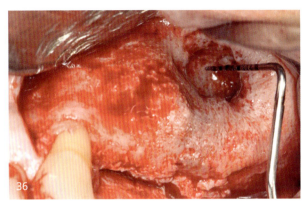

图14-35和图14-36 上颌窦感染治疗1年后缺损缩小，随后顺利愈合。尽管仍存在一定的骨缺损，但大部分缺损区已由新生骨充填。

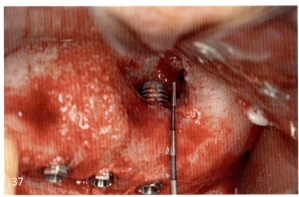
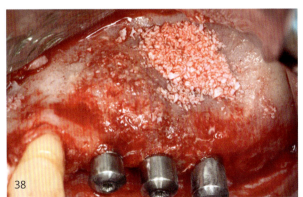

图14-37和图14-38 骨移植材料覆盖缺损区的唇侧观。

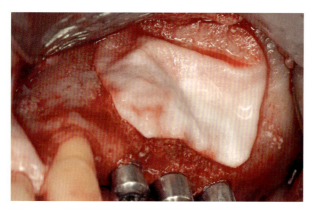

图14-39 使用天然胶原膜覆盖骨移植材料的唇侧观。

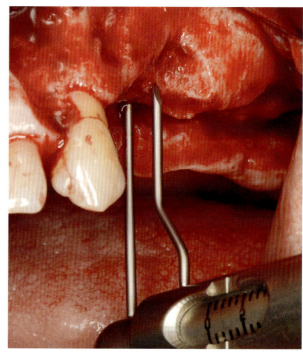

图14-40 术前仅有2.5mm宽的牙槽嵴（唇侧观）。

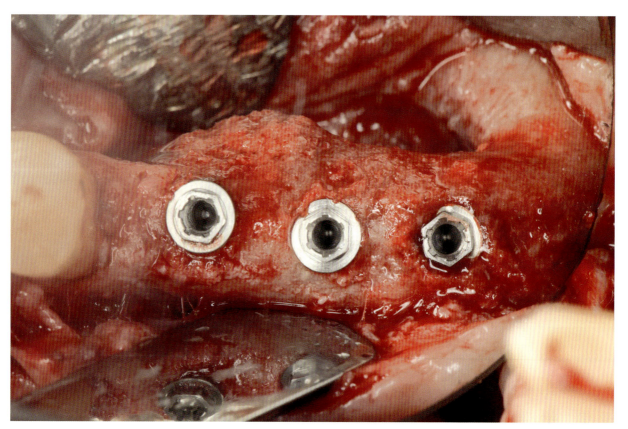

图14-41 牙槽嵴骨增量后植入3颗种植体的𬌗面观，注意牙槽嵴水平向获得了显著的增宽，表明牙槽嵴植骨区未被感染累及。这是感染后颗粒状植骨材料可部分存留的又一个病例。

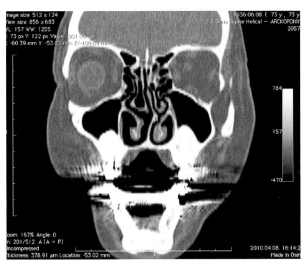

图|14-42　植骨感染治疗18个月，种植体负重后随访。CT扫描图像示上颌窦炎完全治愈，植骨材料整合良好。患者尽管有鼻中隔偏曲，仍可见健康且通畅的上颌窦-口复合体。

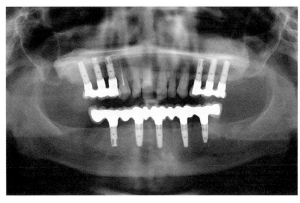

图|14-43　曲面断层片显示，种植体负重10个月后骨组织稳定。

只要CT扫描显示存在伴发的上颌窦炎，就应请耳鼻喉科专家会诊，会诊意见对于确认上颌窦裂口是否通畅，并确认上颌窦炎是保守治疗还是需要进一步手术治疗非常重要。建议主诊医生和会诊医生针对每一位上颌窦植骨感染伴发上颌窦炎的患者进行评估，并制订个性化的治疗计划。

所有8个感染位点经手术治疗后都已痊愈。迄今为止，没有任何一位接受过上颌窦植骨感染治疗的患者出现远期问题，种植体都成功植入到曾经的感染位点。所有24颗种植体均存留（种植体负重时间为12~18年），也就是说8例发生过术后感染的手术位点种植体存留率为100%。

自从这项研究发表后，作者在后来的临床工作中也遇到过很多病例，也是治疗该类型患者的良好范例。

上颌窦植骨感染伴上颌窦炎及"脓液反流"的典型病例

60岁女性患者，体健，上颌窦植骨术后3周，出现上颌窦植骨感染伴发上颌窦炎。

该患者缺牙区前方种植上部修复结构中有一个精密附着体，用以支撑可摘活动义齿。最初组织瓣设计避开了此附着体。治疗计划是调改原修复体，然而患者并没有佩戴可摘义齿，所以这是一个妥协的方案，这也许是导致术后感染的原因之一。

本病例是一个很好的教训，作者强烈建议，即使一种类型的临时修复设计比另一种类型舒适性更差且更昂贵，也不要在患者准备方面做出任何妥协。理想的治疗计划应是拆除旧的固定义齿和附着体，并重新制作边缘密合的临时修复体。

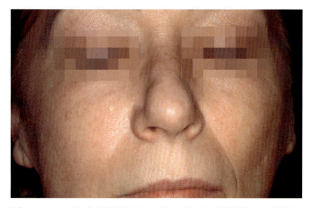

图14-44 患者面部照片，显示术后2周开始出现反复肿胀。

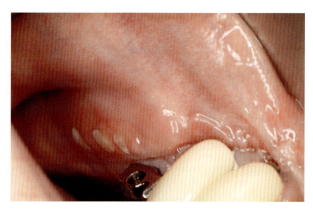

图14-45 口内唇侧观，术区出现肿胀并可见多个瘘管。

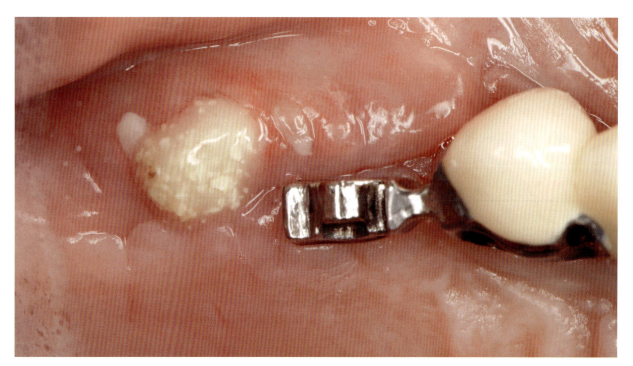

图14-46 该部位的𬌗面观，可见脓性渗出物，轻压患处后出现"爆米花"征。

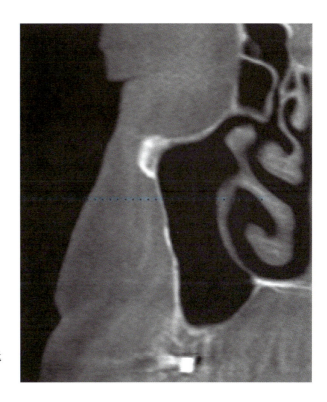

图14-47　CBCT冠状面扫描显示上颌窦裂口通畅，患者无任何上颌窦炎病史。

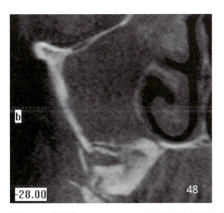

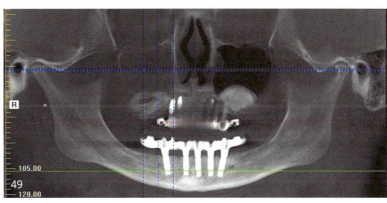

图14-48和图14-49　CBCT冠状面扫描和曲面断层片可见，上颌窦腔内完全阻射影，耳鼻喉科专家会诊后建议继续实施本文中所述的治疗计划。

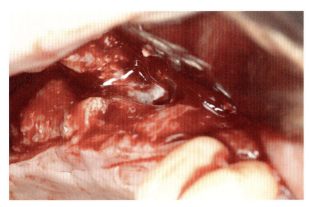

图14-50　再次翻开组织瓣后的唇侧观。

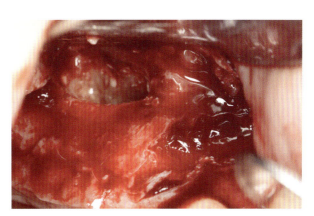

图14-51　大部分植骨材料颗粒已经通过瘘管流失。

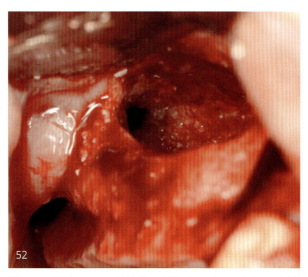

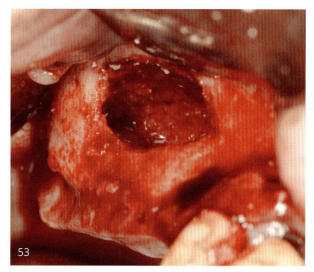

图14-52和图14-53　持续的清创导致几乎90%的植骨材料被去除。

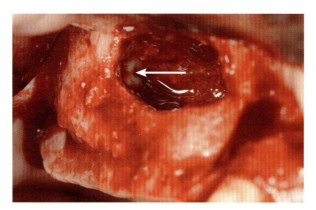

图14-54　有少许脓性渗出液反流（箭头所示）。

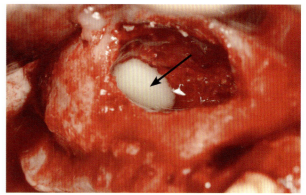

图14-55　"反流"的脓液。

　　我们的目标是建立一个"五壁"骨缺损，并保持上颌窦底黏骨膜的提升位置；但这根本不可能，因为必须从上颌窦黏骨膜的上部刮除所有植骨材料，接下来在提升的上颌窦黏骨膜上方制备一个小的引流孔来冲洗上颌窦，然而脓性渗出物开始通过一个未发现的小瘘管返流进缺损区。

　　从骨缺损区和上颌窦间的小瘘管吸出脓性渗出物后，扩大瘘管并继续冲洗上颌窦。至少使用5管20mL注射器的盐水，直到在吸引过程中见到清亮液体。本病例表明为什么开辟引流孔对上颌窦炎的处理是必须的，如果患者上颌窦裂口保持通畅，抽吸过程进行得很成功，就无需进一步的外科干预。按照上述方式处理后，患者愈合顺利。

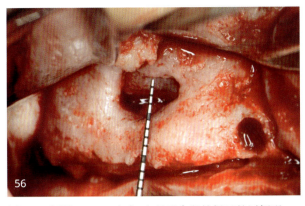
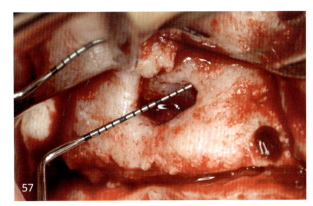

图14-56和图14-57 愈合8个月后余留缺损区的唇侧观。

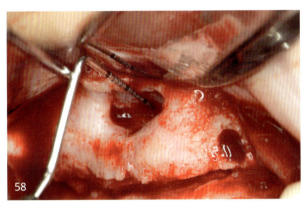
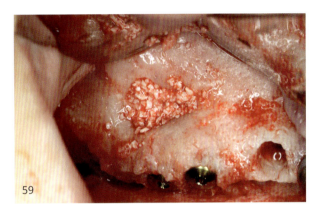

图14-58和图14-59 图片显示了新骨如何长入之前的骨缺损区，该缺损区在种植体植入同期进行了植骨。

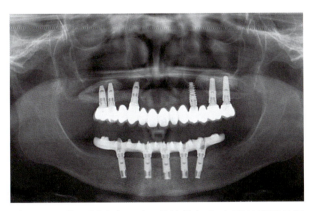
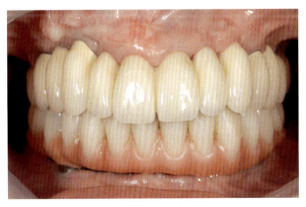

图14-60 曲面断层片显示，种植体负重8年后的嵴顶骨保持稳定。

图14-61 戴入最终修复体后的唇侧观。

对于萎缩的上颌后部区域，上颌窦底提升术被认为是一种安全、有效的骨增量方案。但即使十分小心谨慎，依然会出现很多问题，文献中也阐述了大量的术后并发症，从感觉不适到出现囊肿及其他上颌窦并发症。

上颌窦植骨感染是较严重的并发症，一项Meta分析揭示了上颌窦植骨感染在上颌窦骨增量过程中的发生率高达4.7%[3]。文献报道的上颌窦感染的治疗策略包括全身使用抗生素、鼻内窥镜探查、手术探查和冲洗。然而，这些文献中并没有报道上颌窦植骨术后感染的详细治疗方案。

本章阐述了上颌窦植骨感染的表现、症状以及详细的治疗方案。在浅表感染的情况下，单独使用抗生素可能是有效的，然而Loma Linda大学之前的治疗经验表明，仅使用抗生素治疗上颌窦植骨感染一般不能使其消退，通常感染仍会继续发展，最后仍需要完全清除植骨材料。因此，为慎重起见，对这8位上颌窦植骨感染的患者进行了外科手术合并全身药物治疗。

本书中阐述的治疗方案是作者30多年来进行上颌窦植骨和处理上颌窦植骨并发症的经验总结，代表了这些年治疗方法的进展。必须强调的是，在这8个病例中任何一位患者的二次手术，包括那两位伴发上颌窦炎的患者，都没有探查到感染的植骨材料与上颌窦腔之间存在交通。

而对于感染的植骨材料和上颌窦腔之间存在交通的病例，或感染不断进展以及对上述治疗方案无效的患者，就必须进行更积极的治疗，即完全清除植骨材料和/或由耳鼻咽喉科医生进行鼻内窥镜手术，以控制感染避免更严重的并发症。

因此，本章中报道的并发症可被认为是中等严重程度，可以通过上述的局部方案进行控制。早期发现体征和正确诊断对于防止感染扩散或加重是非常重要的。

本章阐述的治疗目标是消除感染，防止其发展到上颌窦腔和其他重要结构。手术治疗策略是立即消除感染源，使感染不会影响到后期种植体的成功植入。

虽然手术治疗方案看起来合理，但由于没有客观方法来证实清理后的上颌窦内植骨材料中是否仍有感染存在，所以一定会被认为是经验主义。尽管选择强力霉素粉末与余留植骨材料混合也会被认为是经验主义的做法，但强力霉素确实是一种有效、并具有抗炎特性的广谱抗生素。

一项随访6年的上颌窦骨增量的研究证实，强力霉素的使用是安全的：在植骨过程中将强力霉素与无机牛骨矿物质（ABBM）混合，最终也并没有干扰骨组织的再生[2]。

总体而言，患者满意度和组织学结果良好，不需要再次上颌窦底提升就能获得理想的骨增量效果，远期种植体存留率良好；这些临床结果证实此治疗方案是成功的，本研究中的所有8位患者以及之后其他患者的治疗效果都是如此。

早期治疗和去除感染是很必要的，可以避免感染扩散到上颌窦腔和周围骨组织，从而避免造成更大的损害。正如这些病例所示，彻底清除感染的植骨材料后，仍可以在未感染的区域实现骨再生，也可以使手术产生的"五壁"缺损的大部分空间实现骨再生（参见组织学证据，显示新骨在之前"中空"的位置形成）。

治疗上颌窦植骨感染时不再添加新的植骨材料是避免发生反复感染的一项安全措施；余留的轻度骨缺损可以在种植体植入时再进行处理。就上颌窦植骨感染的整体治疗而言，植入种植体时出现的根尖区骨开窗，很容易通过引导骨再生（GBR）术处理。与上颌窦植骨感染及潜在的植骨材料损失相比，这是一个相对较小的并发症。然而，如果感染没有被诊断出来，就会进一步发展，例如变成慢性上颌窦炎，会导致相关的症状并进一步发展。

未经治疗的上颌窦植骨感染

以下典型病例描述了上颌窦植骨后感染未经治疗导致的慢性上颌窦炎。

51岁女性患者，体健，无吸烟史，在转诊前两年在外院接受了上颌窦骨增量手术；患者在其现病史中描述了上颌窦植骨后感染的典型症状，然而她只进行了抗生素治疗，并没有进行手术探查。此治疗方案导致了CBCT所示的后遗症（图14-62），临床症状包括充血、疼痛和口臭。

与耳鼻喉科专家会诊后制订治疗方案，将进行口内探查、去除感染的植骨材料，并通过鼻内窥镜手术打开上颌窦裂口并清理上颌窦。

由于内窥镜下无法清理整个上颌窦，因此必须去除其一侧骨壁开辟口内手术入路。使用鼻内窥镜通过扩大的上颌窦裂口取出坏死骨组织（图

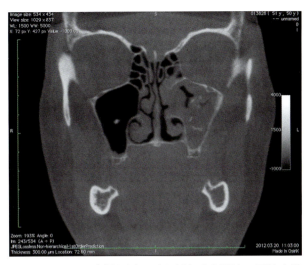

图14-62　CBCT全景视图显示上颌窦腔内混浊，可能有散在的植骨材料碎屑，髂部移植骨块被用于患者上颌窦和牙槽嵴骨增量。

14-63～图14-65），采集的标本送组织学检查。诊断结果显示，坏死的骨组织内有真菌感染，这是一种需要积极治疗的严重症状。

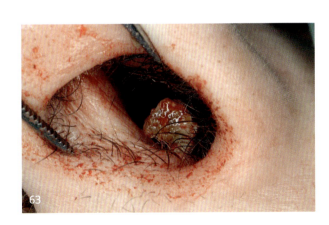

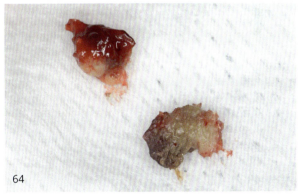

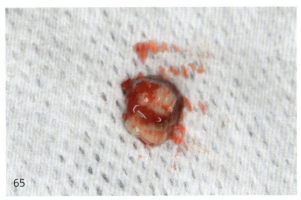

图14-63～图14-65　在鼻内窥镜下清除的坏死骨残片。

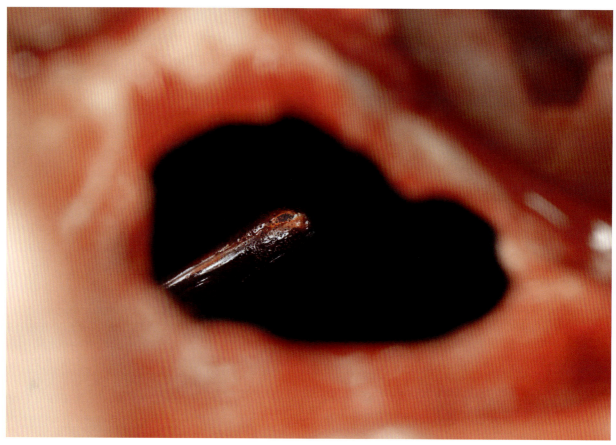

图14-66 口内照片示鼻内窥镜通过上颌窦裂口进入上颌窦，注意一侧骨壁已被去除开辟了口内手术入路。

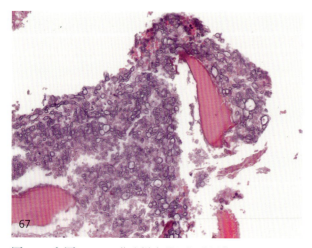
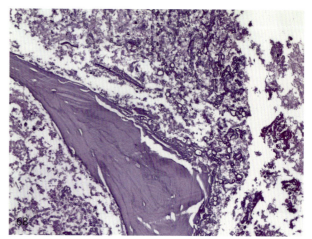

图14-67和图14-68 获取样本的组织学图像。

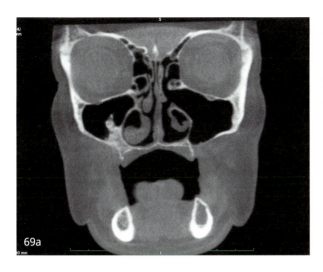 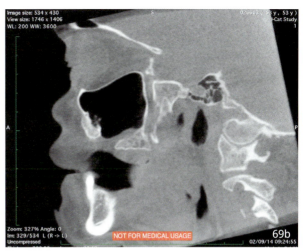

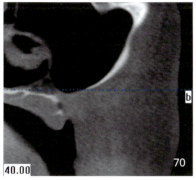 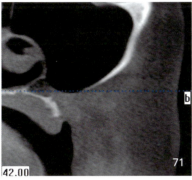 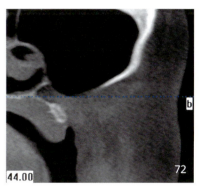

图14-69~图14-72　CBCT图像的全景、矢状面和冠状面显示，术后6个月愈合良好，患者所有症状在术后都消失了。注意上颌窦没有颊侧壁，且牙槽嵴极度萎缩，计划行"岛状"技术同期上颌窦骨增量。

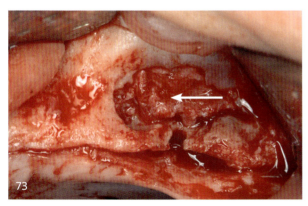 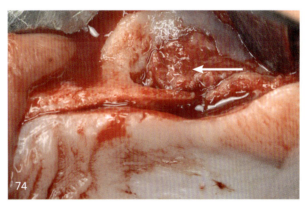

图14-73和图14-74　"岛状"结构（箭头所示）和萎缩牙槽嵴的唇侧观和𬌗面观。

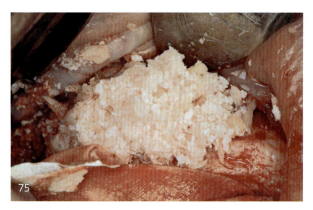
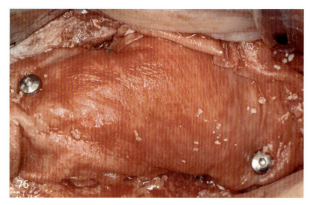

图14-75和图14-76 之前的感染部位采用"香肠"技术植骨的殆面观，在上颌骨的另一侧也采用了此技术，并与上颌窦植骨联合应用。

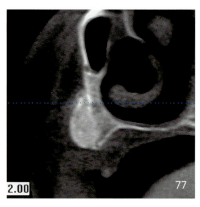
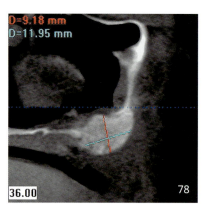
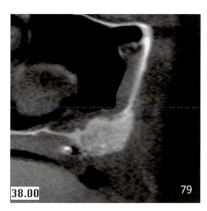

图14-77~图14-79 CBCT冠状面显示新骨形成，注意水平向和垂直向骨增量效果极佳。

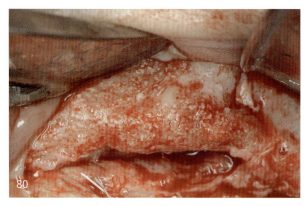
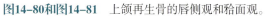
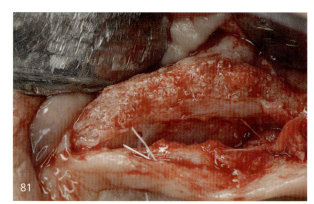

图14-80和图14-81 上颌再生骨的唇侧观和殆面观。

经验总结

1. 这些病例证实了尽快并有效地治疗上颌窦植骨感染是非常必要的。如果不能有效地治疗这些症状，可能会产生严重的后果。有效的治疗措施包括手术与药物治疗相结合。

2. 该类患者应请耳鼻喉科专家会诊后再开始治疗。

3. 使用口内和鼻内窥镜相结合的手术入路可有效治疗感染。

4. "岛状"技术结合"香肠"技术是重建骨缺损的首选方法；很难想象能将一个骨块安全地固定在如此严重缺损的牙槽嵴上。而采用GBR技术，可以用膜钉有效地固定屏障膜。胶原膜也是一个安全的选择，因为它可以在需要的时间内固定骨移植材料，随后被吸收降解。

参考文献

[1] Urban IA, Nagursky H, Lozada JL, Nagy K. Horizontal ridge augmentation with a collagen membrane and a combination of particulated autogenous bone and anorganic bovine bone-derived mineral: a prospective case series in 25 patients. Int J Periodontics Restorative Dent 2013;33: 299–307.

[2] Lambert F, Lecloux G, Rompen E. One-step approach for implant placement and subantral bone regeneration using bovine hydroxyapatite: A 2- to 6-year follow-up study. Int J Oral Maxillofac Implants 2010;25:598–606.

[3] Hallman M, Sennerby L, Lundgren S. A clinical and histologic evaluation of implant integration in the posterior maxilla after sinus floor augmentation with autogenous bone, bovine hydroxyapatite, or a 20:80 mixture. Int J Oral Maxillofac Implants 2002;17:635–643.

扩展阅读

[1] Anon JB, Jacobs MR, Poole MD, et al. Sinus and allergy health partnership, antimicrobial treatment guidelines for acute bacterial rhinosinusitis. Otolaryngol Head Neck Surg 2004;130(1 suppl):1–45.

[2] Bailey J, Change J. Antibiotics for acute maxillary sinusitis. Am Fam Physician 2009;79:757–758.

[3] Barone A, Santini S, Sbordone L, Crespi R, Covani U. A clinical study of the outcomes and complications associated with maxillary sinus augmentation. Int J Oral Maxillofac Implants 2006;21:81–85.

[4] Boyne PJ, James RA. Grafting of the maxillary sinus floor with autogenous marrow and bone. J Oral Surg 1980;38: 613–616.

[5] Del Fabbro M, Testori T, Francetti L, Weinstein R. Systematic review of survival rates for implants placed in the grafted maxillary sinus. Int J Periodontics Restorative Dent 2004;24:565–577.

[6] Griffin MO, Fricovsky E, Ceballos G, Villarreal F. Tetracyclines: A pleitropic family of compounds with promising therapeutic properties. Review of the literature. Am J Physiol Cell Physiol 2010;299:C539–C548.

[7] Jensen SS, Terheyden H. Bone augmentation procedures in localized defects in the alveolar ridge: clinical results with different bone grafts and bone-substitute materials. Int J Oral Maxillofac Implants 2009;24(suppl):218–236.

[8] Kahnberg KE, Vannas-Löfqvist L. Sinus lift procedure using a 2-stage surgical technique: I. Clinical and radiographic report up to 5 years. Int J Oral Maxillofac Implants 2008;23:876–884.

[9] Kan JY, Rungcharassaeng K, Lozada JL, Goodacre CJ. Effects of smoking on implant success in grafted maxillary sinuses. J Prosthet Dent 1999;82:307–311.

[10] Lundgren S, Anderson S, Gualini F, Sennerby L. Bone reformation with sinus membrane elevation: a new surgical technique for maxillary sinus floor augmentation. Clin Implant Dent Relat Res 2004;6: 165–173.

[11] Mahler D, Levin L, Zigdon H, Machtei EE. The "dome phenomenon" associated with maxillary sinus augmentation. Clin Implant Dent Relat Res 2009;11(suppl 1):e46–e51.

[12] Mardinger O, Manor I, Mijiritsky E, Hirshberg A. Maxillary sinus augmentation in the presence of antral pseudocyst: a clinical approach. Oral Surg Oral Med Oral Path Oral Radiol Endod 2007;103:180–184.

[13] Misch CM, Misch CE, Resnik RR, Ismael YH, Appel B. Postoperative maxillary cyst associated with a maxillary sinus elevation procedure: a case report. J Oral Implantol 1991;17:432–437.

[14] Nkenke E, Stelzle F. Clinical outcomes of sinus floor augmentation for implant placement using autogenous bone or bone substitutes: a systematic review. Clinical Oral Implants Res 2009;20(suppl 4):124–133.

[15] Peleg M, Garg AK, Mazor Z. Predictability of simultaneous implant placement in the severely atrophic posterior maxilla: a 9-year longitudinal experience of 2,132 implants placed into 731 human sinus grafts. Int J Oral Maxillofac Implants 2006;21: 94–102.

[16] Pjeturrson B, Lang N. Elevation of the maxillary sinus floor. In: Lindhe J, Lang N, Karring T (eds). Clinical Periodontology and Implant Dentistry, ed 5. Oxford: Blackwell Munksgaard, 2008:1106.

[17] Schwartz-Arad D, Herzberg R, Dolev E. The prevalence of surgical complications of the sinus graft procedure and their impact on implant survival. J Periodontol 2004;75:511–516.

[18] Tatum H Jr. Maxillary and sinus implant reconstructions. Dent Clin North Am 1986;30:207–229.

[19] Testori T, Wallace SS, Del Fabbro M, et al. Repair of large sinus membrane perforations using stabilized collagen barrier membranes: surgical techniques with histologic and radiographic evidence of success. Int J Periodontics Restorative Dent 2008;28:9–17.

[20] Urban IA, Lozada JL. Implants placed in augmented sinuses with minimal and moderate residual crestal bone: results after 1 to 5 years. Int J Oral Maxillofac Implants 2010;25:1203–1212.

[21] Urban IA, Nagursky H, Church C, Lozada JL. Incidence, diagnosis, and treatment of sinus graft infection after sinus floor elevation: a clinical study. Int J Oral Maxillofac Implants 2012;27:449–457.

[22] Wallace SS, Froum SJ. Effect of maxillary sinus augmentation on the survival of endosseous dental implants. A systematic review. Ann Periodontol 2003;8:328–343.

第15章
上颌后牙区极端垂直向骨缺损的重建

The reconstruction of an extreme vertical defect in the posterior maxilla

本章展示了一个上颌后牙区极端骨缺损合并牙槽嵴和颊侧骨壁缺失的典型病例。60岁男性患者，体健，临床表现为上颌窦炎和口腔–上颌窦瘘。

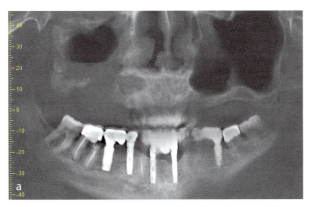 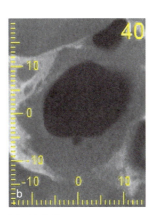 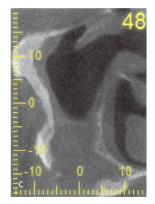

图15-1a ~ c CBCT冠状面扫描和曲面断层片示口腔与上颌窦之间的瘘管。

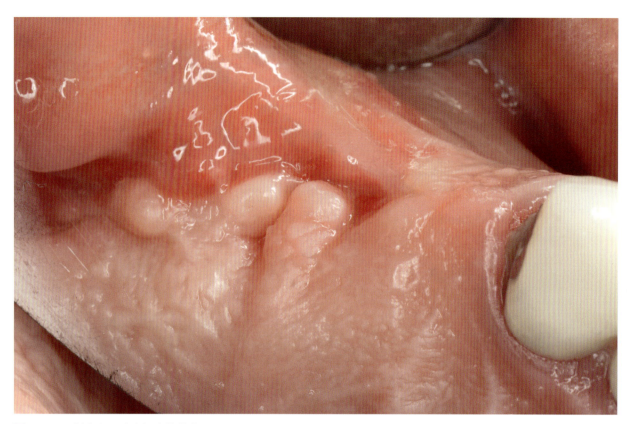

图15-2 上颌窦和口腔之间瘘管的殆面观。

脓性渗出物可通过瘘管流出，病史显示该患者曾在外院行上颌窦植骨但失败了。

请耳鼻喉科专家会诊后，嘱患者口服抗生素（阿莫西林克拉维酸钾，1g），2次/天，持续1周。药物治疗结束后，上颌窦不再有脓性渗出物；但是耳鼻喉科专家建议，除了关闭口腔-上颌窦瘘之外，还应进行鼻内窥镜上颌窦手术。

翻全厚瓣，冲洗上颌窦，尝试初期关闭口腔-上颌窦瘘。此外，由耳鼻喉科专家进行鼻内窥镜上颌窦手术以打开上颌窦裂口。

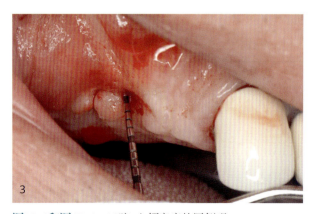

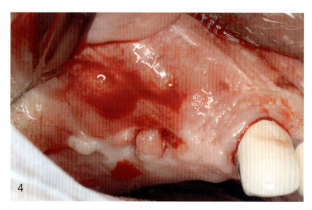

图15-3和图15-4 口腔-上颌窦瘘的唇侧观。

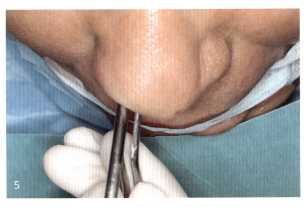
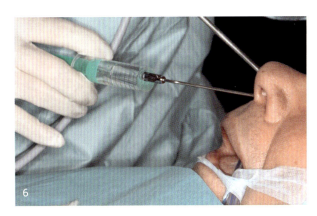

图|15–5和图|15–6　鼻内窥镜手术中的临床照片。

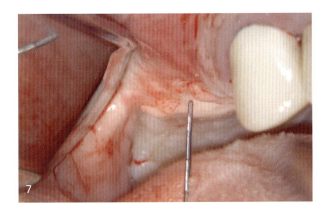
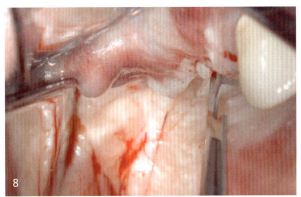

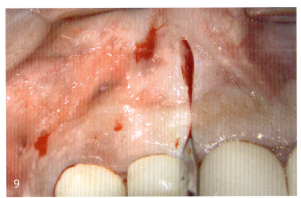

图|15–7 ~ 图|15–9　组织瓣设计的唇侧观和殆面观。

在缺损区近中两个牙位处做垂直切口；在牙槽嵴顶做水平切口越过远中膜龈联合，然后翻"安全瓣"；请参考第10章关于上颌后牙区组织瓣的设计。注意口腔–上颌窦瘘已被成功处理，计划采用"岛状"技术来找到上颌窦壁的骨缺损范围。

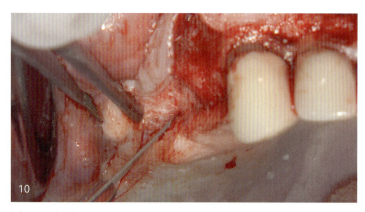

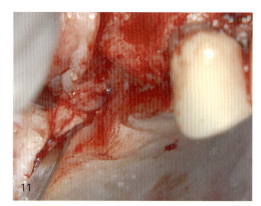

图15-10和图15-11 偏腭侧做牙槽嵴顶切口并翻半厚瓣。

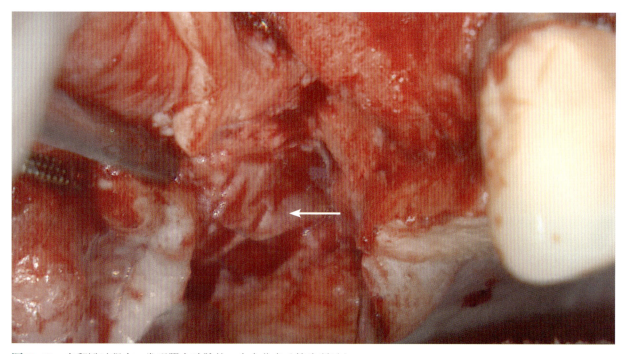

图15-12 在翻瓣过程中，发现腭大动脉的一个大分支（箭头所示）。

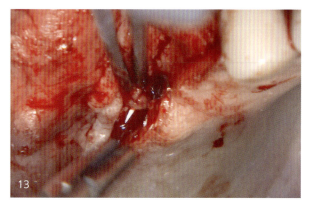

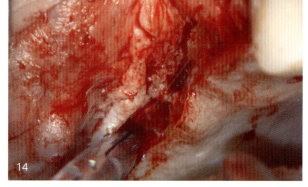

图15-13和图15-14 使用6-0可吸收缝线结扎该动脉。

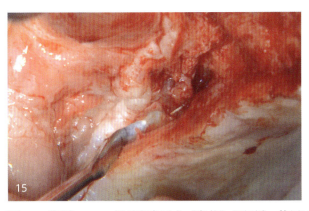
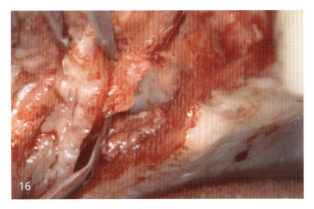

图15-15和图15-16 继续预备后方"岛状"组织瓣,使用Mini Me来确认缺损区后方的完整骨组织。

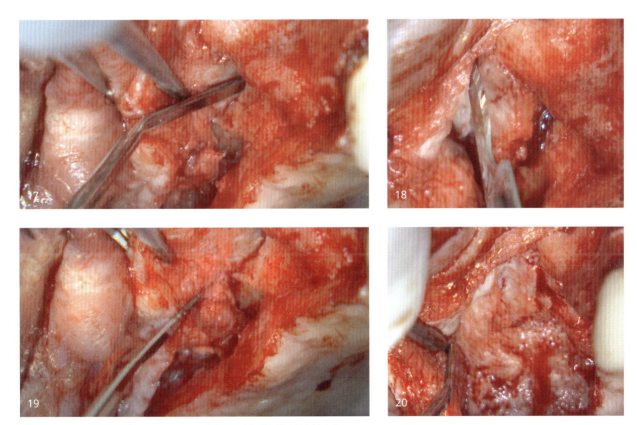

图15-17~图15-20 使用Mini Me和手术刀预备半厚瓣的唇侧观。

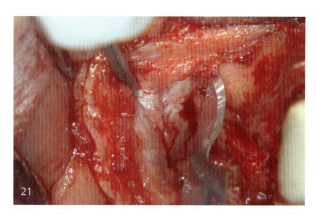
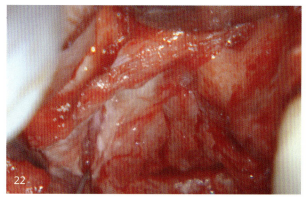

图15-21和图15-22 手术刀预备缺损区上方组织瓣的唇侧观。

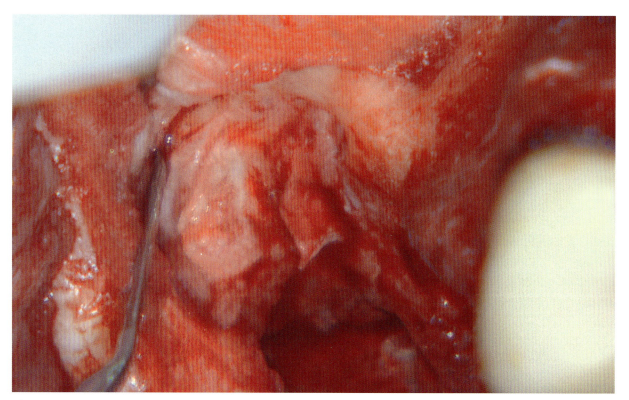

图15-23 使用Mini Me确认"岛状"瓣上部边界的唇侧观。

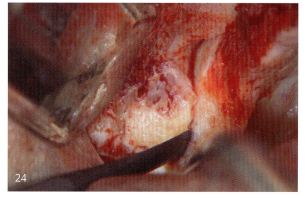
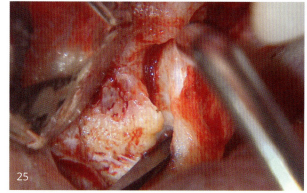

图15-24和图15-25 "岛状"瓣预备完成后，最终将组织瓣翻至上颌结节上方的唇侧观。

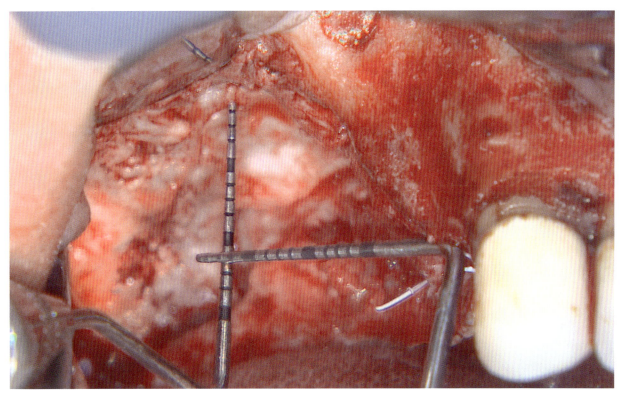

图15-26 大范围垂直向骨缺损的唇侧观，注意牙槽嵴骨量缺失>10mm。

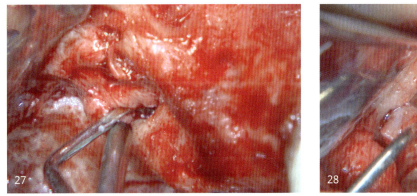

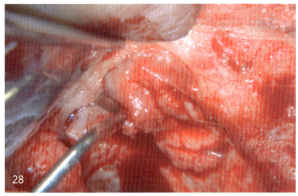

图15-27和图15-28 从上颌窦骨壁缺损的边缘处开始剥离上颌窦黏骨膜。

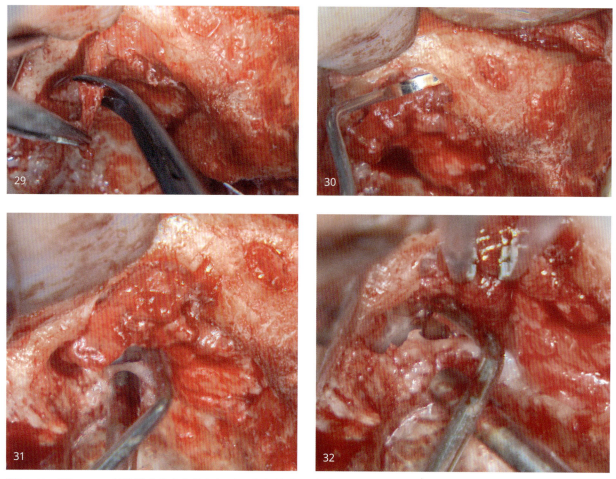

图15-29 ~ 图15-32 切除附着的多余软组织后，翻起骨膜–上颌窦黏骨膜复合体；计划使用"千层面"技术。

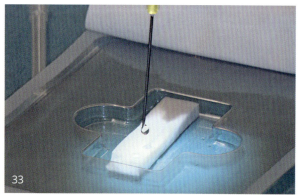

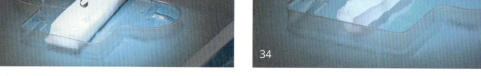

图15-33和图15-34 准备低剂量的骨形成蛋白-2（BMP-2）。

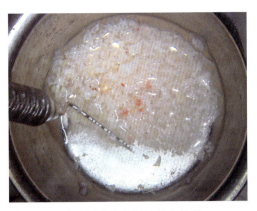

图15-35 从下颌升支取颗粒状自体骨。

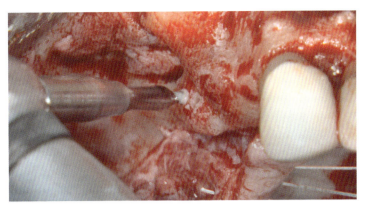

图15-36 去皮质化，制备滋养孔（唇侧观）。

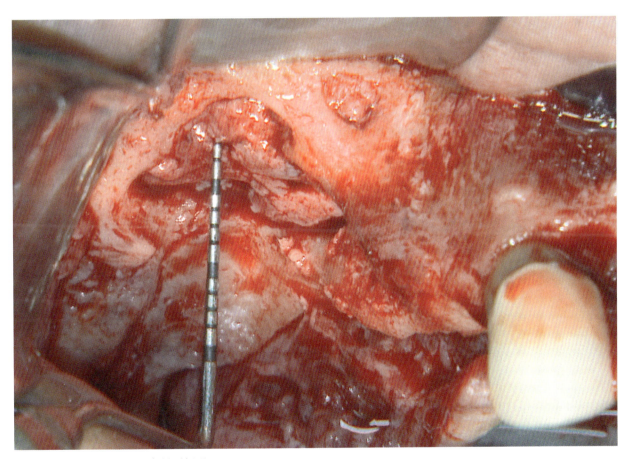

图15-37 缺损区和软组织岛的唇侧观。

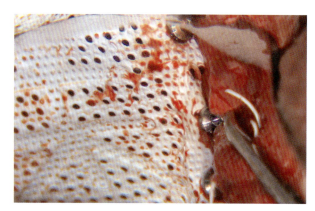

图15-38 放置腭侧膜钉（𬌗面观）。

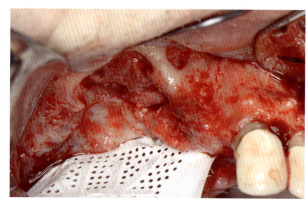

图15-39 有孔致密型聚四氟乙烯（d-PTFE）膜就位并固定（唇侧观）。

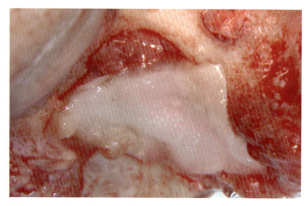

图15-40 将一层载有骨形成蛋白-2（BMP-2）的胶原基质覆盖在软组织岛上（唇侧观）。

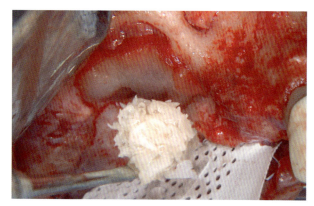

图15-41 将一些颗粒状自体骨放置在胶原基质处（唇侧观），其原理是在软组织岛的部位创造一层良好的皮质骨。

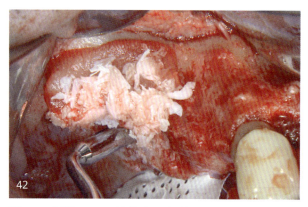

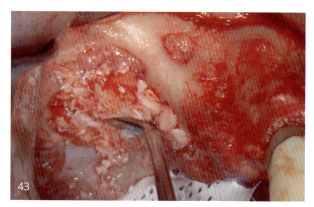

图15-42和图15-43 植骨过程（唇侧观）。

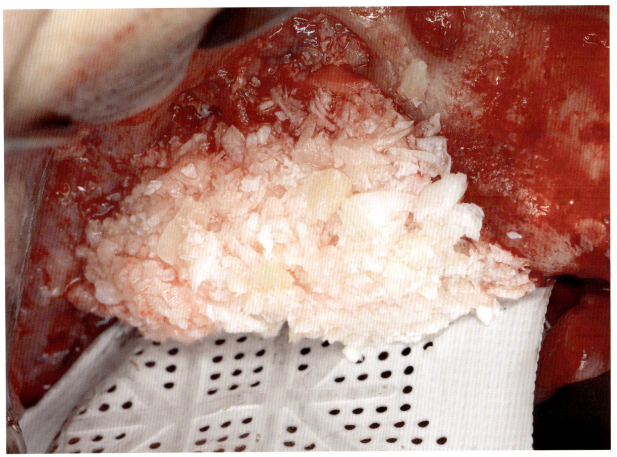

图15-44 植骨材料就位后的唇侧观。将自体骨与无机牛骨矿物质（ABBM）按照1：1混合后覆盖在最初那层自体骨上。

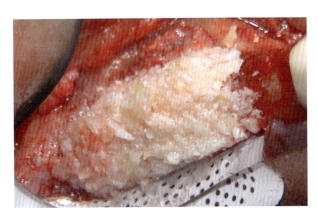

图15-45 植骨材料就位（𬌗面观）。

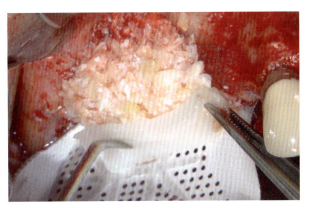

图15-46 另外一层载有骨形成蛋白-2（BMP-2）的胶原基质（唇侧观）。

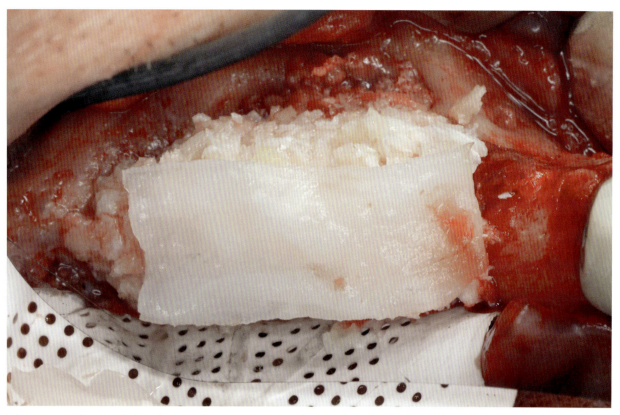

图15-47 "千层面"技术的秴面观，嵴顶为骨形成蛋白-2（BMP-2）。

　　因为此处的骨板脆弱，注意在使用膜钉之前备孔（图15-50），如果没有预先备孔就尝试放置膜钉，则可能导致颊侧骨壁骨折。请按这种方法轻柔地放置膜钉。

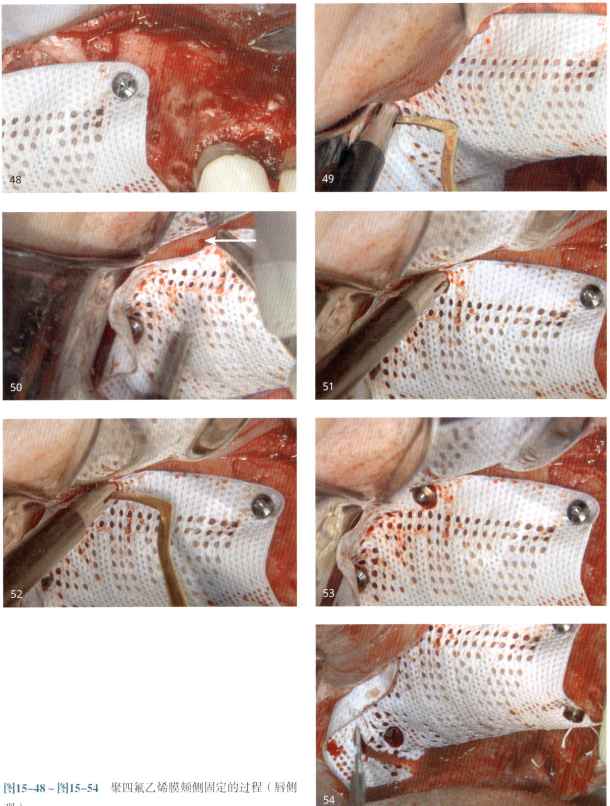

图15-48 ~ 图15-54 聚四氟乙烯膜颊侧固定的过程（唇侧观）。

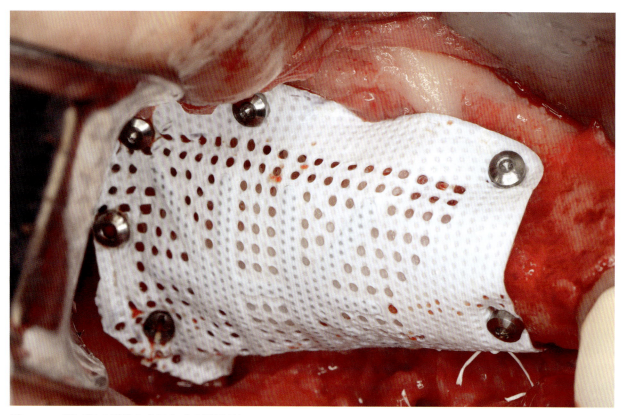

图15-55 聚四氟乙烯膜完成固定后（唇侧观）。

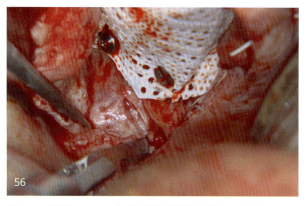

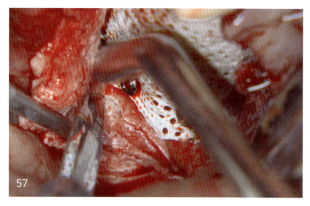

图15-56和图15-57 在其远端开始做骨膜切口（𬌗面观）。

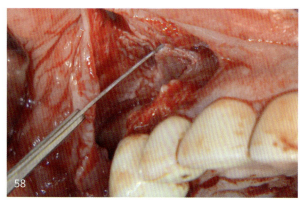

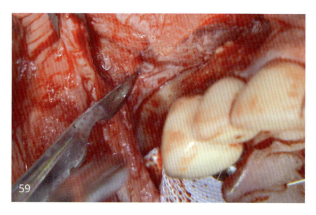

图15-58和图15-59 组织瓣前部骨膜切口的𬌗面观。

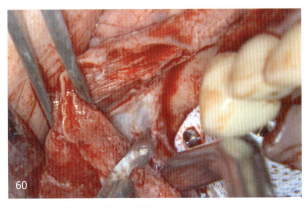
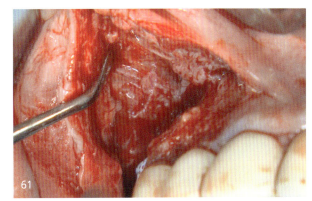

图15-60 第2步是软组织松解。

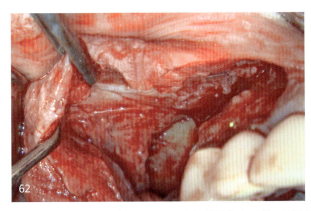
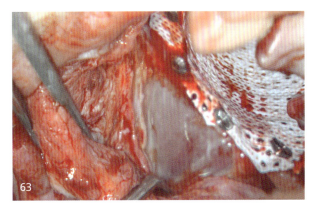

图15-61~图15-63 使用Mini Me进行弹性分离（前面观和殆面观）。

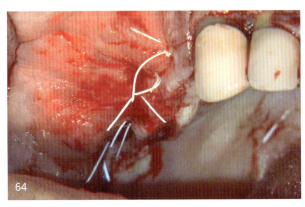
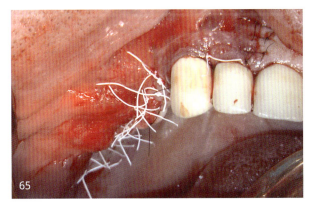

图15-64和图15-65 使用聚四氟乙烯（PTFE）缝线进行双层缝合（殆面观）。

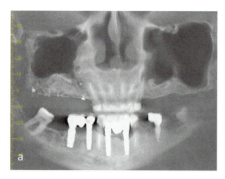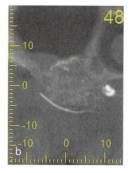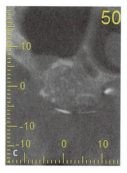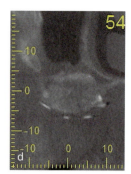

图15-66a~d CBCT冠状面及曲面断层片显示，获得了良好的垂直向骨增量，而且上颌窦健康。

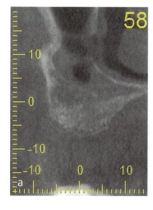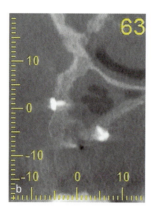

图15-67a和b 注意在植骨术中并未有意避开窦前隐窝，在种植体植入时还会关注此处，窦前隐窝的上颌窦黏骨膜较厚。

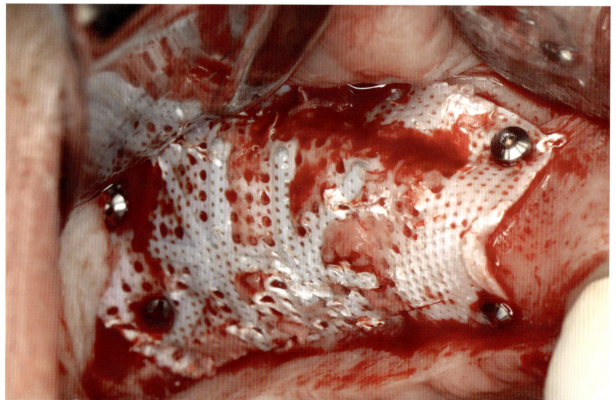

图15-68 无干扰愈合9个月后的不可吸收膜（唇侧观）。

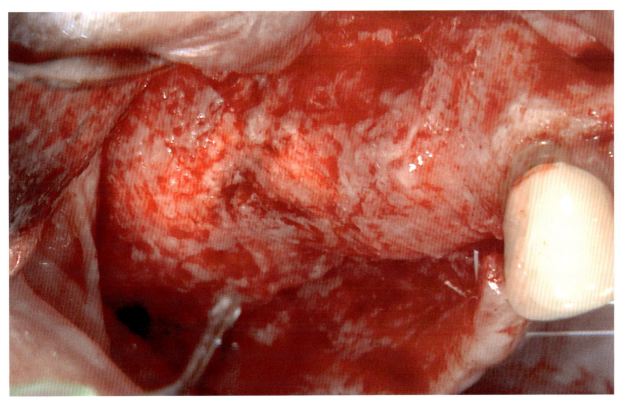

图15-69 再生牙槽嵴的唇侧观。

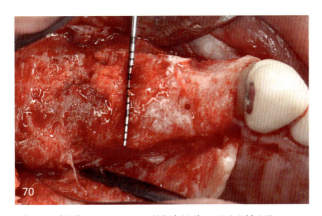
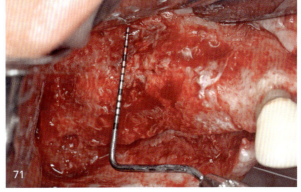

图15-70和图15-71 再生牙槽嵴的殆面观和唇侧观。

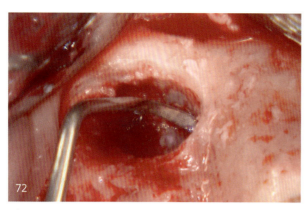
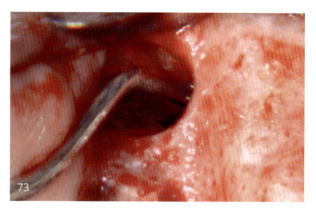

图15-72和图15-73 在窦前隐窝处小范围提升上颌窦黏骨膜（唇侧观）。第一次手术没有尝试这样做，是为了避免并发症。在牙槽嵴重建后植入种植体时，此缺损很容易处理。

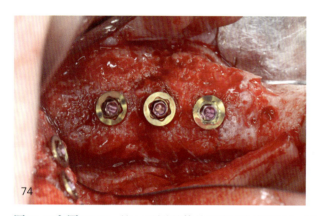
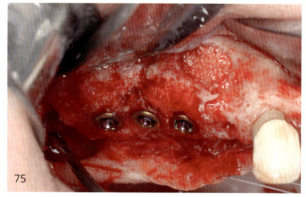

图15-74和图15-75 植入3颗种植体并连接最终修复基台（𬌗面观和唇侧观）。

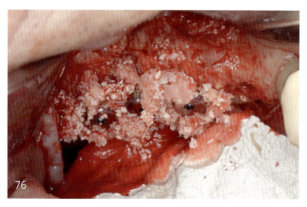
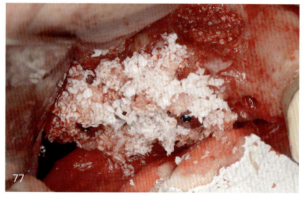

图15-76和图15-77 在种植体顶部接着行"迷你香肠"植骨（唇侧观）。

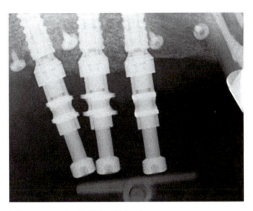

图15-78　负重前的根尖片。

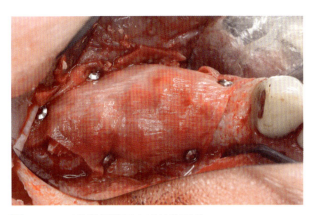

图15-79　天然胶原膜固定后的殆面观。

经验总结

1. 本章介绍了上颌窦炎合并口腔-上颌窦瘘的治疗方法。

2. 一步一步展示了上颌后部极端萎缩患者成功治疗的过程。本病例不使用骨形成蛋白-2

（BMP-2）也能获得成功；使用生长因子有助于消除不成熟层。由于植骨量非常大，为了安全起见使用了"迷你香肠"技术。

上颌后牙区极端萎缩牙槽嵴进行垂直向骨增量术后的长期随访

作者在一项回顾性研究中证实[1]，与在口腔其他位置进行的牙槽嵴垂直向骨增量相比，同期进行上颌窦植骨和垂直向骨增量的病例在牙槽嵴改建或种植体成功率方面的没有统计学差异。这些结果令人鼓舞，作者强烈建议临床医生同期进行上颌窦植骨和牙槽嵴骨增量。

设计"安全瓣"时，应在缺损区近中1个或2个牙位处做颊侧垂直松弛切口，在远端不应设计垂直切口，而应将牙槽嵴顶切口延续至黏膜区域；在最靠近缺损区天然牙的近中舌侧线角处作腭侧垂直松弛切口。

接下来这个典型病例是一位60岁男性患者，体健，需要进行上颌后牙区牙槽嵴垂直向骨增量和上颌窦植骨。

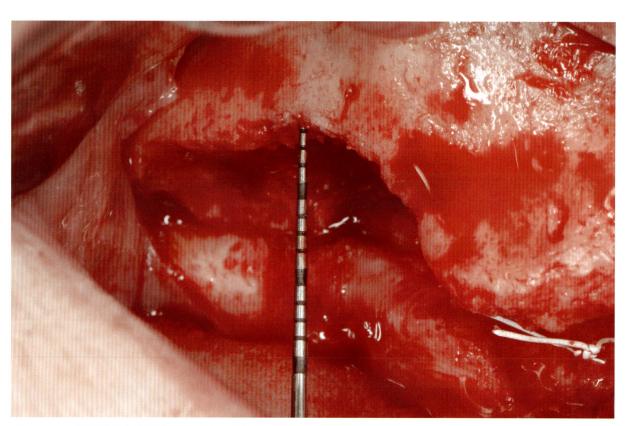

图15-80 上颌后牙区大范围的10mm垂直向骨缺损（唇侧观）。

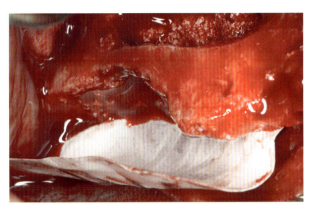

图15-81　上颌窦植骨后将钛加强聚四氟乙烯（e-PTFE-TR）膜固定在腭侧（唇侧观）。

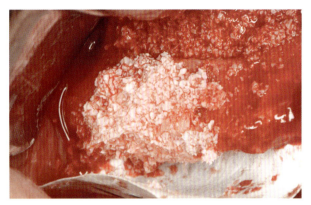

图15-82　自体骨与无机牛骨矿物质（ABBM）1:1混合为植骨材料，用于上颌窦植骨及垂直向牙槽嵴骨增量（唇侧观）。

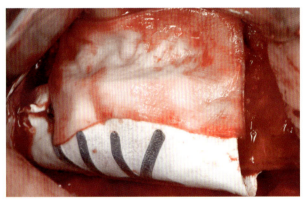

图15-83　固定聚四氟乙烯（e-PTFE）膜后，用胶原膜覆盖上颌窦侧壁骨窗（唇侧观）。

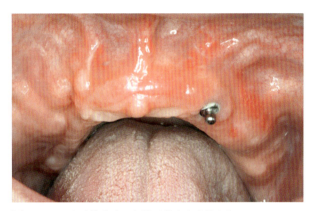

图15-84　无干扰愈合9个月后软组织唇侧观。

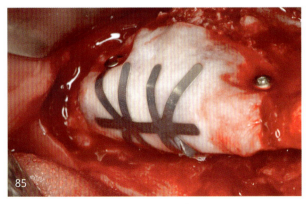

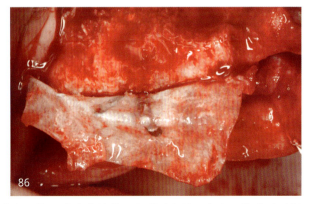

图15-85和图15-86　钛加强聚四氟乙烯（e-PTFE-TR）膜在原位和移除中的情况表明再生骨已发生血管化（唇侧观）。

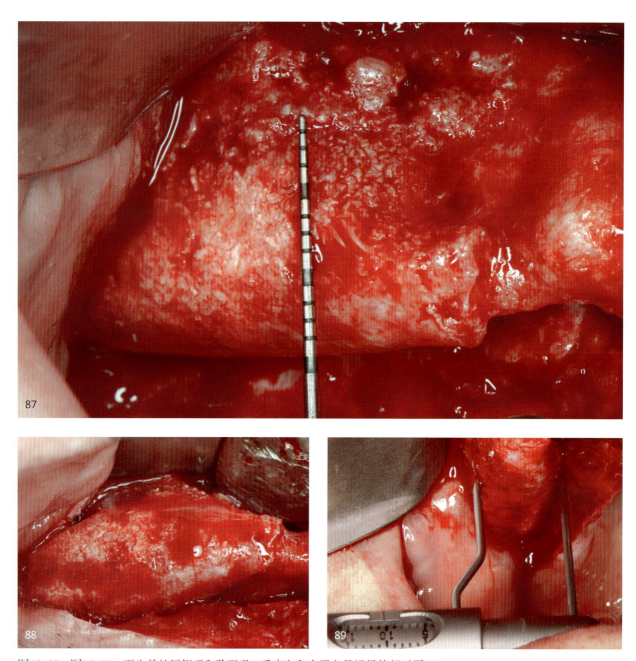

图15-87 ~ 图15-89　再生骨的唇侧观和殆面观，垂直向和水平向骨增量均超过了10mm。

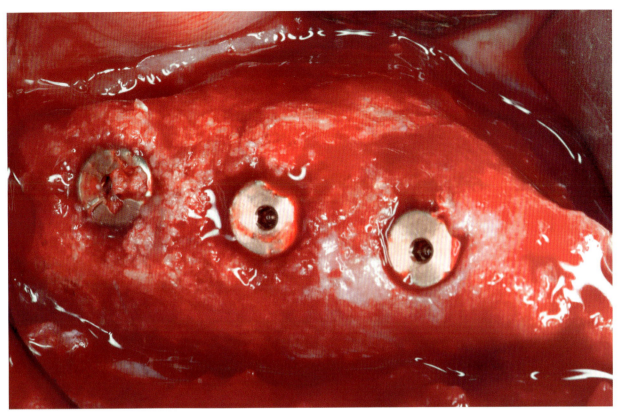

图15-90 将种植体植入再生的牙槽嵴中（殆面观）。

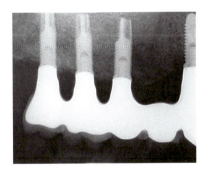

图15-91 根尖片显示种植体负重10年后嵴顶骨保持稳定。

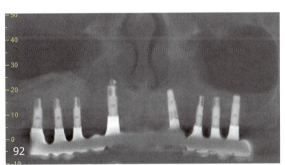

图15-92和图15-93 种植体负重10年后的曲面断层片和CBCT冠状面扫描。

经验总结

1. 对牙槽嵴极端萎缩的患者同时进行垂直向骨增量和上颌窦植骨可获得优异的长期效果。

2. 临时修复应小心进行，使用多个种植体支持的改良义齿，避免对植骨材料造成压力。

3. 请参阅作者第1本书第10章和第20章的内容。

根据本章所阐述的技术和生物学原则，治疗上颌后牙区大范围垂直向骨缺损的效果是可靠的，作者在上颌后牙区相关病例的治疗中取得了优异的远期疗效。

参考文献

[1] Urban IA, Jovanovic SA, Lozada JL. Vertical ridge augmentation using guided bone regeneration (GBR) in three clinical scenarios prior to implant placement: a retrospective study of 35 patients 12 to 72 months after loading. Int J Oral Maxillofac Implants 2009;24:502–510.

扩展阅读

[1] Monje A, Urban IA, Miron RJ, Caballe-Serrano J, Buser D, Wang HL. Morphologic patterns of the atrophic posterior maxilla and clinical implications for bone regenerative therapy. Int J Periodontics Restorative Dent 2017;37: e279–e289.

[2] Plonka AB, Urban IA, Wang HL. Decision tree for vertical ridge augmentation. Int J Periodontics Restorative Dent 2018;38:269–275.

[3] Urban I, Caplanis N, Lozada JL. Simultaneous vertical guided bone regeneration and guided tissue regeneration in the posterior maxilla using recombinant human platelet-derived growth factor: a case report. J Oral Implantol 2009;35:251–256.

[4] Urban IA. Simultaneous sinus and horizontal augmentation utilizing a resorbable membrane and particulated bone graft: a technical note and 7-year follow-up of a case. Euro J Oral Surg 2011;2;19–24.

[5] Urban IA, Lozada JL, Jovanovic SA, Nagy K. Horizontal guided bone regeneration in the posterior maxilla using recombinant human platelet-derived growth factor: a case report. Int J Periodontics Restorative Dent 2013;33: 421–425.

[6] Urban IA, Monje A, Lozada JL, Wang HL. Long-term evaluation of peri-implant bone level after reconstruction of severely atrophic edentulous maxilla via vertical and horizontal guided bone regeneration in combination with sinus augmentation: a case series with 1 to 15 years of loading. Clin Implant Dent Relat Res 2017;19:46–55.

[7] Urban IA, Monje A. Guided bone regeneration in alveolar bone reconstruction. Oral Maxillofac Surg Clin North Am 2019;31:331–338.

[8] Urban IA, Montero E, Monje A, Sanz-Sánchez I. Effectiveness of vertical ridge augmentation interventions: a systematic review and meta-analysis. J Clin Periodontol 2019;46(suppl 21):319–339.

[9] Urban IA, Nagursky H, Lozada JL, Nagy K. Horizontal ridge augmentation with a collagen membrane and a combination of particulated autogenous bone and anorganic bovine bone-derived mineral: a prospective case series in 25 patients. Int J Periodontics Restorative Dent 2013;33:299–307.

[10] Urban IA, Nagursky H, Lozada JL. Horizontal ridge augmentation with a resorbable membrane and particulated autogenous bone with or without anorganic bovine bone-derived mineral: a prospective case series in 22 patients. Int J Oral Maxillofac Implants 2011;26: 404–414.

第16章
简介及临床治疗指南

Introduction and
clinical treatment guidelines

上颌前牙区缺损简介

大多数上颌前牙缺失的患者，会同时存在水平向及垂直向的牙槽嵴骨缺损。这个特点使得该位置的种植修复具有一定特殊性。因此，为了获得具有正常冠高的最佳美学效果，垂直向牙槽嵴骨增量是治疗该区域最常用的方案。严重的上颌前牙区垂直向骨缺损，常导致唇支撑丧失等面部美学问题。

上颌前牙区的骨增量手术，无法像下颌那样通过舌侧组织瓣的松解实现减张，而颊侧瓣的减张也比上颌后牙区更困难，因此手术充满挑战性。

此外，这类患者已经历过多次失败的手术，并伴有前庭丧失和瘢痕组织形成。制备组织瓣时必须保护位于术区的眶下神经分支。完善的手术操作是克服这些挑战，成功获得最佳种植体植入骨条件和面部美学重塑的关键。

组织瓣的松解减张会导致软组织严重变形，进而引起前庭丧失和角化（keratinized tissue，KT）组织量减少。关于软组织重建的文献报道很少，而且前庭重建手术需要一个开放式愈合的表面组织移植物，通常该移植物愈合后的组织颜色和质地都与邻近的软组织不同。在本章和接下来的几章里，我们将对软组织移植技术做详细介绍。

包括种植体间龈乳头在内的骨和软组织的再生，是口腔种植治疗中最大的挑战之一。使用骨移植和增加龈乳头的软组织移植技术已成为近年来最重要的进展之一。

上颌前牙区骨增量是最困难的再生手术。作者希望通过本章至第18章的大量篇幅，为临床医生提供处理这些具体问题的全面指南。

263

临床指南：上颌前牙区严重垂直向缺损的手术治疗

以下指南详细介绍了上颌前牙区手术操作。为了支持本章的学习目标，请参阅作者第1本书第14章。

这是一个上颌前牙区极端垂直向和水平向组织缺损的典型病例。42岁女性患者，体健，无吸烟史，十余年前因一次事故导致上颌前牙和牙槽骨缺失。事故发生后，患者一直佩戴活动义齿。骨缺损导致上唇支撑完全丧失，使嘴唇看起来非常菲薄。

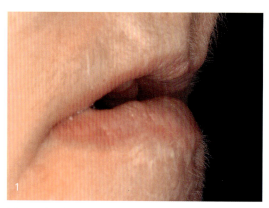
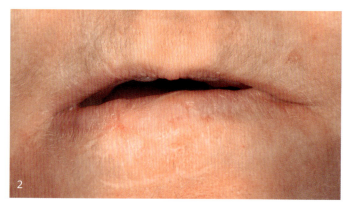

图16-1和图16-2 患者唇部的唇侧观和侧面观。失去上唇部支撑使患者看起来比实际的42岁年龄苍老。

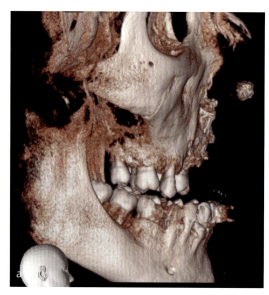
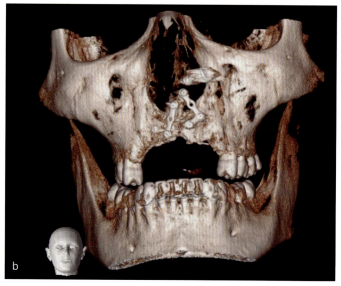

图16-3a和lb CBCT检查显示，患者牙槽嵴存在严重的垂直向和水平向缺损。重建该类型的缺损，通常需要住院接受口外其他部位的骨移植；比在口内采集自体骨颗粒，行引导骨再生（GBR）术的创伤更大。

图|16-4　曲面断层片显示上颌前牙区严重的骨缺损。

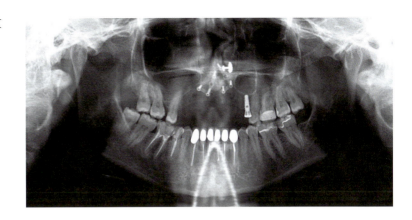

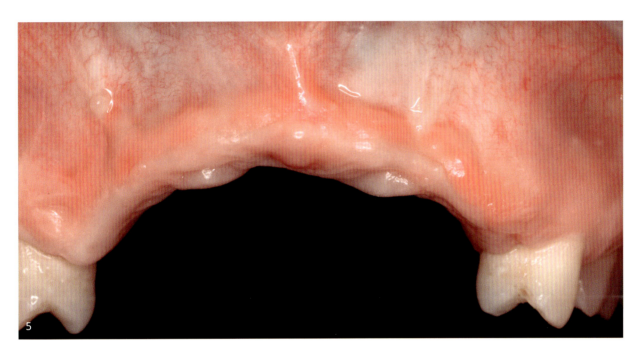

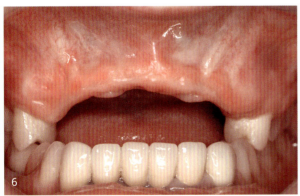

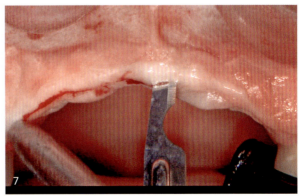

图|16-5和图|16-6　垂直向缺损口内唇侧观。根据骨膜瘢痕判断，这是一个上颌前牙区Ⅱ型或Ⅳ型缺损（请参阅作者第1本书第14章）。

图|16-7　设计延展瓣，包括牙槽嵴顶切口和垂直松弛切口。

使用15C刀片在角化龈处做全厚的牙槽嵴顶正中切口。如果有充足的角化组织,该切口可以放在正中偏唇侧约2mm处。本病例为获得好的手术入路和视野,需要做2个垂直切口,垂直切口的起点要距缺损3个牙位,并斜行向术区外

各延伸1个牙位。一般而言,大范围瓣更容易关闭,且可以减少膜龈联合(mucogingival junction,MGJ)变形。如果计划进行龈乳头移位术,垂直切口必须距离缺损区3~4个牙位。

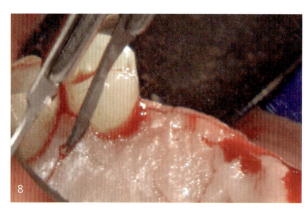

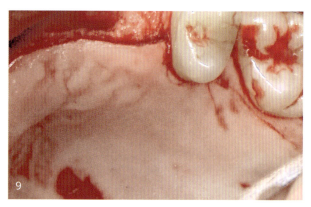

图16-8和图16-9 腭侧延展瓣由1个龈沟内切口和2个腭侧垂直松弛切口组成,长度为6~8mm,位于相邻天然牙的远中线角处。当鼻腭孔妨碍手术操作时,可对其内容物进行部分侧方移位。

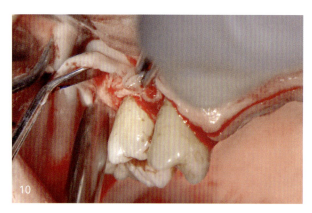

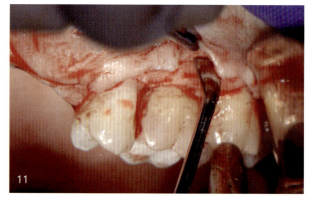

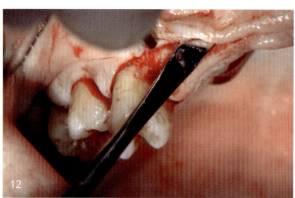

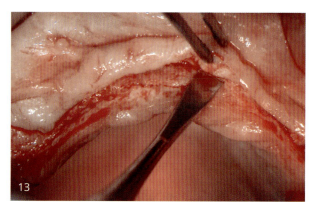

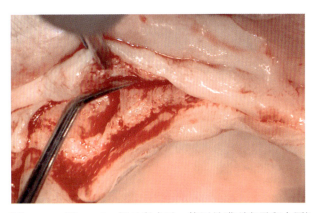

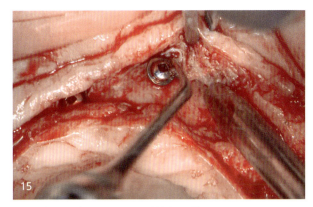

图16-10~图16-15 切口完成后，使用骨膜剥离子翻全厚瓣并超过膜龈联合（MGJ）及骨缺损区外至少5mm。

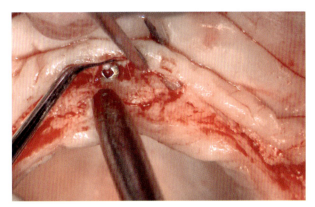

图16-16 翻瓣后显露骨固定螺钉的唇侧观。

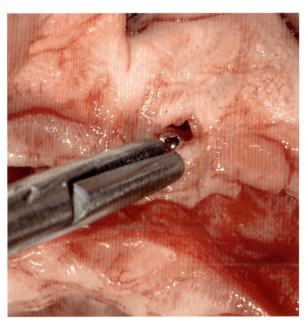

图16-17 螺钉上方膜龈联合处组织瓣意外穿孔。这是一种术中并发症，必须在手术过程中加以妥善处理。

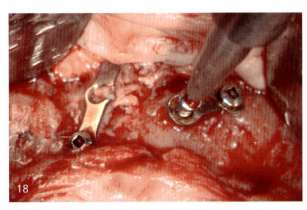

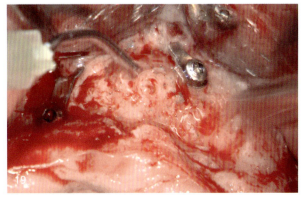

图16-18和图16-19 接骨夹板暴露后的唇侧观。由于剩余部分已发生完全骨结合而无法移除，因此仅取出了一枚螺钉和一部分钛夹板。

267

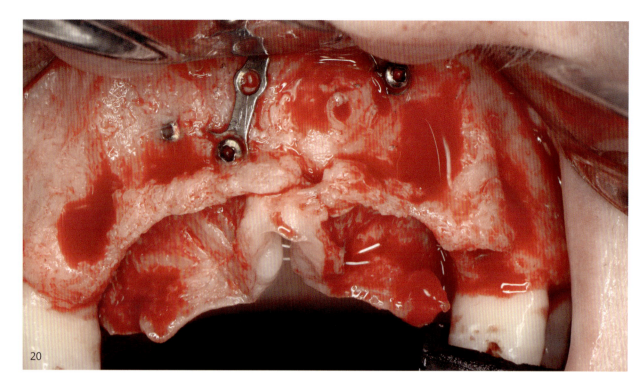

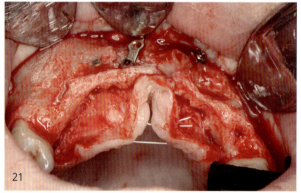
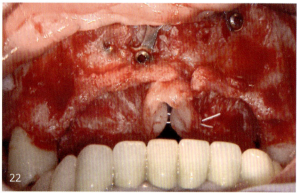

图16-20～图16-22 翻瓣后骨缺损的唇侧观和𬌗面观。注意（在图16-21和图16-22中）可见严重的水平向和垂直向缺损。在剥离腭侧组织瓣过程中，将鼻腭神经血管束侧方移位。

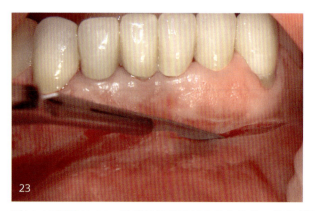
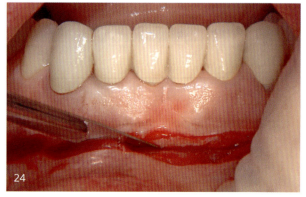

图16-23和图16-24 重建缺损需移植大量自体骨。从患者下颌骨正中联合以及下颌升支取自体骨。唇侧观显示在下颌前牙区黏膜上做斜行切口。

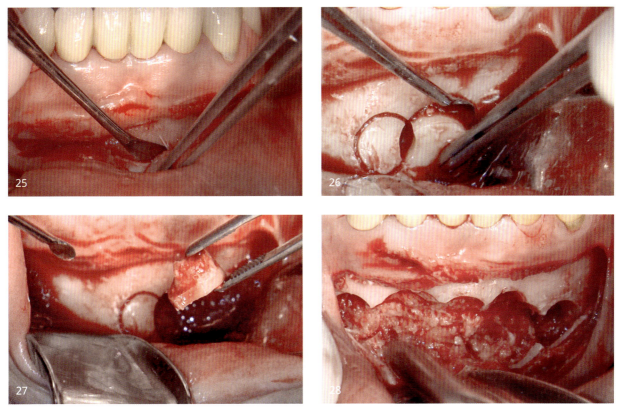

图16-25~图16-28 使用环钻取骨的唇侧观。Molt刮匙用于游离皮质-松质骨块（请参阅作者第1本书第4章中关于取骨技术的内容）；注意（在图16-27和图16-28中）在颏部获取了大量自体骨。

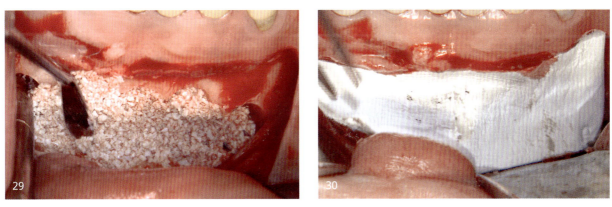

图16-29和图16-30 在下颌颏部取骨区填充无机牛骨矿物质（ABBM），并覆盖一层胶原膜。

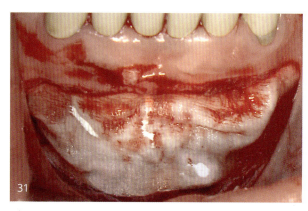
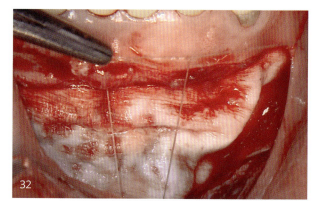

图16-31和图16-32　双层缝合。内层使用6-0 Glycolon可吸收缝线（Resorba，Nürnberg，Germany）进行褥式缝合（图16-31）。

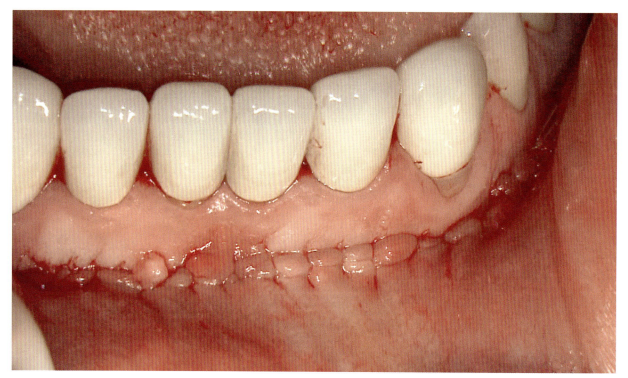

图16-33　外层使用连续锁边缝合关闭伤口。

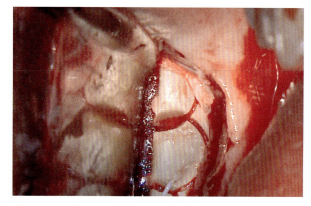

图16-34　下颌升支取环形骨块时的𬌗面观。

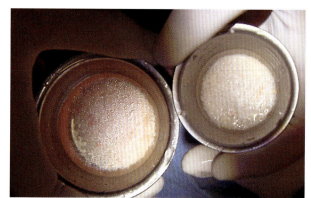

图16-35　把两个位点收集的骨块磨成颗粒状。

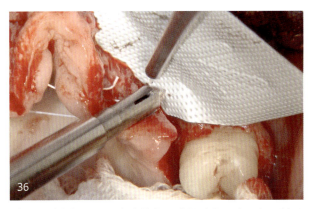
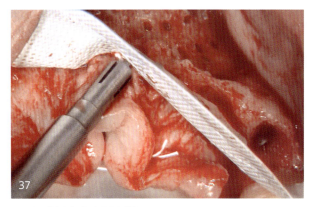

图16-36和图16-37　先将特大尺寸的致密型聚四氟乙烯（d-PTFE）膜固定在左侧上腭。

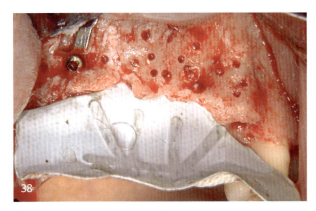
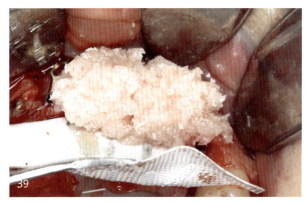

图16-38和图16-39　使用小球钻在受植骨床上制备多个去皮质的滋养孔。在腭侧3枚膜钉就位后，将自体骨和无机牛骨矿物质（ABBM）1∶1的混合物（更倾向60∶40的比例）放置在牙槽嵴上。

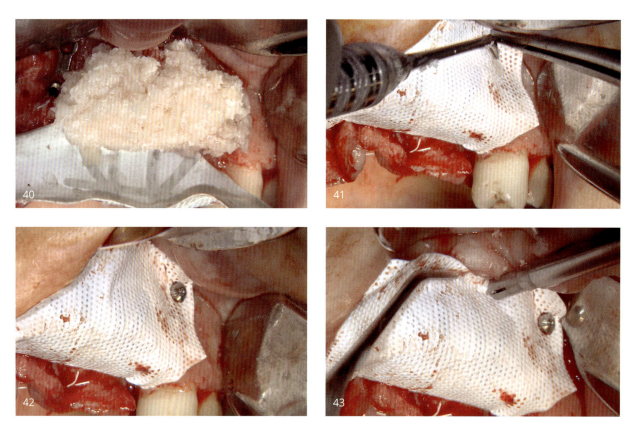

图16-40～图16-43　放置足量的植骨材料后将膜向唇侧折叠，再在唇侧根方放置另外3枚膜钉固定膜。

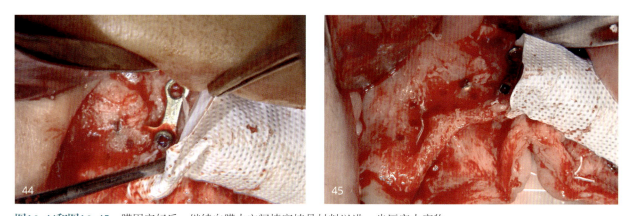

图16-44和图16-45　膜固定好后，继续向膜内空间填塞植骨材料以进一步压实内容物。

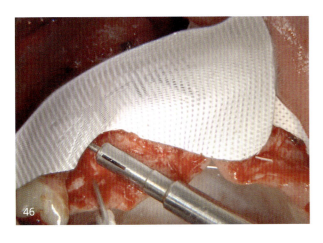

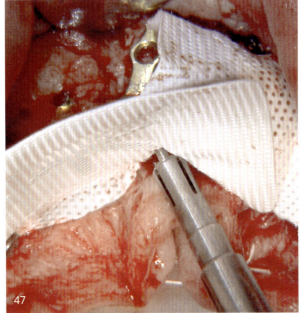

图16-46和图16-47 在右侧进行相同步骤的操作，再次使用特大尺寸的膜。

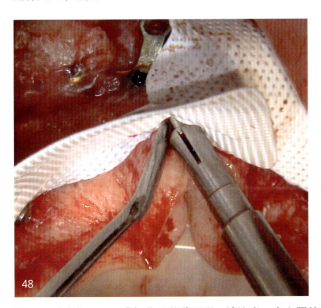

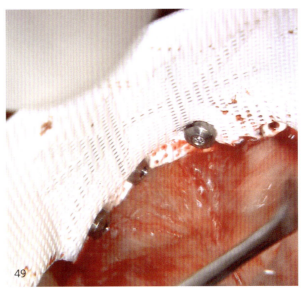

图16-48和图16-49 膜钉位置的殆面观。请注意，在上腭的每一侧都有3枚膜钉。

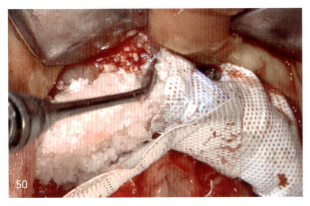

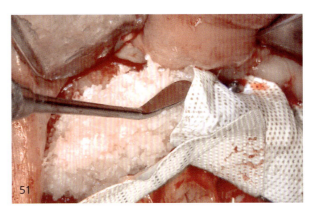

图16-50和图16-51 在右侧填充植骨材料并在膜下压实。

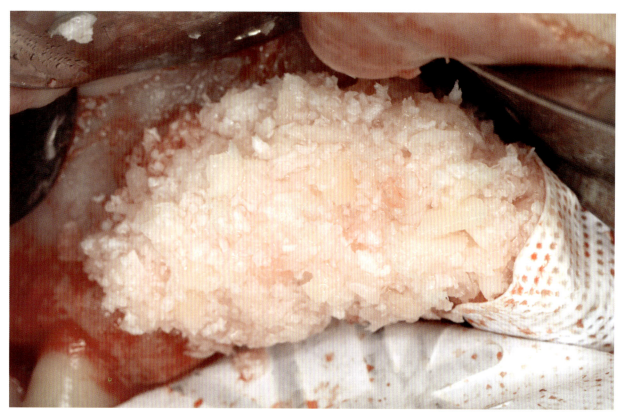

图16-52 骨移植物的殆面观。

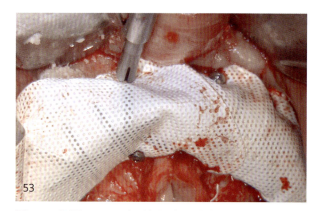

53

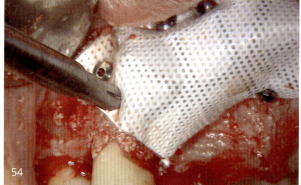

54

图16-53和图16-54 在唇侧根方继续放置膜钉，直到膜和骨移植物完全固定。膜的稳定是植骨的关键，因为骨移植物在整合过程中必须保持固定。

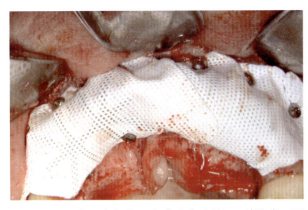

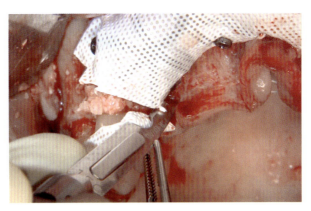

图16-55 最终固定好的两个膜（殆面观）。请注意，两个膜需要在中间重叠。另外，本病例使用了无孔膜，这不是骨移植物血管化的最佳选择。

图16-56 与相邻天然牙接触的区域都进行了膜修整（殆面观）。

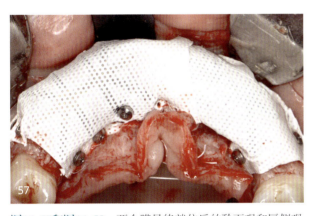

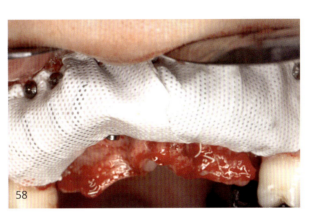

图16-57和图16-58 两个膜最终就位后的殆面观和唇侧观。

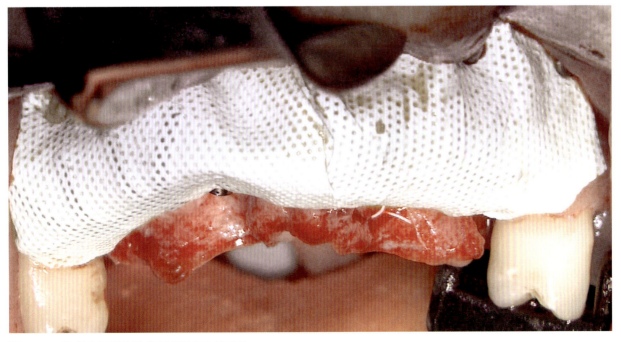

图16-59 注意中间部分垂直高度仍有少量不足。

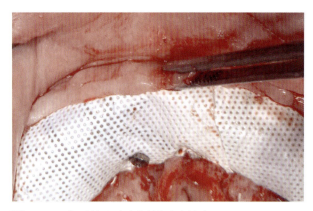

图16-60 𬌗面观显示减张前组织瓣极短。

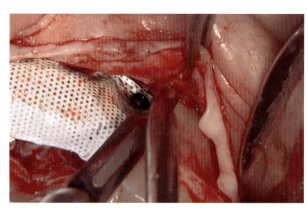

图16-61 首先,使用一个新刀片,轻柔地制备骨膜切口。

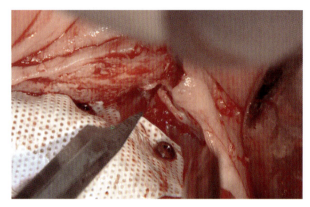

图16-62 使用15C刀片做骨膜切口。

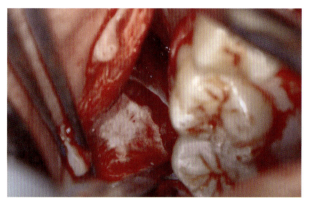

图16-63 上颌后牙区的骨膜切口。请注意,只轻轻划开骨膜,而没有切到下方的组织。

"骨膜弹性延展技术"用于组织瓣的减张。骨膜需被锐利地切开,并连接两侧的垂直切口。操作时应确保不损伤眶下神经(图16-61)。

组织瓣松解分3个阶段进行(图16-62~图16-67)。

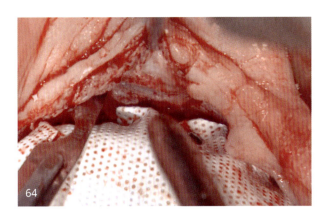

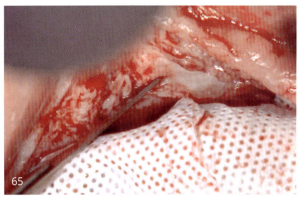

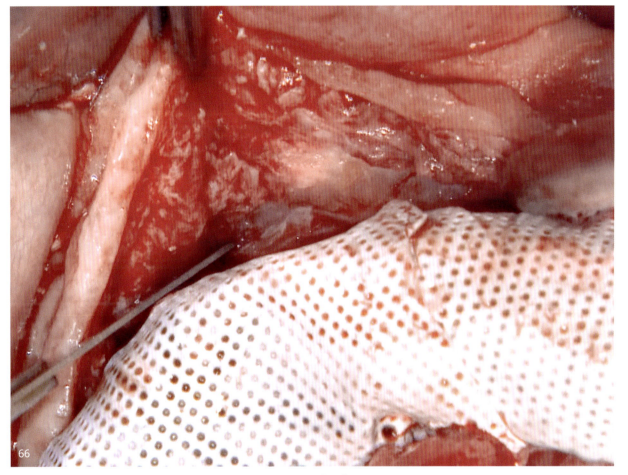

图16-64～图16-66　第二阶段使用旋转的15号刀片切割"骨膜下束"。

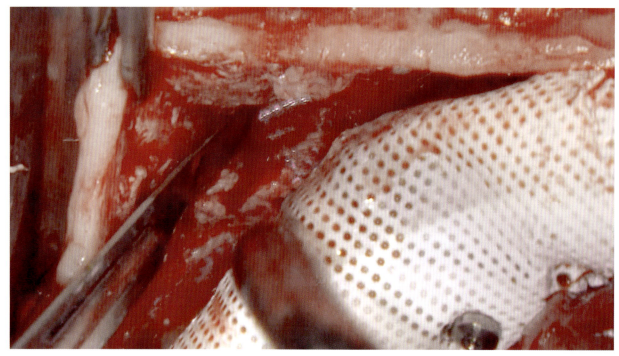

图16-67　刀片旋转45°或90°用轻扫的动作切割"骨膜下束"。

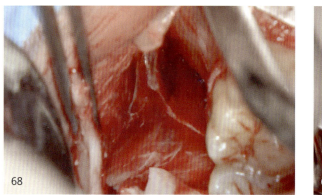

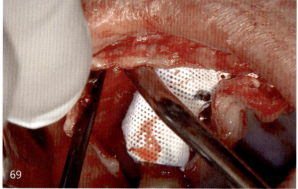

图16-68和图16-69　使用Mini Me和Prichard骨膜剥离子分离组织瓣。组织瓣的远端部分有天然骨膜，很容易被松解。

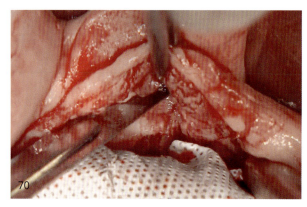

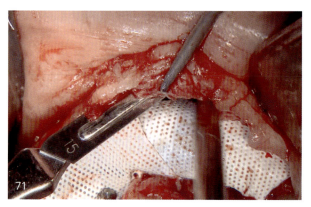

图16-70和图16-71　中间的颊侧组织瓣为Ⅱ型，中度瘢痕组织。

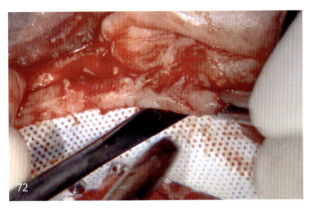

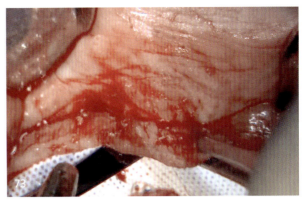

图16-72和图16-73　骨膜成形术后，进行口轮匝肌下方预备。

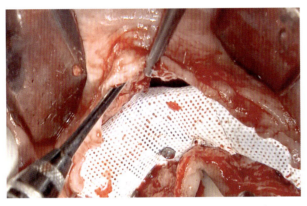

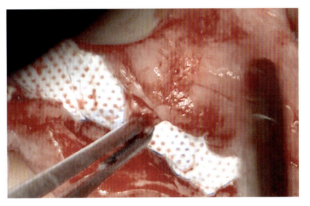

图16-74　中间部分用Mini Me完成口轮匝肌下方预备。

图16-75　殆面观显示可移动的瘢痕骨膜，将其缝合到手术开始时发生软组织穿孔的内侧。

　　软组织有一定的弹性；然而，越厚的组织越难切透与松解。请回顾下颌后牙区极端垂直向缺损部分（第3章）来了解对颊侧组织瓣弹性的描述。上颌前牙区的缺损类型不应被混淆。这位患者有前庭丧失和瘢痕骨膜，说明其为上颌前牙区Ⅳ型缺损。

　　这种情况必须进行骨膜成形术（请参阅作者第1本书第14章）。将15号刀片插入骨膜切口的区域；然后轻轻地向冠方移动以削弱瘢痕骨膜。在靠近唇部和口轮匝肌下方使用Prichard骨膜分离器进一步剥离组织瓣，避免损伤其纤维（图16-72）。作者认为，如果没有前庭，我们需要从上唇内部借用组织。最后，通过利用软组织移植物"再将其归还"（图16-72和图16-73）。

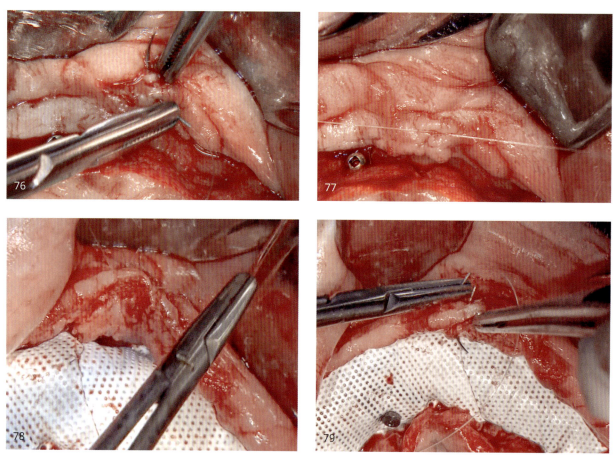

图16-76 ~ 图16-79　首先，使用6-0 Glycolon可吸收缝线缝合穿孔。然后，将骨膜的可移动部分转移到穿孔的内侧并缝合，形成一个屏障，如图16-76和图16-77所示。内部骨膜缝合时的殆面观如图16-78和图16-79所示。

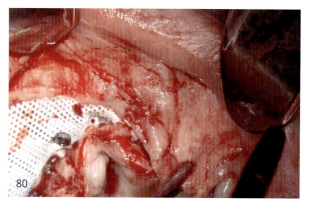

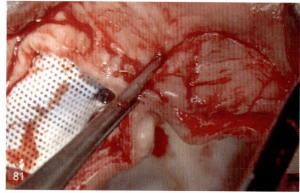

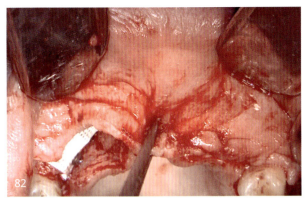

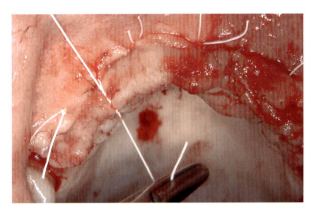

图16-80 ~ 图16-83 完全松解的组织瓣的殆面观和唇侧观。请注意，大量的软组织可在无任何张力的情况下进行冠向移动。

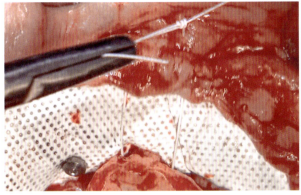

图16-84 第1根缝线（3-0致密型聚四氟乙烯缝线，d-PTFE）采用褥式缝合的殆面观，该缝线置于中央部分使组织瓣边缘适度外翻。这个位置很重要，因为这可以冠向和侧向移动组织瓣，更容易完成创口关闭。

图16-85 完成几针褥式缝合后，再使用间断缝合关闭组织瓣边缘。

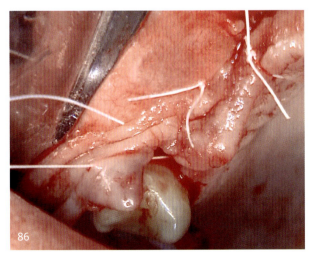

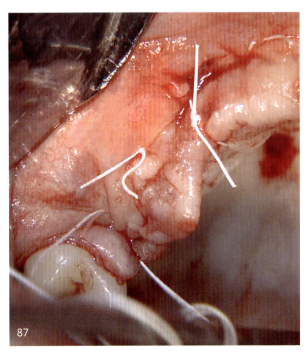

图16-86和图16-87 在缺牙区的远端，需要进行龈乳头移位才能完全关闭该区域。使用垂直褥式缝合进行龈乳头移位，将龈乳头从牙上拉到邻近牙槽嵴顶的位置。

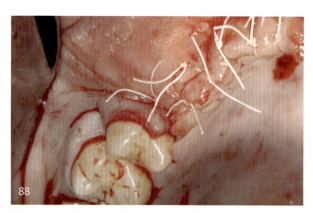
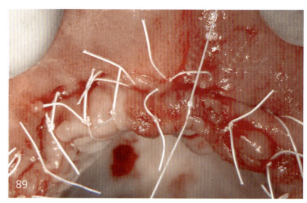

图16-88和图16-89　在组织瓣完全关闭的情况下完成了龈乳头移位，并切除多余组织。

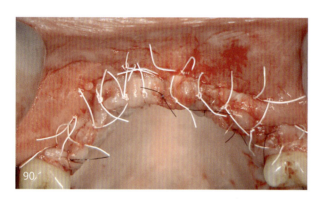
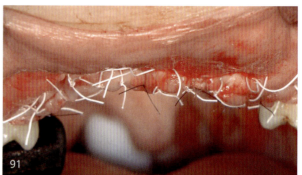

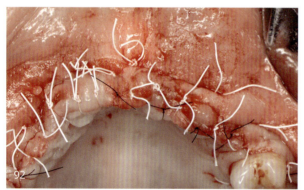
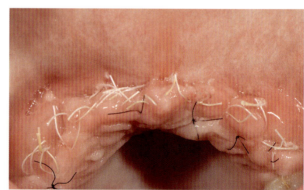

图16-90～图16-92　创口关闭后的𬌗面观和唇侧观。

图16-93　术后2周𬌗面观。尽管在口内开辟了两个额外术区取自体骨，但患者自诉术后仅有轻微不适。

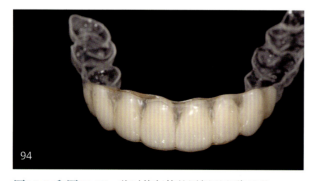
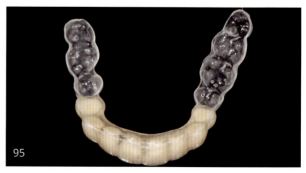

图16-94和图16-95　临时修复体的唇侧观和𬌗面观。

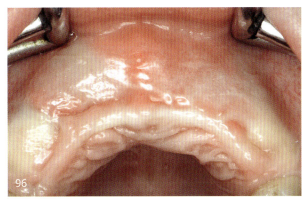

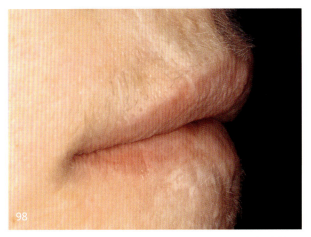

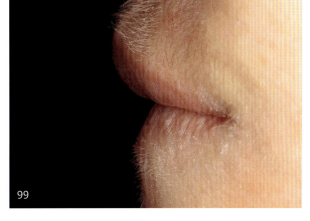

图16-96和图16-97　无干扰愈合9个月后的𬌗面观和唇侧观。

图16-98和图16-99　患者侧面观显示了良好的唇部支撑。

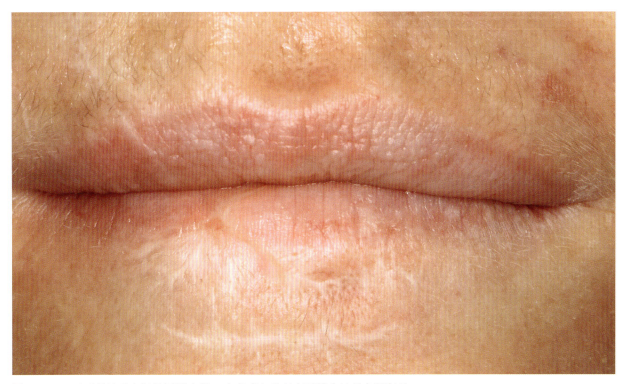

图16-100　正面观显示良好的唇部支撑；患者现在看起来更符合她的实际年龄。

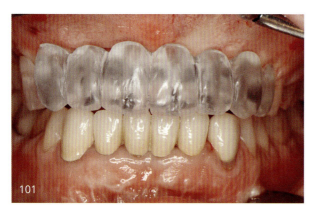
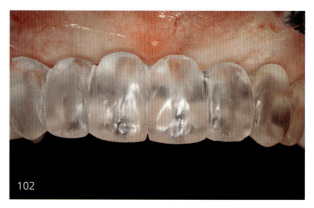

图16-101和图16-102 具有正常牙冠高度的解剖式手术导板口内就位后显示出良好的垂直向组织高度（唇侧观）。

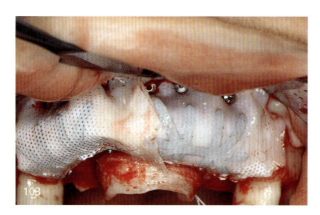
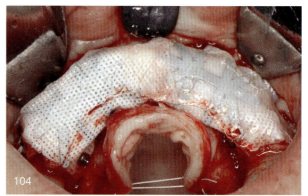

图16-103和图16-104 取出不可吸收膜时的唇侧观和殆面观。

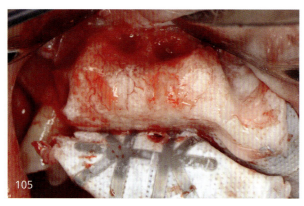
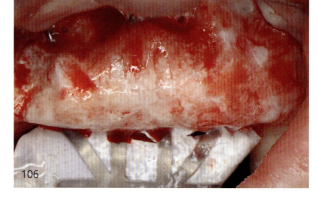

图16-105和图16-106 膜取出过程中的唇侧观。

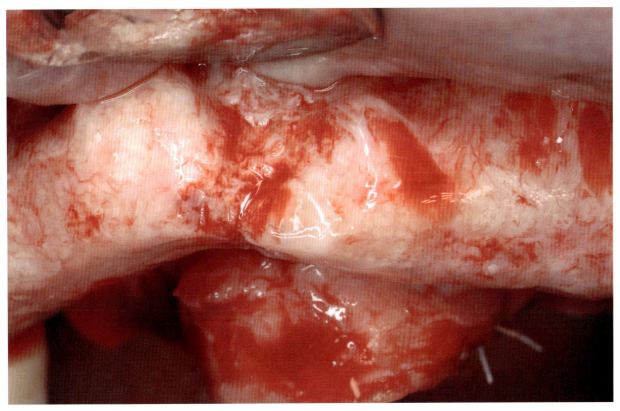

图16-107 再生牙槽嵴的唇侧观。请注意，中间部分仍有一定的垂直向骨缺损。

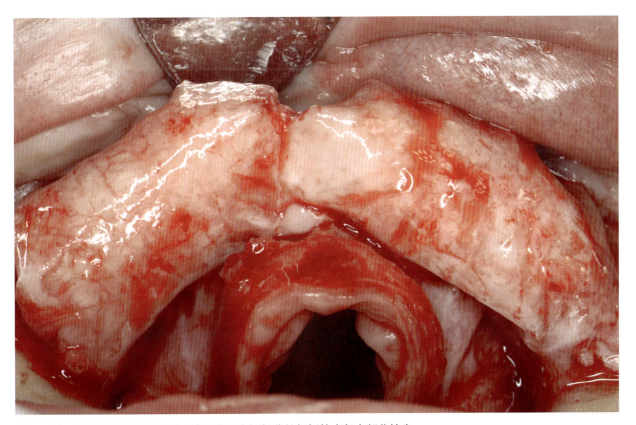

图16-108 再生牙槽嵴的殆面观。请注意，中间部分的颊侧轮廓仍有部分缺失。

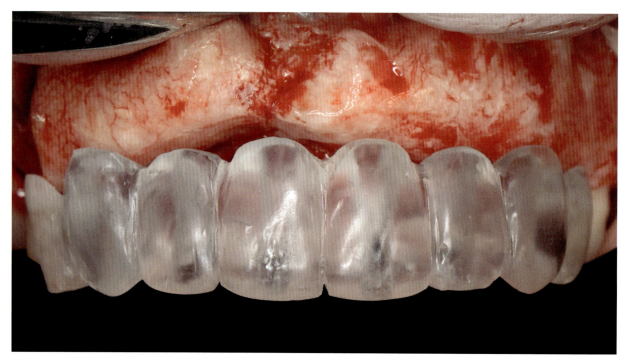

图16-109 解剖式手术导板就位后的唇侧观。

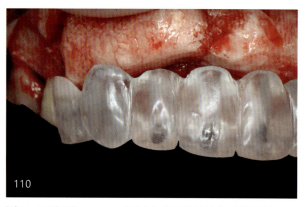

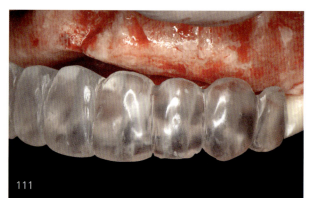

图16-110和图16-111 解剖式手术导板就位后的斜侧观。

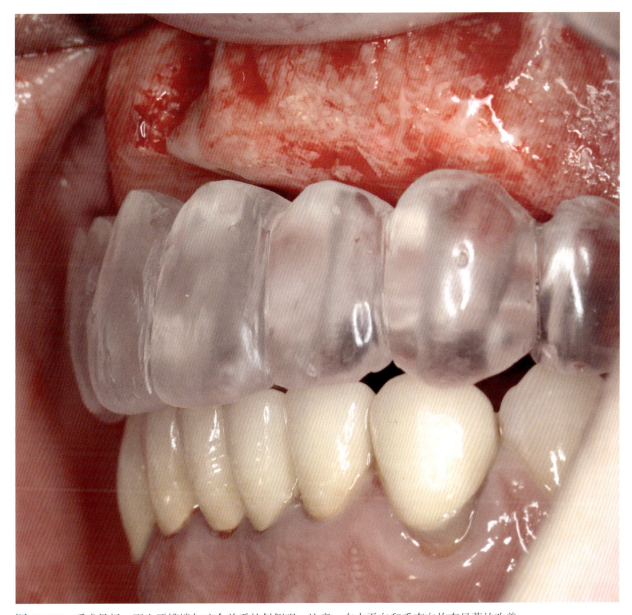

图16-112 手术导板、再生牙槽嵴与咬合关系的斜侧观。注意，在水平向和垂直向均有显著的改善。

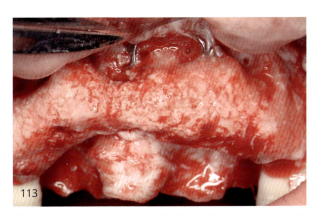

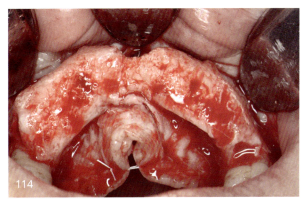

图16-113和图16-114 去除假骨膜后牙槽嵴的唇侧观和𬌗面观。

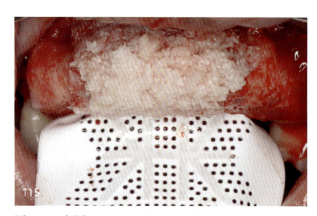
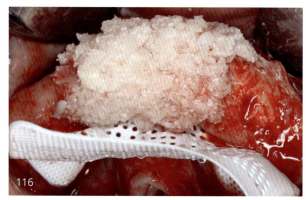

图16-115和图16-116 进行二次骨移植弥补剩余的骨缺损；此次没有植入种植体。

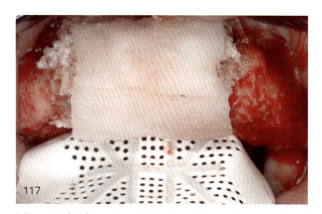
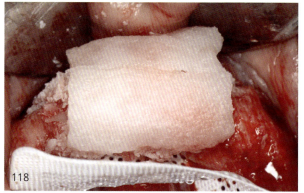

图16-117和图16-118 应用"千层面"技术在自体骨和无机牛骨矿物质（ABBM）混合物的表面使用低剂量骨形成蛋白-2（bone morphogenetic protein-2，BMP-2）海绵。这样做的目的是在嵴顶部实现早期皮质化。

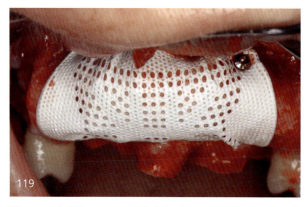
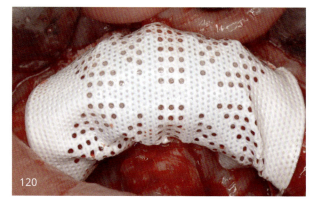

图16-119和图16-120 有孔致密型聚四氟乙烯（d-PTFE）膜就位后的唇侧观和殆面观。

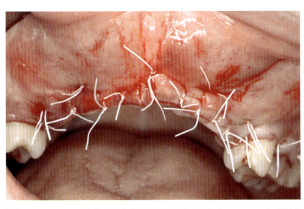

图16-121　显示使用致密型聚四氟乙烯（d-PTFE）缝线双层缝合关闭创口（唇侧观）。

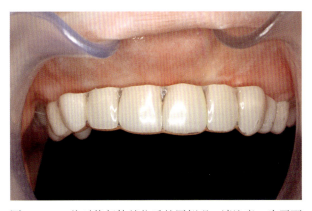

图16-122　临时修复体就位后的唇侧观。请注意，为了更好地匹配牙槽嵴，必须调磨修复体的一些颈部区域。这是获得良好组织高度的标志。

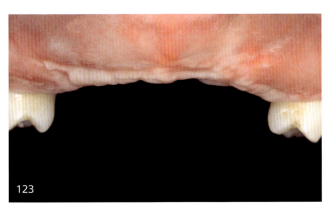

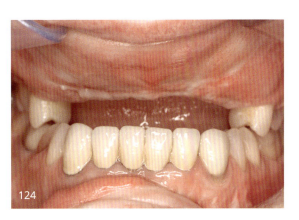

图16-123和图16-124　二次骨移植后的唇侧观。

经验总结

1. 本病例详细阐述了严重垂直向缺损的骨增量手术技巧。
2. 本病例还很好地阐述了骨膜成形术、口轮匝肌下方预备和龈乳头移位的手术细节。
3. 读者可能会对何时使用无孔膜或有孔膜感到疑惑，在这个病例中作者使用的是无孔膜。

一般情况下，作者更喜欢使用有孔致密型聚四氟乙烯（d-PTFE）膜，从本病例就可以看出，有孔膜的血管化效果更好。此外，无孔致密型聚四氟乙烯（d-PTFE）膜的愈合时间稍长。

重度垂直向和水平向缺损的典型病例

44岁女性患者，体健，有吸烟习惯，在几次失败的骨移植后转诊到作者这里。该患者在几个不同的专科机构进行过多种材料的骨移植术，包括从口内不同区域采集自体骨块。在遭遇了移植物暴露、术后感染、骨块吸收和种植体失败等诸多不幸后，导致了更严重的骨吸收，缺损不仅发生在牙槽嵴，甚至延伸至鼻底。这种骨吸收使膜难以固定。

治疗计划的第一步，是必须让患者明白戒烟的必要性。在彻底戒烟3个月后进行了手术。

这位患者经历过多次手术失败及转诊，这是一个非常危险的信号。因为患者自身可能存在着导致并发症发生的危险因素，因此，临床医生应努力识别这些因素，并非常仔细地为这类患者做好术前准备。至少在术前2～3个月开始强制戒烟；否则，手术仍可能再次失败。对于准备工作有任何疑虑，或者未认真对待术前准备的患者，不要开始治疗。

这个病例很有教育意义，因为该患者在术后

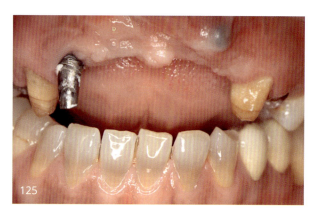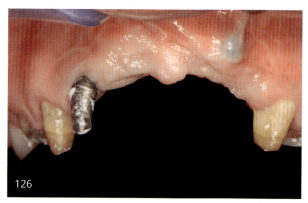

图16-125和图16-126 患者唇侧观显示上颌前牙区垂直向和水平向缺损。在正式手术开始前取出失败的种植体和骨固位螺钉。

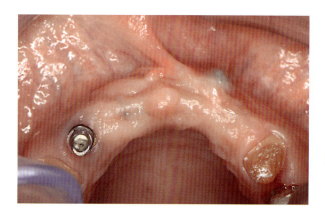

图16-127 殆面观显示有大量的角化组织。请注意，骨固位螺钉从组织中突出，提示之前移植的自体骨块发生了大量的吸收。

愈合过程中出现了并发症，这也给了我们一些经验教训。

一些临床医生认为存在"吸收型"患者。根据这一观点，任何骨移植物都会因患者自身基因的缘故发生吸收而失败。作者并不同意这种观点，因为没有科学证据证实这种现象。根据作者的经验，每一个准备充分的患者都可以得到治疗。然而，有时确实发现某个患者比一般患者的治疗更复杂。临床医生凭借经验也可"感知"到这类患者；这位患者就是其中之一！

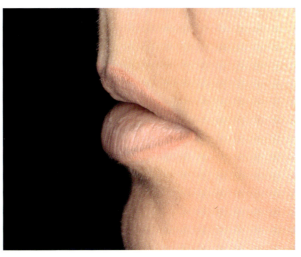

图16-128 患者侧面观，请注意，上唇的支撑明显丧失。

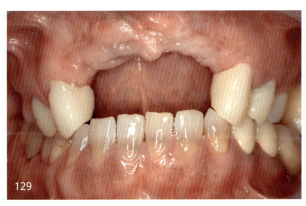 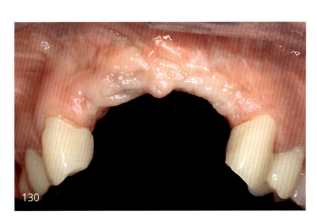

图16-129和图16-130 正式手术前的唇侧观。

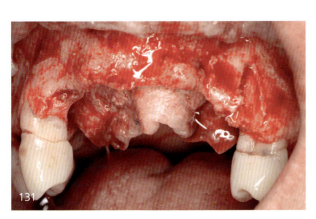 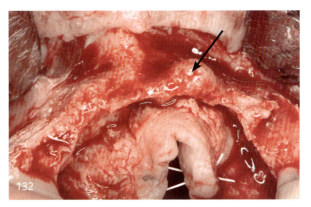

图16-131和图16-132 缺损的唇侧观和𬌗面观。请注意存在明显缺损。另请注意，在之前做的块骨移植仅剩小块骨残留（箭头所示）。

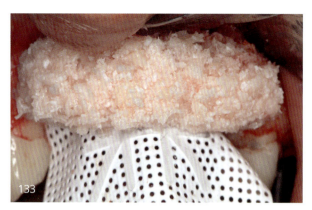
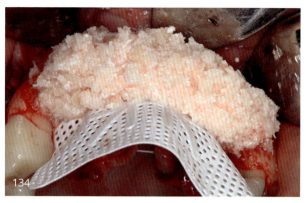

图16-133和图16-134 有孔致密型聚四氟乙烯（d-PTFE）膜和按照60∶40比例混合的自体骨和无机牛骨矿物质（ABBM）移植物的唇侧观。

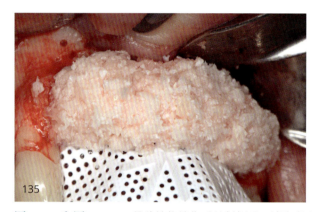
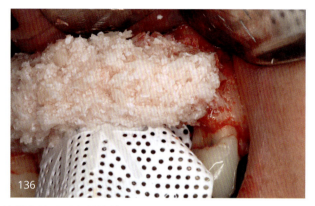

图16-135和图16-136 骨移植物就位后的斜侧观。请注意在该部位放置了大量的骨。

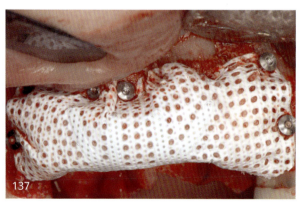
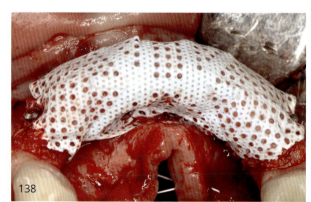

图16-137和图16-138 膜固定后的唇侧观和骀面观。

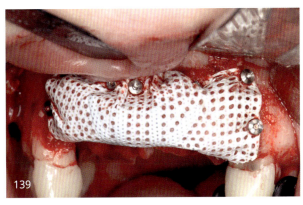

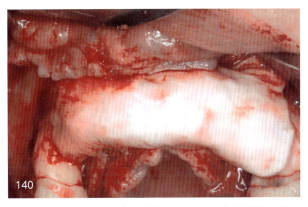

图16-139和图16-140 请注意由于邻间骨高度不同，水平线是倾斜的。致密型聚四氟乙烯（d-PTFE）膜上覆盖一层天然胶原膜。另请注意，该d-PTFE膜是新型聚四氟乙烯膜的早期原型。根据作者的经验，d-PTFE膜比新的"混合型"膜更易发生软组织长入。

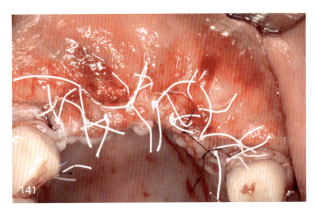

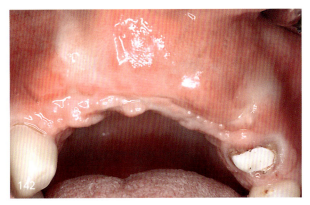

图16-141和图16-142 双层缝合后及愈合9个月后的殆面观。注意没有发生暴露和感染。

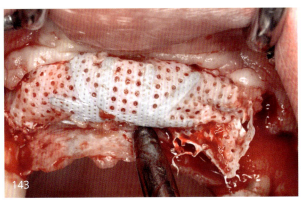

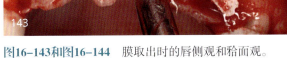

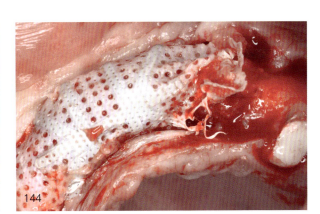

图16-143和图16-144 膜取出时的唇侧观和殆面观。

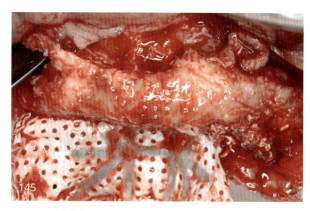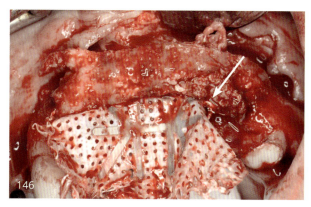

图16-145和图16-146 再生牙槽嵴的唇侧观和𬌗面观。值得注意的是这个区域（箭头所示）没有整合到牙槽嵴中，这可能是由于局部轻微感染所致。

术后3个月CBCT扫描检查愈合情况，显示骨移植物的整合良好。然而，术后9个月的另一次CBCT扫描显示，该区域却不再发生整合。通常情况下，我们不会在愈合过程中进行一系列CBCT扫描，但在这个病例中，作者本能地感觉到患者在术后需要更多的随访。

在第二次CBCT复查时，患者透露她在术后4个月重新开始吸烟，因为她认为一切都恢复良好；这可能是导致这一并发症发生的原因。患者充分认识到吸烟对治疗的危害，并从此彻底戒烟。

再次关闭伤口，为获得更多成熟的骨组织，并确保在植入种植体和二次骨移植时该部位没有细菌，再次延长了3个月的"等待期"。

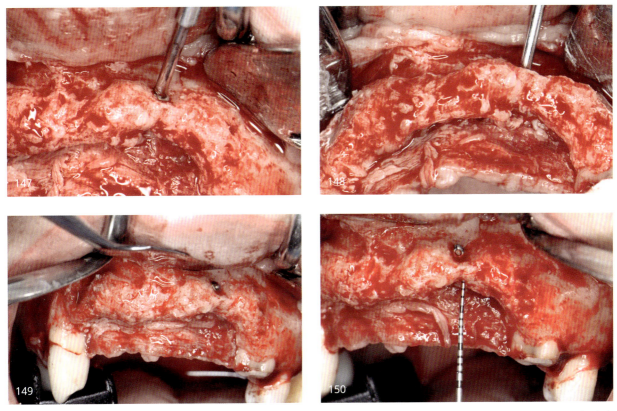

图16-147～图16-150 去除松散植骨颗粒后牙槽嵴的唇侧观和𬌗面观。如图16-149和图16-150所示，在发生局部感染的区域，只获得了中等程度的水平向骨增量，仍然存在垂直向缺损。

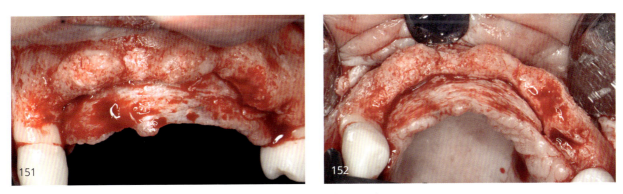

图16-151和图16-152 不可吸收膜取出3个月后再生牙槽嵴的唇侧观和𬌗面观。

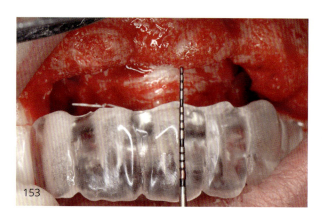
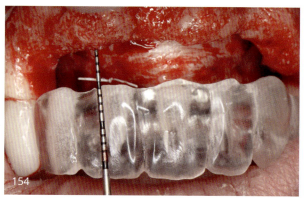

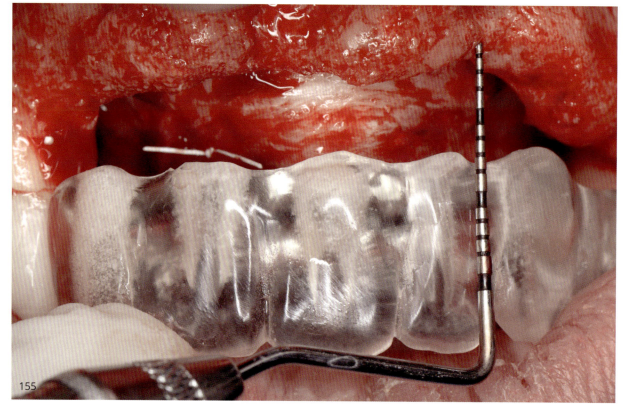

图16-153 ~ 图16-155 放置解剖式手术导板后的牙槽嵴唇侧观。请注意，垂直向骨高度与未来预期牙龈缘下3mm的位置仅差几毫米。

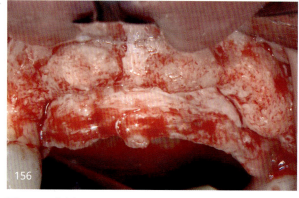

图16-156和图16-157 垂直向缺损的唇侧观。

之前手术的一个不足是只用一个大尺寸的膜（特大号）去尝试解决骨缺损。由于该患者鼻棘区也有严重的骨吸收，很难固定膜以获得足够的水平向骨增量。因此，这次手术我们选择并放置了两个较小尺寸的膜。从下颌升支处取自体骨，并直接放置在牙槽嵴上；目的是使自体骨紧贴牙槽嵴实现快速整合（图16-158和图16-159）。

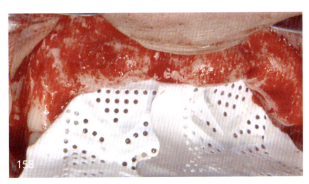
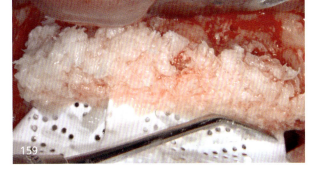

图16-158和图16-159　放置两个较小尺寸的膜。

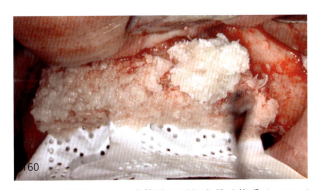
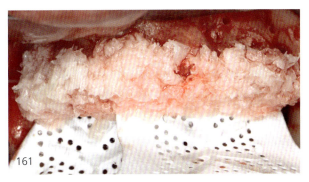

图16-160和图16-161　自体骨和无机牛骨矿物质（ABBM）1∶1混合后用于扩增牙槽嵴轮廓。

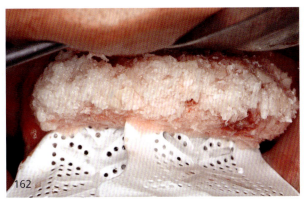
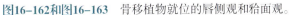
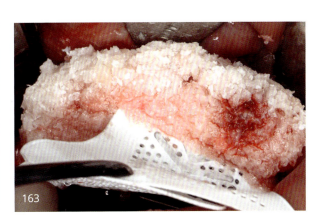

图16-162和图16-163　骨移植物就位的唇侧观和𬌗面观。

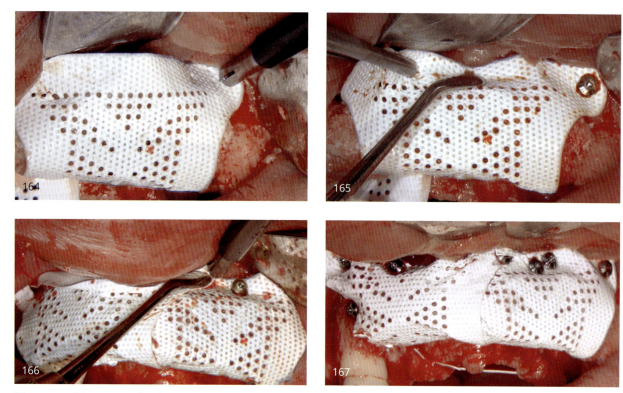

图16-164 ~ 图16-167 膜固定过程的唇侧观。

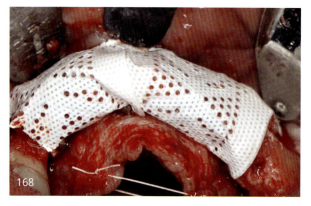

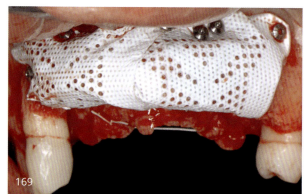

图16-168和图16-169 膜固定后的殆面观和唇侧观。

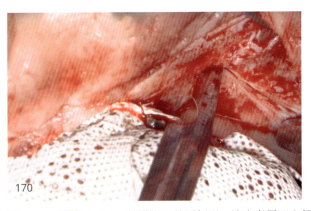
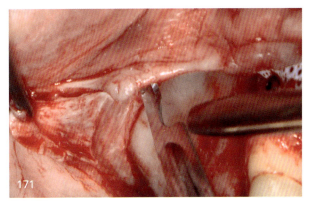

图16-170和图16-171　骨膜切口的唇侧观。该患者属于上颌前牙区Ⅳ型缺损，存在前庭消失和瘢痕骨膜。

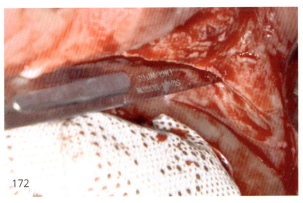
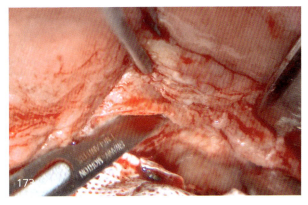

图16-172和图16-173　骨膜成形术后的冠向移动（唇侧观）。

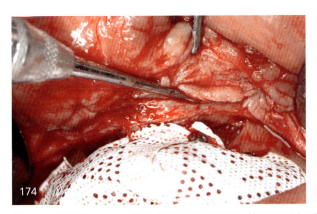
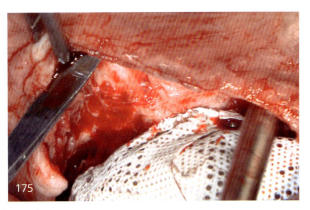

图16-174和图16-175　弹性分离以及后续的口轮匝肌下方预备（唇侧观）。

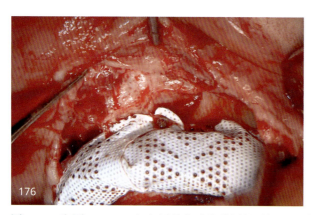

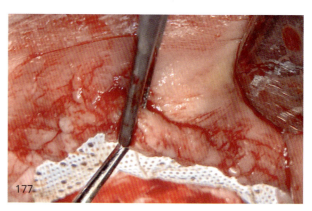

图16-176和图16-177 组织瓣最终减张效果的唇侧观。请注意，最终完成的口轮匝肌下方预备获得了额外的多余组织，可用于关闭组织瓣。

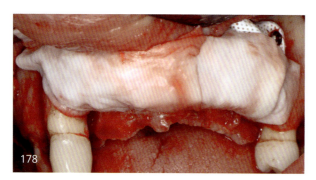

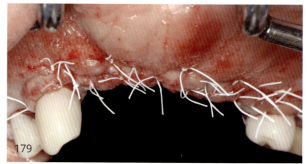

图16-178和图16-179 有孔膜表面覆盖胶原膜及组织瓣最终创口关闭后的唇侧观。

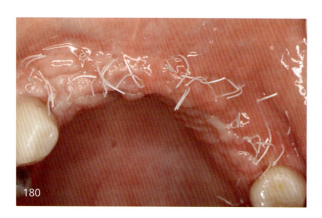

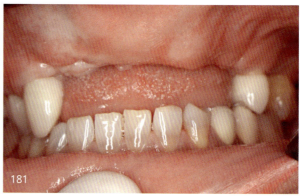

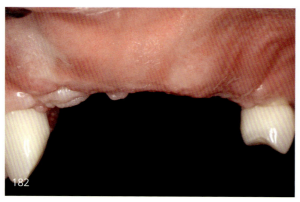

图16-180～图16-182 术后2周（图16-180）和术后7个月（图16-181和图16-182）的殆面观和唇侧观。

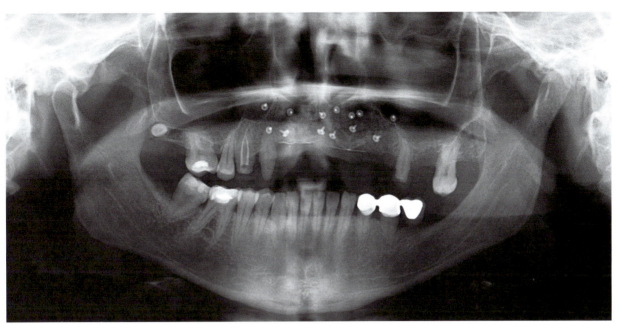

图16-183 曲面断层片显示良好的垂直向骨高度。

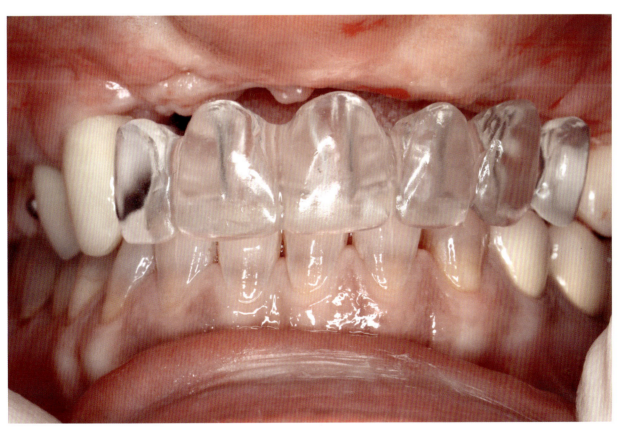

图16-184 新的解剖式手术导板就位的唇侧观。作者对之前的导板不满意,要求修复医生提供一个新的数字化导板,以确保良好的种植体植入。

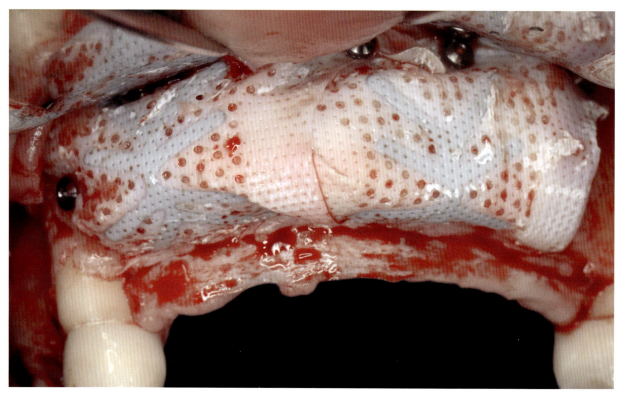

图16-185 两张不可吸收膜的唇侧观。

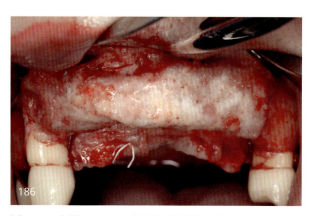

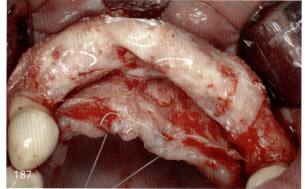

图16-186和图16-187 去除膜后牙槽嵴的唇侧观和𬌗面观。注意覆盖牙槽嵴表面的薄层假骨膜。

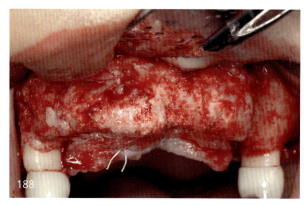

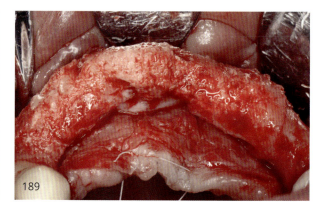

图16-188和图16-189 去除假骨膜后的唇侧观和𬌗面观。

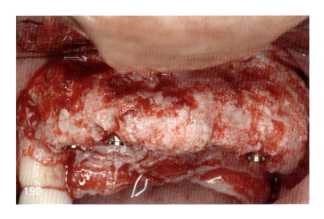
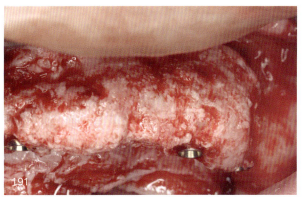
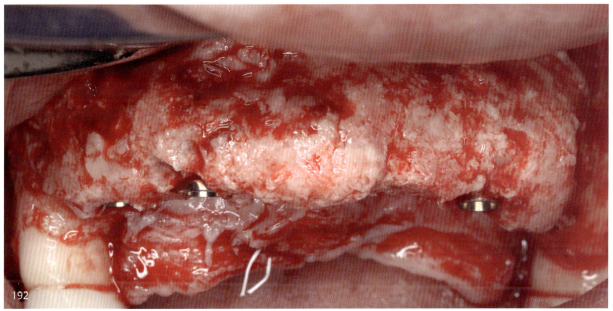
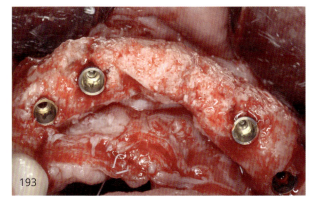
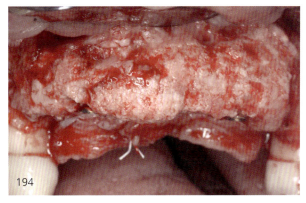

图16-190~图16-194 将种植体植入新形成的牙槽嵴后的唇侧观、斜侧观和殆面观。注意由于右侧尖牙的邻面骨高度略有下降，右侧骨平面仍然是倾斜的。

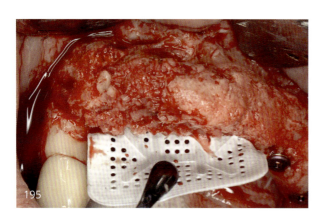

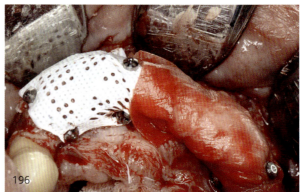

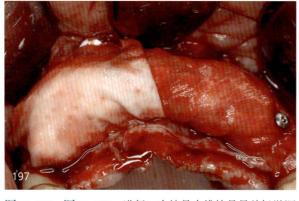

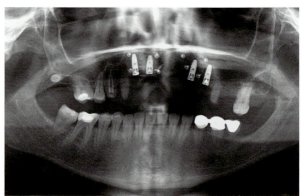

图16-195 ~ 图16-197 进行二次植骨来维持骨量并轻微调整倾斜的牙槽嵴。由于存在倾斜角度，右侧使用聚四氟乙烯膜（PTFE），左侧使用胶原膜。

图16-198 曲面断层片显示种植体和移植物。

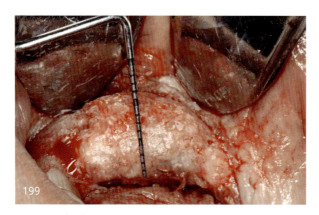

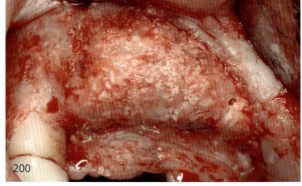

图16-199和图16-200 取出聚四氟乙烯膜后成熟的牙槽嵴的唇侧观和拾面观。

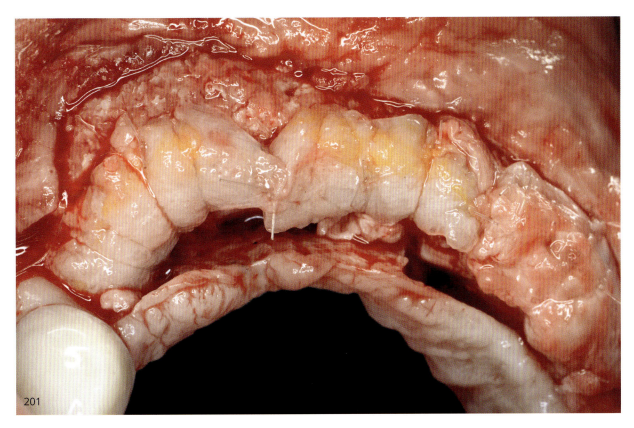

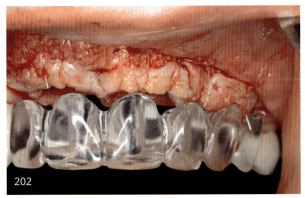

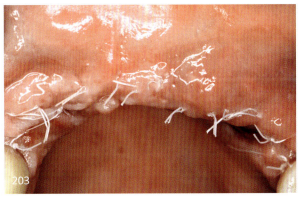

图16-201 ~ 图16-203　在去除膜时放置结缔组织移植物（CTG）的𬌗面观和唇侧观。这是在第20章中所阐述的软组织重建"安全路线"（safe track）。

305

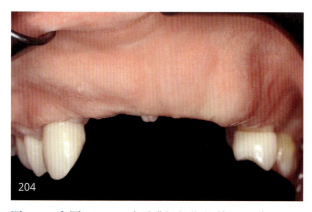

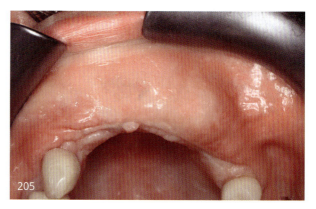

图16-204和图16-205 术后膜龈变形（唇侧观和殆面观）。

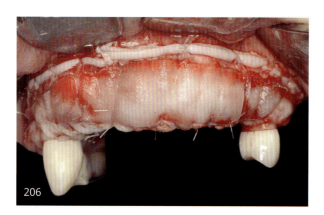

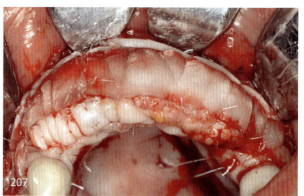

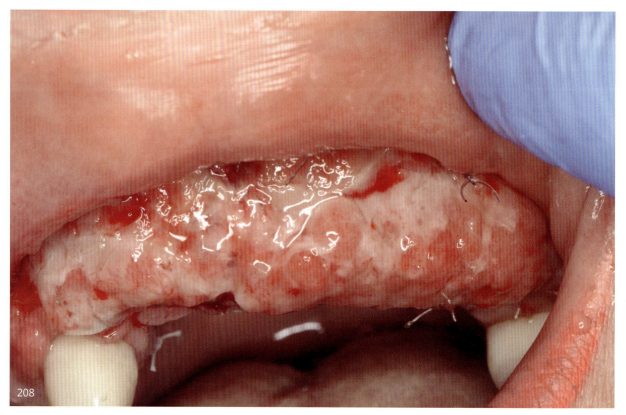

图16-206 ~ 图16-208 用于角化组织移植的结缔组织（CTG）条带（唇侧观和殆面观）。

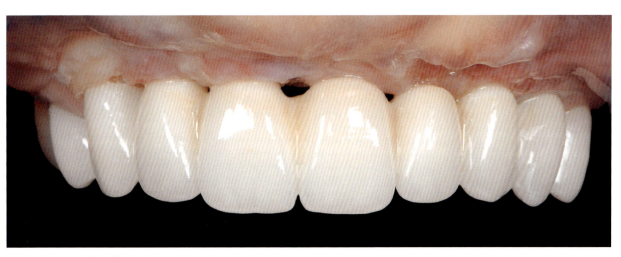

图16-209 临时修复体的唇侧观。

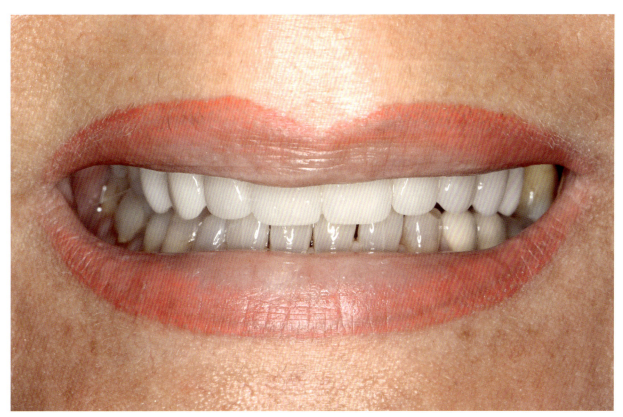

图16-210 微笑像显示了良好的唇部支撑。

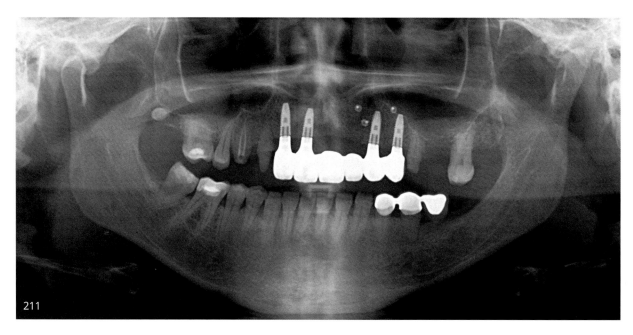

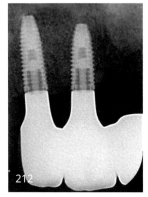 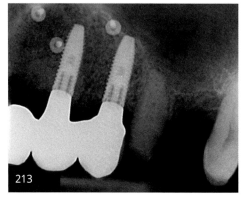

图16-211～图16-213 曲面断层片和根尖片显示种植体周围良好的牙槽嵴顶骨稳定性。

本病例可以在线随访（见前言中的说明）。

经验总结

1. 患者之前的手术失败是一个危险信号，应该非常小心地制订计划与治疗准备。

2. 吸烟的严重骨缺损患者应在彻底戒烟3个月后再进行治疗。

3. 应更仔细地监测这类患者，并在术后愈合期间每月复查一次。

扩展阅读

[1] Jepsen S, Schwarz F, Cordaro L, et al. Regeneration of alveolar ridge defects. Consensus report of group 4 of the 15th European Workshop on Periodontology on Bone Regeneration. J Clin Periodontol 2019;46(suppl 21):277–286.

[2] Sanz M, Simion M; Working Group 3 of the European Workshop on Periodontology. Surgical techniques on periodontal plastic surgery and soft tissue regeneration: consensus report of Group 3 of the 10th European Workshop on Periodontology. J Clin Periodontol 2014; 41(suppl 15):S92–S97.

[3] Tavelli L, Barootchi S, Avila-Ortiz G, Urban IA, Giannobile WV, Wang HL. Peri-implant soft tissue phenotype modification and its impact on peri-implant health: a systematic review and network meta-analysis [e-pub ahead of print]. J Periodontol 2021;92:21–44.

[4] Urban IA, Jovanovic SA, Lozada JL. Vertical ridge augmentation using guided bone regeneration (GBR) in three clinical scenarios prior to implant placement: a retrospective study of 35 patients 12 to 72 months after loading. Int J Oral Maxillofac Implants 2009;24:502–510.

[5] Urban IA, Lozada JL, Jovanovic SA, Nagursky H, Nagy K. Vertical ridge augmentation with titanium-reinforced, dense-PTFE membranes and a combination of particulated autogenous bone and anorganic bovine bone-derived mineral: a prospective case series in 19 patients. Int J Oral Maxillofac Implants 2014;29:185–193.

[6] Urban IA, Lozada JL, Nagy K, Sanz M. Treatment of severe mucogingival defects with a combination of strip gingival grafts and a xenogeneic collagen matrix: a prospective case series study. Int J Periodontics Restorative Dent 2015;35:345–353.

[7] Urban IA, Monje A, Nevins M, Nevins ML, Lozada JL, Wang HL. Surgical management of significant maxillary anterior vertical ridge defects. Int J Periodontics Restorative Dent 2016;36:329–337.

[8] Urban IA, Monje A, Wang HL. Vertical ridge augmentation and soft tissue reconstruction of the anterior atrophic maxillae: a case series. Int J Periodontics Restorative Dent 2015;35:613–623.

[9] Urban IA, Montero E, Monje A, Sanz-Sánchez I. Effectiveness of vertical ridge augmentation interventions: a systematic review and meta-analysis. J Clin Periodontol 2019;46(suppl 21):319–339.

[10] Urban IA, Nagy K, Werner S, Meyer M. Evaluation of the combination of strip gingival grafts and a xenogeneic collagen matrix for the treatment of severe mucogingival defects: a human histologic study. Int J Periodontics Restorative Dent 2019;39:9–14.

第17章
上颌前牙区垂直向缺损的复杂重建

Complex reconstruction of an anterior maxillary vertical defect

本章展示了一个数次植骨失败致严重垂直向缺损的典型病例。48岁男性患者，体健，无吸烟史，采用了"技术路线"（technical track）进行上颌前牙区软组织重建。

该患者笑线较低，从另一家专科门诊转诊而来，之前他曾接受过几次使用自体骨及生物材料的骨增量手术，但不幸均未成功。这些治疗导致了上颌前牙区Ⅳ型缺损，前庭丧失和瘢痕骨膜的发生。颊侧组织瓣为Ⅲ型，"石头状"骨膜。这些术语的定义请参阅作者第1本书第14章。

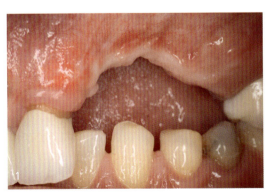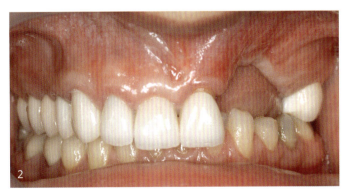

图17-1和图17-2 唇侧观可见上颌前牙区严重的垂直向缺损。需要注意，患者存在前庭丧失和靠近中切牙处的附着丧失。

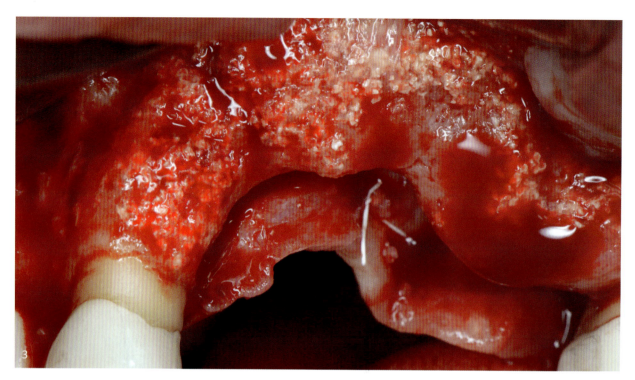

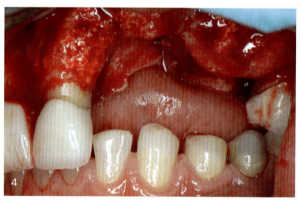

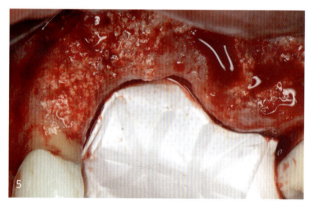

图17-3和图17-4　缺损的唇侧观。缺损处可见之前手术植入的生物材料。

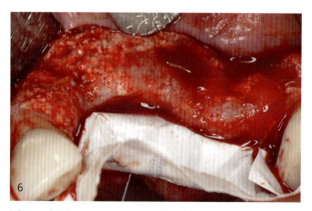

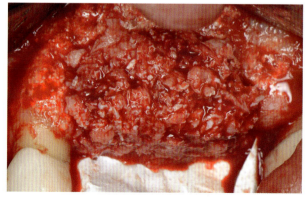

图17-5和图17-6　致密型聚四氟乙烯（d-PTFE）膜固定在缺损区腭侧后的唇侧观和殆面观。

图17-7　自体骨和无机牛骨矿物质（ABBM）按60∶40比例混合后放置（唇侧观）。

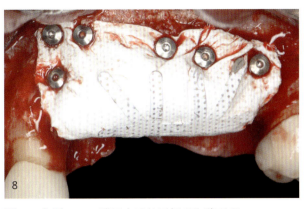

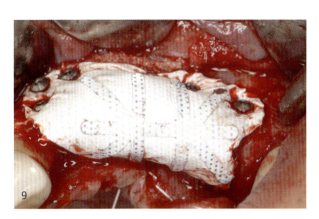

图17-8和图17-9　膜固定后的唇侧观和殆面观。

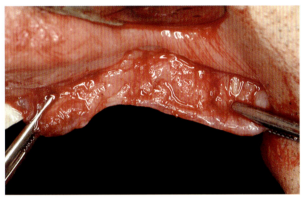

图17-10　唇侧观显示组织瓣减张后的松弛度。获得一个延展的"安全瓣"需要联合使用骨膜成形术和口轮匝肌下预备。

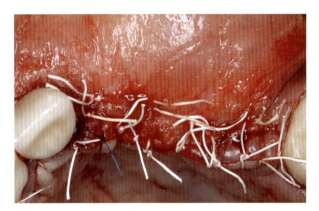

图17-11　使用聚四氟乙烯缝线（PTFE）双层缝合关闭创口的殆面观。

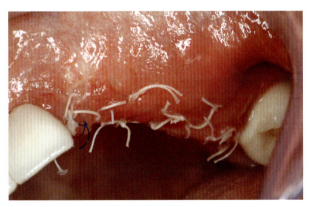

图17-12　术后2周愈合情况（殆面观）。

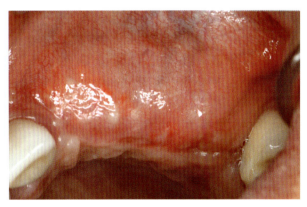

图17-13　无干扰愈合9个月后（殆面观）。

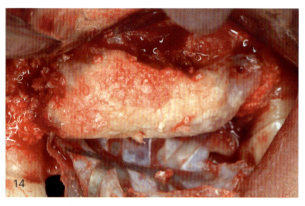
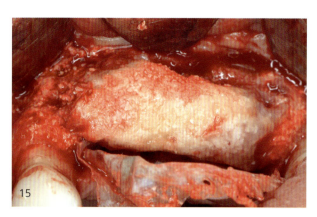

图17-14和图17-15 去除膜后移植物的唇侧观和𬌗面观。

这是作者临床工作中最糟糕的长期结果之一。移植物表面有厚厚的不成熟层，似乎没有完全血管化。这种愈合不佳的原因可能是移植物顶部发生了微动。此外，使用有孔膜可能是更恰当的选择，可以有更好的血管形成。

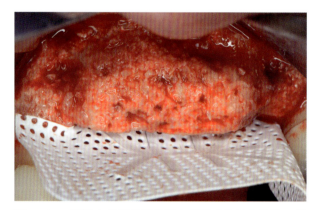

图17-16 使用小直径的麻花钻在新形成的骨上钻孔，以检查是否出血，同时增强其成骨活性。

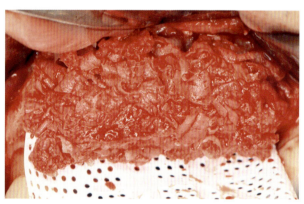

图17-17 随后在其表面放置一层自体骨，以强化愈合不良的再生嵴顶骨质。

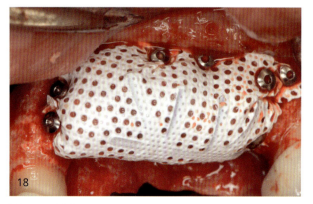
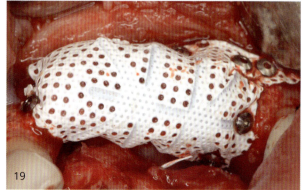

图17-18和图17-19 有孔致密型聚四氟乙烯（d-PTFE）膜固定后的唇侧观和𬌗面观。

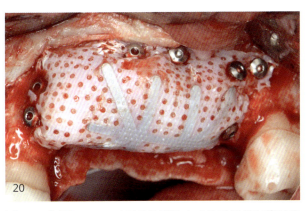
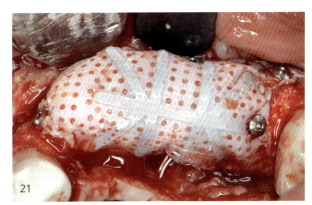

图17-20和图17-21　不可吸收膜取出时的唇侧观和粉面观。

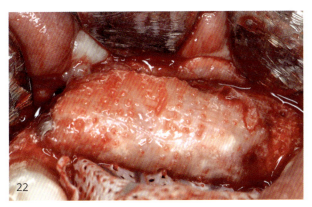
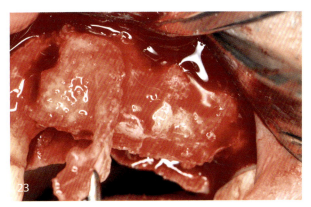

图17-22和图17-23　粉面观和唇侧观显示再生骨表面覆盖有一层薄的假骨膜。

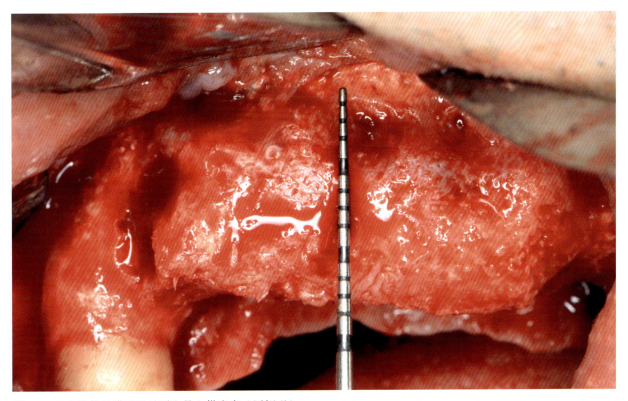

图17-24　去除假骨膜后显示再生骨血供丰富（唇侧观）。

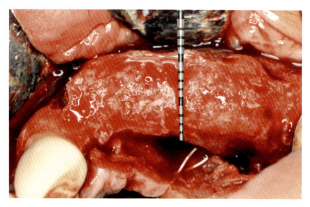

图17-25 去除假骨膜后显示再生骨血供丰富（𬌗面观）。

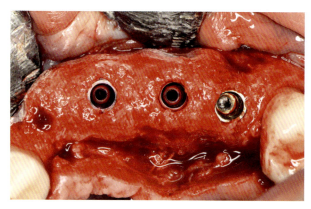

图17-26 将3颗种植体植入再生骨后的𬌗面观。

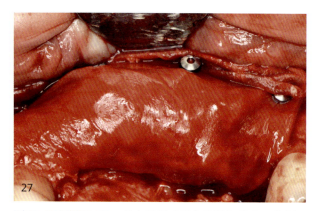

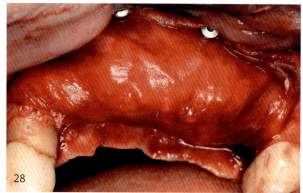

图17-27和图17-28 术中采用"迷你香肠"技术。使用30%的自体骨和70%的无机牛骨矿物质（ABBM）混合物作为植骨材料，并用胶原膜固定于嵴顶。

　　术后2个月进行膜龈重建手术。由于患者路途遥远，他倾向于仅通过一次手术就解决软组织问题。结合患者复杂的病史，"迷你香肠"植骨手术的同期行结缔组织移植（CTG）过于冒险，因此排除了"快速路线"（fast track），选择了"技术路线"（technical track）。

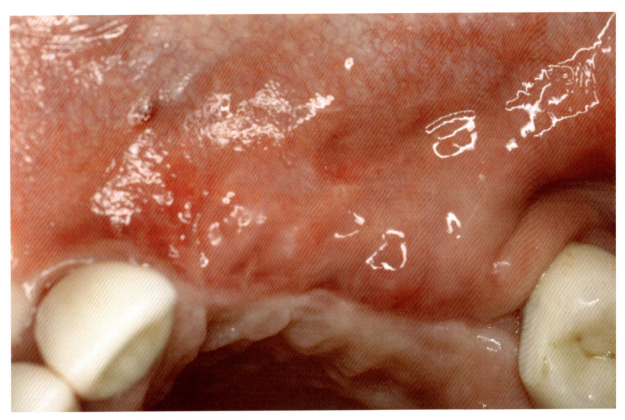

图17-29 "迷你香肠"植骨术后愈合的殆面观。

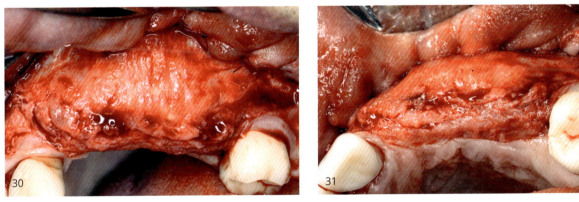

图17-30和图17-31 改良根向复位瓣的唇侧观和殆面观。请参阅作者第1本书第16章和第17章。注意Ⅰ区较厚，Ⅱ区靠近骨膜。

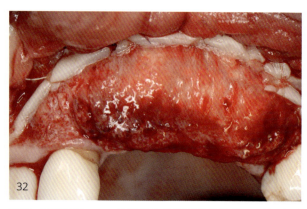

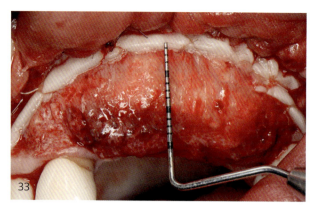

图17-32和图17-33 显微缝合条带牙龈移植物，牙龈移植物的放置根据未来膜龈联合（MGJ）的位置来计算，即牙槽嵴顶到未来膜龈联合距离的2倍。

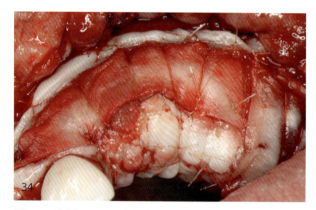

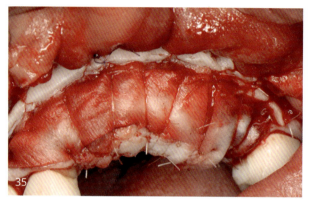

图17-34和图17-35 将结缔组织移植物（CTG）覆盖在种植体上方，以进一步增厚软组织。剩下的间隙用异种胶原基质覆盖（Mucograft；Geistlich Pharma，Wolhusen，Switzerland）。

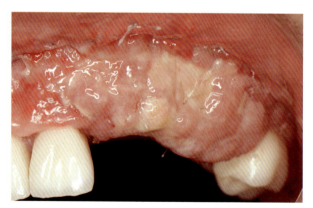

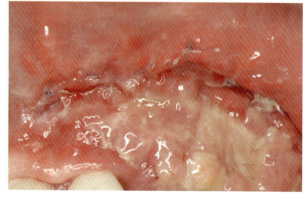

图17-36 术后1周软组织移植物的唇侧观。注意：自体牙龈条带和结缔组织移植物（CTG）存活良好，胶原基质整合良好。

图17-37 经仔细检查，在自体牙龈条带的近中部分发现有"跨接"的区域。

　　"跨接"是一种并发症，发生在当黏膜生长在自体牙龈条带浅面的某些区域并向冠方延伸，形成的黏膜细胞侵袭。如果不治疗，这部分区域又将再次变成黏膜组织。

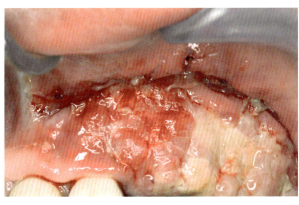

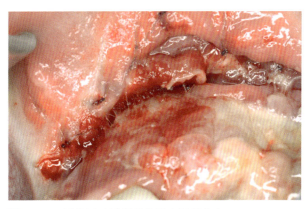

图17-38 通过轻拉唇组织，分离长入的黏膜，达到治疗"跨接"区域的目的。

图17-39 图片显示牙龈条带再次显露出来。

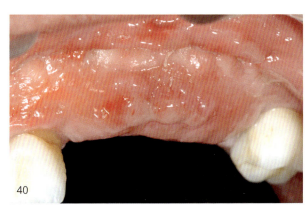

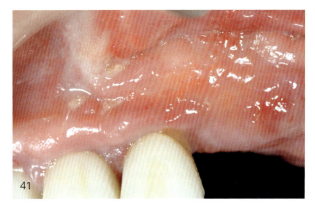

图17-40和图17-41 术后1个月软组织移植物的唇侧观。图片显示整个条带牙龈移植物可见，并重建了前庭沟。

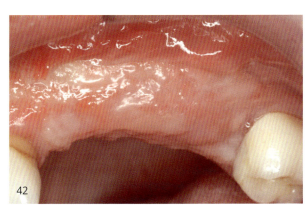

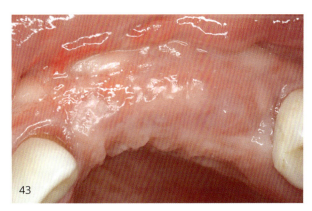

图17-42和图17-43 软组织移植术后3个月的唇侧观和𬌗面观显示移植区获得了足量的角化组织（KT）和足够深度的前庭沟。由于存在一定的收缩，膜龈联合（MGJ）稳定在最初计划的位置。

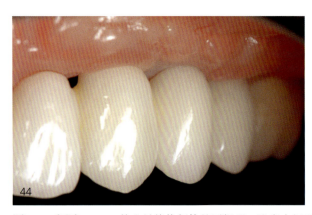
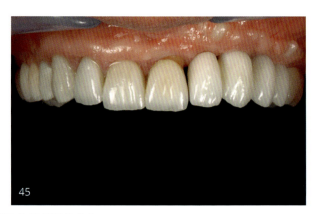

图17-44和图17-45 戴入最终修复体的唇侧观。注意中切牙远中仍有附着丧失。

正常情况下还需继续进行软组织移植，并制作新的修复体；但由于该区域不可见，患者也不愿接受行更多的手术或制作新的牙冠。考虑到缺损本身的严重程度、中切牙的附着丧失和患者的病史，目前已经获得了一个非常好的修复效果。

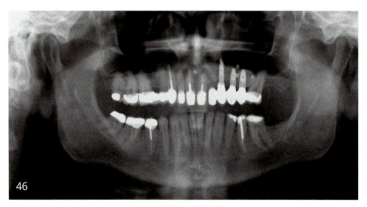
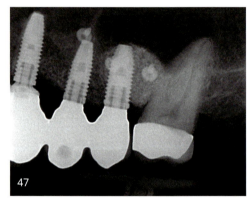

图17-46和图17-47 曲面断层片和根尖片显示嵴顶骨组织稳定，仅有轻微改建。

经验总结

1. 该患者GBR术后成骨效果不佳，这可能与使用了无孔膜有关。然而，作者认为，发生这一问题的真正原因可能是牙槽嵴顶区域发生了微动。

2. 通过在移植物上打孔，在其上方进行二次植骨，并用有孔致密型聚四氟乙烯膜进行固定，最终获得了很好的成骨效果。

3. 我们选择了"技术路线"（technical track）来进行前庭沟加深和角化组织增量的软组织重建。

4. 本章描述了一种软组织愈合并发症，作者称之为"跨接"，并通过本病例阐述了其处理方法。

第18章
上颌前牙区极端缺损的重建

Extreme defect augmentation
in the anterior maxilla

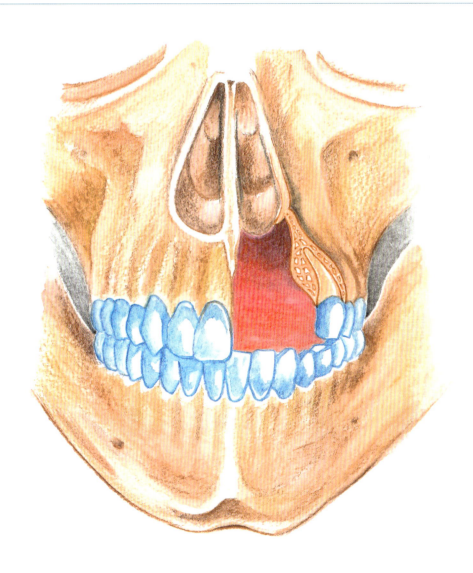

本章介绍一例上颌前牙区极端垂直向缺损的典型病例。46岁女性患者，体健，无吸烟史，在专科机构行上颌前部成釉细胞瘤切除术后转诊来院。作者此前从未遇到过如此严重的缺损。患者的主诉是面部不对称和上唇缺乏支撑；牙齿缺失对她而言不是那么重要。临床检查显示为Ⅱ型上颌前部缺损；临床分型请参阅作者第1本书第14章。

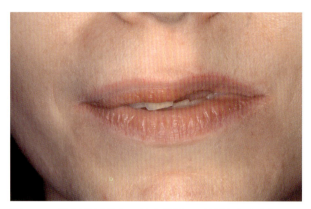

图18-1　唇侧观可见由于缺少基骨，面部严重不对称。

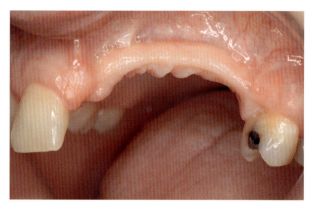

图18-2　垂直向缺损的唇侧观。虽然有良好的软组织质量，但前庭严重缺损。作者预判由于是原生骨膜，因此软组织应容易被拉伸松解。

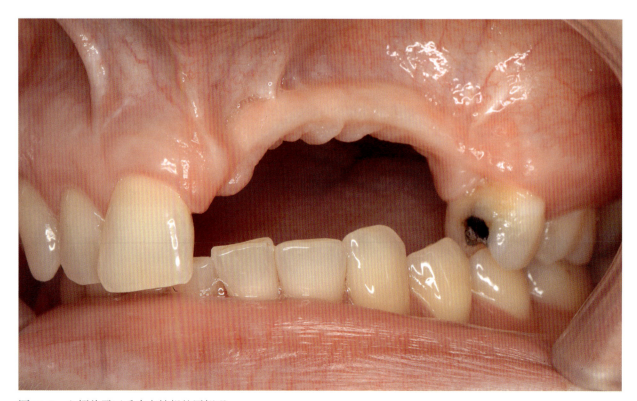

图18-3　上颌前牙区垂直向缺损的唇侧观。

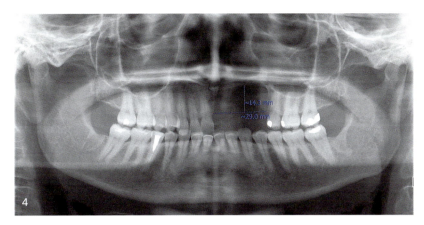

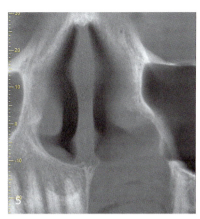

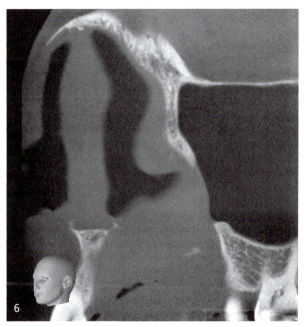

图18-4 ~ 图18-6　曲面断层片和CBCT图像显示了骨缺损的大小。注意，鼻底在手术切除肿瘤过程中被去除。这种极端骨缺损同时也与上颌窦相通。

本病例的挑战在于翻瓣和移植物的隔离保护。此外，还有一个生物学上的难点，即没有能够帮助再生的基骨。从历史上看，文献中没有发表过应用引导骨再生（GBR）来重建这种不连续骨缺损的文献。邻近可以用作成骨来源的骨仅位于两侧邻面以及距离预期牙槽嵴偏腭侧10mm的位置。

本病例计划利用这些骨表面以及骨膜干细胞作为细胞分化的来源。对于此类病例，强烈建议使用自体皮质松质骨屑和有孔致密型聚四氟乙烯（d-PTFE）膜。然而，膜的根方将会是完全开放的，应覆盖一层胶原膜。重要的是，这种骨移植物将是一个朝向骨膜的开放系统，但同时应考虑抑制成纤维细胞的迁移。

本病例采用了一个延伸的"安全瓣"（请参阅作者第1本书第14章）。

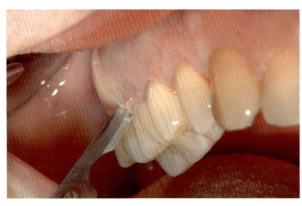

图18-7 使用15C刀片行牙槽嵴顶切口。由于有穿透鼻底的风险，必须翻半厚瓣（殆面观）。

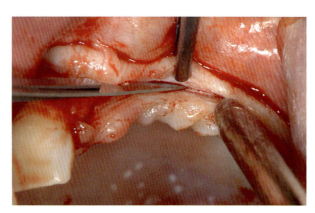

图18-8 缺牙区软组织的颊舌向厚度较薄，在切开过程中，较深的腭皱襞增加了组织瓣穿孔的风险。

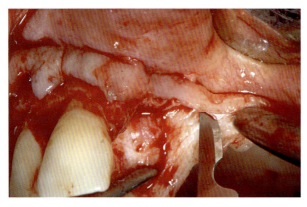

图18-9 仔细预备半厚瓣的唇侧观。组织瓣略微偏腭侧进行预备，以避免鼻腔穿孔，进而导致移植物感染。

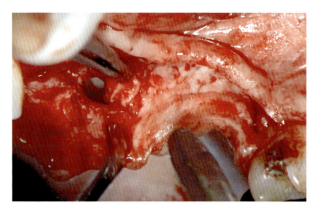

图18-10 随后将一块游离结缔组织移植物（CTG）缝合在组织瓣的内侧，阻断潜在的穿孔风险。

意外穿孔穿透深层皱襞。穿孔的大小约为6mm，这个影响很大。临床医生必须决定是继续手术还是暂时放弃。

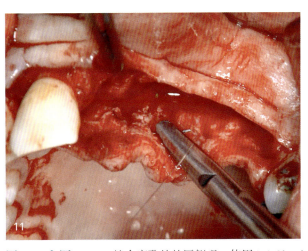
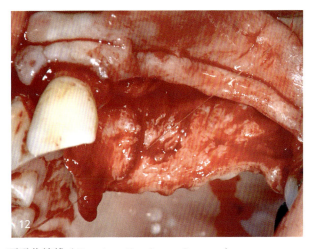

图18-11和图18-12 缝合穿孔处的唇侧观。使用6-0 Glycolon可吸收缝线（Resorba，Nürnberg，Germany）。

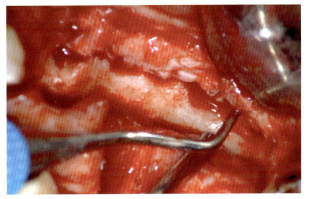

图18-13 找到腭骨之后，小心地翻瓣，并使用小刮匙抬升鼻底（4R/4L通用刮匙；Hu-Friedy）。

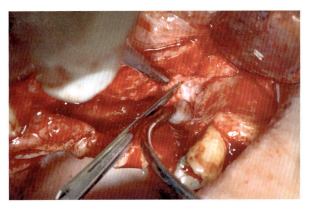

图18-14 然后使用15C刀片准备开始组织瓣减张。

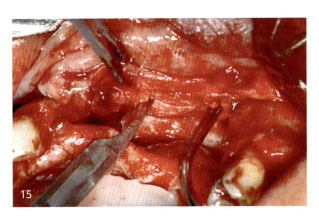
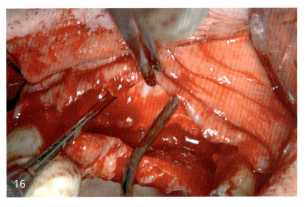

图18-15和图18-16 松解骨膜下束、弹性分离和口轮匝肌下方预备的唇侧观。

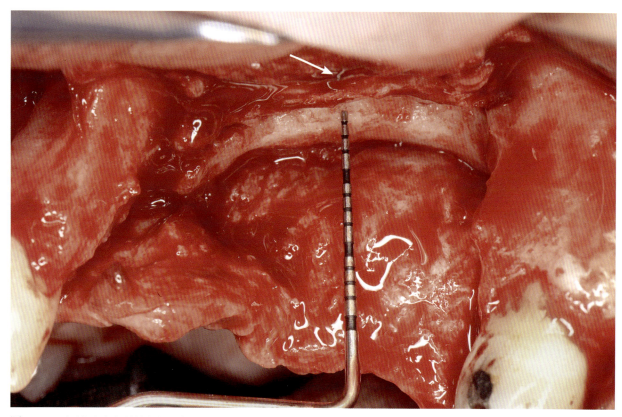

图18-17　极端垂直向骨缺损的唇侧观。牙槽嵴区域没有基骨，鼻骨缺失（箭头所示）。请注意，探针放置于缺失的基骨腭侧。

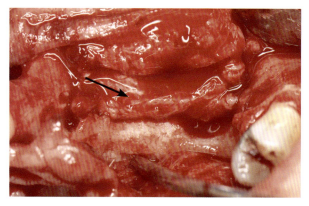

图18-18　缺损区的𬌗面观可见软组织鼻底（箭头所示）。

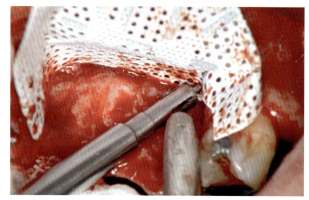

图18-19　将膜钉放入腭部的位置（𬌗面观）。

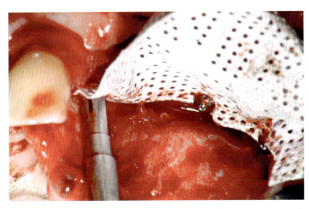

图18-20 钛膜钉将有孔致密型聚四氟乙烯（d-PTFE）膜固定到腭骨上。

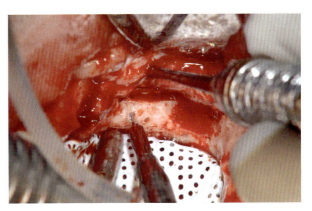

图18-21 腭骨作为成骨来源进行去皮质化（唇侧观）。

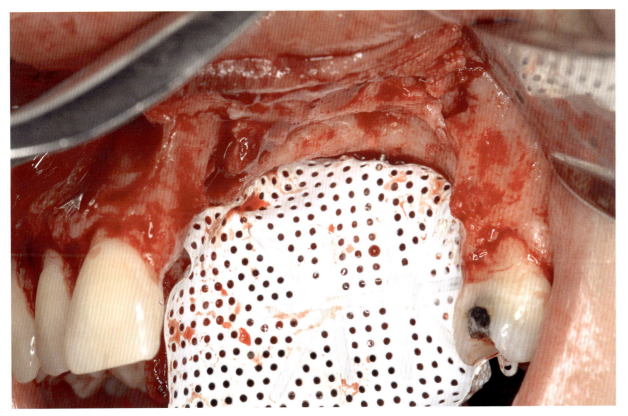

图18-22 在腭部固定超大尺寸不可吸收膜（唇侧观）。

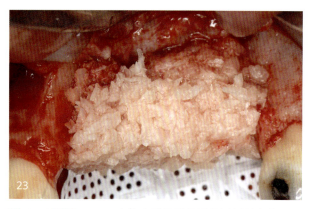
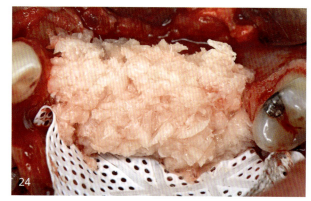

图18-23和图18-24 自体皮质松质骨屑的唇侧观和殆面观；自体骨屑取自下颌升支。

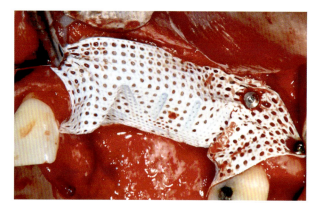

图18-25 不可吸收膜的唇侧固定（唇侧观）。请注意，由于鼻骨缺失，因此不能在缺牙区使用膜钉。

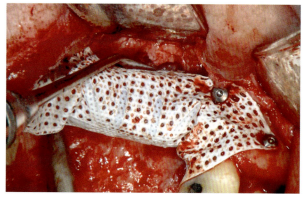

图18-26 将骨向不可吸收膜的根方填充。请注意，骨移植物在根方没有不可吸收膜的覆盖。

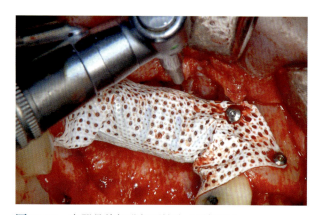

图18-27 在腭骨前部进行预钻孔（唇侧观）。

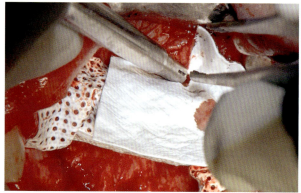

图18-28 将胶原膜固定到腭部（唇侧观）。

　　用天然胶原膜覆盖暴露在根方的骨移植物。使用天然膜是为了屏蔽成纤维细胞，同时允许血管和潜在的骨原细胞刺激物渗入到骨移植物中。

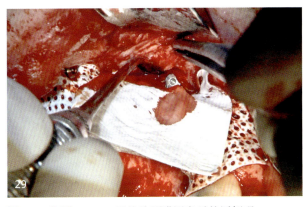
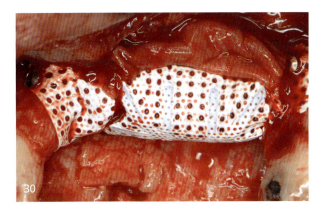

图18-29和图18-30 天然胶原膜固定后的唇侧观。

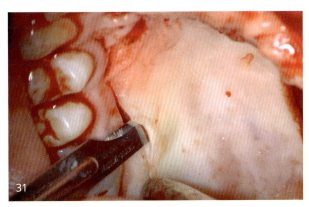
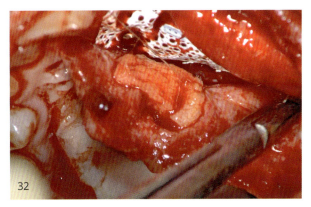

图18-31和图18-32 从上腭获取游离结缔组织（CTG），并使用6-0 Glycolon可吸收缝线缝合，覆盖范围超出穿孔边缘约3mm。

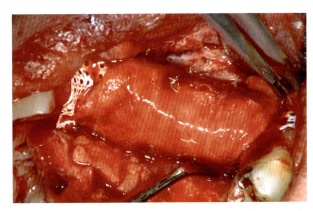
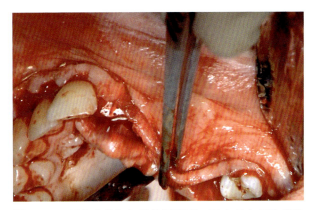

图18-33 最后放置另一层天然胶原膜覆盖致密型聚四氟乙烯（d-PTFE）膜。

图18-34 冠向牵拉组织瓣的唇侧观，可实现良好的无张力关闭。

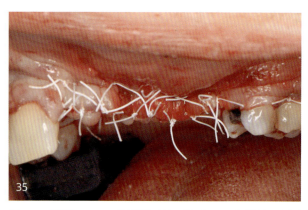

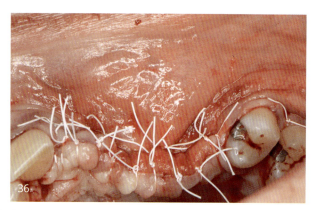

图18-35和图18-36 使用聚四氟乙烯（PTFE）缝线双层缝合关闭创口后的唇侧观和殆面观。

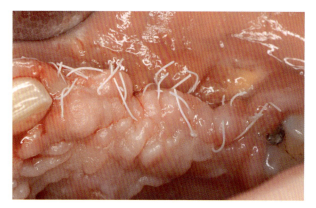

图18-37 殆面观可见愈合2周后组织瓣良好闭合。

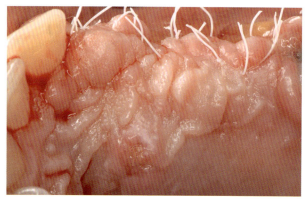

图18-38 腭侧观可见软组织移植物覆盖穿孔处，愈合良好。

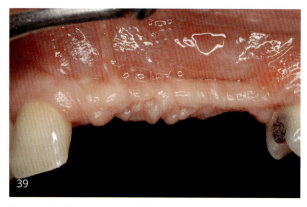

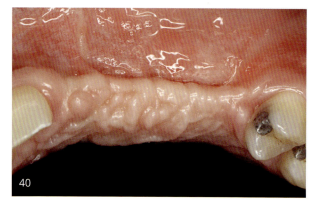

图18-39和图18-40 无干扰愈合9个月后，植骨区的唇侧观和殆面观。

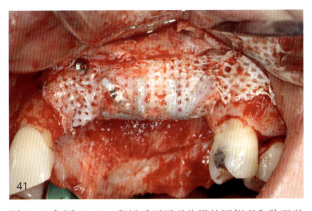
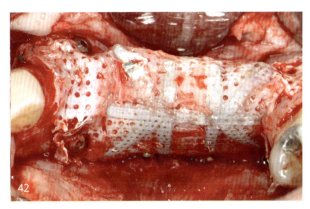

图18-41和图18-42　翻瓣后不可吸收膜的唇侧观和𬌗面观。

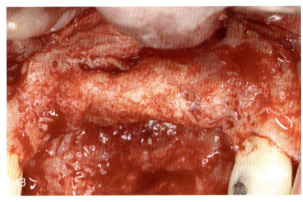
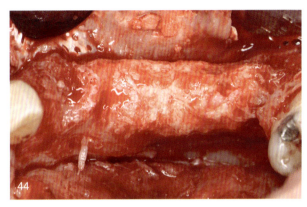

图18-43和图18-44　唇侧观和𬌗面观可见新形成的骨桥连接了之前的不连续骨缺损区。请注意，这是引导骨再生（GBR）技术具有历史意义的一张图片；这是第一次使用GBR技术处理不连续的骨缺损。

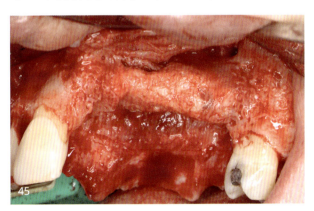
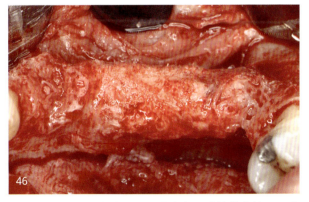

图18-45和图18-46　仍然需要更多的垂直向和水平向的骨来实现理想的唇部支撑以及三维方向上种植体的植入。注意，对于新的鼻侧缘、其近中也需要更多的根方骨。

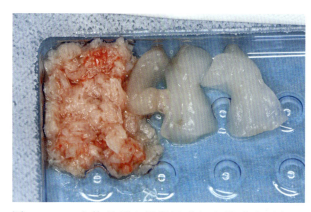

图18-47 自体骨屑和浸润了重组人骨形成蛋白-2（rhBMP-2）的胶原基质。

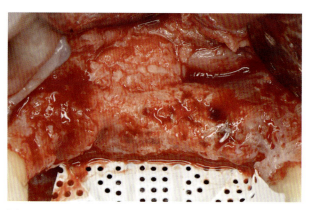

图18-48 向根方填充自体骨/重组人骨形成蛋白-2（rhBMP-2）混合物的唇侧观。

计划进行再次骨增量，将使用"千层面"技术和低剂量重组人骨形成蛋白-2（rhBMP-2）。由于这种缺损对生长因子和活细胞的极端生物学需求，计划在植入种植体时才使用自体移植物/无机牛骨矿物质（ABBM）的混合物。

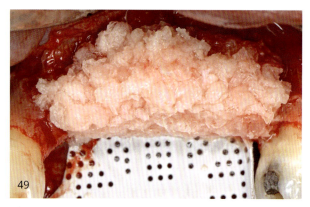

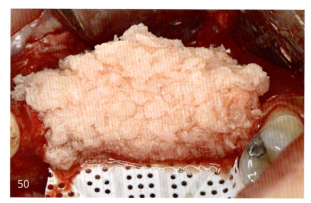

图18-49和图18-50 在垂直向和水平向使用自体骨移植的唇侧观及殆面观。

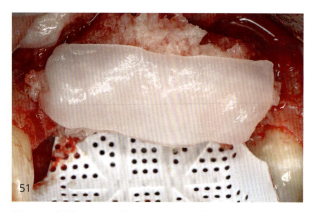

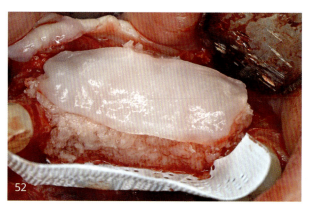

图18-51和图18-52 使用"千层面"技术的唇侧观和殆面观。使用浸润了重组人骨形成蛋白-2（rhBMP-2）的胶原基质覆盖移植物。

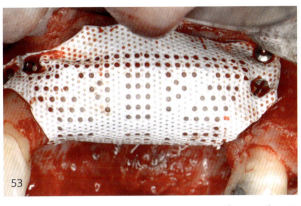

图18-53和图18-54　不可吸收膜固定后的唇侧观和𬌗面观。

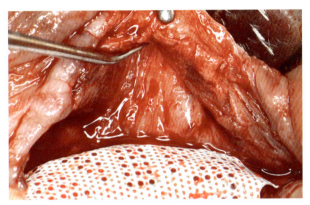

图18-55　组织瓣减张过程中最终可拉伸的程度（𬌗面观）。

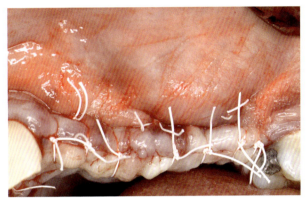

图18-56　使用聚四氟乙烯（PTFE）缝线关闭创口的𬌗面观。

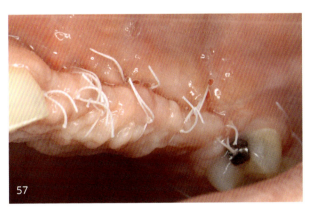

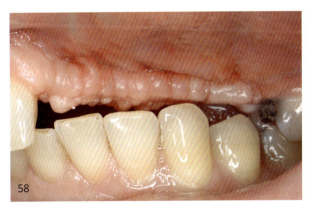

图18-57和图18-58　愈合2周后的𬌗面观和唇侧观。可见出色的垂直向组织增量，它提示了垂直向骨增量极好的可预期性。

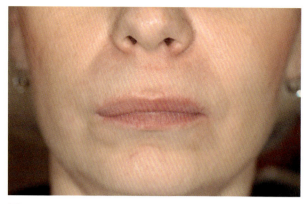

图18-59 正面观可见面部对称性得到改善，但双侧之间仍有细微差异。

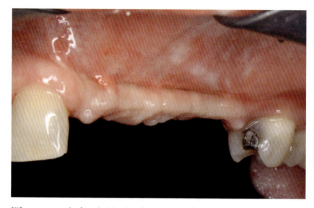

图18-60 愈合9个月后，软组织愈合的唇侧观。

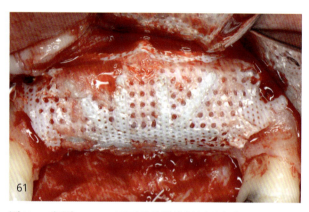

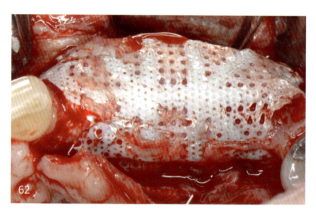

图18-61和图18-62 不可吸收膜的唇侧观和殆面观。

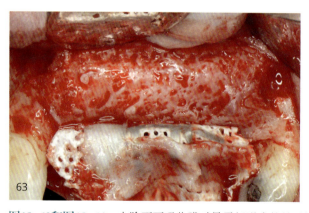

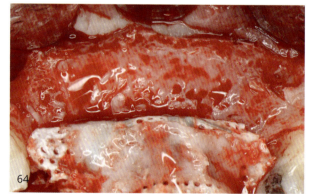

图18-63和图18-64 去除不可吸收膜时暴露新形成的骨（唇侧观和殆面观）。注意，不可吸收膜上附着一层薄薄的假骨膜。

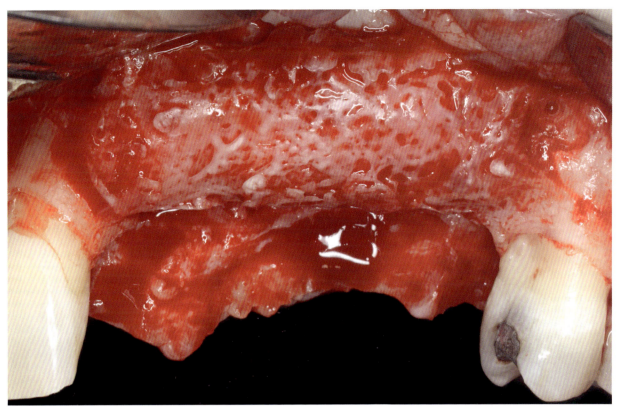

图18-65 新生成骨的唇侧观。可见良好的皮质骨质量，没有形成任何不成熟层。

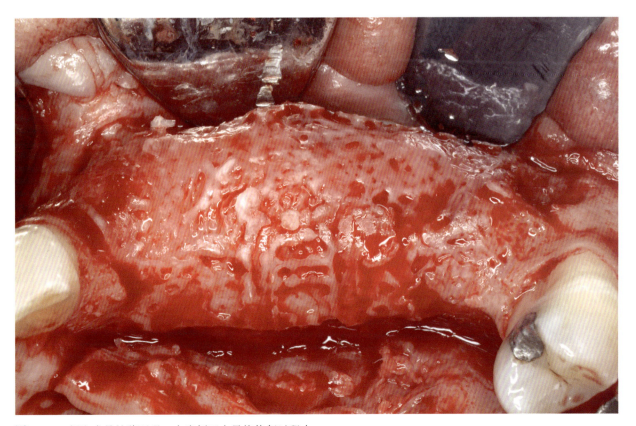

图18-66 新生成骨的殆面观；本病例正在最终修复过程中。

经验总结

1. 本章介绍的是一个极端垂直向骨缺损病例。这是引导骨再生（GBR）技术一个历史性的病例，因为它是第1个公开发表使用GBR技术重建不连续骨缺损的病例。

2. 使用"开放式系统"，对这一极端缺损强制使用了GBR技术，并获得了治疗的成功。

3. 在第1次手术中就使用重组人骨形成蛋白-2（rhBMP-2）可能会有所帮助；然而，纯自体骨屑也提供了足够的生物学信息来桥接不连续的骨缺损。

4. "千层面"技术再次证明了良好的成骨能力。

第19章
骨再生后的天然软组织结构重建

Reconstruction of a natural
soft tissue architecture after bone regeneration

简介

目标和策略

下面几章（第19章～第22章）主要讨论如何在牙槽嵴骨增量后获得良好的美学效果。读者应该知道，牙槽嵴骨增量可能是种植治疗中最复杂的治疗之一，因为在极端的临床病例中，牙槽骨、种植体和软组织必须在之前没有组织的地方再生。治疗策略包括硬组织增量、软组织增量以及良好的修复策略。

在本章及接下来几章中我们将讨论以上这些内容。

治疗策略

1. 硬组织移植

目标：使用第2次骨移植物创建稳定的嵴顶骨和良性骨结构，称为"迷你香肠"技术。

2. 软组织移植

目标1：重建前庭沟和角化组织（KT）。

以下是关于KT和前庭沟的技术方案：

1. 复杂软组织重建的治疗方案，包括安全路线（safe track）、快速路线（fast track）和技术路线（technical track）。

2. 唇侧条带移植技术。

3. 双条带移植技术。

4. 开放式愈合结缔组织移植物（CTG）与条带移植物相结合。

目标2：在骨移植物上方使用结缔组织移植物（CTG）来创建龈乳头。

讨论了以下技术方案：

1. "两步法"结缔组织移植：在治疗过程中两个不同时间点的结缔组织移植（CTG）。

2. "冰块"法（ice-cube）结缔组织移植：移植从整个上颌结节获取的结缔组织（CTG）。

3. "冰山"法（iceberg）结缔组织移植：双层结缔组织移植物（CTG）。

4. 邻间"冰山"（iceberg）结缔组织移植

（CTG）。

膜龈变形软组织的重建治疗方案

在过去10年里，是否需要一个最小角化龈（KM）宽度以保证种植体周围健康？一直是存在争议的问题[1-3]。一些专家已经证明，种植体周围缺乏最小角化龈（KM）宽度，与菌斑堆积增多、组织炎症、黏膜退缩和附着丧失有关[1,4]，而其他研究则未能证明这种相关性[2,5]。然而，最近的研究似乎支持至少2mm宽度的角化组织对患者种植体周围健康是有益的；但这并不意味着没有KM的种植体不能长期保持健康，但可以合理地假设，在没有KM的情况下，菌斑控制欠佳的可能性会增大，同时可能并发边缘骨丧失、黏膜退缩和探诊出血[3-4,6]。此外，种植体周围KM的缺失也会降低患者的美学满意度[7]。

复杂骨增量手术可能导致严重的膜龈联合（MGJ）移位[8-11]，使前庭沟深度变浅，甚至降低唇活动度，会对功能、美观和口腔卫生维护产生负面影响。这些临床情况是增加角化组织（KT）量和前庭沟深度膜龈手术的明确指征。在已提出的重建种植体周围角化龈（KM）宽度（连同MGJ重新定位和前庭沟加深）的技术中，游离龈移植（FGG）是常用的术式之一[3,12]。同时，游离结缔组织移植物（CTG）也被用于增加KT。然而，FGG的主要缺点之一是增加了患者的创伤[3,13-14]。

上皮化游离龈移植物（FGG）和游离结缔组织移植物（CTG）在促角化上皮生长的能力上相似，但FGG移植后的组织收缩和退缩较少，有更强的稳定性，但美学效果通常较差。

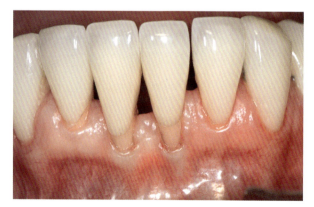

图19-1 下颌前牙唇侧观，牙龈退缩、牙齿松动和角化龈缺失。患者抱怨牙龈和牙齿都很敏感，很难充分清洁。

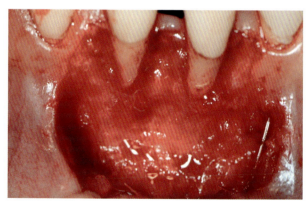

图19-2 根向复位瓣唇侧观。

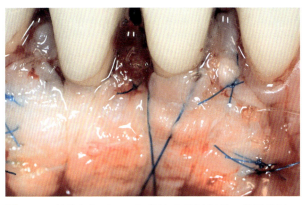

图19-3　结缔组织（CTG）移植后的唇侧观。使用单切口技术从腭部获取移植物。

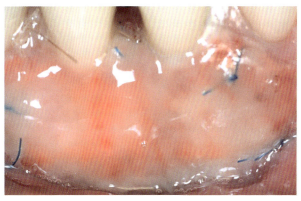

图19-4　术后1周结缔组织（CTG）愈合状况的唇侧观。注意软组织移植物良好的血管化。移植物原有的血管利于其再血管化。

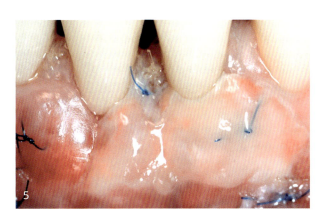

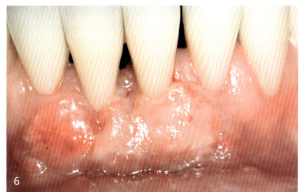

图19-5和图19-6　软组织移植物成熟过程中的唇侧观。在成熟过程中发生收缩。

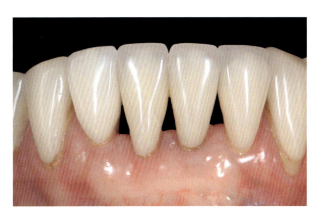

图19-7　术后12年移植物的唇侧观。

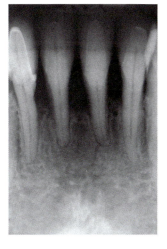

图19-8　软组织移植18年后及冠修复25年后的根尖片。

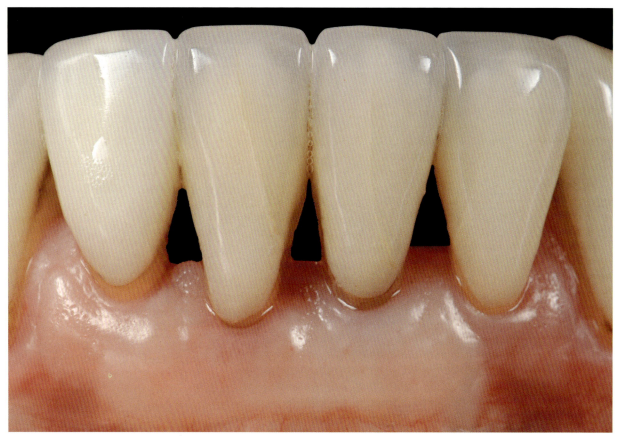

图19-9 软组织移植18年及冠修复25年后的移植物唇侧观。

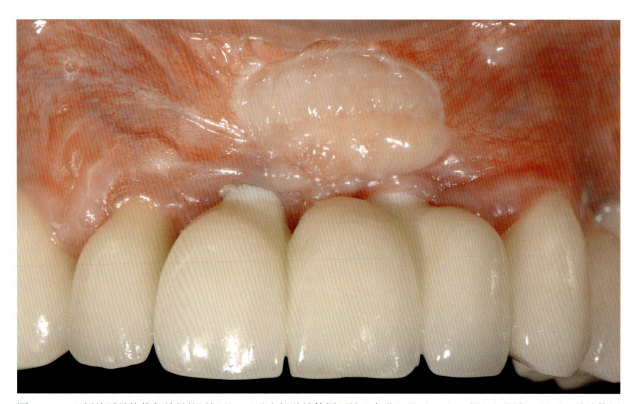

图19-10 上颌前牙最终修复效果的唇侧观，显示右侧种植体周围缺乏角化组织（KT），软组织颜色不美观，种植体周围软组织退缩。但是，种植体是健康的。

天然牙周围游离结缔组织移植的典型病例

CTG移植物获取的位置和深度会影响其美观及退缩。图19-10显示了骨移植后游离CTG移植物的严重退缩和糟糕的美学表现。这是因为软组织移植物是从表层获取的，类似于FGG，且近远中径太短。从移植时机来看，本病例的软组织移植可能是在种植二期手术时进行的，也可能软组织移植后过早地进行了基台连接。因此，这例失败的软组织移植存在3个问题：结缔组织移植物的类型、大小和移植时机都不恰当。

软组织重建治疗方案

为了防止这类并发症，应该采取作者在第1本书第16章中详细描述的通行治疗方案。然而，在本章中，我们将讨论进一步的细节和新的治疗选择（表19-1和图19-2）。

软组织重建的理念必须要从牙周整形手术时的天然牙周视角，调整为美学区重建牙槽嵴中的种植体周围视角。

对于软组织重建，表19-2中的第2点和第3点有3种不同的治疗方案。然而，这3种治疗方案各有优缺点（图19-11）。

表19-1　骨再生后软组织重建的关键因素

骨增量后重建软组织时必须考虑以下因素：
1. 种植体周围黏膜过薄会导致骨吸收
2. 在基台连接时或之后进行软组织增量以增加角化组织（KT），会导致0.5~1mm的轻度软组织退缩（图19-10）
3. 种植体顶端厚的软组织（至少2.5mm）将保护牙槽骨并减少骨吸收
4. 前庭沟变浅必须重建，否则可能损害功能和美观
5. 种植体周围缺乏角化组织（KT）可导致更多的软组织退缩

表19-2　上颌前牙区骨组织和软组织重建治疗方案

治疗分为四个阶段：
1. 牙槽嵴骨增量
2. 植入种植体和"迷你香肠"技术，伴有或不伴有闭合式软组织移植
3. 改良根向复位瓣和开放式愈合的软组织移植
4. 基台连接和种植修复

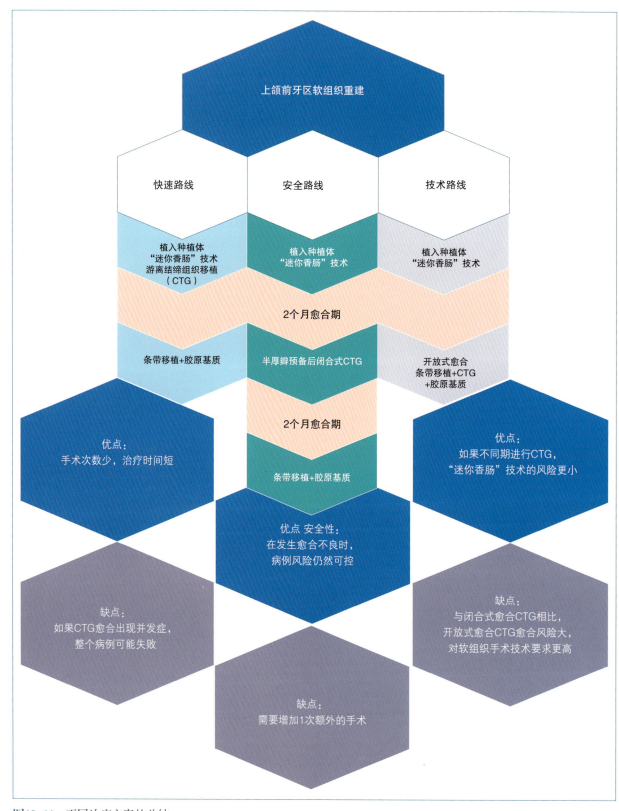

图19-11 不同治疗方案的总结。

　　首先，成功的牙槽嵴骨增量是最重要的。这一点在此前的章节中已经详述。在种植体植入时，应进行二次骨增量，即"迷你香肠"技术，特别是在必须保存骨量以促进美学效果的上颌前牙区。二次植骨已被证实可以保留嵴顶牙槽骨（请参阅作者第1本书第18章）。因此，3种治疗方案都从种植体植入和"迷你香肠"技术开始。可选择的临床程序是，在植入种植体时同期进行软组织移植以增厚软组织，因为厚的软组织为嵴顶牙槽骨稳定性和美学提供了额外的保障。作者的偏好是在种植体上方留有至少4mm的软组织厚度。如果此时采用闭合式愈合的软组织移植物，我们称之为"快速路线"（fast track）（图19-11）。

在"快速路线"中，在第1步操作的2个月后，进行开放式愈合的软组织移植，以重建前庭沟深度和角化组织（KT）。总体而言，在大范围手术病例中很少采用快速路线，但其经常应用于单个或2～3个位点的缺损。

在复杂病例中，"安全路线"（safe track）是获得最佳临床效果的最优选择。然而，它需要增加一次额外的手术。根据作者的临床经验，患者更愿意接受"安全的"治疗，通过良好的沟通，这一选择在大多数情况下都能得到患者的支持。采用这种路线，在植入种植体时进行"迷你香肠"技术，而不做同期软组织移植。

结缔组织的愈合问题可能会产生重大的负面影响，可能会导致"迷你香肠"技术的失败和随之而来的骨丧失，甚至直接导致种植失败。这就是为什么"快速路线"主要用于小范围手术病例的原因，因为在这些病例中，闭合式愈合的结缔组织（CTG）移植很容易实施，愈合并发症很罕见。但是，绝不能为吸烟的患者选择"快速路线"。

在"安全路线"中，在植入种植体/"迷你香肠"技术2个月后进行闭合式结缔组织（CTG）移植；2个月愈合期后，再进行开放式愈合的软组织移植。在作者第1本书的第19章（图19-1）中可以看到一个"安全路线"的病

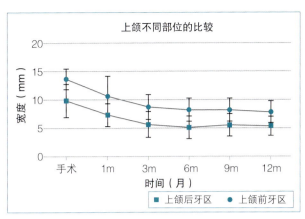

图19-12　显示了开放式愈合软组织移植物在上颌不同区域的收缩程度

例。这种治疗方案的主要优点是任何愈合期并发症都很容易处理。

第三种选择是"技术路线"，它很少被实施。在这种选择中，第1步和"安全路线"是相同的：植入种植体和"迷你香肠"技术，不做软组织移植。2个月后，使用厚的结缔组织（CTG）/条带移植物联合进行开放式愈合的软组织移植，同时重建软组织厚度、前庭沟深度和角化组织（KT）。这种方法很难获得足够的组织厚度，而且技术要求很高，对大多数临床医生极具挑战性。其主要缺点是愈合期并发症会影响软组织的厚度和质量。此外，获得的软组织厚度很少会超过2.5～3mm。

下一步，也是最后一步是暴露种植体。计划的二期手术应该在软组织退缩稳定后实施，否则将会导致种植体周围软组织边缘的退缩（图19-10）。

在之前的一项研究中，作者测量了用于前庭沟加深术的开放式愈合软组织移植物的收缩量和收缩率[9]。软组织移植愈合3个月后趋于稳定；12个月后的总收缩率为43%。因此，在愈合3个月之内不应暴露种植体。另一个重要因素是在种植体顶部形成厚的软组织（至少2.5～4mm），以防止嵴顶骨丧失。

参考文献

[1] Lin GH, Chan HL, Wang HL. The significance of keratinized mucosa on implant health: a systematic review. J Periodontol 2013;84:1755–1767.

[2] Wennström JL, Derks J. Is there a need for keratinized mucosa around implants to maintain health and tissue stability? Clin Oral Implants Res 2012;23(suppl 6): 136–146.

[3] Zucchelli G, Tavelli L, McGuire MK, et al. Autogenous soft tissue grafting for periodontal and peri-implant plastic surgical reconstruction. J Periodontol 2020;91: 9–16.

[4] Perussolo J, Souza AB, Matarazzo F, Oliveira RP, Araújo MG. Influence of the keratinized mucosa on the stability of peri-implant tissues and brushing discomfort: a 4-year follow-up study. Clin Oral Implants Res 2018;29: 1177–1185.

[5] Monje A, Blasi G. Significance of keratinized mucosa/ gingiva on peri-implant and adjacent periodontal conditions in erratic maintenance compliers. J Periodontol 2019;90: 445–453.

[6] Zucchelli G, Tavelli L, Stefanini M, et al. Classification of facial peri-implant soft tissue dehiscence/deficiencies at single implant sites in the esthetic zone. J Periodontol 2019;90:1116–1124.

[7] Bonino F, Steffensen B, Natto Z, Hur Y, Holtzman LP, Weber HP. Prospective study of the impact of peri-implant soft tissue properties on patient-reported and clinically assessed outcomes. J Periodontol 2018;89: 1025–1032.

[8] Urban IA, Nagy K, Werner S, Meyer M. Evaluation of the combination of strip gingival grafts and a xenogeneic collagen matrix for the treatment of severe mucogingival defects: a human histologic study. Int J Periodontics Restorative Dent 2019;39:9–14.

[9] Urban IA, Lozada JL, Nagy K, Sanz M. Treatment of severe mucogingival defects with a combination of strip gingival grafts and a xenogeneic collagen matrix: a prospective case series study. Int J Periodontics Restorative Dent 2015;35:345–353.

[10] Urban IA, Lozada JL, Jovanovic SA, Nagy K. Horizontal guided bone regeneration in the posterior maxilla using recombinant human platelet-derived growth factor: a case report. Int J Periodontics Restorative Dent 2013;33:421–425.

[11] Urban IA, Lozada JL, Jovanovic SA, Nagursky H, Nagy K. Vertical ridge augmentation with titanium-reinforced, dense-PTFE membranes and a combination of particulated autogenous bone and anorganic bovine bone-derived mineral: a prospective case series in 19 patients. Int J Oral Maxillofac Implants 2014;29:185–193.

[12] Thoma DS, Naenni N, Figuero E, et al. Effects of soft tissue augmentation procedures on peri-implant health or disease: a systematic review and meta-analysis. Clin Oral Implants Res 2018;29(suppl 15):32–49.

[13] Barootchi S, Tavelli L, Zucchelli G, Giannobile WV, Wang HL. Gingival phenotype modification therapies on natural teeth: a network meta-analysis. J Periodontol 2020;91: 1386–1399.

[14] Tavelli L, Asa'ad F, Acunzo R, Pagni G, Consonni D, Rasperini G. Minimizing patient morbidity following palatal gingival harvesting: a randomized controlled clinical study. Int J Periodontics Restorative Dent 2018;38: e127–e134.

扩展阅读

[1] Barootchi S, Tavelli L, Di Gianfilippo R, et al. Long term assessment of root coverage stability using connective tissue graft with or without an epithelial collar for gingival recession treatment. A 12-year follow-up from a randomized clinical trial. J Clin Periodontol 2019;46: 1124–1133.

[2] Buyukozdemir Askin S, Berker E, Akincibay H, et al. Necessity of keratinized tissues for dental implants: a clinical, immunological, and radiographic study. Clin Implant Dent Relat Res 2015;17:1–12.

[3] Gargallo-Albiol J, Barootchi S, Tavelli L, Wang HL. Efficacy of xenogeneic collagen matrix to augment peri-implant soft tissue thickness compared to autogenous connective tissue graft: a systematic review and meta-analysis. Int J Oral Maxillofac Implants 2019;34: 1059–1069.

[4] Griffin TJ, Cheung WS, Zavras AI, Damoulis PD. Postoperative complications following gingival augmentation procedures. J Periodontol 2006;77:2070–2079.

[5] Han TJ, Klokkevold PR, Takei HH. Strip gingival autograft used to correct mucogingival problems around implants. Int J Periodontics Restorative Dent 1995;15: 404–411.

[6] Han TJ, Takei HH, Carranza FA. The strip gingival autograft technique. Int J Periodontics Restorative Dent 1993;13: 180–187.

[7] Lorenzana ER, Allen EP. The single-incision palatal harvest technique: a strategy for esthetics and patient comfort. Int J Periodontics Restorative Dent 2000;20: 297–305.

[8] McGuire MK, Scheyer ET, Gwaltney C. Commentary: incorporating patient-reported outcomes in periodontal clinical trials. J Periodontol 2014;85:1313–1319.

[9] McGuire MK, Tavelli L, Feinberg SE, et al. Living cell-based regenerative medicine technologies for periodontal soft tissue augmentation. J Periodontol 2020;91:155–164.

[10] Scheyer ET, Nevins ML, Neiva R, et al. Generation of site-appropriate tissue by a living cellular sheet in the treatment of mucogingival defects. J Periodontol 2014;85:e57–e64.

[11] Schmitt CM, Moest T, Lutz R, Wehrhan F, Neukam FW, Schlegel KA. Long-term outcomes after vestibuloplasty with a porcine collagen matrix (Mucograft®) versus the free gingival graft: a comparative prospective clinical trial. Clinical Oral Implants Res 2016;27:e125–e133.

[12] Stefanini M, Jepsen K, de Sanctis M, et al. Patient-reported outcomes and aesthetic evaluation of root coverage procedures: a 12-month follow-up of a randomized controlled clinical trial. J Clin Periodontol 2016;43:1132–1141.

[13] Tavelli L, Barootchi S, Greenwell H, Wang HL. Is a soft tissue graft harvested from the maxillary tuberosity the approach of choice in an isolated site? J Periodontol 2019;90:821–825.

[14] Tavelli L, Barootchi S, Ravidà A, Oh TJ, Wang HL. What is the safety zone for palatal soft tissue graft harvesting based on the locations of the greater palatine artery and foramen? A systematic review. J Oral Maxillofac Surg 2019;77:271.

[15] Tavelli L, McGuire MK, Zucchelli G, et al. Extracellular matrix-based scaffolding technologies for periodontal and peri-implant soft tissue regeneration. J Periodontol 2020;91: 17–25.

[16] Tavelli L, Ravidà A, Saleh MHA, et al. Pain perception following epithelialized gingival graft harvesting: a randomized clinical trial. Clin Oral Investig 2019;23:459–468.

第20章
唇侧条带牙龈移植
The labial strip gingival graft

唇侧条带牙龈移植用于膜龈变形的美学重建

使用自体软组织移植可能导致一些术后并发症，包括供区出血、腭部感觉异常、感染和手术时间增加[1]。因此，临床医生探索替代的移植材料来减少患者痛苦，这些材料包括胶原基质、无细胞真皮基质和组织工程材料[2-3]。然而，这些材料还不能获得与游离龈移植（FGG）相同的临床疗效[2-4]。

因此，在Han及其同事最初概念的基础上[5-6]，Urban等[7]提出了一项新技术，在根方放置从腭侧获取的条带牙龈移植物（SGG），与在冠方放置的异种胶原基质（XCM）联合使用。条带自体软组织移植物起到了非常重要的机械屏障作用，它能复位膜龈联合（MGJ）位置，加深前庭沟，并能作为细胞来源，促进软组织细胞在三维胶原支架中的迁移和分化[8-9]。

该技术的另一个优点是，比传统的游离龈移植（FGG）技术痛苦小。然而，也必须注意，取自上腭的移植组织倾向于在受区保持其原始外观，可能会导致美学协调性不佳和瘢痕组织样的纹理[1,10-11]。

下一个目标是探索一种美学表现更好的开放式愈合软组织移植技术。因此，作者进行了一项前瞻性系列病例研究，以观察唇侧条带牙龈移植（LGG）技术的临床疗效和患者反应结果，其中自体软组织移植物取自相邻的唇侧角化组织（KT）（而非取自上腭），用于重建严重变形的膜龈缺损。

在一项单中心的前瞻性系列病例研究中，连续筛选出一批患者，他们至少有一个位点因为接受了复杂的水平向和垂直向骨增量手术而出现角化龈不足和前庭沟深度丧失。如果患者不吸烟，牙周和全身健康良好，能够保持良好的口腔卫生，愿意配合研究计划，则被纳入本研究。

手术治疗

所有手术均在Urban再生研究中心（Budapest，Hungary）由同一名经验丰富的术者（IAU，Istvan Urban医生全名缩写）实施。如前所述，手术中先把自体条带牙龈移植物（SGG）固定于根方，再将异种胶原基质（XCM）（Mucograft；Geistlich Pharma，Wolhusen，Switzerland）固定于移植物的冠方[8-9]。然而不同的是，在本研究中，自体条带牙龈移植物（SGG）是从膜龈缺损附近的角化组织（KT）中获得的。简单地说，在使用局部麻醉后（4%氯化阿替卡因加肾上腺素1∶100000；Novocol Pharma，Ontario，Canada），在角化组织（KT）上做平行于膜龈联合（MGJ）的水平切口。

如果之前的骨再生手术与种植体植入同期进行，并且种植体仍处于埋入状态，则要偏牙槽嵴腭侧做水平切口。另一方面，对于已完成修复的种植体，将水平切口放在龈沟内以保证种植体周围黏膜的最大厚度。然后预备半厚瓣将膜龈联合（MGJ）根向复位到其原始位置（骨增量手术前位置），使用T型褥式缝合固定（5-0可吸收单乔线；Ethicon，New Jersey，USA）。

用锐分离来平整受植床（骨膜覆盖的区域），去除松散可动的纤维或不规则组织附着。然后用消毒的金属锡箔进行测量，明确所需移植物的范围和形态，以获得完全的根方覆盖。自体条带牙龈移植物（SGG）从邻近的近中或远中唇侧角化组织（KT）中获得，使其长度能够覆盖受植床的整个根方延伸区域。唇侧条带牙龈移植物（LGG）的宽度仅为2~3mm，获取后立即用可吸收单股缝线缝合固定到受植床的根方（6-0 Glycolon；Resorba，Nürnberg，Germany）。

唇侧条带牙龈移植物（LGG）的冠方受植床用锡箔测量并修剪好的异种胶原基质（XCM）（Mucograft）覆盖，并用间断缝合和交叉褥式缝合固定（6-0 Glycolon）。当需要更多的软组织厚度时，可使用单切口技术[21]从上腭获取上皮下结缔组织移植物（CTG）替代XCM，并用间断缝合和交叉褥式缝合固定到LGG的冠方（6-0 Glycolon）。

愈合过程中，LGG和XCM或CTG是暴露在口内的，唇侧供区用胶原基质（Mucograft）充填。嘱患者每天用0.2%氯己定溶液含漱2次，每次1分钟。同时应用抗炎药（50mg双氯芬酸钾-Cataflam；Novartis，Basel，Switzerland），对患者进行口头及书面的术后医嘱，并在术后7天和14天复诊。

研究结果

本研究的主要观察指标是评估基线到术后1年间角化龈（KM）增加的宽度。基线参考线是种植体周围的游离龈边缘，或者当种植体仍处于埋入状态时，参照邻牙延伸过来的膜龈联合（MGJ）位置。术后立即使用校准的牙周探针（UNC；Hu-Friedy，Chicago，IL，USA）评估软组织增量效果，测量从移植物的根方延伸到建立的基准参考线的距离，四舍五入至0.5mm。

次要观察指标包括使用从0到100的可视化模拟量表（VAS），在满意度、美学效果和术后疼痛方面评估患者的自我反馈。特别是要求患者对种植体周围牙龈和邻牙周围牙龈进行比较，对美观程度进行VAS评分，其中0表示"完全不一样"，100表示"我无法区分种植体周围牙龈和天然牙周围牙龈。"此外，还要求患者进行自我评价，如果有必要的话，是否还愿意接受相同的手术。

表20-1　患者反馈结果

	满意度 （0 ~ 100）	美观/色彩匹配 （0 ~ 100）	术后疼痛 （0 ~ 100）	再次治疗的意愿 （%）
LGG（总体）	95.6 ± 6.9	93.4 ± 9.2	22.8 ± 27.3	100
LGG + XCM	95.7 ± 7.9	97.9 ± 3.9	8.7 ± 8.3	100
LGG + CTG	95.5 ± 6.4	75.6 ± 34.8	39.2 ± 33.2	100

LGG：唇侧条带牙龈移植物；XCM：异种胶原基质；CTG：结缔组织移植物

数据分析

数据表示为平均值 ± 标准差。使用配对Student t 检验（a=0.05）来比较基线和6个月、12个月的角化龈（KM）值。使用R Studio软件进行线性回归分析，以评估某些因素，例如：唇侧条带牙龈移植物（LGG）取自前牙区还是后牙区，或者使用异种胶原基质（XCM）还是结缔组织移植物（CTG）是否会影响临床疗效和患者反应。

结果

18位全身健康的患者［7位男性，11位女性；平均年龄（40.2 ± 14.2）岁］参加了本研究。所有患者在种植体植入和二期手术之间都接受了唇侧条带牙龈移植物（LGG）。有11位患者的LGG取自种植位点近中，其他患者取自种植位点远中。在LGG的冠方，有8位患者移植了取自上腭的结缔组织移植物（CTG），而其余患者则使用了异种胶原基质（XCM）。所有患者均未出现相关的术后并发症，如剧烈疼痛、感染、出血和/或LGG丧失等。同样的，LGG的供区均实现无症状愈合。

术后即刻的移植物平均宽度（包括LGG和XCM/CTG）为（11.8 ± 4）mm。12个月后的角化龈（KM）平均宽度为（6.8 ± 2）mm，对应的移植物收缩率为42.4%。患者平均总体满意度为95.6 ± 6.9，而美学效果和术后疼痛评分分别为93.4 ± 9.2和22.8 ± 22.3。

未接受结缔组织（CTG）移植的受试者术后疼痛评分降低为8.7 ± 8.4；而同时接受LGG和CTG的受试者时，其术后疼痛的VAS评分为39.2 ± 33.2。不同治疗组患者满意度相似；但是，当患者被要求客观地观察自己的手术部位时，唇侧条带牙龈移植物+异种胶原基质（LGG+XCM）组的美学评分显著高于唇侧条带牙龈移植物+结缔组织移植物（LGG+CTG）组（分别为97.9 ± 3.9 vs 75.6 ± 34.8，$P < 0.05$；表20-1）。

此外，线性回归分析表明，从前牙区获取LGG术后自我反馈美学评分高于后牙区获取的LGG（$P < 0.05$）。如有必要，患者接受再次治疗的意愿为100%。没有患者反馈唇侧LGG供区出现疼痛或美观问题。

骨再生，重建牙间乳头，以及唇侧条带牙龈移植结合胶原基质的临床病例

这是一个典型病例，28岁女性患者，体健，她因为失败的种植、骨丧失和软组织缺损前来求治。

虽然她在术后评估表上指出肉眼可分辨出种植体周围的条带，但她很满意，因为颜色非常一致。此外，她认为供区在愈合后完全看不出来。

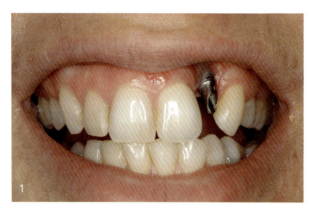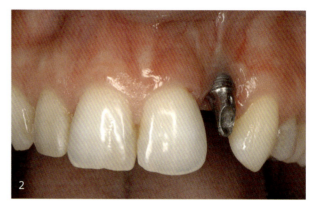

图20-1和图20-2 唇侧和邻面骨丧失的失败植体唇侧观。可见种植体三维位置不佳，近中龈乳头丧失。

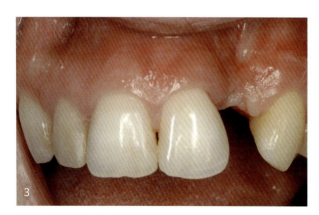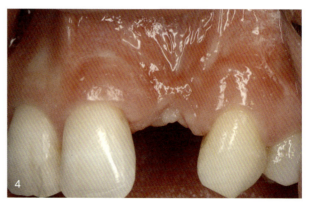

图20-3和图20-4 失败种植体拔除后2个月的正面观和侧面观。注意之前的手术和龈乳头丧失造成的膜龈缺损。

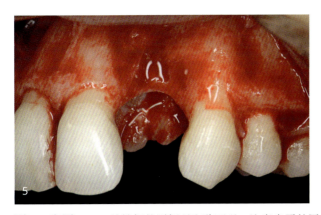

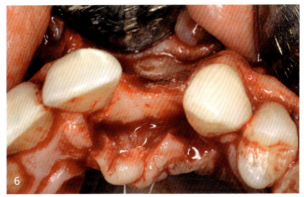

图20-5和图20-6　骨缺损的唇侧观和殆面观。注意尖牙的唇侧表面无骨组织覆盖。

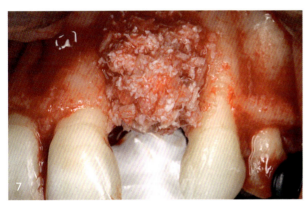

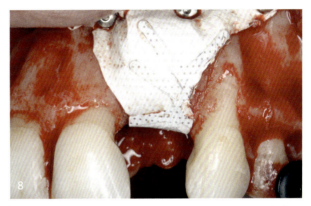

图20-7和图20-8　混合了自体骨和无机牛骨矿物质（ABBM）的骨移植材料和致密型聚四氟乙烯膜（d-PTFE）就位后的唇侧观。注意不可吸收膜被小心修剪，不能接触到暴露的唇侧牙根。

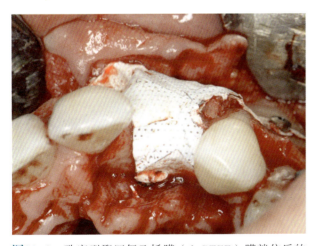

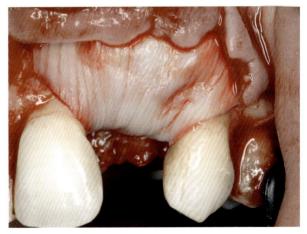

图20-9　致密型聚四氟乙烯膜（d-PTFE）膜就位后的殆面观。

图20-10　用天然胶原膜覆盖天然牙根后的唇侧观。根面暴露处先放置釉基质蛋白和薄层自体骨。

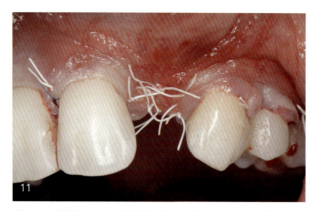
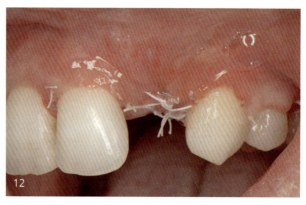

图20-11和图20-12 使用聚四氟乙烯（PTFE）缝线双层缝合关闭软组织瓣后的唇侧观，分别为术后即刻和2周后。

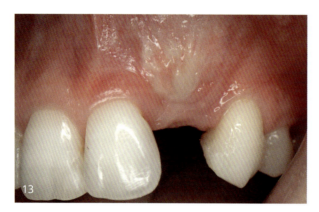
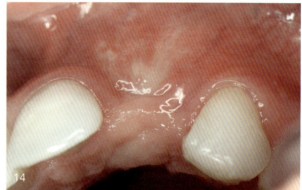

图20-13和图20-14 无干扰愈合9个月后软组织的唇侧观和殆面观。注意到邻间组织高度的改善和膜龈变形。

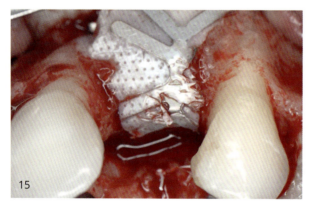
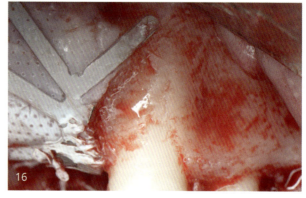

图20-15和图20-16 取出不可吸收膜前的殆面观和唇侧观。注意尖牙唇侧牙根表面现在有新骨覆盖。

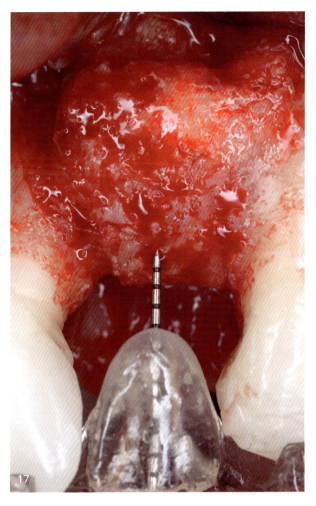

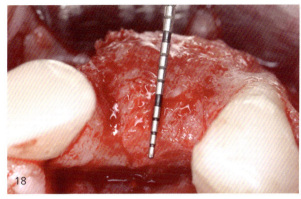

图20-17和图20-18 再生骨的唇侧观和𬌗面观，显示再生骨血运良好。

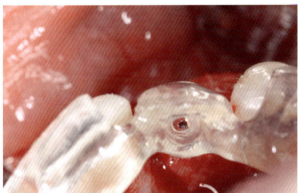

图20-19 从𬌗面透过手术导板观察植入的种植体。

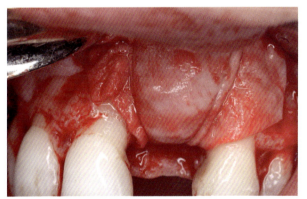

图20-20 在牙槽嵴顶行"迷你香肠"植骨，并用釉基质蛋白处理中切牙裸露的根面。

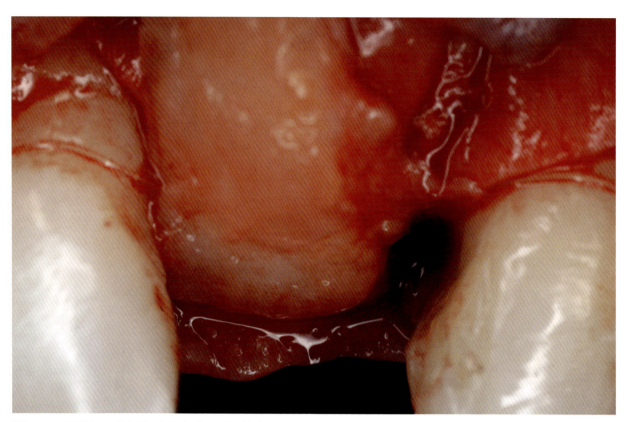

图20-21 用单切口技术从上颌腭部获取厚层结缔组织移植物（CTG），将其置于牙槽嵴顶，并缝合到中切牙远中面，以改善龈乳头状况。

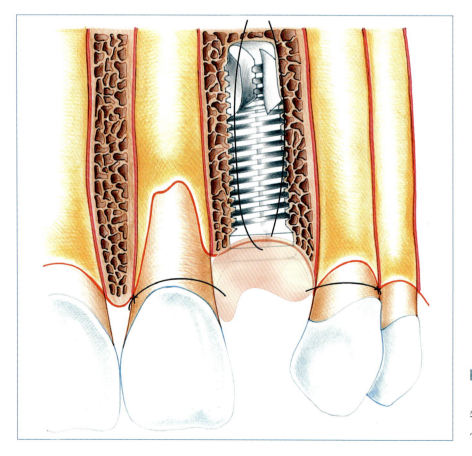

图20-22 用6-0可吸收缝线（Glycolon）将结缔组织移植物（CTG）固定到邻牙和根方骨膜的示意图。

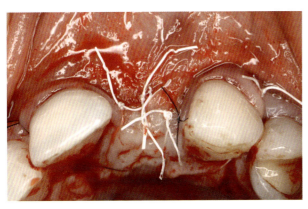

图20-23 软组织瓣关闭后的骀面观。

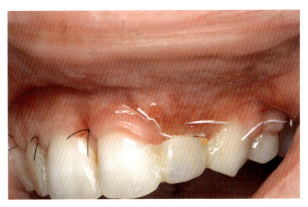

图20-24 愈合2周后的唇侧观。注意到近远中向组织高度的改善。

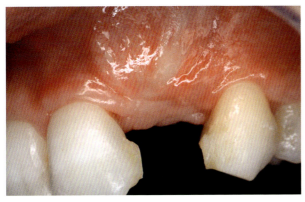

图20-25 愈合3个月后的唇侧观。注意膜龈变形；计划重建软组织，等它完全成熟后进行种植二期手术和修复。

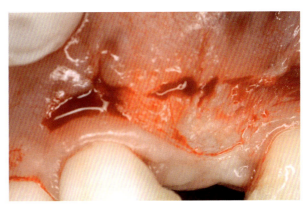

图20-26 改良的根向复位瓣（MAPF）唇侧观。

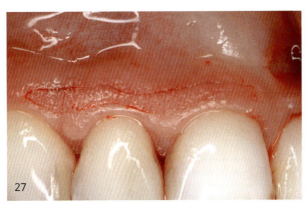

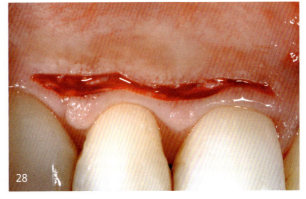

图20-27和图20-28 获取两个自体条带移植物，第1个来自对侧的中切牙和侧切牙区域。

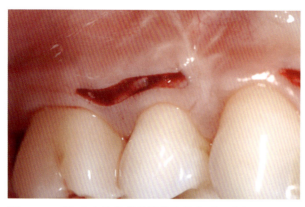

图20-29 第2个自体条带移植物从前磨牙区获得。

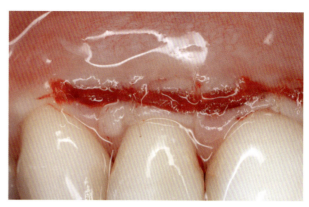

图20-30 将胶原基质条带（Mucograft）缝合到供区。

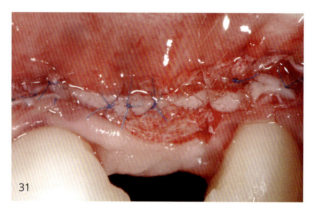

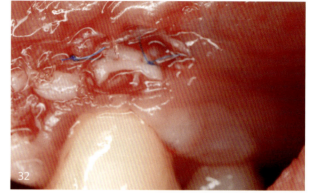

图20-31和图20-32 自体条带移植物缝合固定后的唇侧观。第2个条带被放置在尖牙上以重建角化组织（KT），用7-0缝线固定移植物。

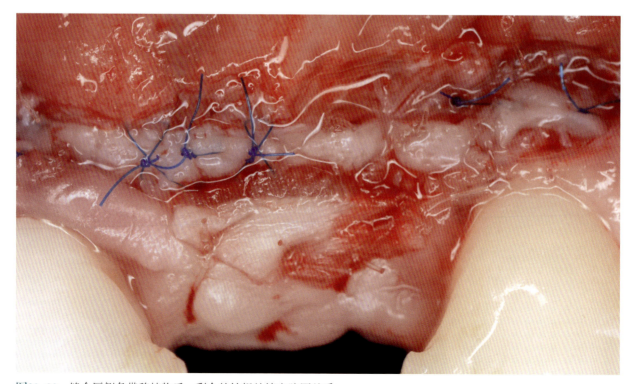

图20-33 缝合唇侧条带移植物后，剩余的缺损处填充胶原基质。

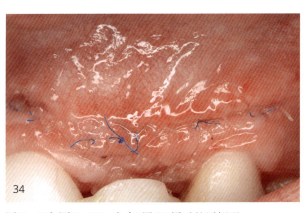

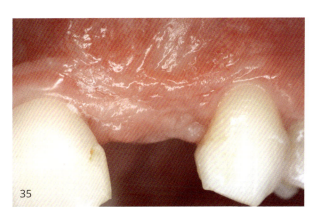

图20-34和图20-35　愈合2周和3周后的唇侧观。

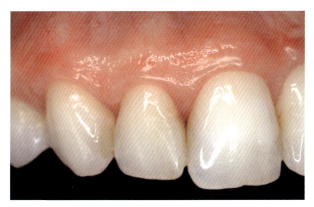

图20-36　供区愈合6个月后的唇侧观。

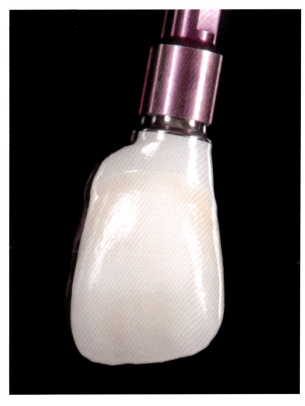

图20-37　最终种植冠采用挤压龈乳头基台（PUPA）设计，请参阅作者第1本书第13章。

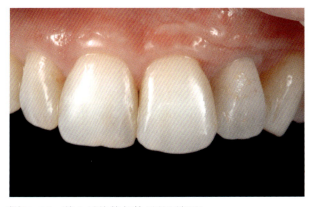

图20-38　戴入最终修复体后的唇侧观。

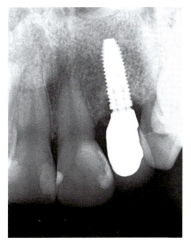

图20-39　根尖片显示完成种植修复3年后稳定的嵴顶骨组织。

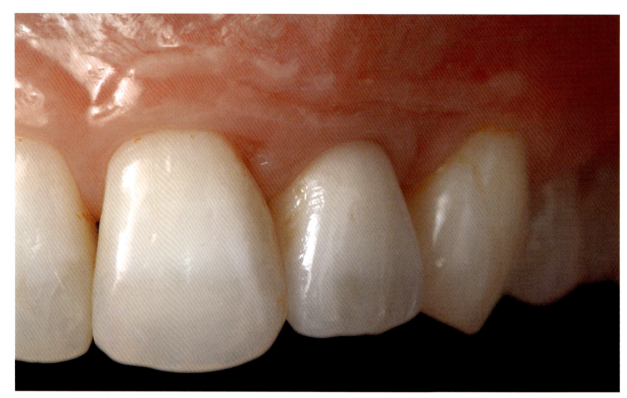

图20-40 最终修复体的唇侧观，显示出色的组织颜色和龈乳头增量效果。

经验总结

1. 该患者存在高笑线和严重组织缺损，骨再生后需要开放式愈合软组织移植，来重建变形的膜龈位置。唇侧条带移植物获得了与邻近组织相似的颜色，这在之前使用腭部组织时是不可能实现的；患者对治疗效果非常满意。

2. 该患者也存在龈乳头丧失的问题，我们使用软硬组织移植进行重建。最终的龈乳头结构通过精心设计的PUPA基台得到了改进。

唇侧条带牙龈移植结合结缔组织和胶原基质移植开放式愈合病例

这是一个典型病例，40岁女性患者，体健，她的上颌前牙区垂直向和水平向缺损得到了重建。

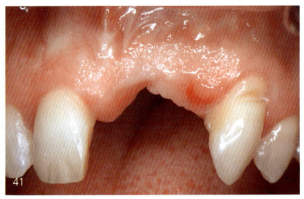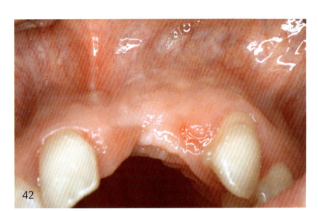

图20-41和图20-42 上颌前牙区缺损的唇侧观和𬌗面观。

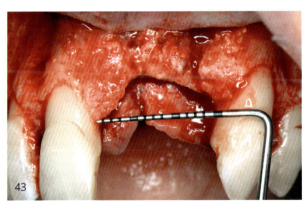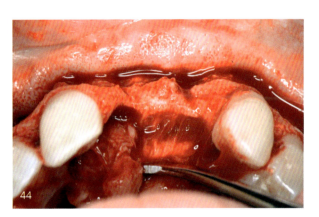

图20-43和图20-44 垂直向缺损的唇侧观和𬌗面观。

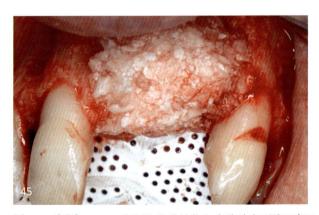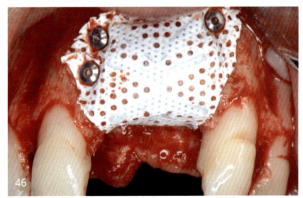

图20-45和图20-46 小颗粒骨移植物和有孔致密型聚四氟乙烯（d-PTFE）膜联合使用的唇侧观。

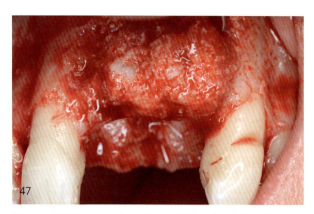

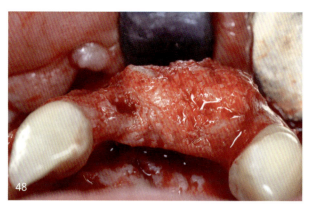

图20-47和图20-48 植骨术后无干扰愈合9个月后的唇侧观和殆面观。

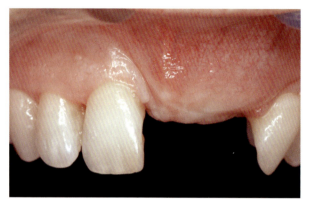

图20-49 骨再生手术后严重的膜龈变形（唇侧观）。

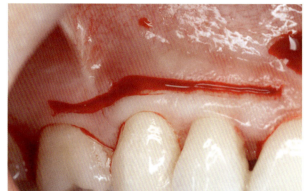

图20-50 获取唇侧条带牙龈移植物（LGG）后供区的唇侧观。

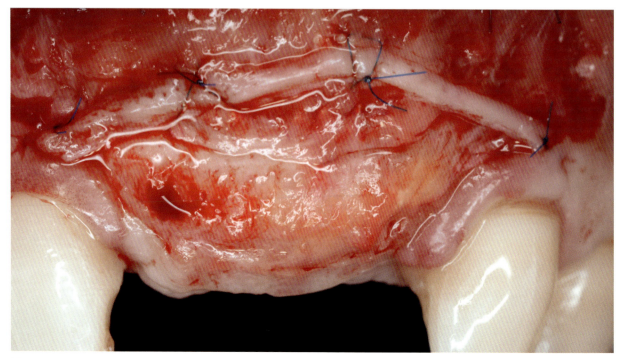

图20-51 自体条带牙龈移植物缝合就位后的唇侧观。

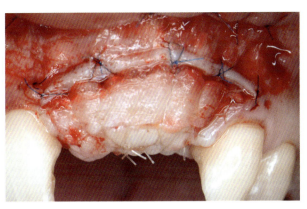

图20-52　联合使用条带牙龈移植物（SGG）、开放式愈合结缔组织移植物（CTG）和胶原基质的唇侧观。

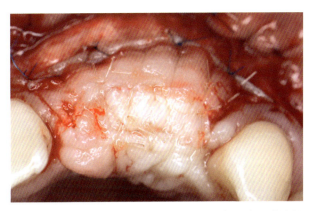

图20-53　移植物就位后的殆面观。请注意，嵴顶移植的是从腭部获取的开放式愈合结缔组织移植物（CTG）。

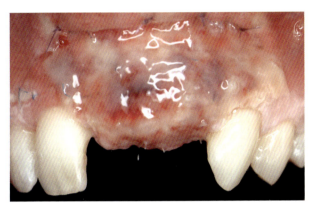

图20-54　软组织移植物愈合5天后的唇侧观。

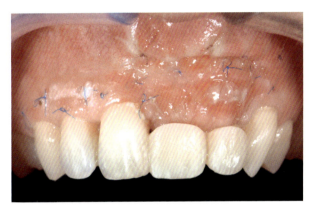

图20-55　软组织移植物愈合2周后的唇侧观。

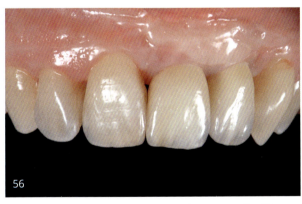

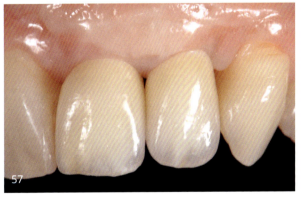

图20-56和图20-57　软组织移植愈合10个月后的唇侧观，请注意已戴入种植体支持的氧化锆临时冠。

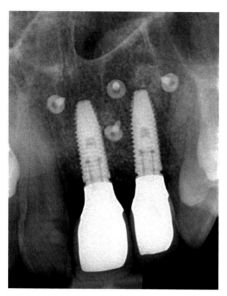

图20-58 种植体负重后的根尖片。

　　这位患者对治疗效果非常满意，即便是存在明显的颜色差异。这种颜色差异可以归因于移植物的获取太偏腭侧，以及开放式愈合的结缔组织移植（CTG）。请注意没有实现牙龈的完全对称。11牙位有轻微的牙龈萎缩，可能是由于条带缝合在这个区域引起的。这是唯一一位出现这种状况的患者，这种退缩将在制作最终修复体之前得到修正。请参考第27章的唇侧条带移植病例，获得了几近完美的组织颜色。

讨论

　　患者的反馈已逐步成为牙周和种植治疗的重要评价指标[14-15]。本研究旨在评估一种增加种植体周围角化龈（KM）新技术的有效性，并研究患者自我评价的术后疼痛、满意度、美观度和再次治疗的意愿。已经证明游离龈移植（FGG）是重建种植体周围角化龈（KM）的有效方法[4]。然而，这种方法主要的缺点是手术创伤大和美学效果不佳[1,13,15]。从腭部获取并与异种胶原基质（XCM）结合使用的条带牙龈移植（SGG）技术已被证明能够再生平均6.33mm的角化龈（KM），患者总体不适评分仅为23.5（最高分100）[7]。

　　此外，最近一篇文献使用组织学染色和免疫荧光检查发现，使用条带牙龈移植物（SGG）+异种胶原基质（XCM）获得的角化龈（KM）在组织学上类似于"正常"的角化组织（KT）[11]。此外，研究共识是，与在种植位点附近获取自体条带牙龈移植物不同，从腭部获取的游离龈移植物（FGG）往往会保留其原始外观，颜色匹配性较差[1,11]。

　　因此，本研究的目的是研究一种在种植位点再生角化龈（KM）的新技术，从邻近的角化组织（KT）而不是从上腭获取软组织。在此技术中，唇侧条带牙龈移植物（LGG）被缝合到根方骨膜处作为机械屏障，维持理想的膜龈联合（MGJ）位置，并促进细胞迁移到组织支架上（异种胶原基质-XCM）。本研究结果表明，LGG能够促进KM增加6.8mm，这与以往使用游离龈移植（FGG）或条带牙龈移植物（SGG）+异种胶原基质（XCM）的研究结果一致[7,19-21]。特别是，SGG+XCM在12个月后可获得近似的KM增加（6.3mm vs 本研究中LGG的6.8mm）和收缩率（43.7% vs LGG的42.4%），这表明新的手术方法与之前阐述的条带牙龈移植物（SGG）

一样有效。

唇侧条带牙龈移植物（LGG）的术后疼痛总体评分为22.8%±22.3%，没有患者反映唇侧供区存在不适。而未同时接受结缔组织移植（CTG）和LGG的受试者，术后疼痛评分下降到8.7%。由于本研究的设计，可以对条带牙龈移植物+异种胶原基质（SGG+XCM）和唇侧条带牙龈移植物+异种胶原基质（LGG+XCM）进行直接比较，我们的结果表明，LGG+XCM与SGG+XCM相比在种植部位再生角化龈（KM）的效果相同，但不适感更小。事实上，从相邻部位而不是从上腭获得条带移植物不仅将手术限制在同一术区，而且还减少了手术时间和腭侧供区发生并发症的风险[17-18]。除了患者满意度以及接受再治疗的意愿更高之外，问卷结果还显示LGG与邻近部位的颜色匹配度更高（93.4±9.2），这可能是因为获取的角化组织（KT）移植物来自种植位点邻近区域，而不是来自腭部。有趣的是，种植位点前方获取的LGG与后方获取的LGG相比，患者的自我美学评分更高。我们的临床印象也证实了这一点。然而这一发现的原因还有待进一步研究。

在我们的研究中，另一个有趣的发现是，与LGG+XCM相比，CTG与LGG联合使用会导致患者的自我美学评分降低，术后疼痛评分增加。使用CTG的基本理念是增加种植体冠方的黏膜厚度，研究已经证明厚的黏膜在远期有更少的边缘骨丧失[16]。然而，也可以在二期手术时将CTG置于软组织瓣下方进行闭合式愈合，而不需要用开放式愈合的方式来增厚软组织。另一方面，有研究表明，在LGG冠方使用异种胶原基质（XCM）有助于稳定血凝块并成为支架，使相邻组织的细胞和血管可以迁移并形成角化龈（KM）[2,7,11]。

本研究的一个局限是缺乏对照组，这样就无法直接将新技术和条带牙龈移植物（SGG）或游离龈移植（FGG）进行比较。然而，该研究的目的是描述一种新技术并评估其在再生角化龈（KM）方面的有效性以及关注患者的术后反馈。未来的研究会进一步评估这些发现，并将该方法的结果与其他技术进行比较。

结论

本研究表明，唇侧条带牙龈移植物（LGG）与异种胶原基质（XCM）或结缔组织移植（CTG）结合使用是一种安全有效的技术，可在种植位点再生角化龈（KM），患者痛苦小、满意度高，美观效果好。特别是使用唇侧条带牙龈移植物+异种胶原基质（LGG+XCM）且LGG在种植位点前方获取时，患者反馈更佳。

参考文献

[1] Zucchelli G, Tavelli L, McGuire MK, et al. Autogenous soft tissue grafting for periodontal and peri-implant plastic surgical reconstruction. J Periodontol 2020;91: 9–16.
[2] Tavelli L, McGuire MK, Zucchelli G, et al. Extracellular matrix-based scaffolding technologies for periodontal and peri-implant soft tissue regeneration. J Periodontol 2020;91:17–25.
[3] McGuire MK, Tavelli L, Feinberg SE, et al. Living cell-based regenerative medicine technologies for periodontal soft tissue augmentation. J Periodontol 2020;91:155–164.
[4] Thoma DS, Naenni N, Figuero E, et al. Effects of soft tissue augmentation procedures on peri-implant health or disease: a systematic review and meta-analysis. Clin Oral Implants Res 2018;29(suppl 15):32–49.
[5] Han TJ, Takei HH, Carranza FA. The strip gingival autograft technique. Int J Periodontics Restorative Dent 1993;13:180–187.
[6] Han TJ, Klokkevold PR, Takei HH. Strip gingival autograft used to correct mucogingival problems around implants. Int J Periodontics Restorative Dent 1995;15: 404–411.
[7] Urban IA, Lozada JL, Nagy K, Sanz M. Treatment of severe mucogingival defects with a combination of strip gingival grafts and a xenogeneic collagen matrix: a prospective case series study. Int J Periodontics Restorative Dent 2015;35:345–353.
[8] Adibrad M, Shahabuei M, Sahabi M. Significance of the width of keratinized mucosa on the health status of the supporting tissue around implants supporting overdentures. J Oral Implantol 2009;35:232–237.

[9] Zucchelli G, Tavelli L, Stefanini M, et al. Classification of facial peri-implant soft tissue dehiscence/deficiencies at single implant sites in the esthetic zone. J Periodontol 2019;90:1116–1124.

[10] Bonino F, Steffensen B, Natto Z, Hur Y, Holtzman LP, Weber HP. Prospective study of the impact of peri-implant soft tissue properties on patient-reported and clinically assessed outcomes. J Periodontol 2018;89:1025–1032.

[11] Urban IA, Nagy K, Werner S, Meyer M. Evaluation of the combination of strip gingival grafts and a xenogeneic collagen matrix for the treatment of severe mucogingival defects: a human histologic study. Int J Periodontics Restorative Dent 2019;39:9–14.

[12] Zuhr O, Bäumer D, Hürzeler M. The addition of soft tissue replacement grafts in plastic periodontal and implant surgery: critical elements in design and execution. J Clin Periodontol 2014;41(suppl 15):S123–S142.

[13] Scheyer ET, Nevins ML, Neiva R, et al. Generation of site-appropriate tissue by a living cellular sheet in the treatment of mucogingival defects. J Periodontol 2014;85:e57–e64.

[14] McGuire MK, Scheyer ET, Gwaltney C. Commentary: incorporating patient-reported outcomes in periodontal clinical trials. J Periodontol 2014;85:1313–1319.

[15] Stefanini M, Jepsen K, de Sanctis M, et al. Patient-reported outcomes and aesthetic evaluation of root coverage procedures: a 12-month follow-up of a randomized controlled clinical trial. J Clin Periodontol 2016;43:1132–1141.

[16] Tavelli L, Asa'ad F, Acunzo R, Pagni G, Consonni D, Rasperini G. Minimizing patient morbidity following palatal gingival harvesting: a randomized controlled clinical study. Int J Periodontics Restorative Dent 2018;38:e127–e134.

[17] Griffin TJ, Cheung WS, Zavras AI, Damoulis PD. Postoperative complications following gingival augmentation procedures. J Periodontol 2006;77:2070–2079.

[18] Tavelli L, Barootchi S, Ravidà A, Oh TJ, Wang HL. What is the safety zone for palatal soft tissue graft harvesting based on the locations of the greater palatine artery and foramen? A systematic review. J Oral Maxillofac Surg 2019;77:271. e1–271.e9.

[19] Buyukozdemir Askin S, Berker E, Akincibay H, et al. Necessity of keratinized tissues for dental implants: a clinical, immunological, and radiographic study. Clin Implant Dent Relat Res 2015;17:1–12.

[20] Schmitt CM, Moest T, Lutz R, Wehrhan F, Neukam FW, Schlegel KA. Long-term outcomes after vestibuloplasty with a porcine collagen matrix (Mucograft®) versus the free gingival graft: a comparative prospective clinical trial. Clin Oral Implants Res 2016;27:e125–e133.

[21] Schmitt CM, Tudor C, Kiener K, et al. Vestibuloplasty: porcine collagen matrix versus free gingival graft: a clinical and histologic study. J Periodontol 2013;84:914–923.

第21章
双条带移植

The double strip graft

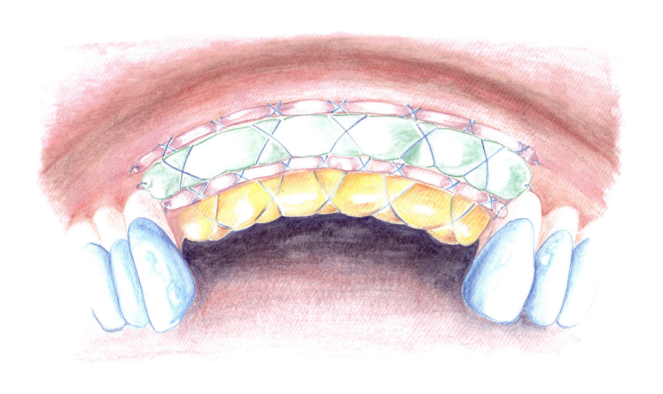

双条带技术

当患者存在多牙缺失及复杂骨缺损时（尤其是利用口轮匝肌下预备帮助关闭创口时），可能会损失前庭沟深度。这种情况下，就需要采用大范围的改良根向复位瓣技术（MAPF），以及相应的大范围角化龈（KT）增宽技术。

必须采用长的条带移植物，这只能从上腭获取。但这也会对美学效果产生影响。条带移植物呈弧形被缝合在两侧的角化组织（KT）之间，形成一个"防护带"，我们也称之为"角化花园或条带2.0"。当KT必须填满一个大的区域时，如有可能，最好使用2个条带移植物——腭侧和唇侧各1个。

本章阐述了一个典型病例，37岁女性患者，体健。该患者的上颌前牙区垂直向骨增量后，前庭沟深度丧失严重。

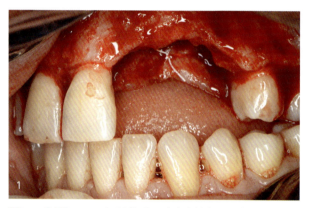

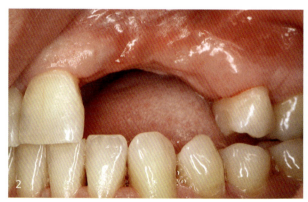

图21-1和图21-2 上颌前牙区垂直向缺损的唇侧观。

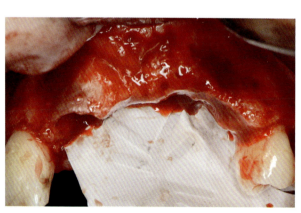

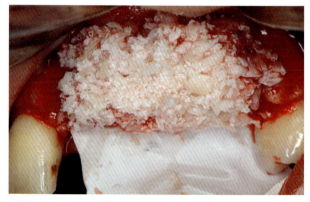

图21-3 将致密型聚四氟乙烯膜（d-PTFE）先固定在腭部。

图21-4 移植物就位后的唇侧观，自体骨和无机牛骨矿质（ABBM）混合后与致密型聚四氟乙烯膜（d-PTFE）联合使用。

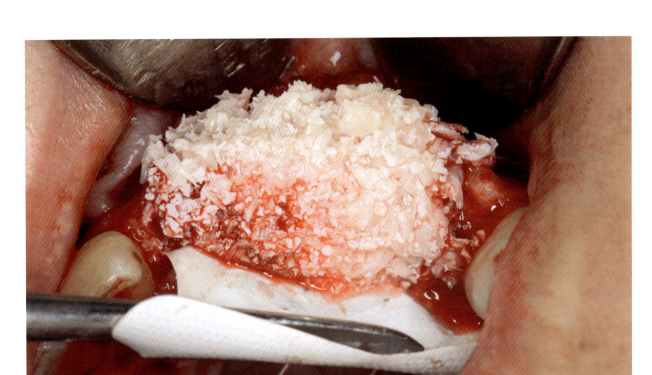

图21-5 移植物就位后的殆面观。

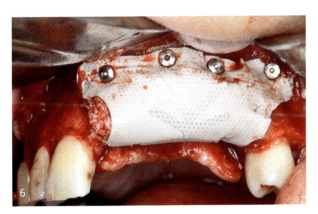

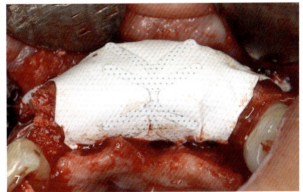

图21-6和图21-7 不可吸收膜固定后的唇侧观和殆面观。

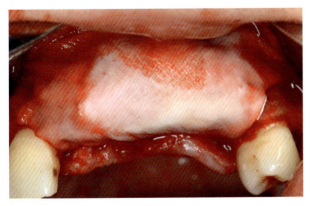

图21-8 覆盖天然胶原膜后的唇侧观。

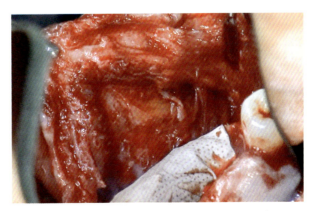

图21-9 口轮匝肌下预备后，软组织瓣内侧部分的殆面观。

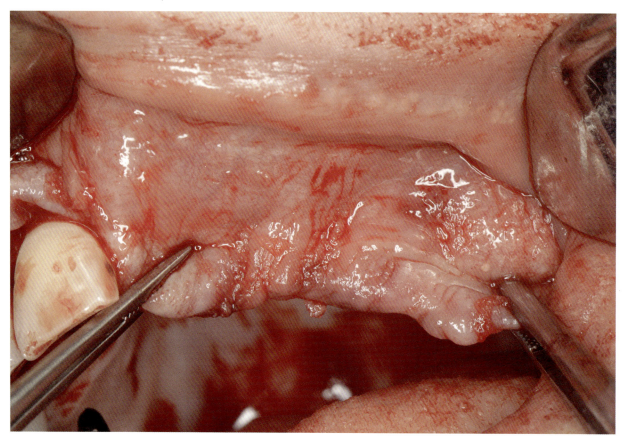

图21-10 唇侧观可见软组织瓣活动性良好。

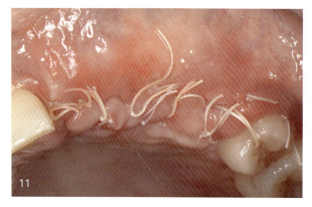

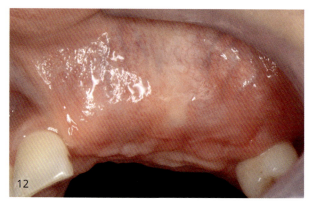

图21-11和图21-12 愈合2周和4个月后该部位的殆面观。给患者戴用压膜保持器类的临时修复体。

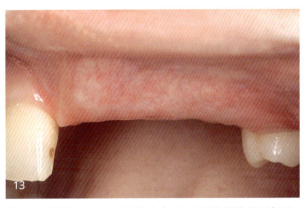
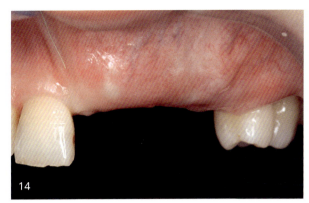

图21-13和图21-14　无干扰愈合9个月后该部位的唇侧观。

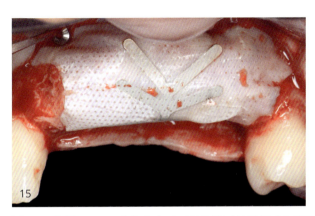
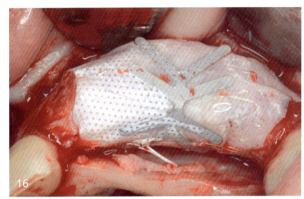

图21-15和图21-16　准备取出不可吸收膜时的唇侧观和殆面观。

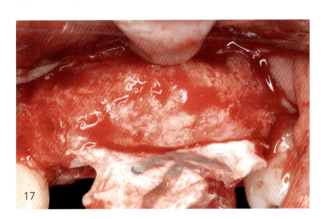
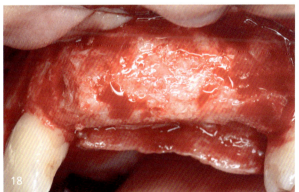

图21-17～图21-19　去除不可吸收膜后新生骨的唇侧观和殆面观，可见优秀的成骨质量。

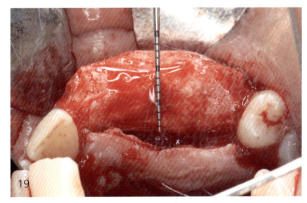

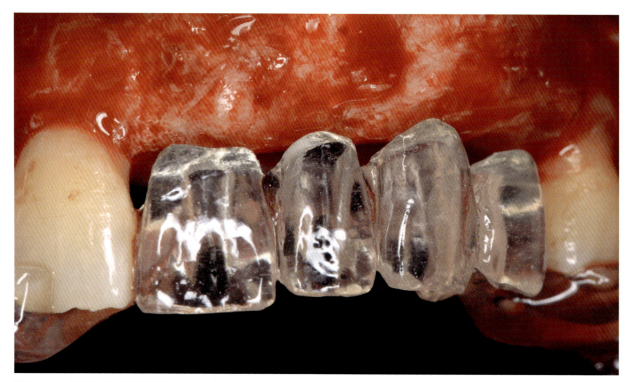

图21-20 使用解剖式外科导板检查排牙与牙槽骨的关系（唇侧观）。

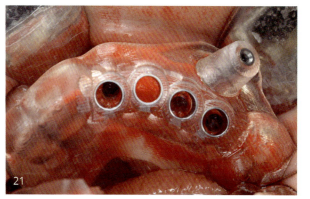

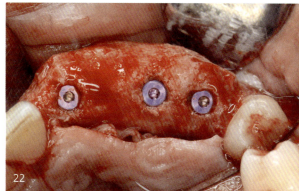

图21-21和图21-22 同时使用数字化导板和解剖式外科导板植入3颗种植体后的殆面观。

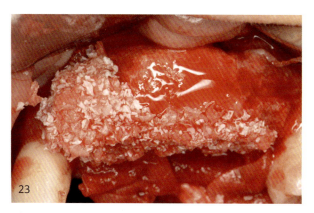

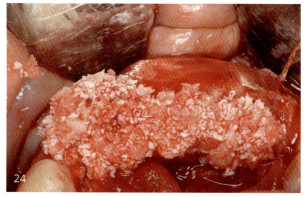

图21-23和图21-24 将无机牛骨矿物质（ABBM）和局部刮取的自体骨屑混合后行"迷你香肠"植骨后的唇侧观和殆面观。

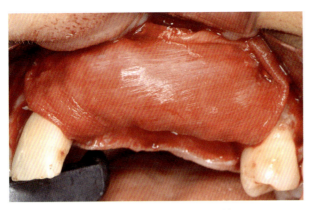

图21-25 胶原膜固定后的"迷你香肠"唇侧观。

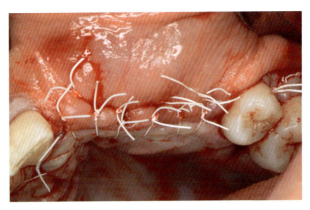

图21-26 软组织瓣关闭后的骀面观。

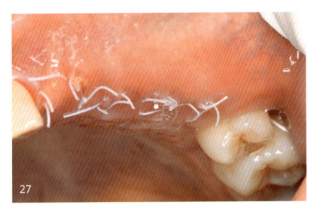

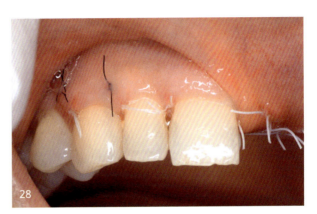

图21-27和图21-28 愈合2周后的骀面观和唇侧观。

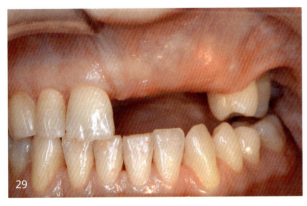

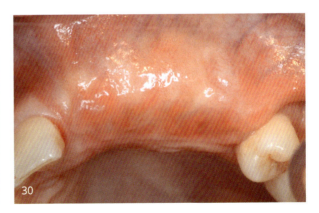

图21-29和图21-30 愈合2个月后的唇侧观和骀面观。

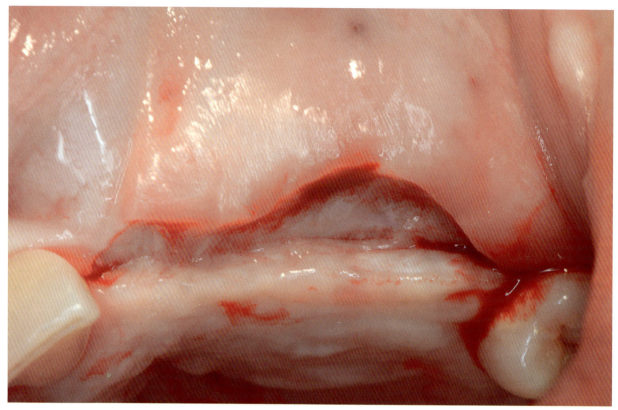

图21-31 精细预备后的半厚瓣殆面观，确保它不会干扰下方的"迷你香肠"植骨区。

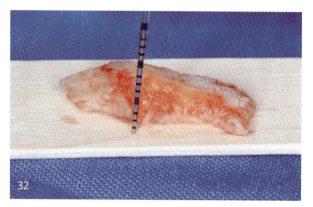

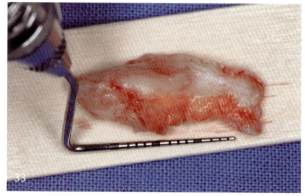

图21-32和图21-33 从腭部获取厚的结缔组织移植物（CTG）的侧面观和上面观。

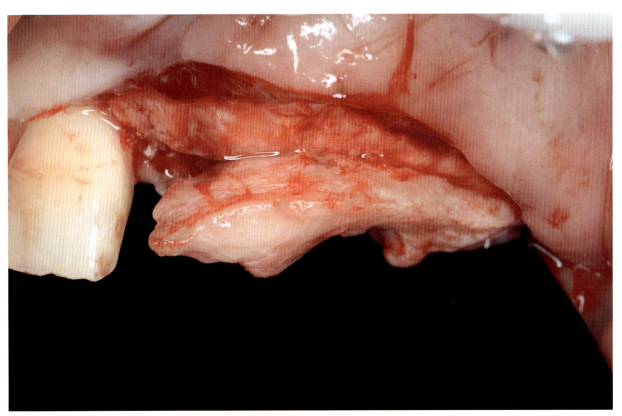

图21-34 结缔组织移植物（CTG）由致密的上皮下部分和靠近骨膜的腺体部分组成。

结缔组织移植物（CTG）的最厚部分达到了6mm，这很罕见。在一般情况下，可以将结缔组织移植物（CTG）叠成双层使用，这将在本书第25章（"冰山"技术）中讨论。

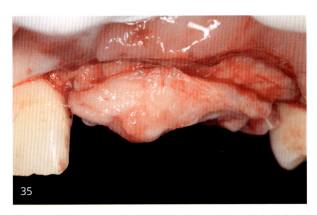

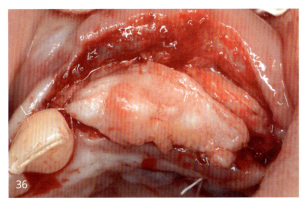

图21-35和图21-36 结缔组织移植物（CTG）缝合就位后的唇侧观和𬌗面观，使用了第19章中描述的缝合技术。

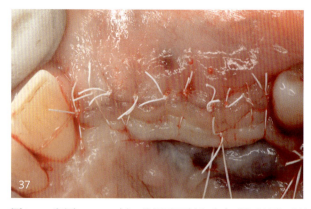

图21-37和图21-38 创口关闭后即刻和愈合2周后的殆面观。

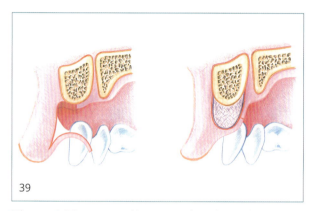

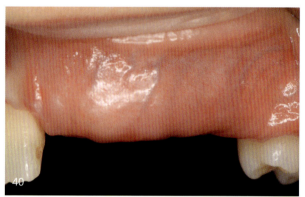

图21-39和图21-40 口轮匝肌下预备后前庭沟丧失和膜龈变形的示意图和唇侧观。

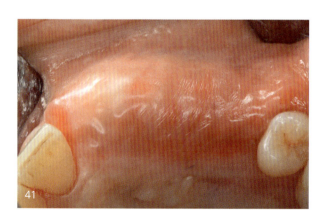

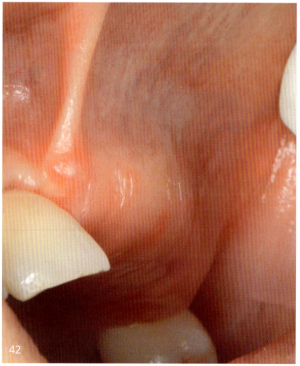

图21-41和图21-42 膜龈变形的殆面观和侧面观，注意膜龈联合位置（MGJ）比种植体更偏舌侧。

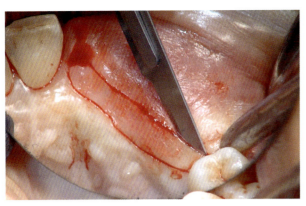

图21-43 由于膜龈变形更靠舌侧，所有黏膜组织都必须去除，先利用双切口技术去除牙槽嵴顶黏膜比较容易操作。切口尽量做得表浅，只用15号刀片去除上皮，这一点非常重要。

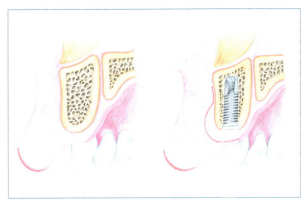

图21-44 改良根向复位瓣（MAPF）的两个区域示意图。

改良根向复位瓣（MAPF）的第1个区域从膜龈联合（MGJ）开始，越过种植体顶部，止于种植体根方3～4mm处。Ⅰ区是厚区，所以只去除上皮层，剩下的软组织纤维留在原处。在本病例

中，之前的结缔组织移植物（CTG）被暴露。这是至关重要的一步，因为该区域与美学及牙槽骨的稳定密切相关（见第19章）。

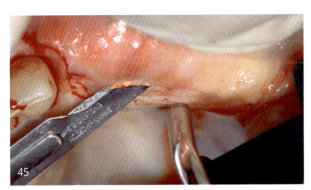

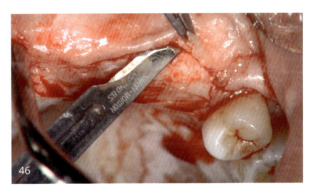

图21-45和图21-46 去除牙槽嵴黏膜上皮后，使用15号刀片继续向根方预备（如上所述）。注意瓣的预备要非常表浅。

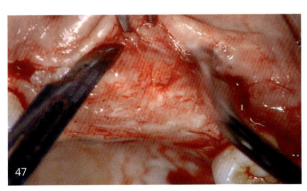

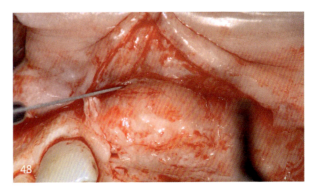

图21-47和图21-48 当Ⅰ区完成后，刀片的角度就要改变，制备方向朝向骨膜，Ⅱ区是薄区。

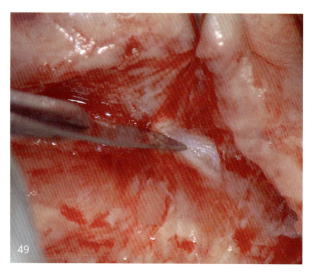

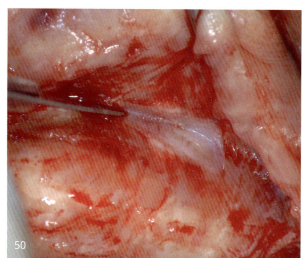

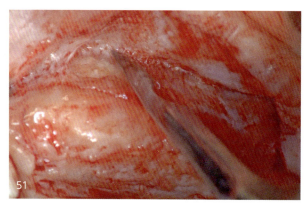

图21-49 ~ 图21-51　瓣的预备应该非常靠近骨膜，但必须小心地留下一些不动的软组织纤维，以便下一步的缝合。

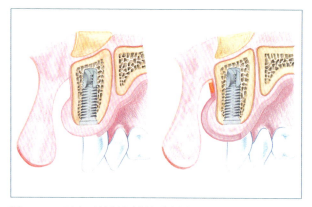

图21-52　两个区域制备线的示意图。

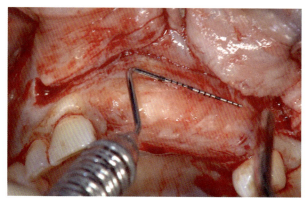

图21-53　软组织瓣预备完成后的唇侧观。

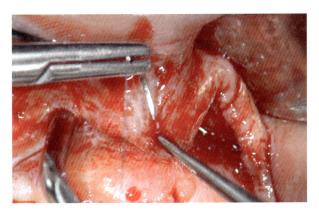
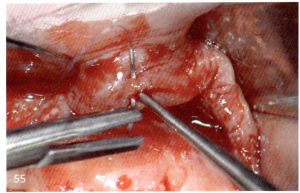
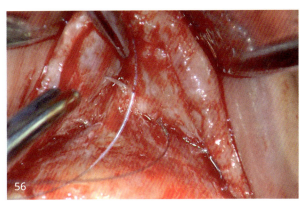

图21-54～图21-56 用由垂直部分（图21-54和图21-55）和水平部分（图21-56）构成的T型褥式缝合，将软组织瓣固定在根方的骨膜上。在根向复位中使用5-0 Glycolon（Resorba，Nürnberg，Germany）可吸收缝线。

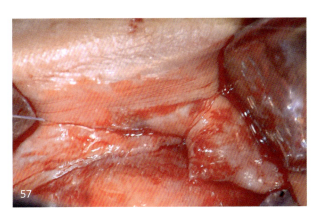
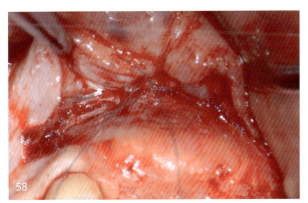

图21-57和图21-58 增加几个T型褥式缝合，将软组织瓣固定在需要的位置。

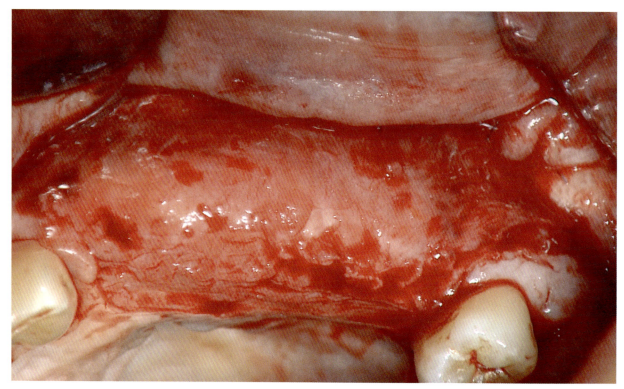

图21-59 缝合固定根向复位后的黏膜（唇侧观）。

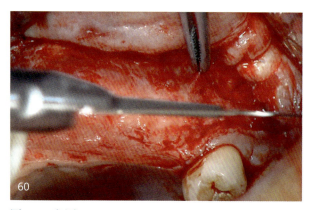

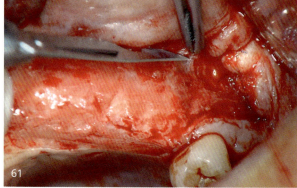

图21-60和图21-61 下一步是"镊夹测试"。通过此步骤，临床医生能发现Ⅱ区中依然存在的可动纤维组织。该区域的可动性可能会造成软组织移植物的移动，以及不可预测的前庭沟扩展。

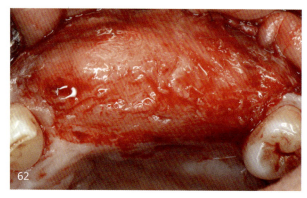

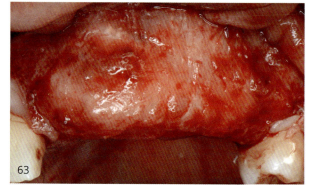

图21-62和图21-63 软组织瓣预备完成后的𬌗面观和唇侧观。

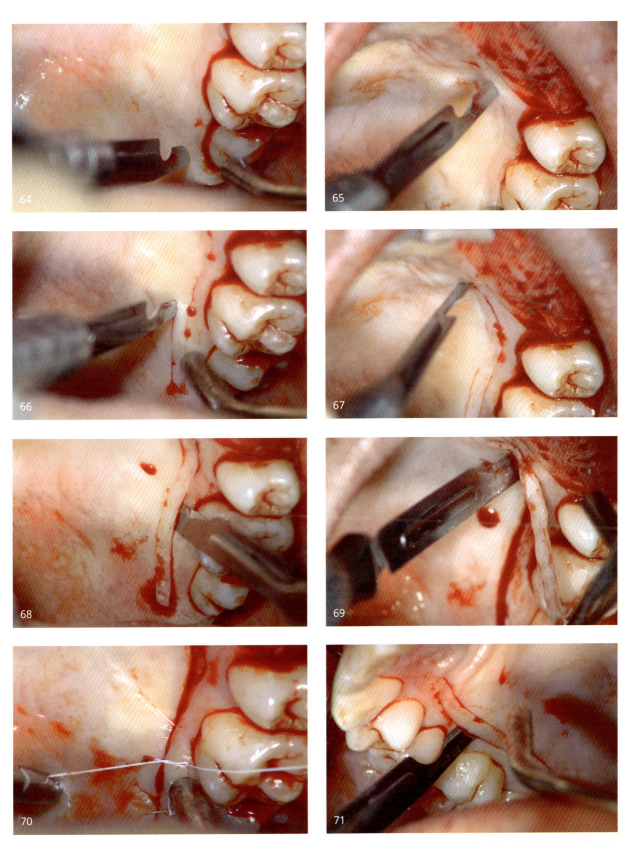

图21-64～图21-71　使用两个相距2mm的平行切口从上腭获得条带牙龈移植物（SGG）。从上腭两侧获得两个条带移植物。这些图片展示了手术步骤。请注意图21-71中使用斜行褥式缝合关闭了获取条带后的创口。

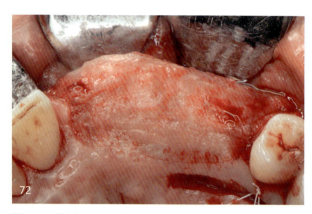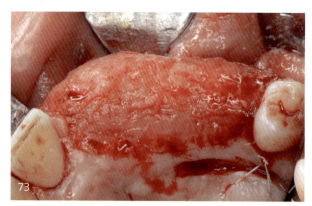

图21-72和图21-73 软组织瓣预备完成后的殆面观。要注意的是，良好的轮廓是通过骨组织增量和软组织移植共同实现的。

目标是用条带牙龈移植物（SGG）创造一个"角化花园"，该范围内的软组织能被角化组织（KT）肉芽化。因此，条带必须成弧形并缝合固定，两端都止于角化组织中（KT）。如果需要多个条带，它们之间不应存在间隙。使用6-0或7-0缝线来固定条带。

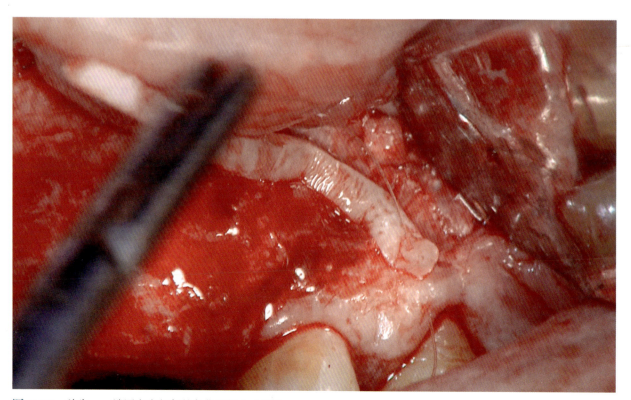

图21-74 首先，一端固定在相邻的角化组织上（KT）。

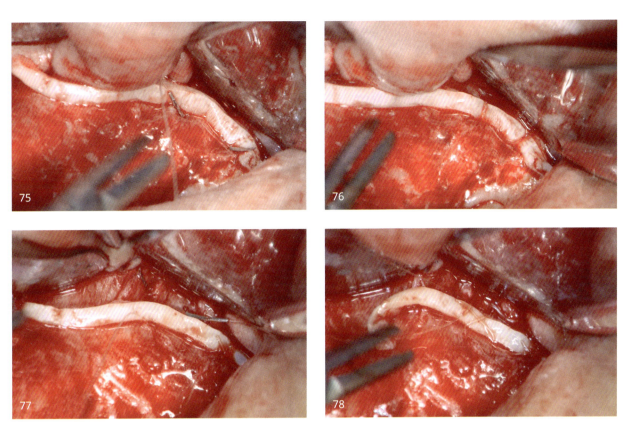

图21-75～图21-78 然后将条带移植物置于理想位置并用几针交叉褥式缝合进行固定。

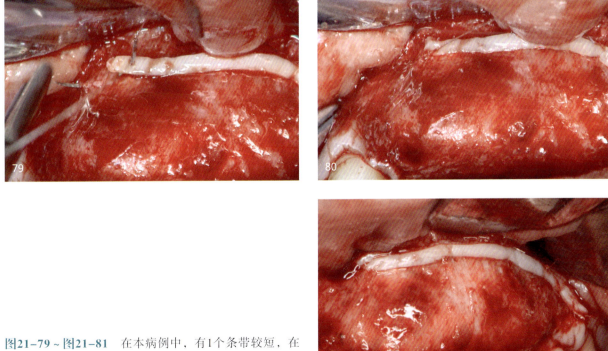

图21-79～图21-81 在本病例中，有1个条带较短，在缝合时轻轻牵拉，以便在受植区和移植物之间形成紧密接触。

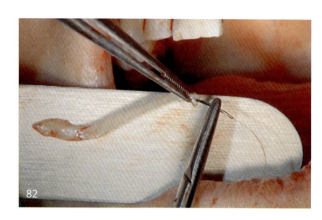
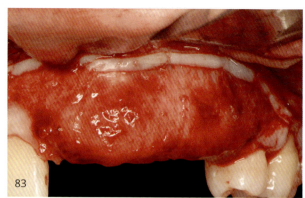

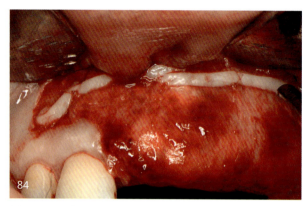
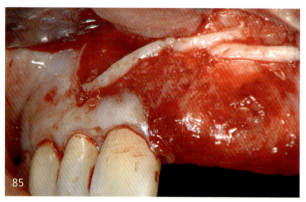

图21-82～图21-85 使用相同的步骤缝合第2个条带，在本病例中两个条带有轻微的重叠。

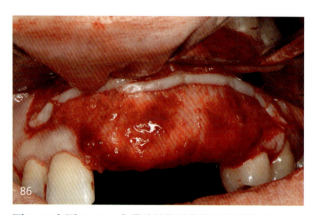
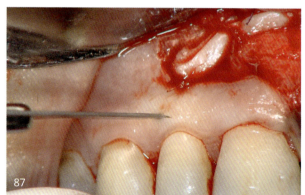

图21-86和图21-87 条带移植物最终位置的唇侧观。

　　图21-86和图21-87显示了创建的"角化花园"。应根据预期的收缩百分比（约50%）计算条带的位置。条带应放置在牙槽嵴和预期膜龈联合线（MGJ）距离的两倍处；这样需要角化组织（KT）进行肉芽化的面积就非常大。如果在未来预期的膜龈联合（MGJ）处再放置一个唇侧条带，它会产生更好的美学效果和更快的愈合（图21-86和图21-87）。

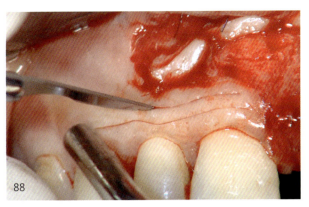

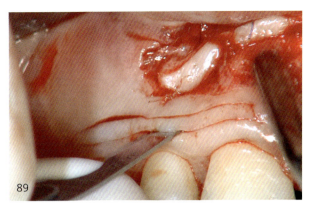

图21-88和图21-89　使用15C刀片从右侧切牙区域获取唇侧条带移植物。

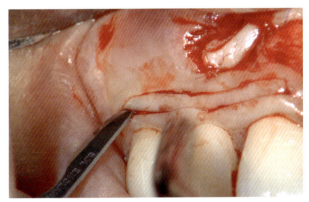

图21-90　特别注意不要暴露条带供区下方的骨面，要在供区的冠方和根方都留下牙龈。

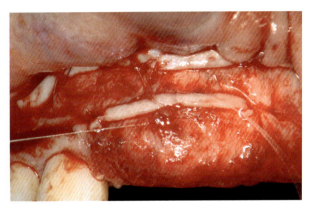

图21-91　将条带移植物缝合固定在未来膜龈联合（MGJ）的稍根方处。

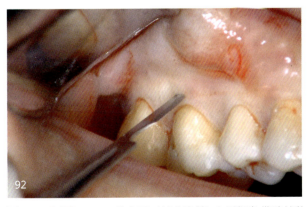

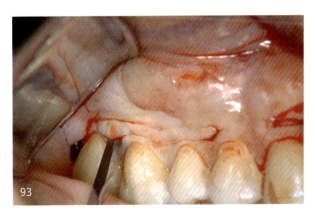

图21-92和图21-93　从磨牙区域获取第2个唇侧条带移植物。

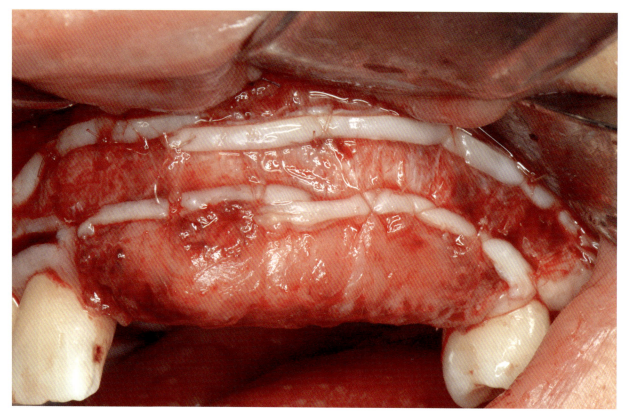

图21-94　两个唇侧条带移植物缝合后的颊侧观。注意它们有重叠。

远中条带的近中端比近中条带缝在了更冠方的位置，这是个错误。远中条带是从磨牙区域获取的。根据作者的经验，这个区域获取的条带会比近中获取的条带看起来更白。如果将之缝在更偏根方的位置，最后的效果会更好。

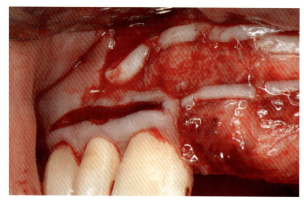

图21-95　连接到角化龈（KT）不同部分的两个条带移植物的最终位置。

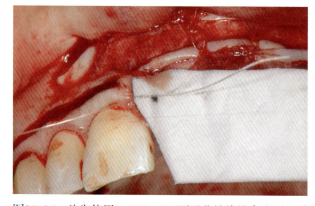

图21-96　首先使用6-0 Glycolon可吸收缝线缝合胶原基质（Mucograft；Geistlich Pharma，Wolhuzen，Switzerland）的两个顶角以覆盖冠方受植床。在干燥状态下缝合胶原基质是很重要的操作要点。

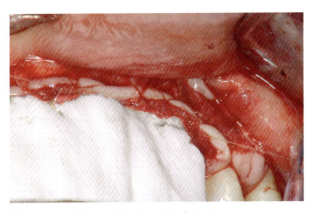

图21-97　当两角被固定后，再缝合根方。

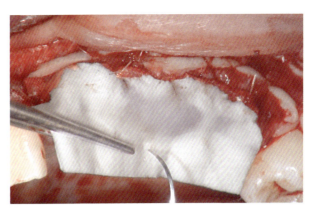

图21-98　距离边缘4mm处用垂直褥式缝合固定胶原基质。

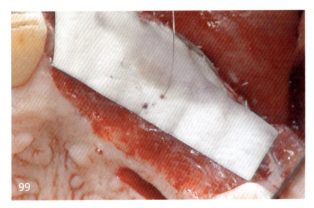

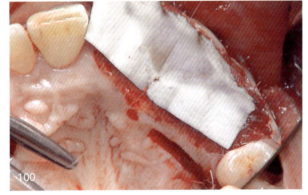

图21-99和图21-100　将垂直褥式缝线拉过膜龈联合（MGJ）；这就是"定位缝合"。

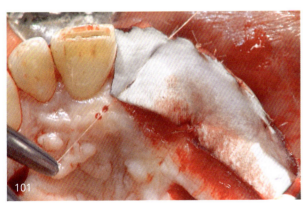

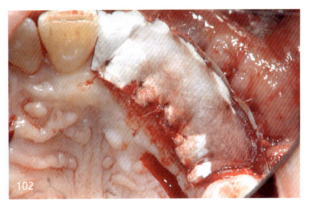

图21-101和图21-102　用几条环形缝线将胶原基质完全固定到腭侧。

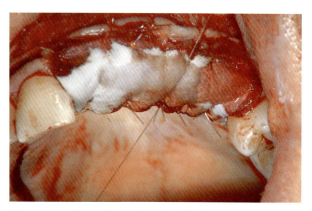

图21-103 用2～3个交叉褥式缝合将胶原基质压迫固定于受植床。

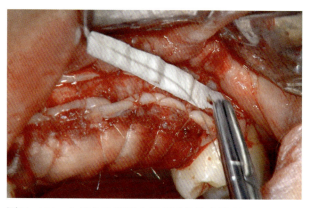

图21-104 在根方受植区也用相同的技术处理。

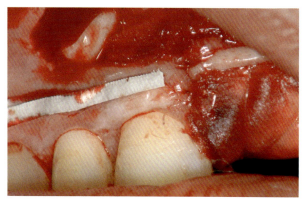

图21-105 在唇侧供区放置条带状的胶原基质以促进愈合。

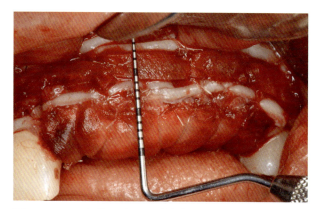

图21-106 双条带和胶原基质就位后的唇侧观。

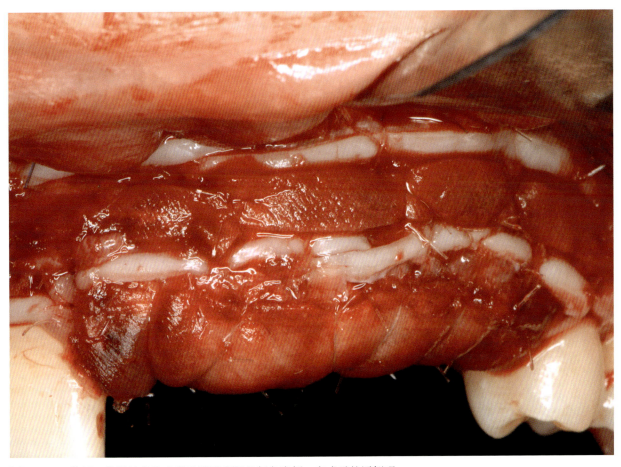

图21-107 使用双条带技术重建严重龈膜变形的复杂病例，完成后的唇侧观。

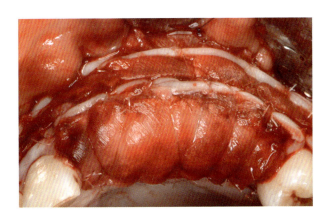

图21-108 术区的殆面观。

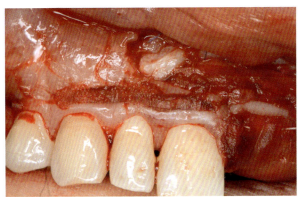

图21-109 缝合固定到唇侧条带供区的胶原基质（唇侧观）。

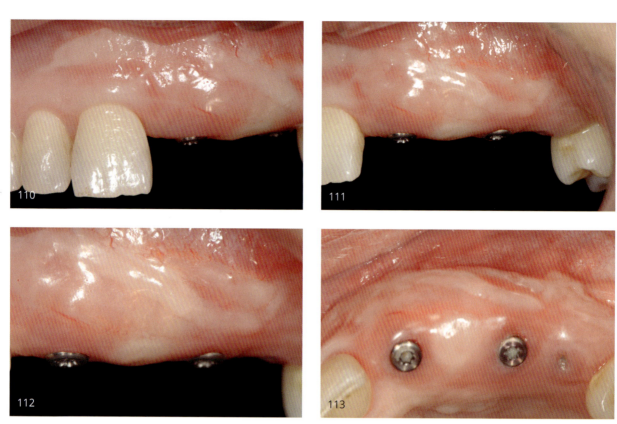

图21-110～图21-113 愈合4个月后的唇侧观和殆面观。

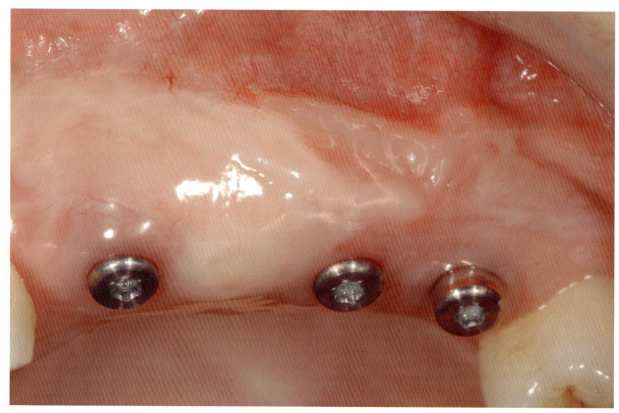

图21-114 唇侧观显示角化组织（KT）和前庭沟增量良好。但是，远中端的美观不及近中，因为远中条带的颜色比近中条带差。

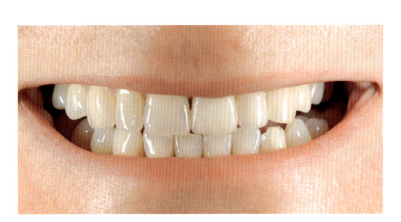

图21-115　临时修复后患者微笑正面观。

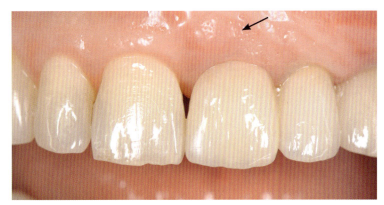

图21-116　再生组织的近中面特写视图。可见完美的颜色匹配，甚至唇侧点彩也被移植（箭头所示）。

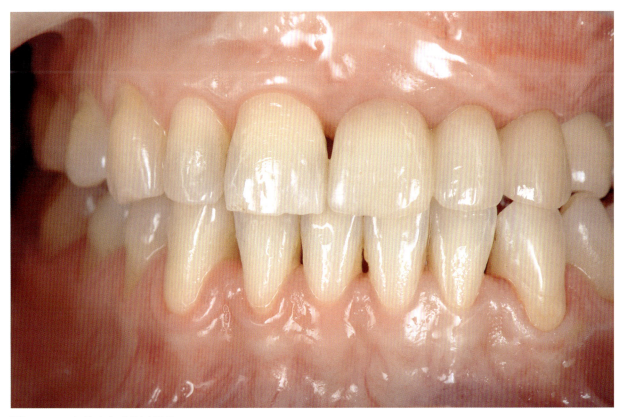

图21-117　患者咬合时的唇侧观。

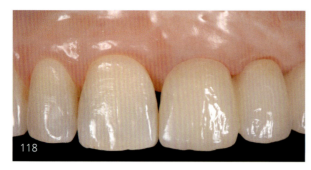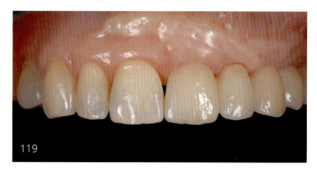

图21-118和图21-119 最终修复体的唇侧观。

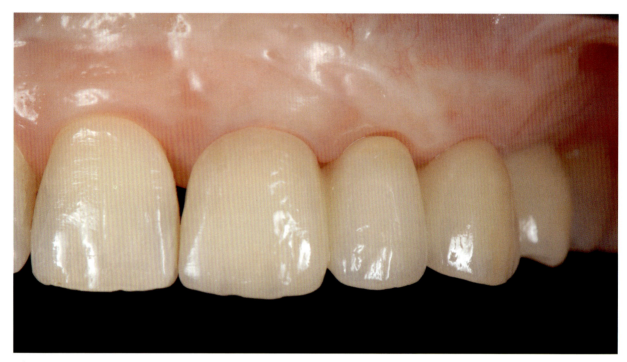

图21-120 最终修复体的唇侧观，显示出良好的垂直向组织增量。与只用唇侧条带的病例相比，牙龈颜色仍略有偏差。

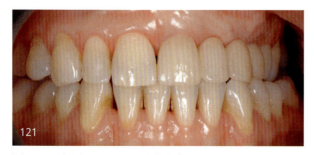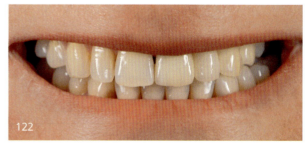

图21-121和图21-122 最终修复体的唇侧观。

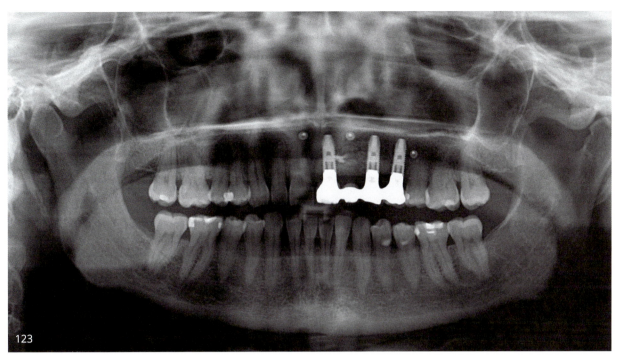

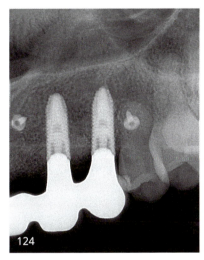

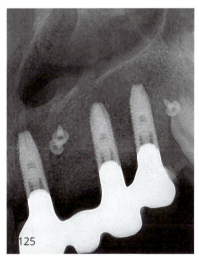

图21-123～图21-125　曲面断层片和根尖片显示嵴顶骨良好的稳定性。

经验总结

1. 本病例是牙槽嵴增量后可能发生显著龈膜变形的典型病例。

2. 改良根尖瓣（MAPF）必须过度扩展有两个原因。第1个原因是软组织移植物会收缩，所以在放置条带牙龈移植物时必须考虑到这一点；第2个原因却鲜为人知——黏膜必须翻回唇部，再定位缝合时也必须充分伸展，否则，软组织会像窗帘一样垂下，既不美观又难以清洁。

3. 双条带技术能带来快速且可预期的愈合。如果冠方条带来源于唇侧，最终美学效果会比仅用腭侧条带好。

4. 游离龈移植物（FGG），甚至游离结缔组织移植物（CTG）获得的最终美学效果，比双条带牙龈移植物（SGG）/胶原基质的组合差。

第22章
大面积开放式愈合结缔组织移植
Large open-healing connective tissue graft

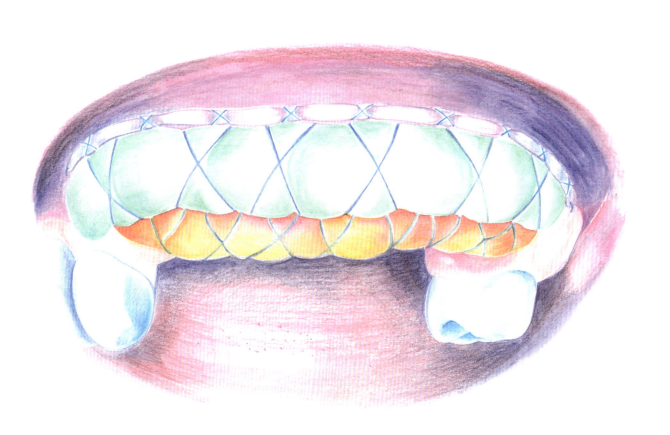

本章介绍了一个使用软组织"技术路线"（technical track）治疗的典型病例。45岁女性患者，体健，上颌前牙区和左侧后牙区严重

吸收。有医生建议她拔除所有天然牙后植入颧种植体；但她选择了骨再生和保留剩余的天然牙。

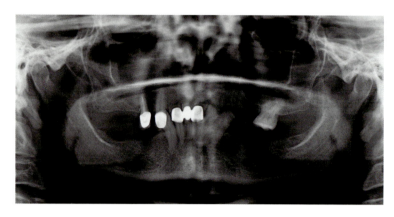

图22-1　曲面断层片显示严重萎缩的牙槽嵴。

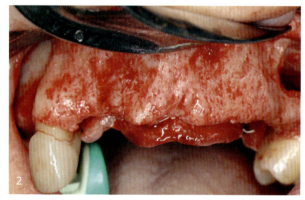
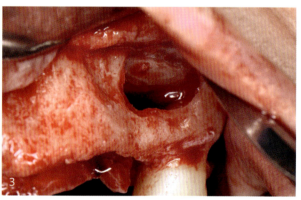

图22-2和图22-3　重度吸收的上颌骨的唇侧观和𬌗面观。

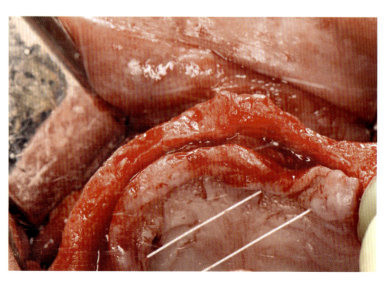

图22-4　重度萎缩的上颌牙槽嵴的𬌗面观。

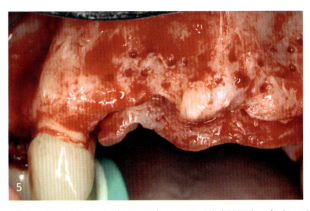
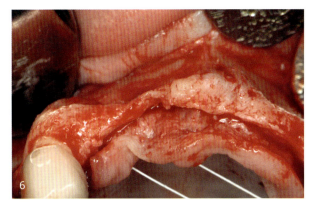

图22-5和图22-6 唇侧观和𬌗面观显示右侧缺牙区存在一定垂直向骨缺损，而左侧缺牙区存在严重的水平向骨缺损。

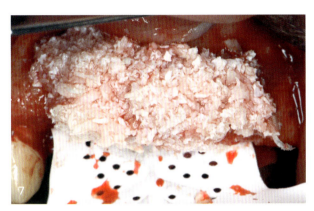
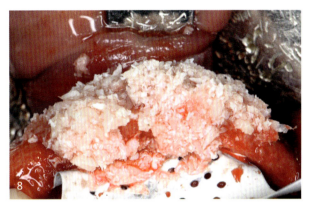

图22-7和图22-8 自体骨与无机牛骨矿物质（ABBM）1：1混合为骨移植物（唇侧观和𬌗面观）。

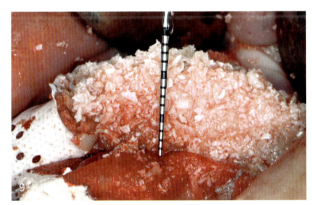
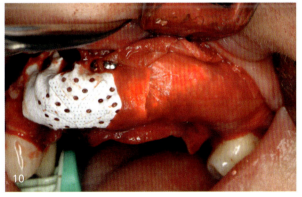

图22-9和图22-10 右侧植骨区用有孔致密型聚四氟乙烯膜（d-PTFE）覆盖，左侧用天然胶原膜行"香肠"植骨技术。

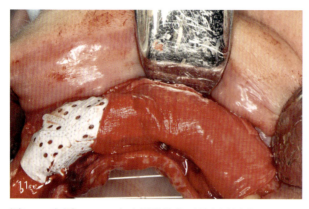

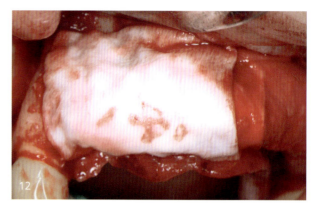

图22-11和图22-12 左右侧膜的殆面观和唇侧观。

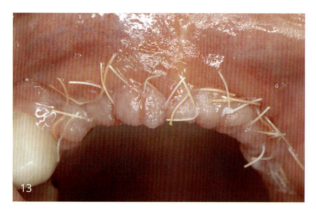

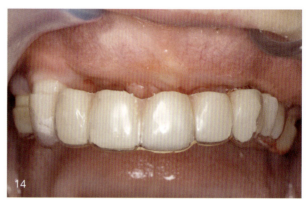

图22-13和图22-14 无干扰愈合2周后的殆面观；压模义齿进行临时修复。

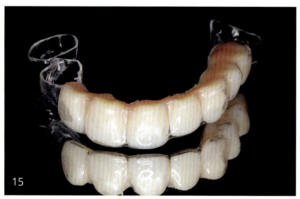

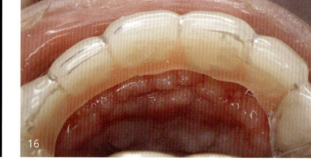

图22-15和图22-16 临时修复体的唇侧观和殆面观。

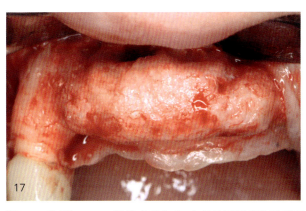

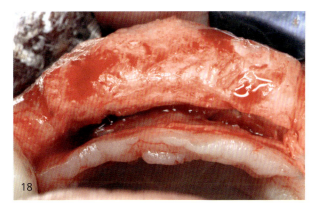

图22-17和图22-18 植骨术后愈合9个月的唇侧观和殆面观。

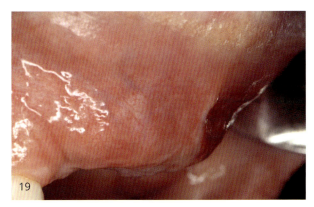

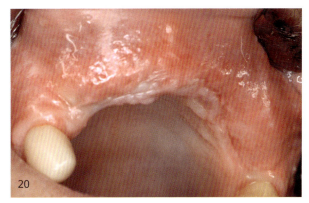

图22-19和图22-20 软组织的侧面观和殆面观显示严重的膜龈变形。

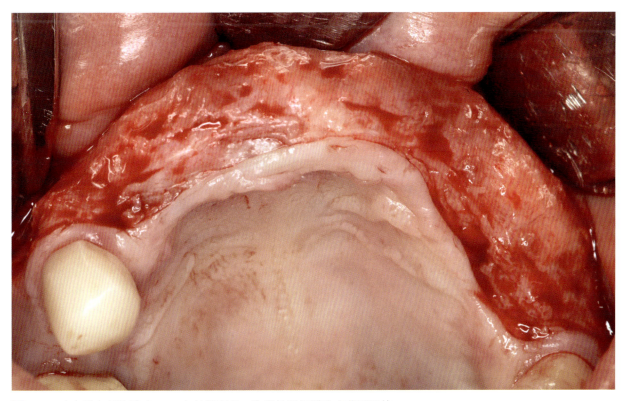

图2-21 改良根向复位瓣（MAPF）的殆面观。注意软组织瓣的大范围延伸。

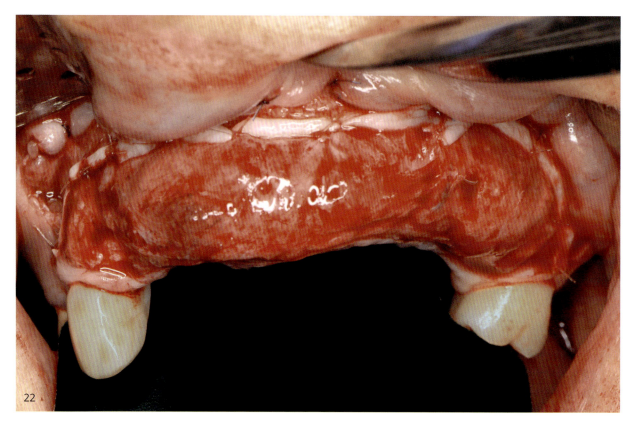

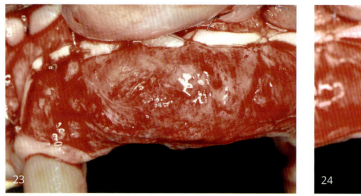

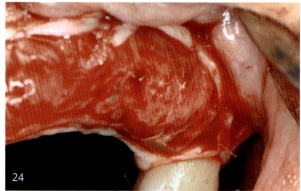

图22-22 ~ 图22-24 从两侧上腭获取两个条带移植物并在根方缝合固定。请注意，尽管已经植入了种植体，此时也不要暴露覆盖螺丝。

利用获取条带移植物的切口，使用新的15号刀片预备软组织瓣，从前腭部获取两个结缔组织移植物（CTG）。小心获取CTG的表层部分和骨膜部分，以确保其有足够的厚度以维持牙槽嵴顶的稳定。

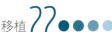

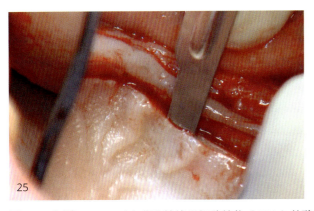

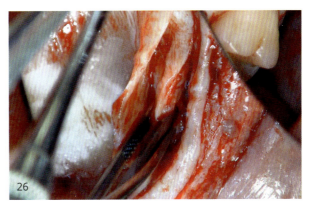

图22-25和图22-26　正在获取结缔组织移植物（CTG）的殆面观。

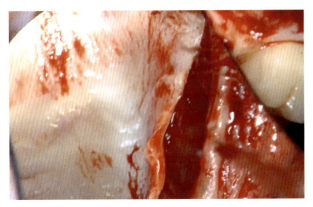

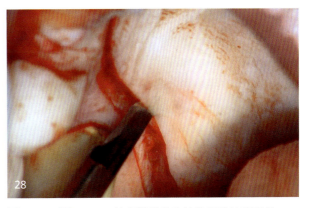

图22-27　获取结缔组织移植物（CTG）后软组织瓣的殆面观。

图22-28～图22-30　从前腭部获取结缔组织的殆面观。

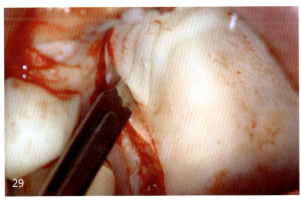

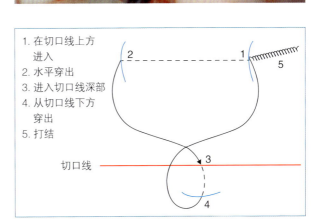

1. 在切口线上方进入
2. 水平穿出
3. 进入切口线深部
4. 从切口线下方穿出
5. 打结

切口线

图22-31　获取厚的"生鱼片状"CTG后，用于关闭创口的"压缩"缝合示意图。从水平或斜行褥式缝合开始，然后进入切口线并在冠方穿出。缝线打结后，腭部上皮被压向骨面。根据作者的经验，愈合预期良好。

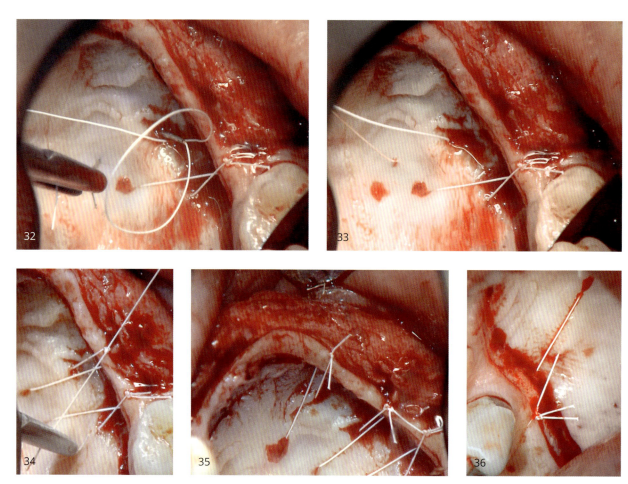

图22-32～图22-36 正在进行"压缩"缝合的殆面观，可见缝合后良好的软组织瓣复位。

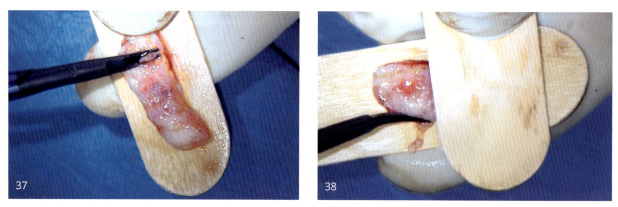

图22-37和图22-38 临床医生可以酌情切除疏松的腺体和脂肪组织。

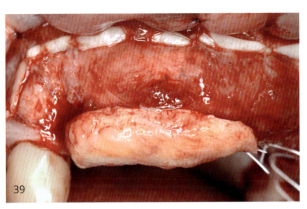
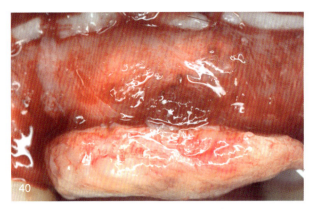

图22-39和图22-40 将此大块结缔组织移植物（CTG）缝合在牙槽嵴顶和种植体顶端略偏唇侧处。首先用6-0 Glycolon（Resorba，Nürnberg，Germany）可吸收缝线在腭侧角固定CTG。

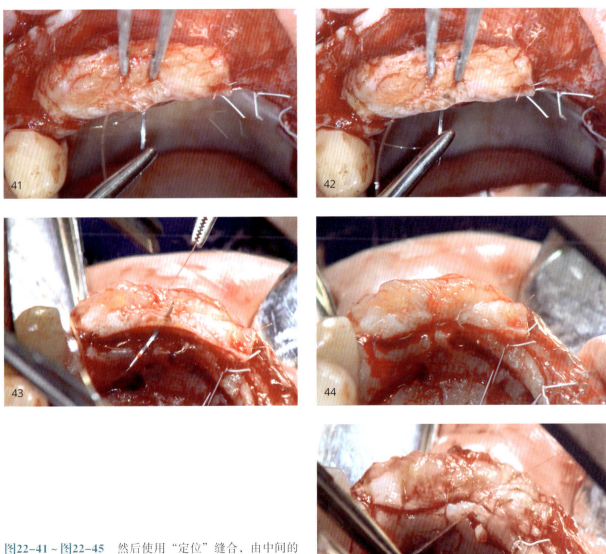

图22-41～图22-45 然后使用"定位"缝合，由中间的垂直褥式缝合（与前文描述的固定胶原基质的缝合方法类似）和腭侧的环形缝合组成，使结缔组织移植物（CTG）完美贴合腭侧切口线。然后固定冠方的角，拉伸CTG。

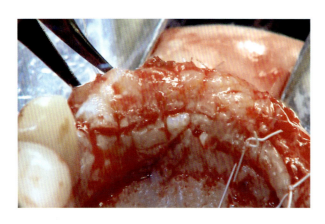

图22-46 用交叉褥式缝合完全固定结缔组织，使结缔组织移植物（CTG）和受植床之间紧密贴合。注意软组织移植物良好的适应性。

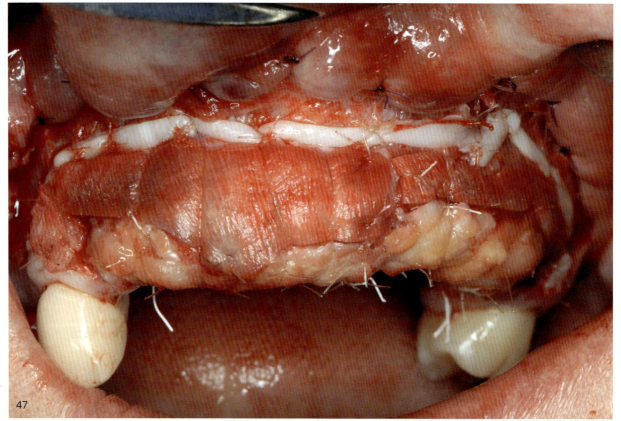

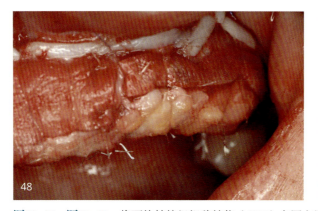

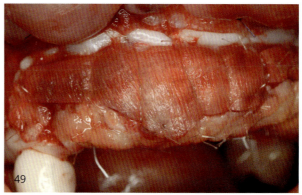

图22-47～图22-49 将两块结缔组织移植物（CTG）在冠方固定，将胶原基质填充到CTG和条带移植物之间的间隙中；完成后的唇侧观。

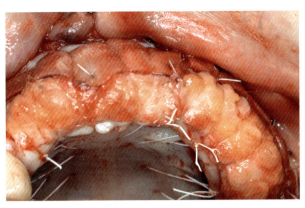

图22-50 两块结缔组织移植物（CTG）与改良根向复位瓣（MAPF）完美固定后的殆面观。

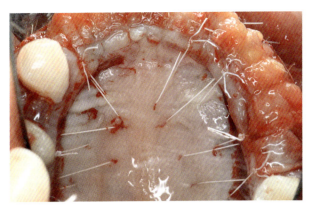

图22-51 腭部缝合后的殆面观。

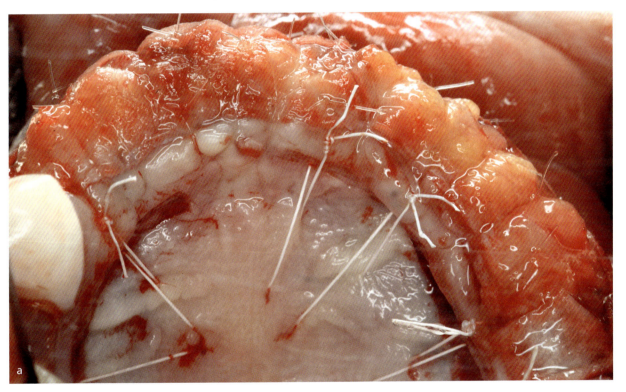

图22-52a 结缔组织移植物（CTG）就位后与软组织供区关系的殆面观。

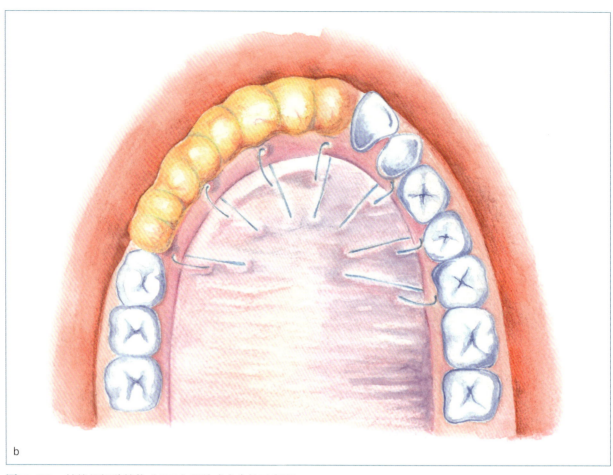

b

图22-52b 结缔组织移植物（CTG）开放式愈合的示意图。

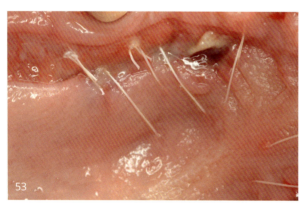

53

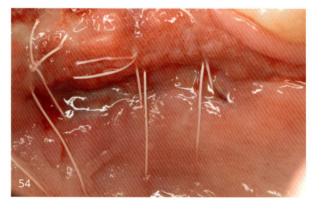

54

图22-53和图22-54 愈合1周后的腭部殆面观。患者在术合的第1周需要少量止痛药。

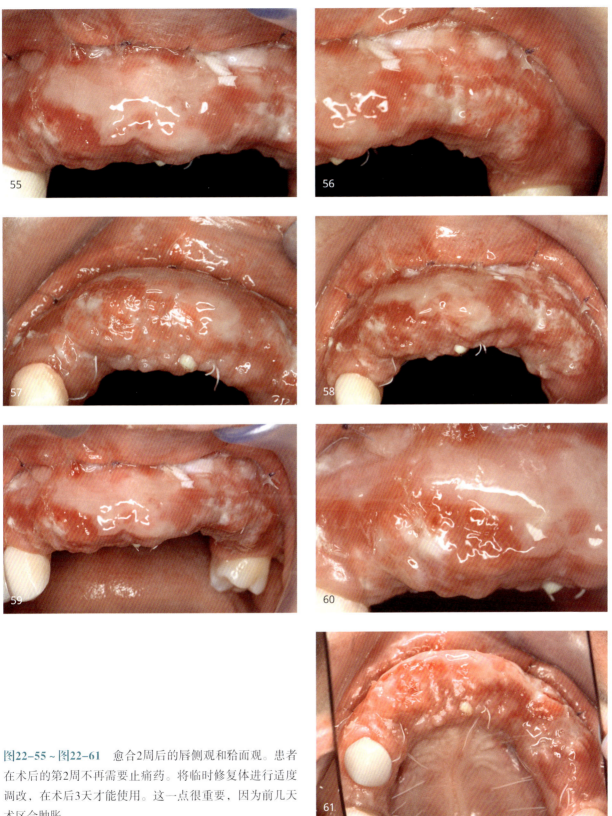

图22-55 ~ 图22-61 愈合2周后的唇侧观和殆面观。患者在术后的第2周不再需要止痛药。将临时修复体进行适度调改，在术后3天才能使用。这一点很重要，因为前几天术区会肿胀。

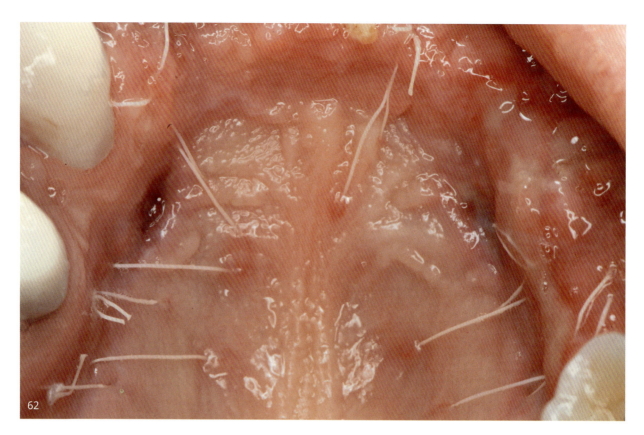

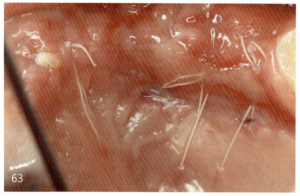

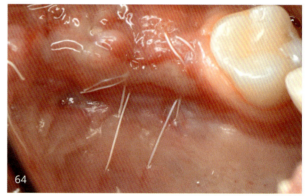

图22-62～图22-64 愈合2周后的腭部殆面观。

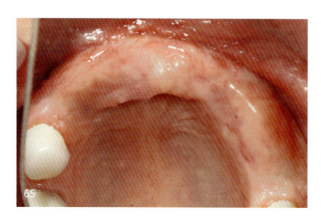

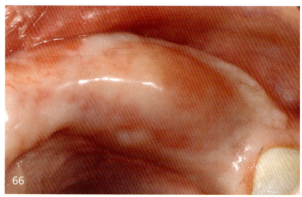

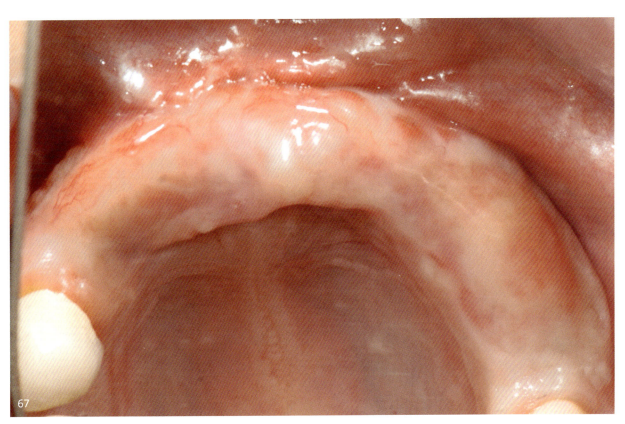

图22-65 ~ 图22-67   重建的硬组织和软组织愈合2个月后的粭面观。

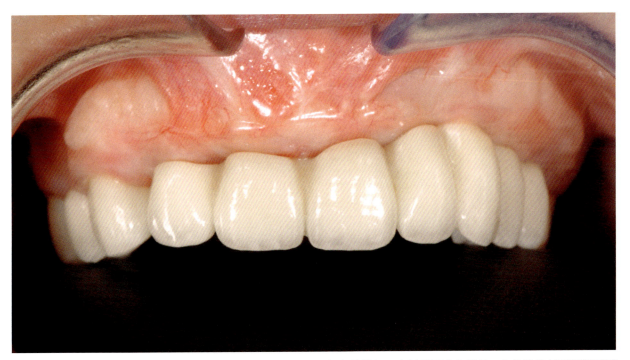

图22-68   临时全瓷修复体的唇侧观。需要注意的是，牙齿长度略微做短，左侧牙冠比右侧长；在最终修复时两侧牙冠长度会得到修正，也会采用牙龈瓷的方法。

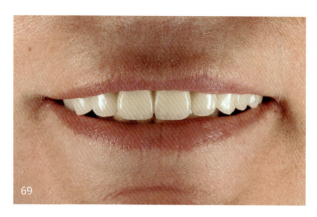

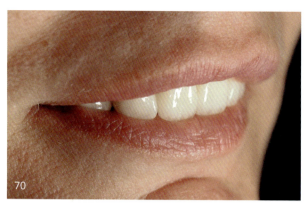

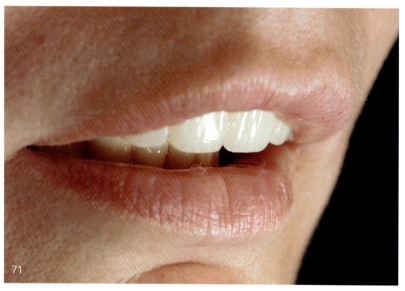

图22-69 ~ 图22-71 功能运动时患者的正面观和侧面观。请注意完美重建了对唇部的支撑。

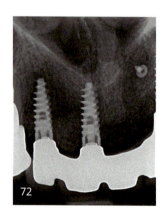

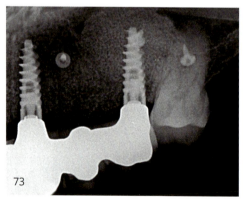

图22-72和图22-73 根尖片显示负重后良好的嵴顶骨组织。

经验总结

1. 该患者尽管存在非常严重的软硬组织缺陷，但最终获得到了成功的重建。

2. 我们选择"技术路线"（technical track）进行软组织重建，是因为患者住得很远，她更愿意接受单次手术。当然也可以在种植体植入同期进行结缔组织移植物（CTG）移植，采用"快速路线"来完成。

第23章
"两步法"结缔组织移植
The double connective tissue graft

"两步法"结缔组织移植方案的核心是在首次骨增量或二次骨增量的同期进行第1次结缔组织移植，随后在种植体植入并形成稳定骨结合后进行第2次结缔组织移植以增加结缔组织厚度并获得理想的龈乳头形态。该治疗方案需要在不同的时机进行两次结缔组织移植术。

本章展示了1例罹患中重度牙周炎、42岁男性吸烟患者的种植治疗过程。该患者在不同的治疗阶段经历了多次结缔组织移植术，包括即刻结缔组织移植（快速路线，fast track）和延期结缔组织移植（技术路线，technical track）。

该患者因上前牙松动寻求治疗。在首次就诊中，医生向患者交代了病因及治疗方案，并强调了保持良好口腔卫生及戒烟的必要性。

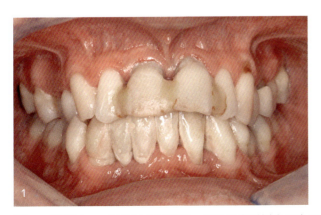 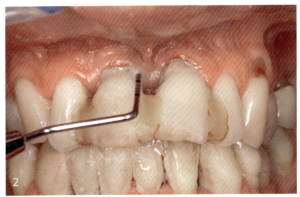

图23-1和图23-2 初诊口内唇侧观，患者患有牙周炎且未经治疗。

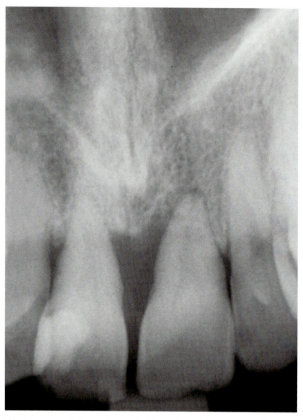

图23-3　根尖片显示双侧上颌中切牙存在重度骨吸收。

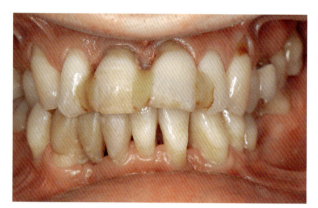

图23-4　患者口腔卫生习惯改善后的唇侧观。随后的6个月内患者接受了牙周系统治疗。

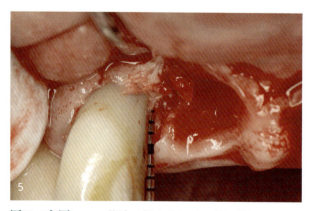

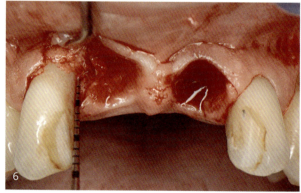

图23-5和图23-6　拔除双侧上中切牙，并评估侧切牙的邻面骨高度。然后拔除右侧侧切牙，以获得未来理想的邻面骨高度。

关于缺牙区骨缺损累及相邻天然牙邻面骨组织的治疗决策，请参阅作者第1本书第13章。由于左右上颌中切牙拔除后，牙槽窝形态不足以进行稳定的牙槽窝保存，该患者并非理想的复杂邻面骨增量的适应证。对于类似的严重骨缺损的病例，作者建议拔除患牙后自然愈合2个月，待软组织愈合成熟稳定后再进行骨增量手术。此时牙槽窝剩余的骨壁也较为稳定。

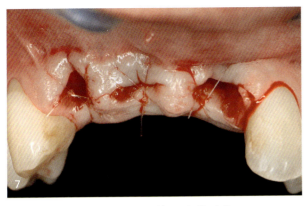
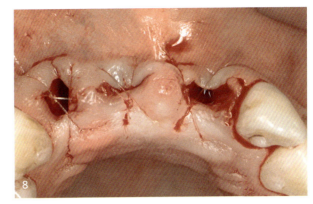

图23-7和图23-8 拔牙后的唇侧观和殆面观。

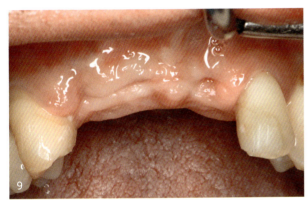
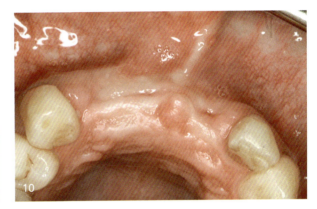

图23-9和图23-10 拔牙2个月后的唇侧观和殆面观,软组织质地成熟稳定。4个月前患者已彻底戒烟。

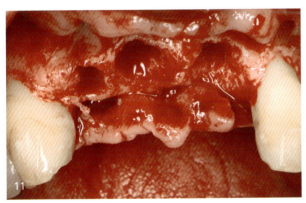
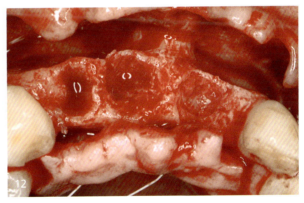

图23-11和图23-12 骨增量术中牙槽嵴形态(唇侧观和殆面观)。可见唇侧骨壁厚度及完整度良好,对术后成骨效果有利。

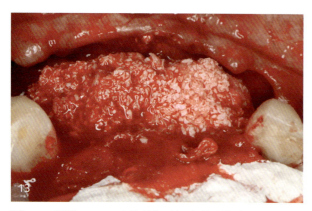 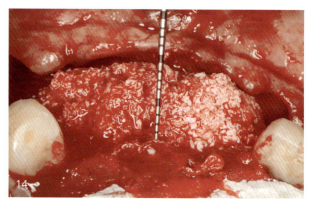

图23-13和图23-14 自体骨与无机牛骨矿物质（ABBM）1∶1混合后进行骨增量。在大多数病例中作者会使用致密型钛加强聚四氟乙烯膜（d-PTFE）。但是考虑到本病例的牙周炎病史及吸烟史，使用胶原膜行"香肠"植骨。

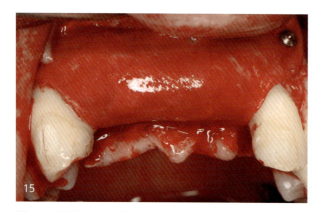 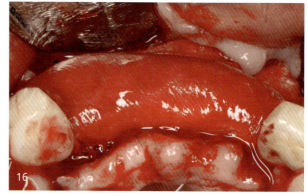

图23-15和图23-16 使用钛膜钉固定及拉伸天然胶原膜（唇侧观和殆面观）。

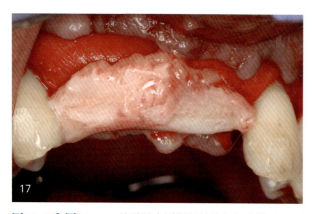 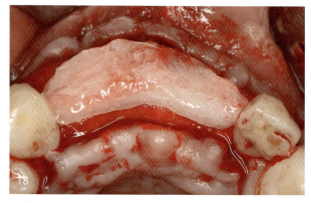

图23-17和图23-18 骨增量术同期行结缔组织移植（CTG）（唇侧观和殆面观）。将结缔组织固定在最佳位置的缝合技术见第22章。

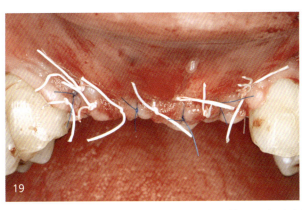
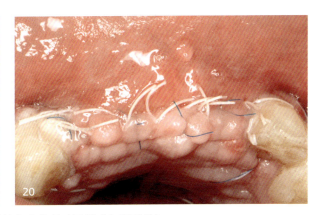

图23-19和图23-20 术中使用双层缝合关闭伤口及术后2周的愈合情况（唇侧观和殆面观）。

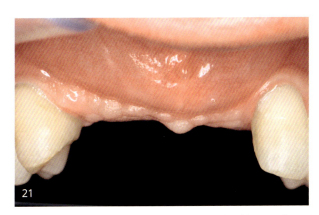
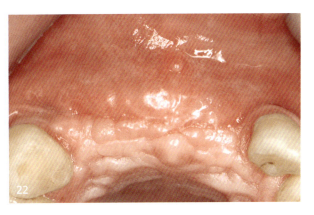

图23-21和图23-22 无干扰愈合7个月后的唇侧观和殆面观。

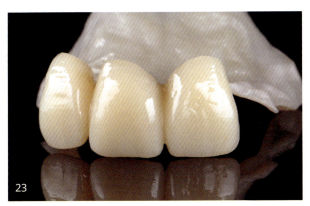
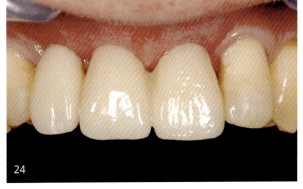

图23-23和图23-24 复合树脂诊断蜡型展示了理想的最终修复效果。

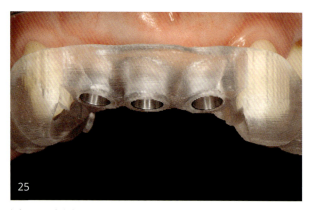

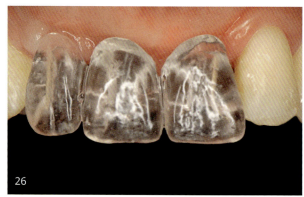

图23-25和图23-26 数字化导板及解剖式手术导板的唇侧观。

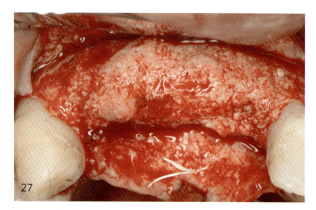

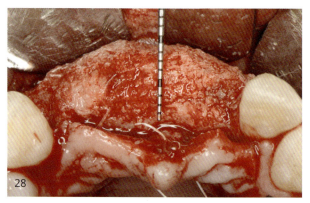

图23-27和图23-28 牙槽嵴植骨效果的唇侧观和𬌗面观。可以看到获得了满意的水平向骨增量效果。由于选择了可吸收胶原膜的缘故，垂直向骨增量效果并不完美。使用可吸收膜进行垂直向骨增量的预期是不确切的。

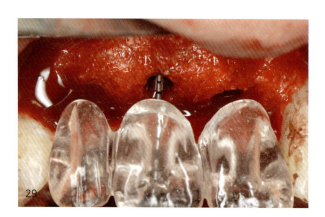

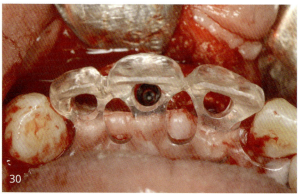

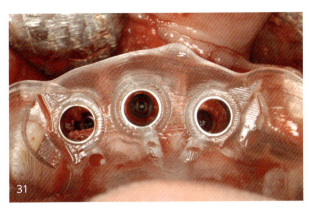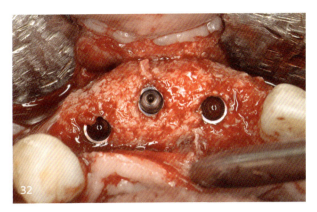

图23-29~图23-32 在理想的三维位置植入种植体（唇侧观和殆面观）。

一般而言，大多数医生在连续3颗牙缺失的情况下会选择植入2颗种植体，并进行种植体支持的固定桥修复。但是作者认为，尽管这种方案较为成熟且简单，但并非完美。以患者的视角来看，他们往往更希望能尽量恢复牙齿的天然状态。因此，在美学区连续多颗牙缺失的病例中，我们既往的治疗方案也需要更新和发展（尽量恢复与天然牙一致的多个单冠修复）。

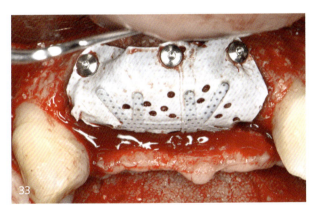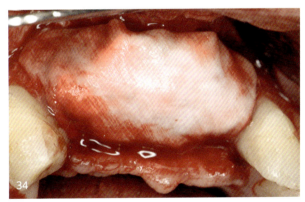

图23-33和图23-24 使用有孔致密型钛加强聚四氟乙烯膜（d-PTFE-TR），进行种植体顶端牙槽嵴的二次骨增量，不可吸收膜表面覆盖天然胶原膜。该术式可补偿垂直向骨缺损，获得更理想的龈乳头形态。

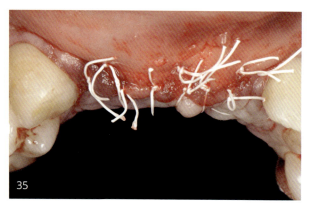
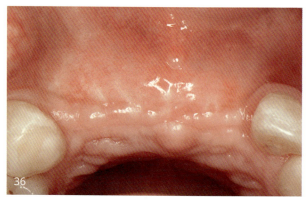

图23-35和图23-36 严密关闭伤口，愈合4个月后的唇侧观和殆面观。

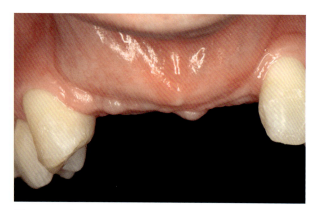

图23-37 术后4个月可见明显的膜龈联合冠向移位。

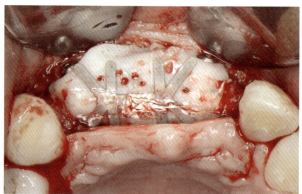

图23-38 去除不可吸收膜前殆面观。

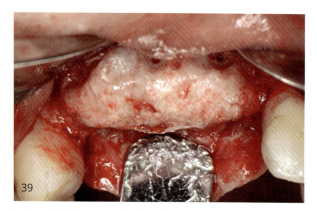
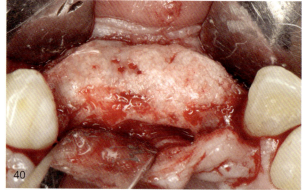

图23-39和图23-40 去除不可吸收膜后，新生骨的唇侧观和殆面观。可见种植体已经被完全埋入骨内。

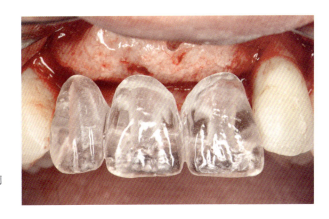

图23-41 解剖式手术导板就位后的唇侧观。可见垂直向骨高度良好。

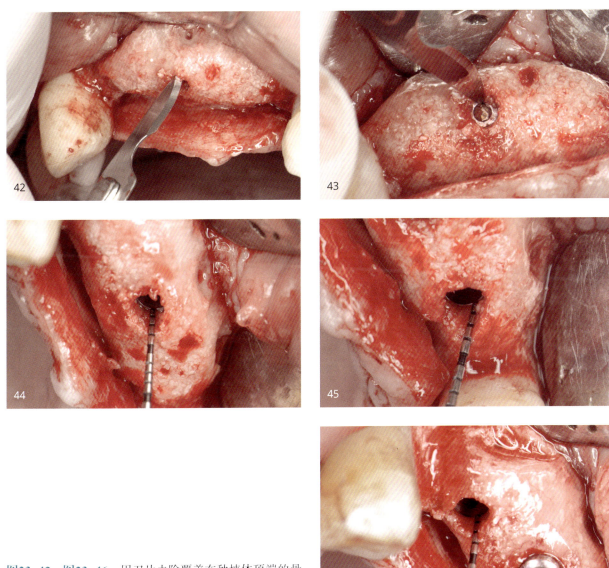

图23-42 ~ 图23-46 用刀片去除覆盖在种植体顶端的骨组织（唇侧观和殆面观），可利用手术导板确定种植体的位置。

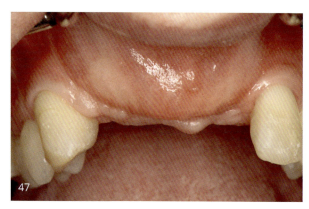
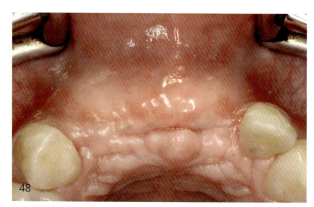

图23-47和图23-48 术后仍可见明显的膜龈联合冠向移位（唇侧观和殆面观）。

　　由于获得理想的软组织厚度需要再一次结缔组织移植，本病例选择了延期结缔组织移植技术（技术路线，technical track）。使用牙龈条带/结缔组织/胶原基质（strip/CTG/collagen matrix）结合的移植技术在组织增厚的同时增加角化组织宽度并重建前庭沟。

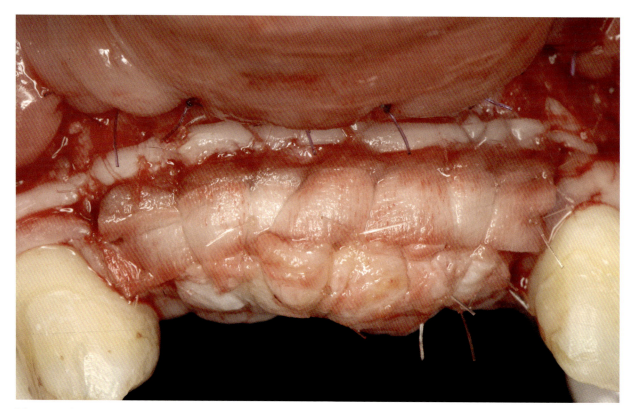

图23-49 软组织移植术后即刻唇侧观。

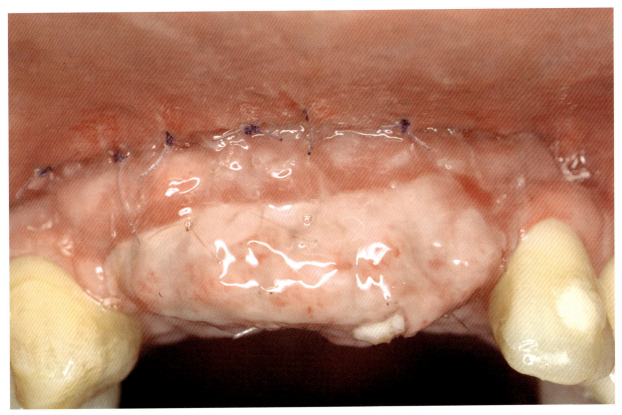

图23-50 软组织移植术后10天唇侧观；可见软组织移植物愈合良好。

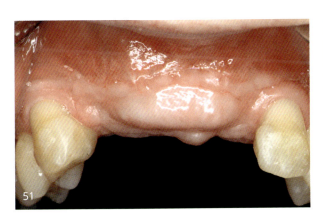

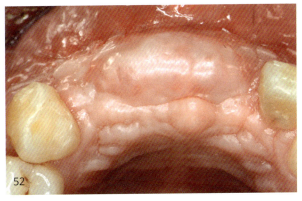

图23-51和图23-52 软组织移植术后3个月的唇侧观和殆面观。

　　不幸的是，本病例缺牙区近远中的软组织形态出现了一定的收缩，造成靠近两侧天然牙3mm的区域软组织厚度不理想。该情况通常出现在游离龈移植（FGG）术后，若在去除聚四氟乙烯膜的同时进行结缔组织移植或许可以避免该情况的发生。在与患者讨论后，决定再进行一次结缔组织移植术。

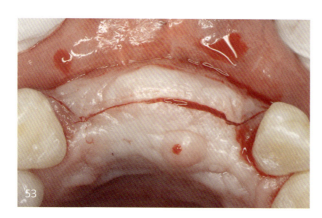

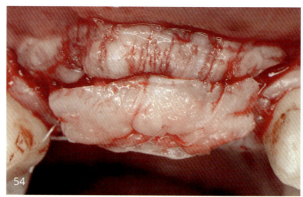

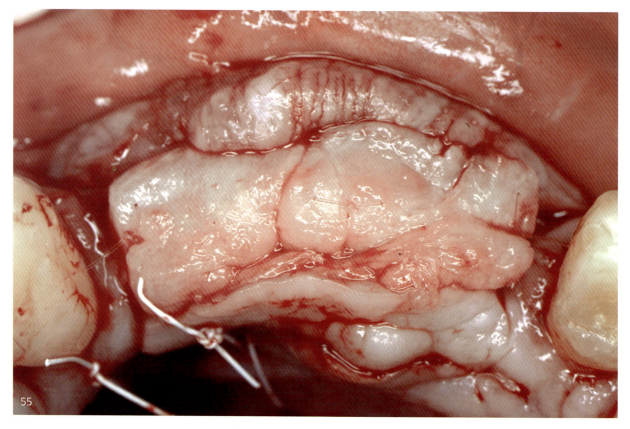

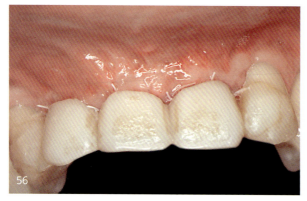

图23-53～图23-56　预备半厚瓣以容纳结缔组织（殆面观）。

由牙槽嵴顶水平切口为入路进行潜行隧道分离，塞入结缔组织并完全覆盖。该术式简单易行，仅需大概30分钟。但是该手术会造成膜龈联合位置的改变，因此需再做一次牙龈条带/胶原基质（strip/collagen matrix）软组织移植。

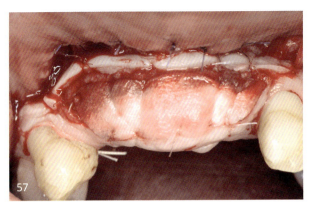

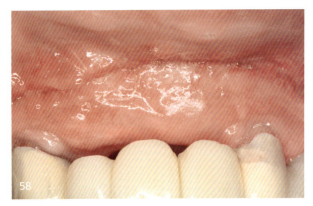

图23-57和图23-58 条带软组织移植术后即刻及术后3个月唇侧观。

3个月后进行二期手术，使用临时冠进行6个月的软组织塑形，待软组织形态成熟稳定后制取印模。

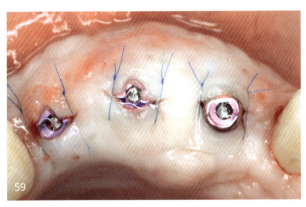

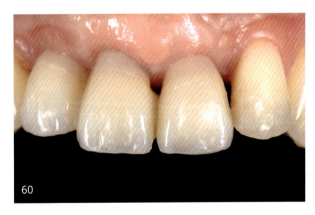

图23-59和图23-60 可见种植体间龈乳头得到完全重建。

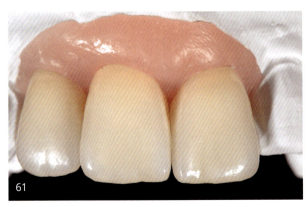

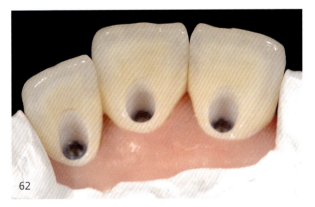

图23-61和图23-62 分别使用氧化锆基台一体冠和瓷贴面修复上颌6颗前牙。

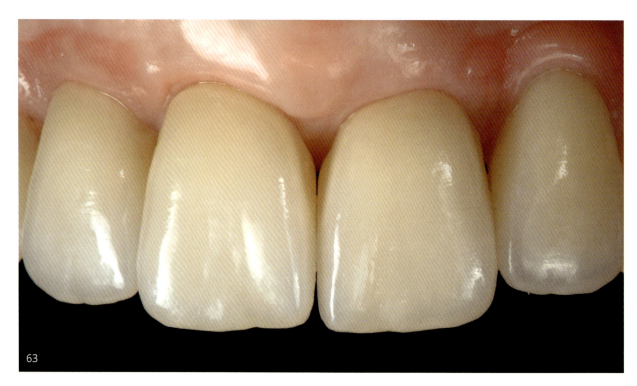

63

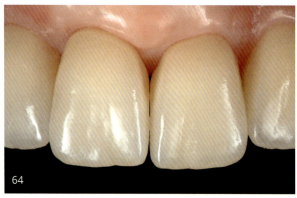

64

图23-63和图23-64　种植修复体戴入后唇侧观。

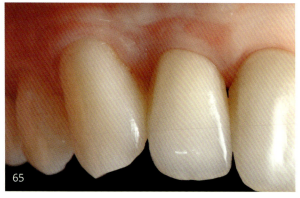

65

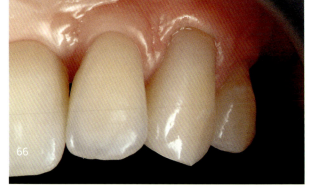

66

图23-65和图23-66　种植冠及3颗天然牙瓷贴面戴入后的唇侧观。

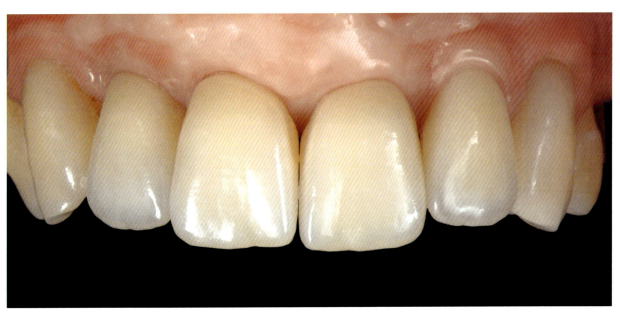

图23-67 种植体负重及美学修复3年后的唇侧观，可见美学效果良好。注意种植体间龈乳头高度。种植冠对龈乳头的挤压稍有些大，在临时修复结束时龈乳头实际更高一点。

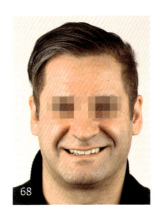

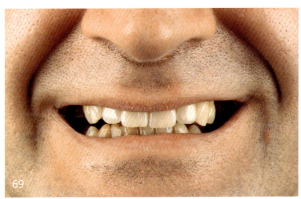

68

69

图23-68和图23-69 患者面像及功能牙列像。

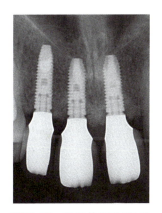

图23-70 种植体负重3年后的根尖片。可见种植体邻间骨高度良好，对邻间龈乳头形成了完美的支撑。

经验总结

1. 尽管本病例获得了良好的美学效果，但需强调的是，在使用唇侧条带技术时，配合使用"冰块"法或"冰山"法结缔组织移植更容易获得理想的最终美学效果。

2. 在大面积水平向/垂直向骨增量后，进行二次嵴顶骨增量手术对最终龈乳头美学效果有积极作用。

第24章
"冰块"法结缔组织移植

The Ice-cube
connective tissue graft

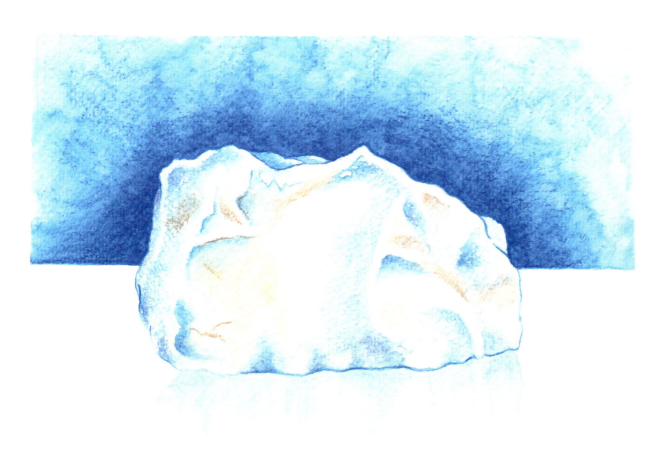

"冰块"法适用于上颌结节较大的患者。由于在软组织移植重建龈乳头的方法中，"冰块"法效率最高，因此在上颌前牙区牙槽嵴重建前医生应检查患者的上颌结节区域。当存在上颌第三磨牙时，提前将其拔除不失为明智的选择，这样在软组织重建时上颌结节可成为移植物供区。

根据上颌结节的大小，该区域的软组织可以用作"冰山"（Iceberg）或"冰块"（Ice-cube）结缔组织移植。对于"冰块"移植技术而言，上颌结节区域一定要足够大。

本章中所展示典型病例是47岁男性患者，无吸烟史，在一次事故中失去了上前牙和支持骨组织。

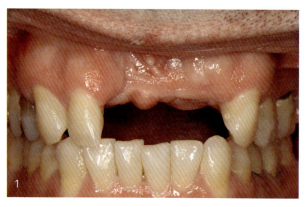
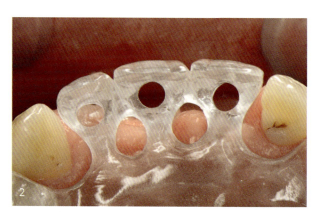

图24-1和图24-2 唇侧观和殆面观可见严重的水平向缺损。

术前制作解剖式手术导板。患者希望最终制作单冠修复体，为满足这个要求，我们需要进行骨组织、角化组织、口腔前庭及种植体间龈乳头的重建。

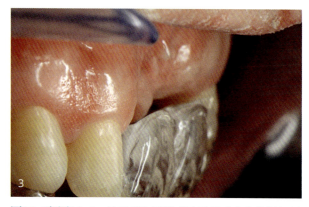
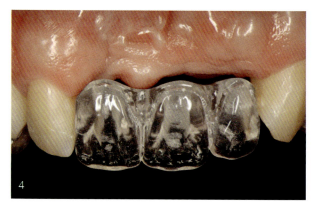

图24-3和图24-4 斜侧观和唇侧观显示了垂直向的缺损量。

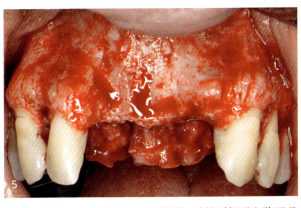

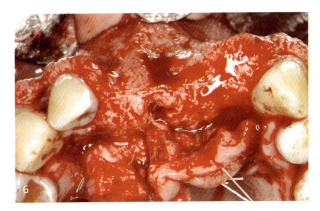

图24-5和图24-6 术区翻"安全瓣"后的唇侧观和殆面观。

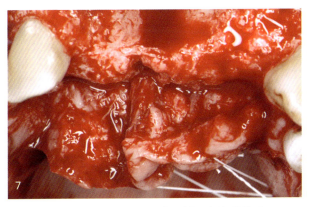

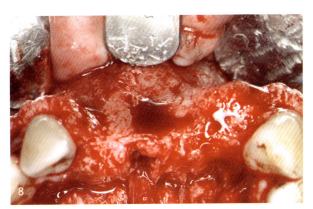

图24-7和图24-8 殆面观显示鼻腭神经侧向移位术。

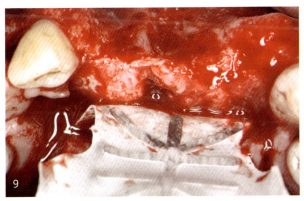

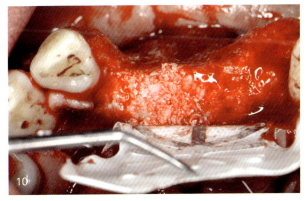

图24-9和图24-10 将致密型聚四氟乙烯（d-PTFE）膜固定在腭侧，注意鼻腭神经管开口也被植骨材料覆盖（殆面观）。

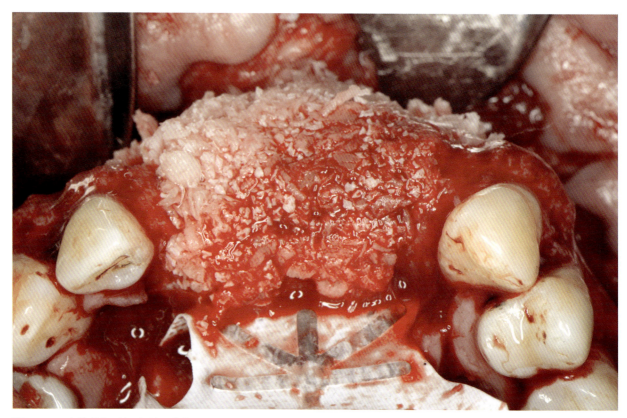

图24-11　自体骨与无机牛骨矿化物（ABBM）1∶1混合。自体骨使用环钻取自下颌升支（粭面观）。

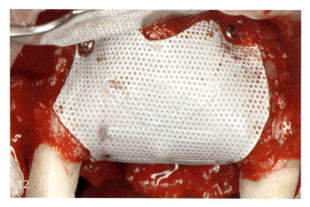

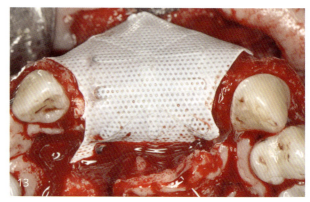

图24-12和图24-13　固定后的致密型聚四氟乙烯（d-PTFE）膜（唇侧观和粭面观）。

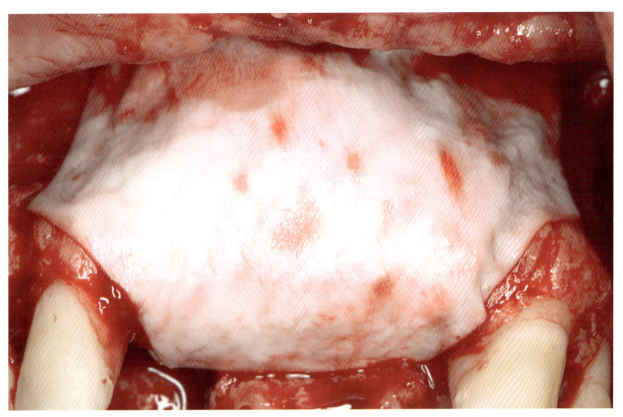

图24-14 由于致密型聚四氟乙烯（d-PTFE）膜与术区无法完全贴合，使用天然胶原膜覆盖于d-PTFE膜之上（唇侧观）。

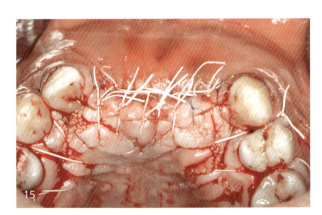

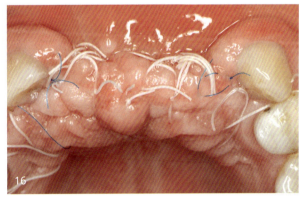

图24-15和图24-16 双层缝合关闭创口即刻及愈合2周后（殆面观）。

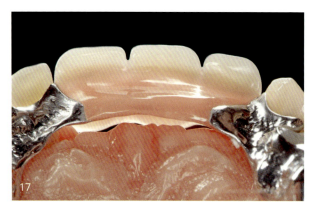
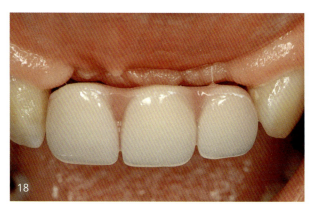

图24-17和图24-18 使用金属支架可摘局部义齿作为过渡修复体（殆面观和唇侧观）。

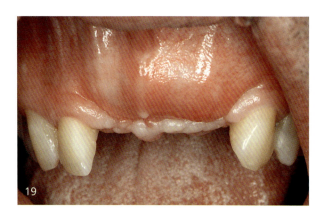
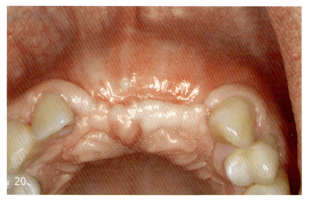

图24-19和图24-20 无干扰愈合9个月后植骨区的唇侧观和殆面观。注意膜龈联合变形和前庭沟的丧失。

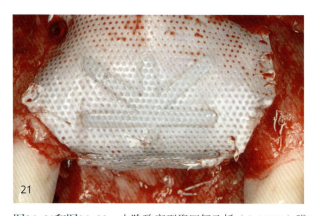
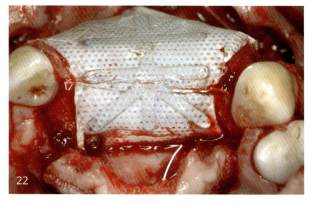

图24-21和图24-22 去除致密型聚四氟乙烯（d-PTFE）膜时（唇侧观和殆面观）。

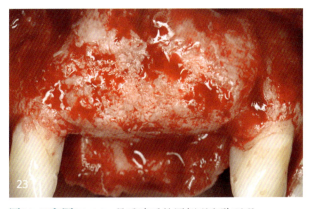 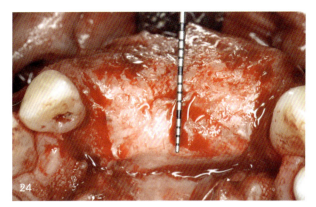

图24-23和图24-24 骨重建后的唇侧观和殆面观。

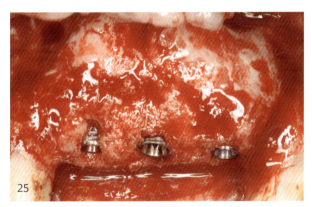 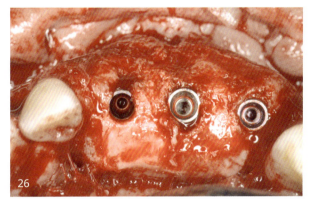

图24-25和图24-26 在理想三维位置植入3颗种植体（唇侧观和殆面观）。注意有2颗种植体存在轻微的骨开裂。

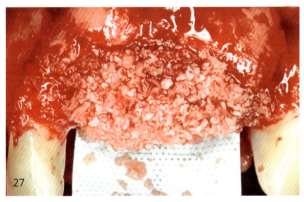 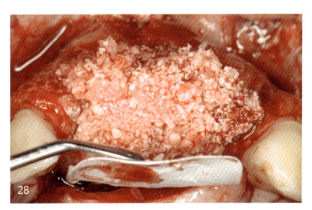

图24-27和图24-28 为获得种植体间足够硬组织及弥补唇侧骨开裂，在种植体上方进行二次植骨。使用不可吸收膜获得可预期的外形轮廓增量。

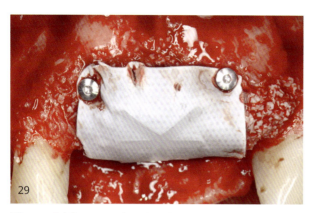
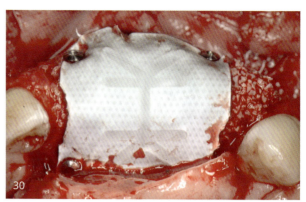

图24-29和图24-30 放置小尺寸的致密型聚四氟乙烯（d-PTFE）膜（唇侧观和殆面观）。

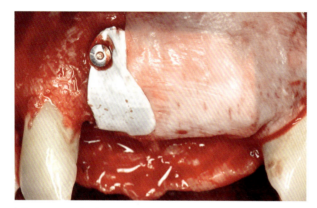
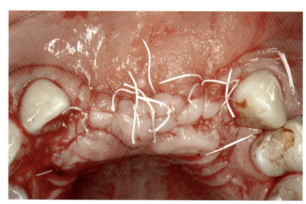

图24-31 唇侧放置天然胶原膜。

图24-32 组织瓣严密缝合关闭（殆面观）。

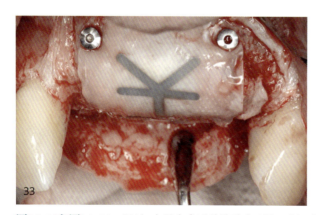
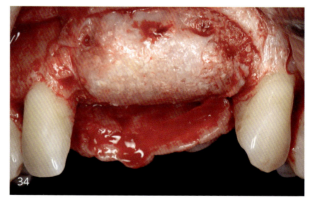

图24-33和图24-34 经过6个月愈合后移除致密型聚四氟乙烯（d-PTFE）膜，获得了良好的垂直向骨增量（唇侧观）。

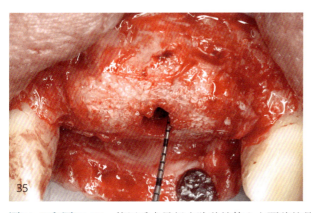
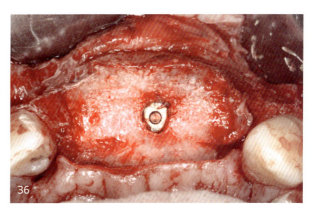

图24-35和图24-36 使用手术导板去除种植体上方覆盖的骨组织（唇侧观和𬌗面观）。

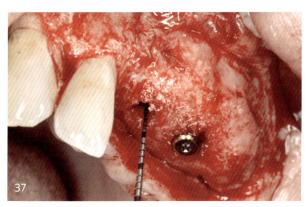
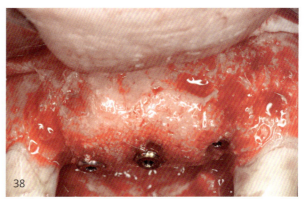

图24-37和图24-38 暴露种植体后的侧面观和唇侧观。注意种植体上方有超过2mm的骨组织；两颗中切牙种植体使用了3mm高度的愈合基台。

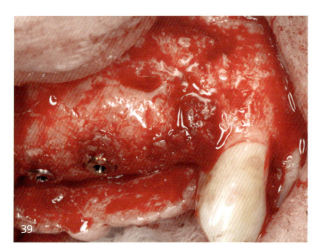
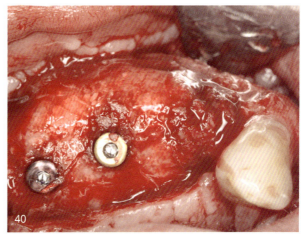

图24-39和图24-40 侧切牙种植体上方还需要少量骨增量，因此使用了覆盖螺丝。

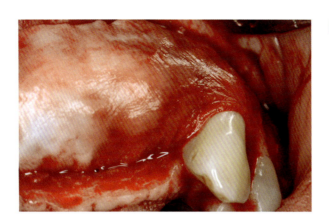

图24-41 天然胶原膜覆盖植骨材料后的殆面观。

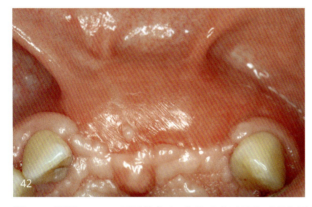

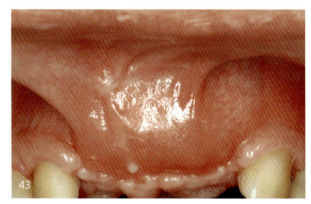

图24-42和图24-43 无干扰愈合2个月后术区的殆面观和唇侧观。

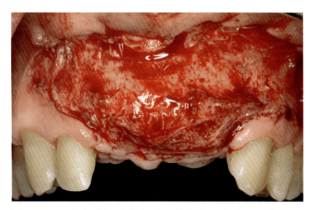

图24-44 注意膜龈联合变形和前庭沟的丧失。患者需要前庭沟加深，这方面的重建需要周密的计划。

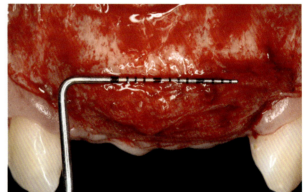

图24-45 改良根向复位瓣（MAPF）充分延伸后的唇侧观。注意Ⅰ区的根方边界（UNC探针；Hu-Friedy，USA）。

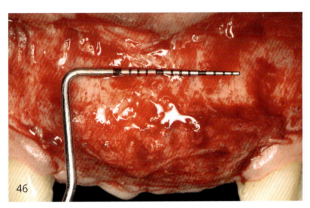 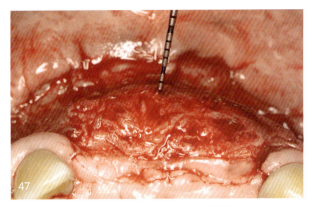

图24-46和图24-47 牙周探针显示术区位置，骨膜上只剩下一层薄薄的纤维，用于固定游离软组织移植物。

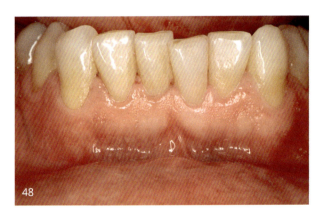 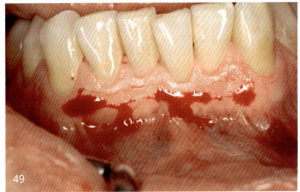

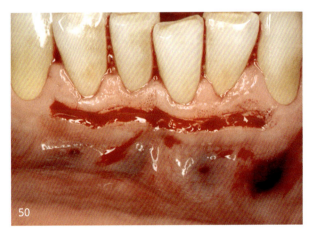

图24-48 ~ 图24-50 从下颌切牙区唇侧获取一个条带牙龈移植物。注意在供区和膜龈联合之间留一些牙龈组织。

433

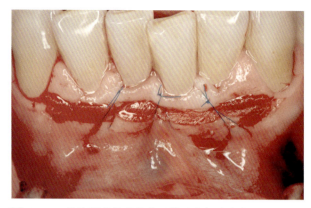

图24-51　将胶原基质条缝合于供区以加速愈合。

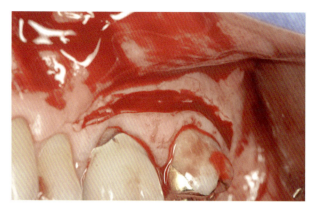

图24-52　从磨牙区唇侧获取另一个条带牙龈移植物。

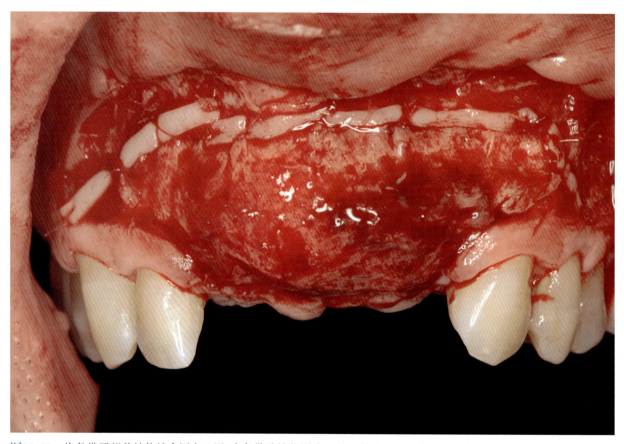

图24-53　将条带牙龈移植物缝合固定。用3个条带移植物围成一个"角化花园"（唇侧观）。

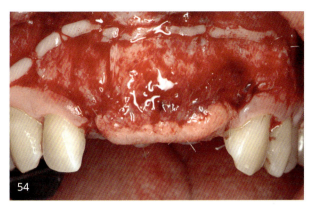

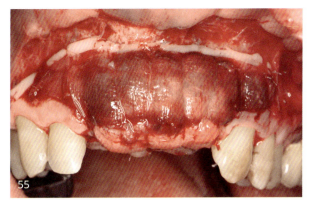

图24-54和图24-55 在牙槽嵴顶缝合固定一块取自上腭的游离结缔组织（CTG），唇侧的其他空隙由胶原基质覆盖。

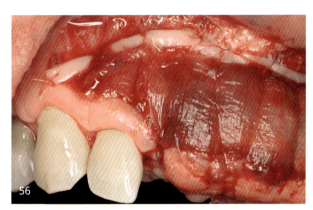

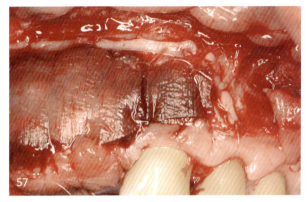

图24-56和图24-57 条带牙龈移植物外缘要与邻近的角化组织相接触（唇侧观）。

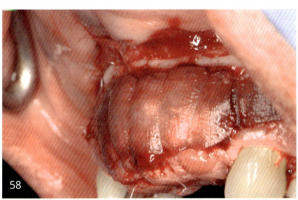

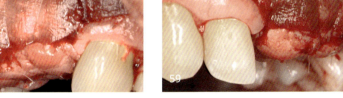

图24-58和图24-59 侧面观显示软组织移植范围。

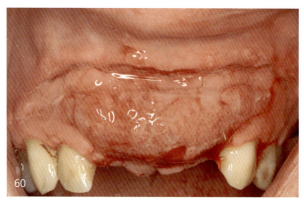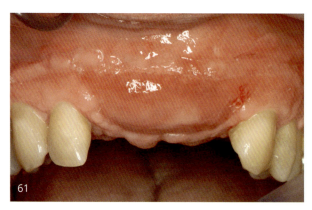

图24-60和图24-61 经过1周及5周愈合后的唇侧观。注意腭侧结缔组织移植（CTG）并未使龈乳头部位获得足够的软组织厚度，软组织也未彻底角化完成。

本病例也可使用"双条带技术"，事实上"双条带技术"正是从本病例得到的启发；"双

条带技术"技术目前已经常规用于需要大范围前庭沟加深的病例。

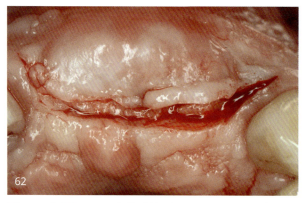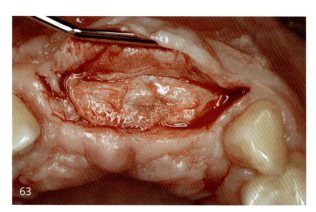

图24-62和图24-63 条带移植2个月后，通过牙槽嵴顶切口和两个小的垂直切口预备一个半厚瓣。切口不需要延伸至邻牙，因为邻牙完整的牙周附着可以提供良好的龈乳头支撑。

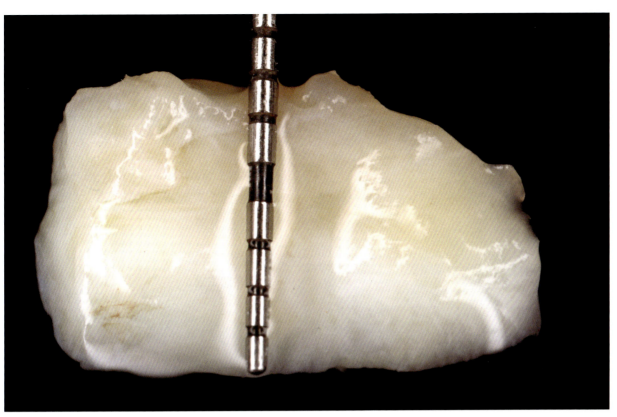

图24-64 从两侧上颌结节各取一个块状结缔组织，通常在翻开半厚瓣后取下整个上颌结节软组织，由于结缔组织（CTG）白色的外观，我们称之为"冰块"。

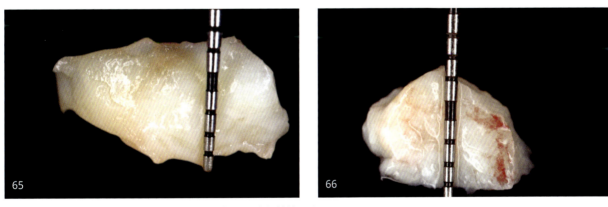

图24-65和图24-66 不同角度观察下的"冰块"游离结缔组织。

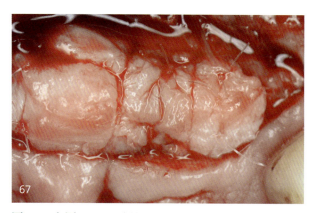
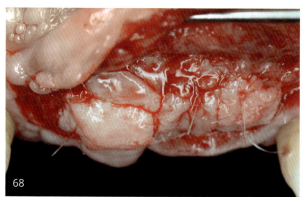

图24-67和图24-68 将结缔组织（CTG）缝合固定于种植体冠方。

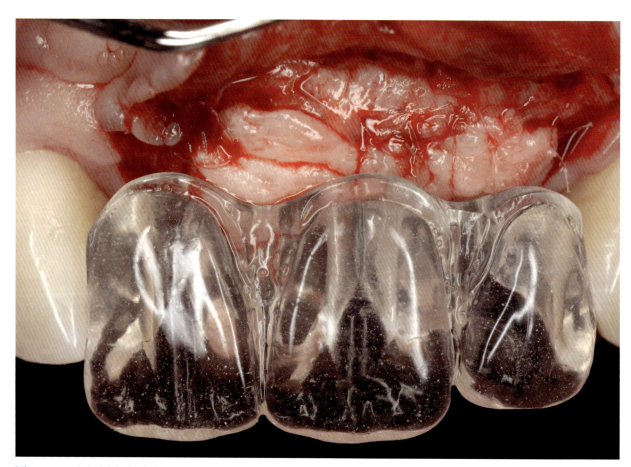

图24-69 通过手术导板确认"冰块"结缔组织（CTG）的位置，最终定位于种植体的冠方偏唇侧。

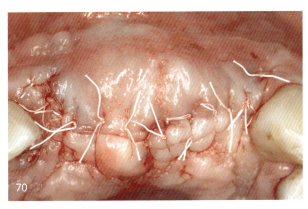

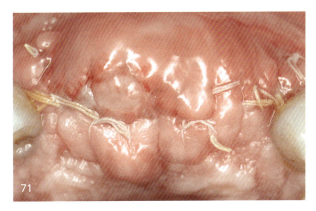

图24-70和图24-71 软组织瓣松解复位缝合于结缔组织（CTG）上方，愈合2周后的殆面观。

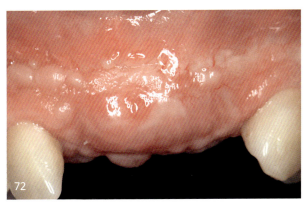

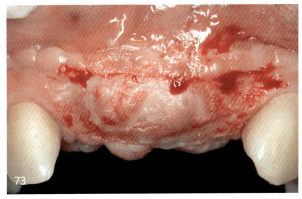

图24-72和图24-73 由于角化过程仍在进行中，为获得更加美观的软组织，计划再次进行唇侧条带牙龈软组织移植。将条带移植物与腭侧角化组织之间的区域去上皮。

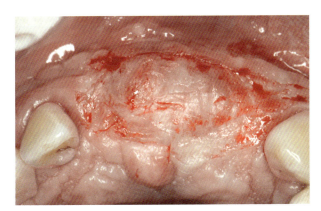

图24-74 去上皮区域的殆面观。

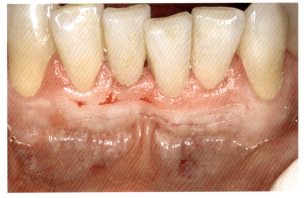

图24-75 条带牙龈仍取自下颌切牙区唇侧，根据作者的经验，取自前牙区的条带牙龈移植物较后牙区更加美观（见第20章唇侧条带牙龈移植物的相关内容）。

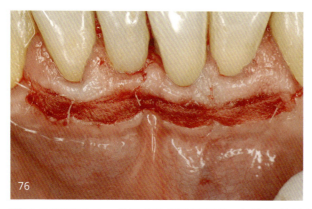

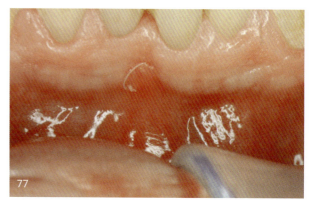

图24-76和图24-77 供区术后4周的唇侧观；患者自诉唇侧供区无疼痛。

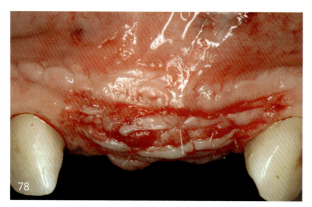

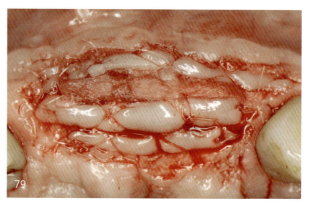

图24-78和图24-79 一个取自后牙区的条带移植物缝合固定于靠近牙槽嵴顶的位置，而取自前牙区的条带移植物则缝合固定于受区偏根方的位置以保证美学需要。

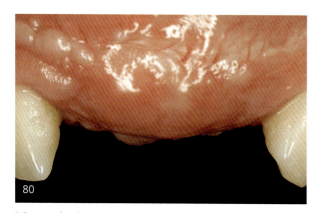

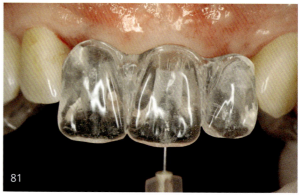

图24-80和图24-81 经过6周愈合后暴露种植体，使用手术导板定位种植体（唇侧观）。

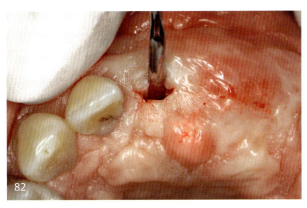

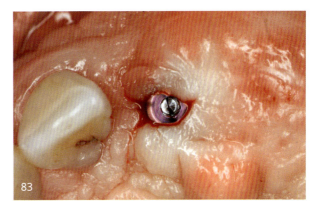

图24-82和图24-83　略偏腭侧行短小的微创弧形切口暴露种植体。

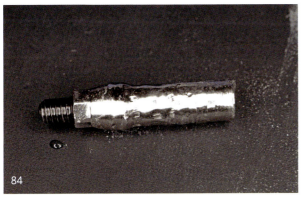

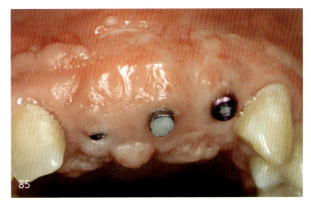

图24-84和图24-85　由于种植体上方的组织高度，已经超过了5mm愈合基台的高度，故使用调磨的临时基台作为愈合基台。生产厂商是根据病例中的平均组织高度生产配件的，因此这种情况经常发生。

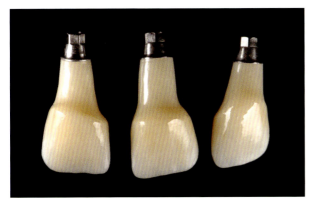

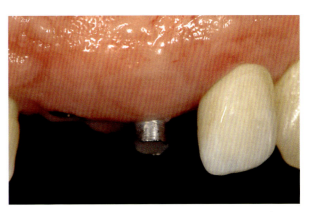

图24-86　用缩窄穿龈形态的氧化锆修复体作为临时冠，确保软组织在愈合早期不会受到过大压力。同样重要的是基台不能干扰种植体上方的二次植骨区域，因此种植体平台冠方3mm的穿龈形态要做成管状。

图24-87　第一颗临时冠就位后可见良好的组织轮廓（唇侧观）。

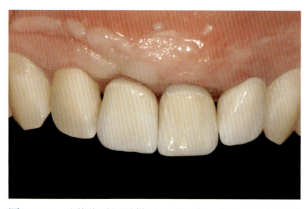

图24-88 试戴临时冠时做了少量调磨，此阶段软组织的唇侧观。

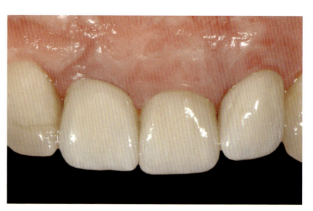

图24-89 临时冠戴入1个月后的唇侧观。

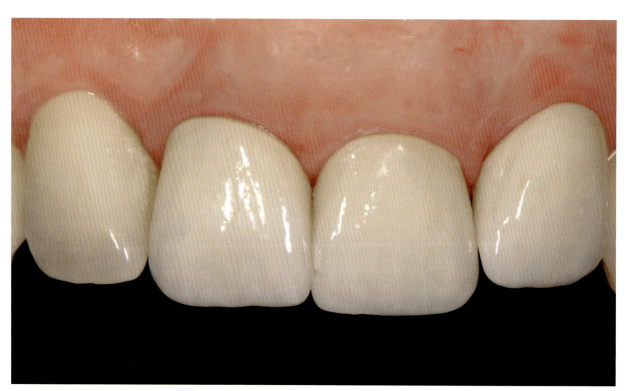

图24-90 临时冠戴入2个月后的唇侧观。

　　请注意种植体间龈乳头的良好形态。由于穿龈形态缩窄导致种植冠根方长度较短，过大的压力会将软组织向上推，干扰邻间组织塑形。最佳的结果是这些冠戴入后就无需取下，但由于组织会进一步成熟及改建，还不能一次性将永久冠戴入。

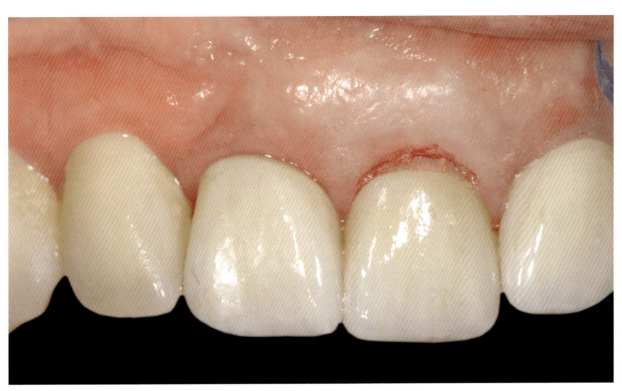

图24-91 在完成穿龈轮廓塑形后，对左侧中切牙区域行少量牙龈切除，可见组织完全角化、具有良好的成熟度以及完美的牙间龈乳头形态。

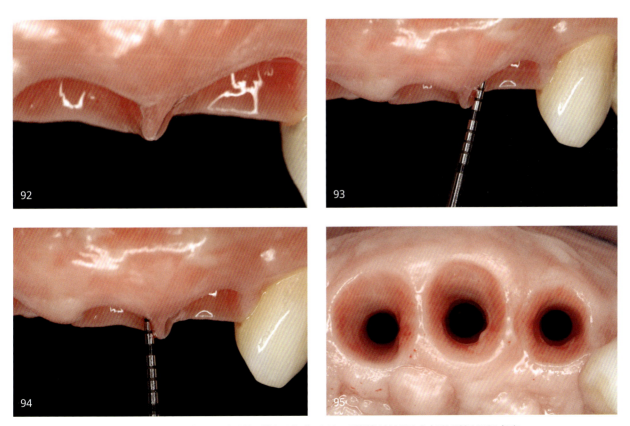

图24-92 ～ 图24-95 经过6个月临时冠塑形后的唇侧观和𬌗面观。牙周探针显示良好的牙间组织高度。

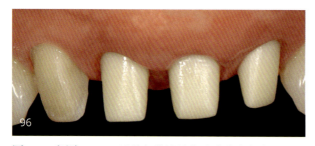
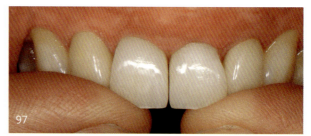

图24-96和图24-97 试戴氧化锆基台及玻璃陶瓷全冠时的唇侧观。注意确保修复体形态能够支撑邻间组织。

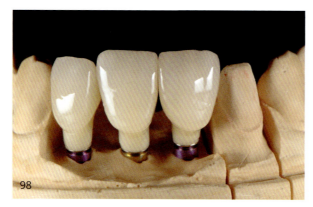
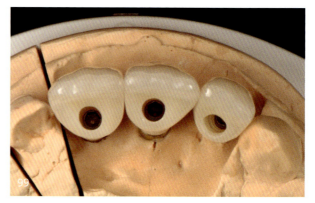

图24-98和图24-99 工作模型上的修复基台和牙冠（唇侧观及殆面观）。

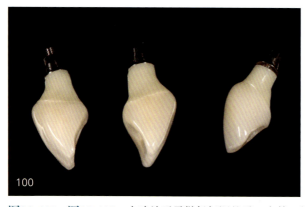
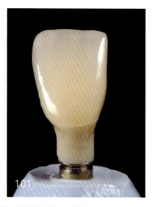
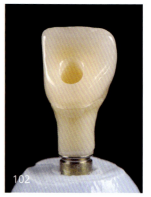

图24-100～图24-102 在确认无需做任何调整后，在技工间将牙冠粘接在修复基台上。

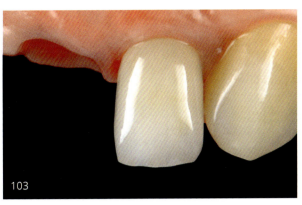
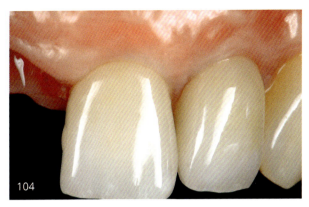

图24-103和图24-104 戴入种植冠后的唇侧观，可见良好的牙间龈乳头高度和软组织颜色。

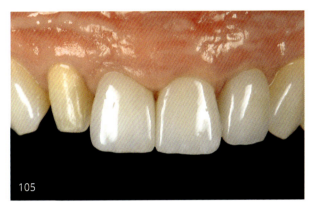
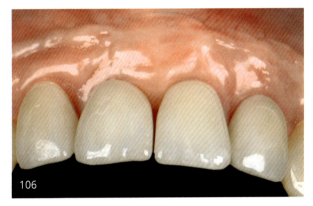

图24-105和图24-106 种植冠全部戴入后的唇侧观和殆面观。

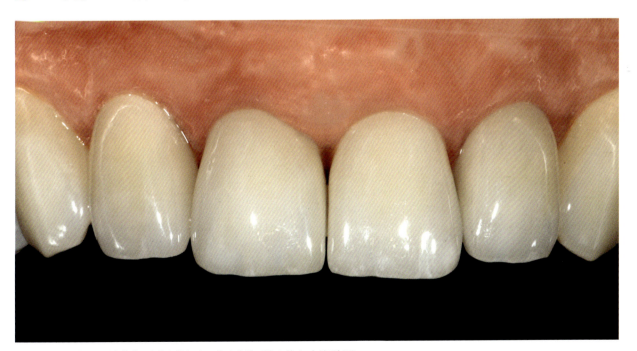

图24-107 完成最终修复后的唇侧观，右上侧切牙已戴上全瓷贴面。

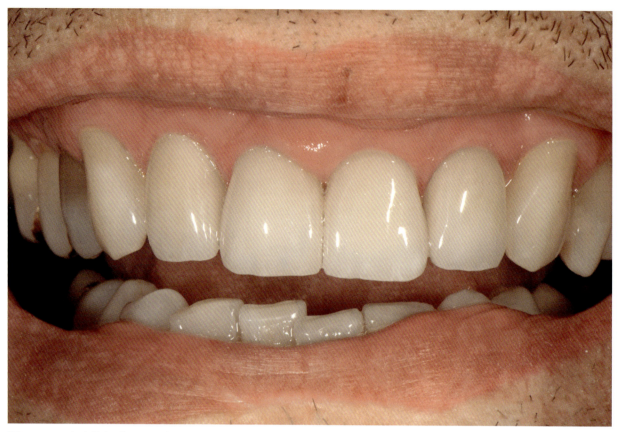

图24-108 完成修复3年后的唇侧观，可见极好的龈乳头形态和组织稳定性。

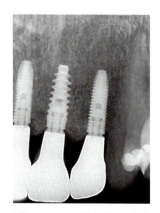 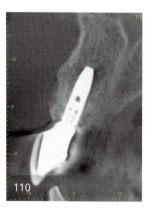 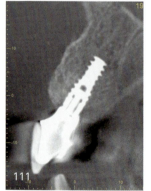 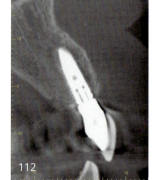

图24-109 根尖片显示种植体周围骨组织稳定。

图24-110～图24-112 CBCT横截面图像显示种植体周围骨组织稳定。

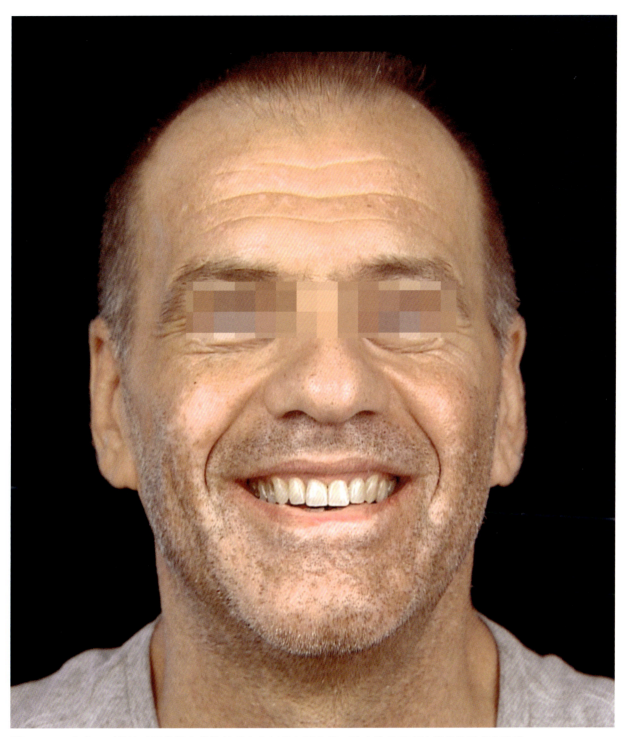

图24-113 患者正面像显示了非常自然的外观和良好的上唇支撑，治疗前的重度缺损获得了完美重建。

经验总结

1. 该患者经过重建后获得了接近天然牙列的状态；在以前与之类似的多牙连续缺失病例中，这被认为是无法做到的。读者需要仔细关注每一个步骤，并应用这些原则完成今后类似的病例。

2. 从膜龈重建的过程中需要吸取的教训是：当条带牙龈移植物与游离结缔组织之间的空隙过大时；应使用"双条带技术"，可以避免第二次条带移植。

3. 本章详细介绍了"冰块"法上颌结节游离结缔组织移植技术，手术导板在确认结缔组织移植位置时起到了重要作用。

4. 种植体的暴露应尽量微创。种植体的精确定位非常重要，此步骤中建议使用手术导板辅助。植入种植体时使用数字化印模也是有帮助的；由于二次植骨术区需要保持无菌环境，任何传统印模或甚至定位记录都应避免使用以防止污染。

5. 临时修复体的穿龈部分需要缩窄。根据作者的经验，氧化锆临时冠有助于组织塑形。读者应牢记这类病例中的组织厚度要高于一般的种植病例。

6. 在戴入最终修复体之前，利用临时冠做过渡修复；组织至少需要6个月的时间成熟与适应。使用较短的修复基台是有益的，但目前市面上的基台都会对二次植骨区域造成一定程度的破坏。

7. 本病例戴牙前在技工间将玻璃陶瓷全冠粘接在氧化锆基台上，然后在口内用基台螺丝旋紧固位。此步骤具有一定的技术敏感性。也可以使用全氧化锆基台一体冠，无论何种类型修复体都建议使用螺丝固位。

扩展阅读

[1] Becker W, Gabitov I, Stepanov M, Kois J, Smidt A, Becker BE. Minimally invasive treatment for papillae deficiencies in the esthetic zone: a pilot study. Clin Implant Dent Relat Res 2010;12:1–8.

[2] Bonino F, Steffensen B, Natto Z, Hur Y, Holtzman LP, Weber HP. Prospective study of the impact of peri-implant soft tissue properties on patient-reported and clinically assessed outcomes. J Periodontol 2018;89: 1025–1032.

[3] Cabanes-Gumbau G, Pascual-Moscardó A, Peñarrocha-Oltra D, García-Mira B, Aizcorbe-Vicente J, Peñarrocha-Diago MA. Volumetric variation of peri-implant soft tissues in convergent collar implants and crowns using the biologically oriented preparation technique (BOPT). Med Oral Patol Oral Cir Bucal 2019;24:e643–e651.

[4] Chan D, Pelekos G, Ho D, Cortellini P, Tonetti MS. The depth of the implant mucosal tunnel modifies the development and resolution of experimental peri-implant mucositis: a case-control study. J Clin Periodontol 2019;46:248–255.

[5] Chan HL, George F, Wang IC, Suárez López Del Amo F, Kinney J, Wang HL. A randomized controlled trial to compare aesthetic outcomes of immediately placed implants with and without immediate provisionalization. J Clin Periodontol 2019;46:1061–1069.

[6] Chen MC, Liao YF, Chan CP, Ku YC, Pan WL, Tu YK. Factors influencing the presence of interproximal dental papillae between maxillary anterior teeth. J Periodontol 2010;81:318–324.

[7] Chow YC, Eber RM, Tsao YP, Shotwell JL, Wang HL. Factors associated with the appearance of gingival papillae. J Clin Periodontol 2010;37:719–727.

[8] Dellavia C, Ricci G, Pettinari L, Allievi C, Grizzi F, Gagliano N. Human palatal and tuberosity mucosa as donor sites for ridge augmentation. Int J Periodontics Restorative Dent 2014;34:179–186.

[9] Palacci P, Nowzari H. Soft tissue enhancement around dental implants. Periodontol 2000 2008;47:113–132.

[10] Rojo E, Stroppa G, Sanz-Martin I, Gonzalez-Martin O, Alemany AS, Nart J. Soft tissue volume gain around dental

implants using autogenous subepithelial connective tissue grafts harvested from the lateral palate or tuberosity area. A randomized controlled clinical study. J Clin Periodontol 2018;45:495–503.

[11]Scutellà F, Weinstein T, Lazzara R, Testori T. Buccolingual implant position and vertical abutment finish line geometry: two strictly related factors that may influence the implant esthetic outcome. Implant Dent 2015;24:343–348.

[12]Stefanini M, Marzadori M, Tavelli L, Bellone P, Zucchelli G. Peri-implant papillae reconstruction at an esthetically failing implant. Int J Periodontics Restorative Dent 2020;40:213–222.

[13]Tarnow D, Elian N, Fletcher P, et al. Vertical distance from the crest of bone to the height of the interproximal papilla between adjacent implants. J Periodontol 2003;74: 1785–1788.

[14]Tarnow DP, Cho SC, Wallace SS. The effect of inter-implant distance on the height of inter-implant bone crest. J Periodontol 2000;71:546–549.

[15]Tarnow DP, Magner AW, Fletcher P. The effect of the distance from the contact point to the crest of bone on the presence or absence of the interproximal dental papilla. J Periodontol 1992;63:995–996.

[16]Tavelli L, Barootchi S, Avila-Ortiz G, Urban IA, Giannobile WV, Wang HL. Peri-implant soft tissue phenotype modification and its impact on peri-implant health: a systematic review and network meta-analysis. J Periodontol 2021;92:21–44.

[17]Tavelli L, Barootchi S, Greenwell H, Wang HL. Is a soft tissue graft harvested from the maxillary tuberosity the approach of choice in an isolated site? J Periodontol 2019;90:821–825.

[18]Tavelli L, Ravidà A, Barootchi S, Chambrone L, Giannobile WV. Recombinant human platelet-derived growth factor: a systematic review of clinical findings in oral regenerative procedures. JDR Clin Trans Res 2021;6:161–173.

[19]Thoma DS, Naenni N, Figuero E, et al. Effects of soft tissue augmentation procedures on peri-implant health or disease: a systematic review and meta-analysis. Clin Oral Implants Res 2018;29(suppl 15):32–49.

[20]Tinti C, Benfenati SP. The ramp mattress suture: a new suturing technique combined with a surgical procedure to obtain papillae between implants in the buccal area. Int J Periodontics Restorative Dent 2002;22:63–69.

[21]Urban I, Caplanis N, Lozada JL. Simultaneous vertical guided bone regeneration and guided tissue regeneration in the posterior maxilla using recombinant human platelet-derived growth factor: a case report. J Oral Implantol 2009;35:251–256.

[22]Urban I, Tavelli L, Barootchi S, Wang HL, Barath Z. Labial strip gingival graft for the reconstruction of severely distorted mucogingival defects: a prospective case series. Int J Periodontics Restorative Dent 2020;40:845–852.

[23]Urban IA, Klokkevold PR, Takei HH. Abutment-supported papilla: a combined surgical and prosthetic approach to papilla reformation. Int J Periodontics Restorative Dent 2016;36:665–671.

[24]Urban IA, Klokkevold PR, Takei HH. Papilla reformation at single-tooth implant sites adjacent to teeth with severely compromised periodontal support. Int J Periodontics Restorative Dent 2017;37:9–17.

[25]Urban IA, Lozada JL, Jovanovic SA, Nagursky H, Nagy K. Vertical ridge augmentation with titanium-reinforced, dense-PTFE membranes and a combination of particulated autogenous bone and anorganic bovine bone-derived mineral: a prospective case series in 19 patients. Int J Oral Maxillofac Implants 2014;29:185–193.

[26]Urban IA, Lozada JL, Nagy K, Sanz M. Treatment of severe mucogingival defects with a combination of strip gingival grafts and a xenogeneic collagen matrix: a prospective case series study. Int J Periodontics Restorative Dent 2015;35: 345–353.

[27]Urban IA, Monje A, Wang HL. Vertical ridge augmentation and soft tissue reconstruction of the anterior atrophic maxillae: a case series. Int J Periodontics Restorative Dent 2015;35:613–623.

[28]Urban IA, Nagy K, Werner S, Meyer M. Evaluation of the combination of strip gingival grafts and a xenogeneic collagen matrix for the treatment of severe mucogingival defects: a human histologic study. Int J Periodontics Restorative Dent 2019;39:9–14.

[29]Wang HL, Al-Shammari K. HVC ridge deficiency classification: a therapeutically oriented classification. Int J Periodontics Restorative Dent 2002;22:335–343.

[30]Zucchelli G, Tavelli L, Stefanini M, et al. Classification of facial peri-implant soft tissue dehiscence/deficiencies at single implant sites in the esthetic zone. J Periodontol 2019;90:1116–1124.

第25章
"冰山"法结缔组织移植
The Iceberg connective tissue graft

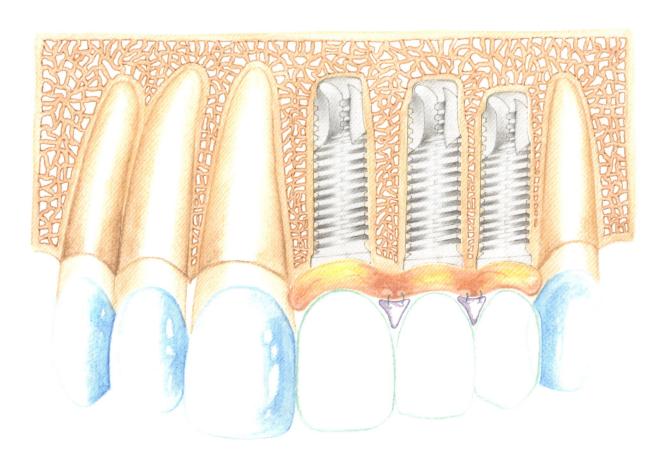

"冰山"法是使用双层结缔组织移植物（CTG）的临床方案。第一层CTG覆盖上颌前部的整个缺牙区域；除非临床医生使用的是取自上颌结节被称为"冰块"的大块CTG移植物（见第24章），否则这第一层并不够厚。第二层CTG缝合在第一层的上方，这就是未来重建龈乳头的种植体间区域。

作者首选的始终是"冰块"法结缔组织移植，因为它可以在种植体间创造最佳的龈乳头。然而，即使我们能获取两侧的上颌结节移植物，它也很少能大到覆盖整个缺牙区。因此"冰山

法"结缔组织移植是最常见的临床选择。

本章展示了3个使用"冰山法"结缔组织移植的典型病例。

病例1

45岁女性患者，体健，21和22牙齿因外伤缺失寻求治疗。可见存在严重的水平向和中度的垂直向牙槽嵴萎缩。本病例为Ⅰ型上颌前部缺损（请参阅作者第1本书第14章）。

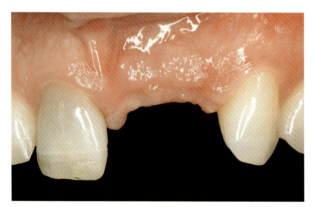

图25-1 缺牙区唇侧观可见良好的软组织质量。

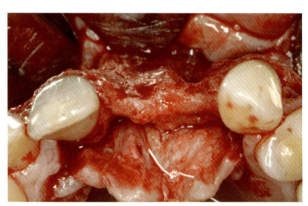

图25-2 殆面观可见严重的萎缩性牙槽嵴缺损。

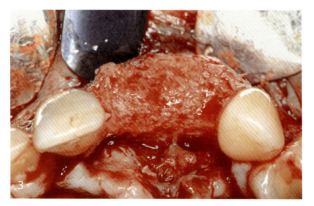

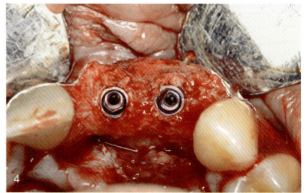

图25-3和图25-4 去除有孔致密型聚四氟乙烯膜（d-PTFE）以及种植体植入再生牙槽嵴的殆面观。使用数字化和解剖式手术导板引导种植体植入。

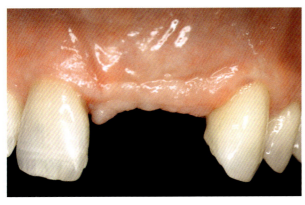

图25-5 软组织唇侧观可见缺少组织来支持种植体间龈乳头。

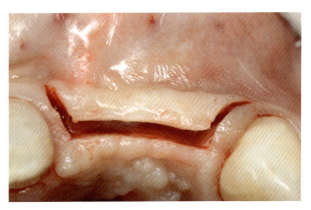

图25-6 用于结缔组织移植的组织瓣设计（殆面观）。

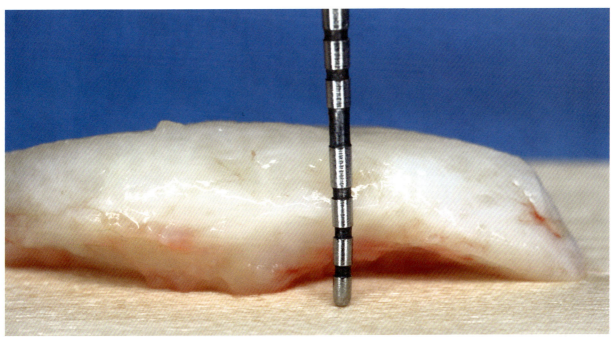

图25-7 从磨牙区获取的结缔组织（CTG）。

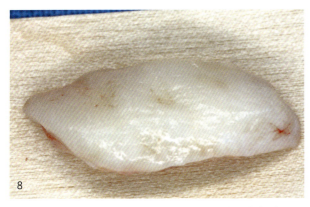

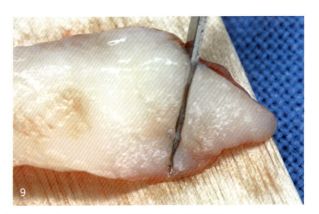

图25-8和图25-9 结缔组织近远中径比所需长度长约5mm。修剪掉的多余组织将被放置在种植体间区域之上。

这是组织处理的"安全路线"（safe track）。在角化组织内做嵴顶切口和两个短的垂直切口，切口与邻牙相距约1.5mm。使用显微刀片和15C刀片预备半厚瓣。此种组织瓣设计只能用于邻牙牙间乳头理想的情况下。邻牙龈乳头有待改善时的组织瓣设计可参考下一个病例（图25-23～图25-72）。

尽管结缔组织移植物可从上颌前部区域获取，但是经典的前磨牙供区的结缔组织通常太薄。获取结缔组织的最佳区域之一是磨牙区域；这是作者通常的选择。只要磨牙区域牙龈足够厚，那么该区域的组织通常非常致密并且质量很好。可以采用经典的方式获取结缔组织，带走骨膜，并将上皮留在口内。

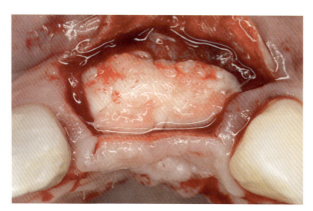

图25-10 结缔组织就位后粭面观。使用6-0或7-0可吸收缝线将其与下方骨膜进行缝合。

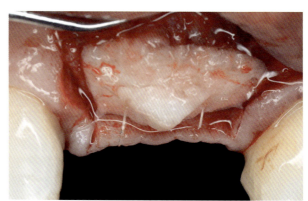

图25-11 使用同样的缝线将结缔组织（CTG）的第二部分缝合在第一部分上方。

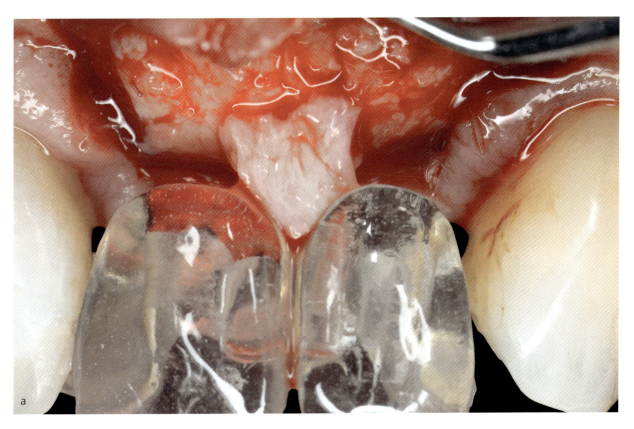

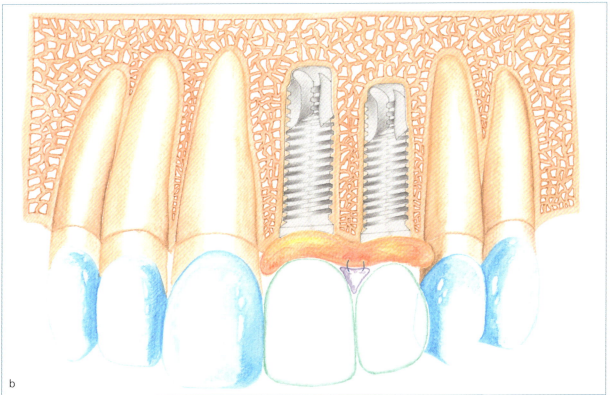

图25-12 （a）必须使用解剖式手术导板将结缔组织（CTG）定位在所需位置。这张图片清楚地说明为什么这块结缔组织（CTG）被称为"冰山"。首先，大块的移植物会依靠下方及上层的血管化存活，而"冰山"则依靠上方的组织瓣存活。（b）"冰山"技术的示意图。

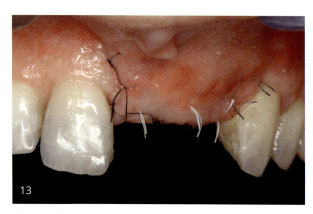
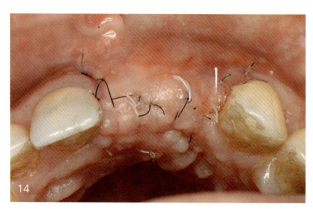

图25-13和图25-14 术后愈合1周的唇侧观和殆面观。使用4-0聚四氟乙烯缝线和6-0单股线关闭创口；在愈合期间使用马里兰桥做过渡修复。

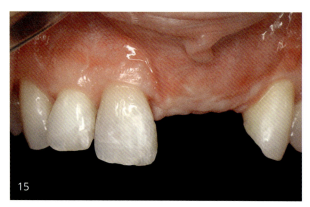
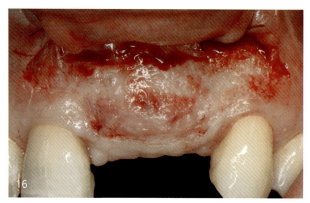

图25-15和图25-16 唇侧观可见膜龈联合变形；预备改良根向复位瓣（MAPF）。

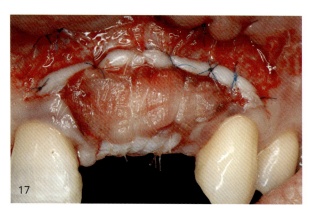
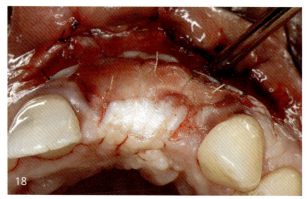

图25-17和图25-18 唇侧条带牙龈移植物，胶原基质和在未来龈乳头区域的小块开放性愈合结缔组织（CTG）（唇侧观及殆面观）。

请注意小块的结缔组织移植物（CTG）并非绝对必要，而是用来进一步改善牙间组织。小块、开放性愈合的结缔组织移植物（CTG）易于操作，并且存活良好。在美学区域如有需要，使用它们是非常合理的。然而，如果"冰山"结缔组织使用的是从上颌结节处取的小块结缔组织移植物，那么这种开放性愈合的CTG就几乎没必要了。

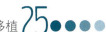

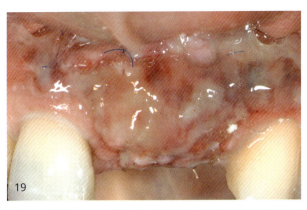 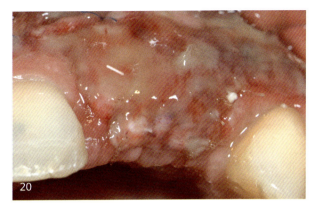

图25-19和图25-20 软组织移植物愈合1周后的唇侧观和殆面观，可见良好的组织整合。

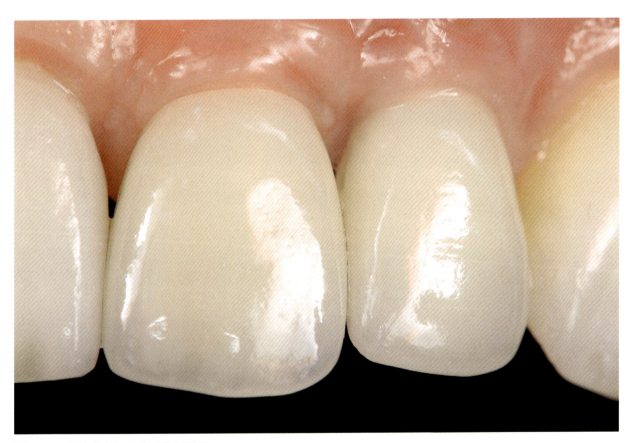

图25-21 最终修复体就位后的唇侧观。

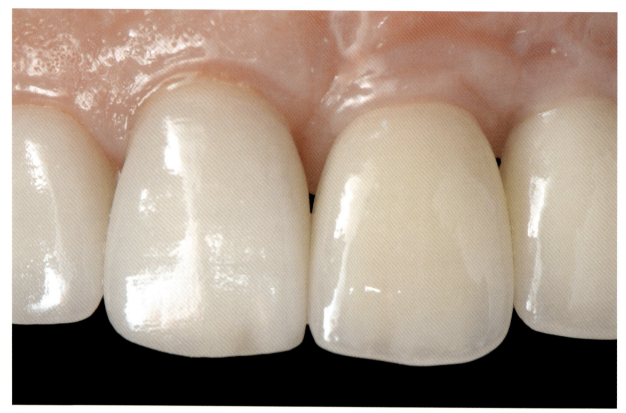

图25-22 约80%的龈乳头得到重建再生。尽管患者非常的满意；但如果能实现完全的龈乳头充填，作者会更加高兴。

经验总结

1. 使用双层、致密结缔组织（CTG）的"冰山"法结缔组织移植的效果良好，但其不如前一章（24章）中展示的"冰块"法的效果理想。

2. 该患者存有智齿，上颌结节体积较小，这也是为什么选择"冰山"法做软组织移植，以及为什么在进行条带移植时需要增加一小块开放性愈合的结缔组织（CTG）的原因。如果第二层移植物取自上颌结节，那么临床效果将会更好。在某些病例中，治疗开始时拔除上颌智齿（如果有的话），以获得上颌结节处结缔组织是一个很好的策略。

病例2

　　第二个是"冰山"法结缔组织移植联合唇侧条带牙龈移植的典型病例。40岁男性患者，体健，他在植骨失败后出现上颌前部的垂直向缺损。

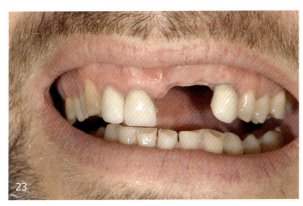 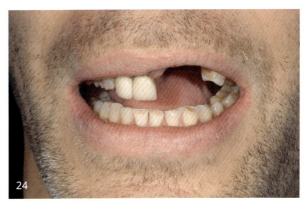

图25-23和图25-24　有邻面骨吸收的种植体取出前后患者微笑的唇侧观。该患者经历过植骨失败，23位点的种植体存在骨吸收，使得垂直向骨再生不再可能。

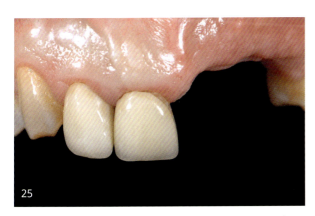 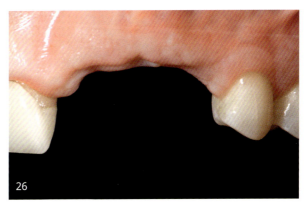

图25-25和图25-26　Ⅲ型上颌前牙区缺损的正面观和侧面观（请回顾第14章上颌前牙区缺损）。

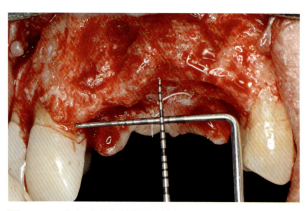

图25-27 中度垂直向缺损的唇侧观。

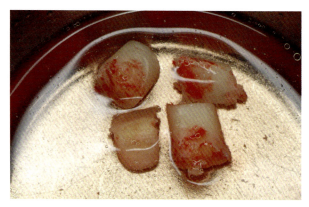

图25-28 从磨牙后区取了4个自体骨柱。注意虽然这只是少量的骨；但是，一旦被研磨成颗粒状，其体积就会增加。

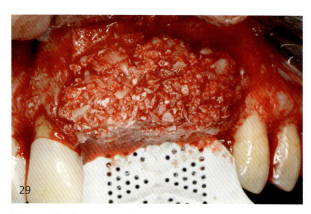

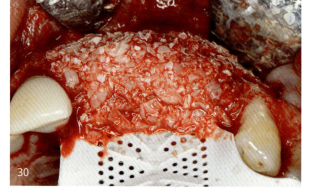

图25-29和图25-30 自体骨和无机牛骨矿物质（ABBM）按照60：40比例混合后作为植骨材料（唇侧观及骀面观）。

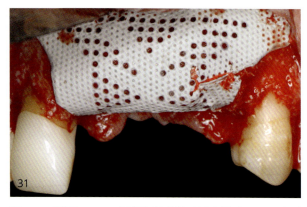

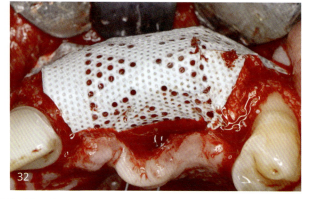

图25-31和图25-32 有孔致密型聚四氟乙烯（d-PTFE）膜就位后的唇侧观和骀面观。

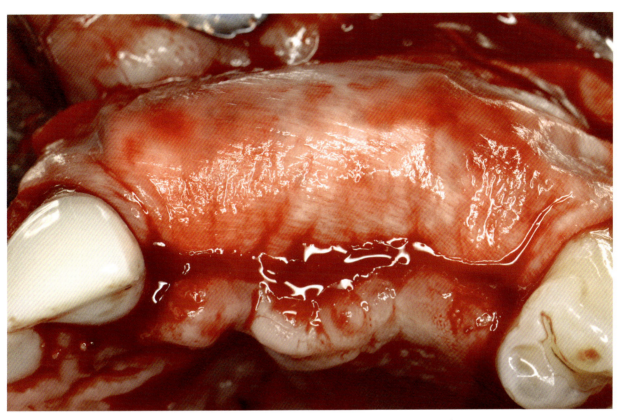

图25-33 放置天然胶原膜（Bio-Gide；Geistlich Pharma，Wolhusen，Switzerland）后的殆面观。

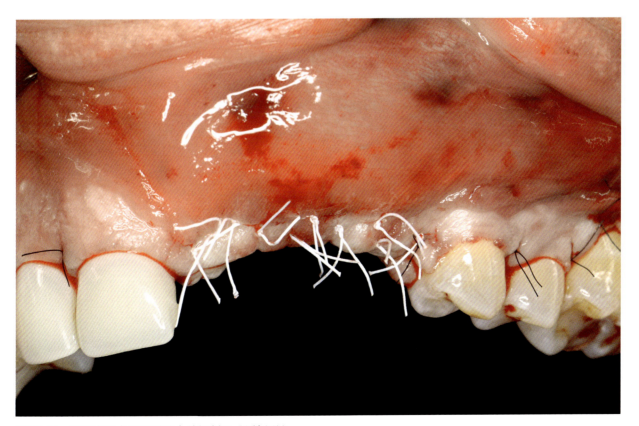

图25-34 骨膜成形术后双层缝合关闭创口（唇侧观）。

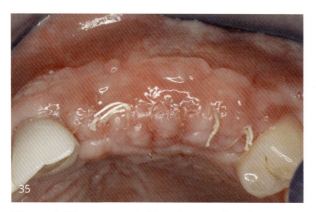

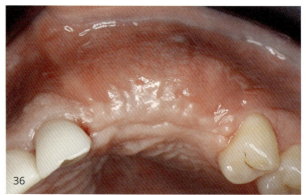

图25-35和图25-36 经过3周和9个月无干扰愈合后的殆面观。

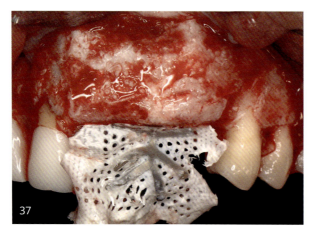

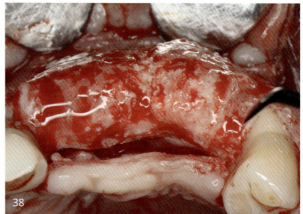

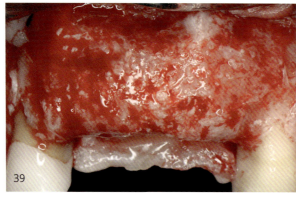

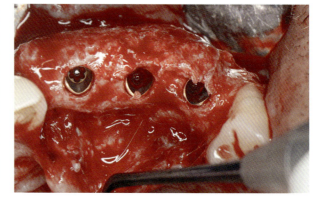

图25-37 ~ 图25-39 新生骨的唇侧观和殆面观。

图25-40 3颗种植体植入后的殆面观，计划行单冠修复。

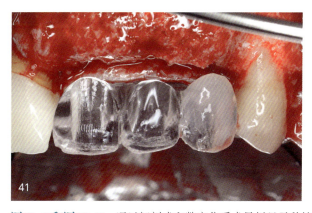

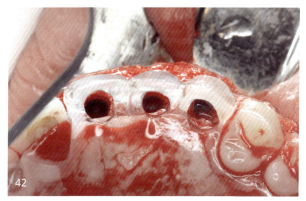

图25-41和图25-42 通过解剖式和数字化手术导板显示种植体位置的唇侧观及船面观。

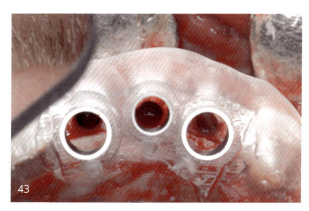

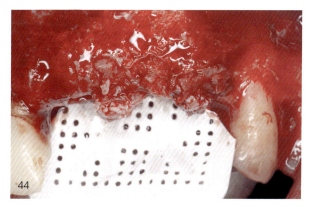

图25-43和图25-44 使用聚四氟乙烯（PTFE）膜完成龈乳头区"迷你香肠"植骨手术。

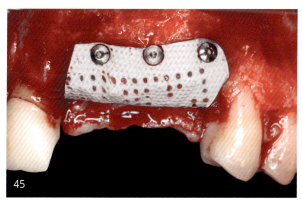

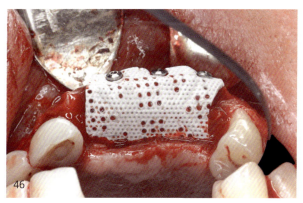

图25-45和图25-46 这个步骤也可以使用胶原膜。但是，聚四氟乙烯（PTFE）膜能获得更完美的龈乳头骨尖形态，从而可以更好地支持种植体间龈乳头。

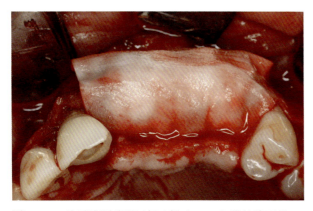

图25-47 胶原膜覆盖聚四氟乙烯（PTFE）膜的殆面观。

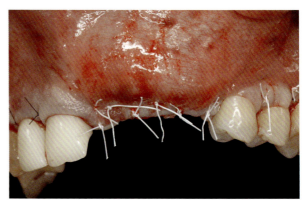

图25-48 双层缝合关闭创口的唇侧观。

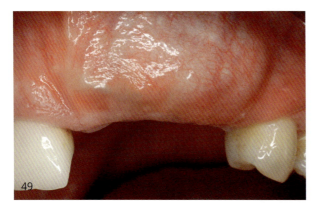

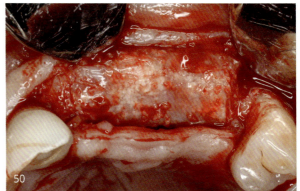

图25-49和图25-50 愈合4个月，小心取出不可吸收膜后的唇侧观。由于不可吸收膜是早期移除，因此临床医生必须确保骨移植物不会受到干扰。

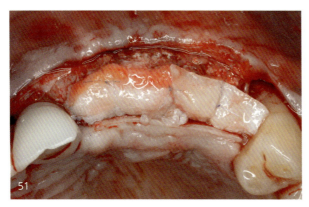

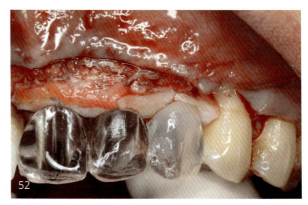

图25-51和图25-52 在种植体上方缝合固定两块结缔组织（CTG）的殆面观和唇侧观。

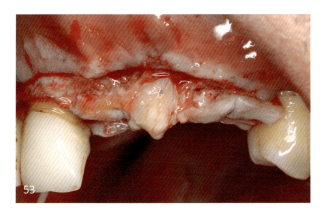

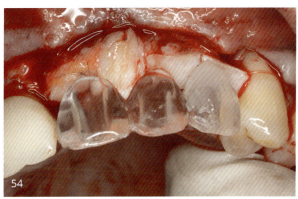

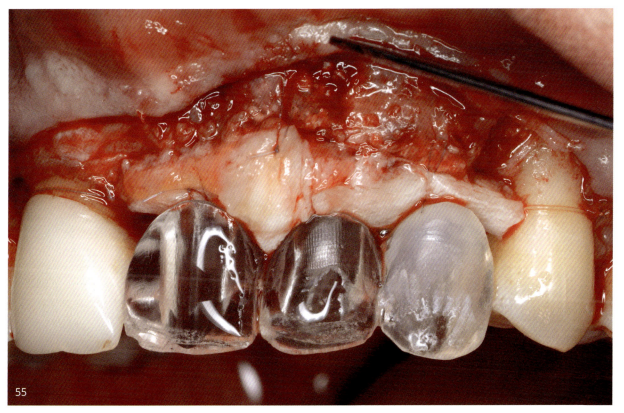

图25-53～图25-55 在未来龈乳头所在区域放置第2层"冰山"结缔组织（CTG）后唇侧观。

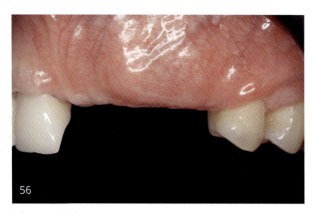

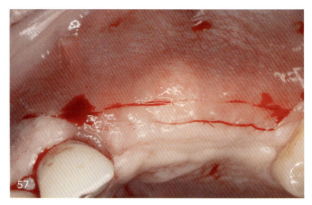

图25-56和图25-57　再生手术导致的严重膜龈联合变形；准备预备改良根向复位瓣（MAPF）。

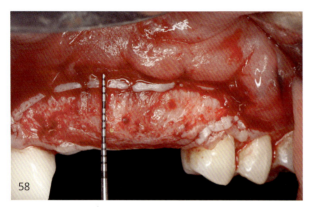

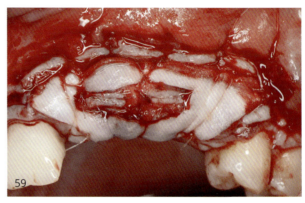

图25-58和图25-59　取自上下颌前部的双条带结缔组织（CTG）与胶原基质联合应用的唇侧观。

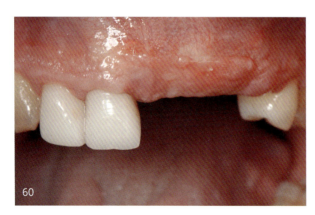

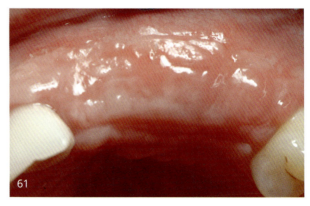

图25-60和图25-61　术后6周的唇侧观和𬌗面观，注意再生软组织的颜色非常好。

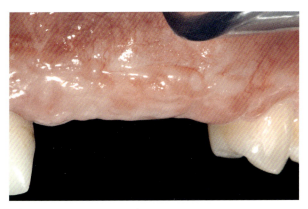

图25-62 术合2个月的唇侧观。

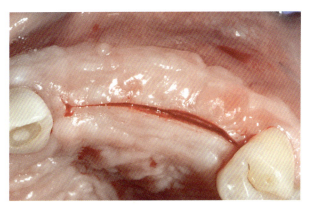

图25-63 做牙嵴顶切口和两个短的垂直切口。

目前的结果很好；如果有任何不完美之处，仍可以进行最后的修正。记住，你是在为一个年轻患者的美学病例制订治疗计划。如果需要额外的结缔组织（CTG）移植才能使其完美，那现在

就要做。因为在种植二期手术后，再想去改善种植体间龈乳头就几乎不可能了。在这个病例中，作者决定对龈乳头区域进行再次结缔组织移植（CTG）。

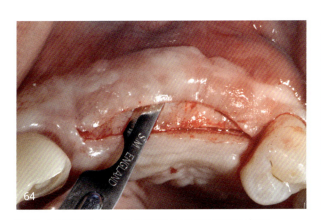

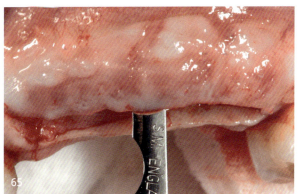

图25-64和图25-65 组织瓣预备的殆面观和唇侧观。

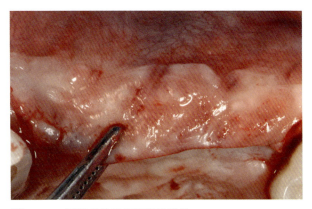

图25-66 唇侧观显示组织瓣的弹性。

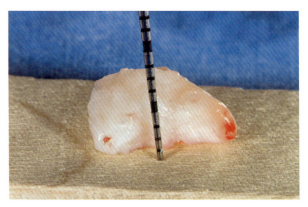

图25-67 从上颌结节获取两块结缔组织（CTG），并放置于龈乳头区域。

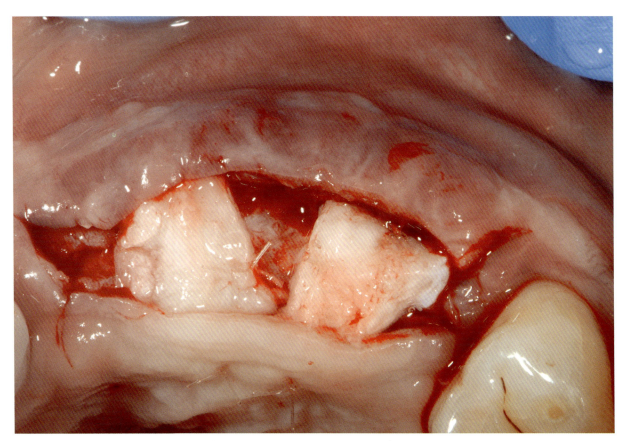

图25-68 使用6-0或7-0可吸收缝线缝合固定结缔组织（CTG）。

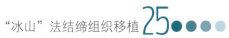

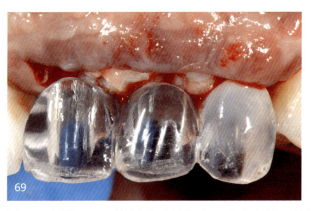

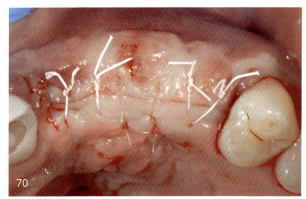

图25-69和图25-70 结缔组织移植物（CTG）上方创口关闭的唇侧观和骀面观。

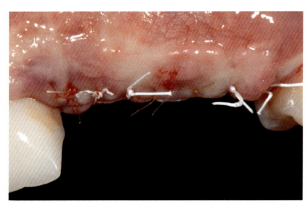

图26-71 结缔组织移植物（CTG）上方创口关闭的唇侧观。

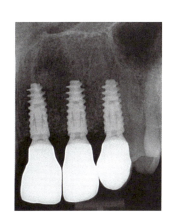

图25-72 根尖片显示稳定的嵴顶骨水平。

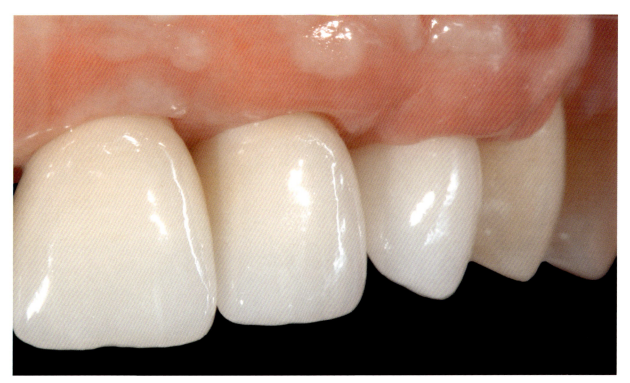

图25-73 戴入临时修复体。请注意龈乳头开始形成。

请注意，我们并没有创造出可以支撑龈乳头的骨尖形态。这可能是由于提前取出了不可吸收膜；6个月的愈合时间可能会获得更好的骨量维持。

经验总结

1. 在本病例中，需要进行两次"冰山"法结缔组织移植。第一次移植的是高质量的、致密的腭侧结缔组织。尽管治疗效果很好，但仍不足以在前牙区3颗种植体之间形成良好的龈乳头。因此，决定再次进行"冰山"法结缔组织移植。第二次，种植体邻间区域上方使用的是取自上颌结节的结缔组织，效果非常好。

2. 第一次移植手术没有用上颌结节的结缔组织作为第二层移植物是作者的一个失误。虽然第一次手术从上腭后牙区获取的致密结缔组织看起来能够达到预期的厚度，但事实却并非如此。

3. 唇侧的牙龈移植物与周围组织的颜色协调一致。这是作者获得的最佳颜色匹配之一。完美治疗效果的原因在于从前牙区获取的条带移植物以及在中间放置的第2个条带移植物。

病例3

这是第三个"冰山"法结缔组织移植的典型病例，联合使用了腭侧和上颌结节结缔组织移植物（CTG）。40岁男性患者，体健，存在修复体不密合的问题，14、12和11牙齿缺失。

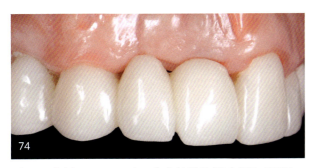 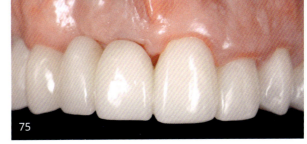

图25-74和图25-75 11和12位点缺损的侧面观及正面观。

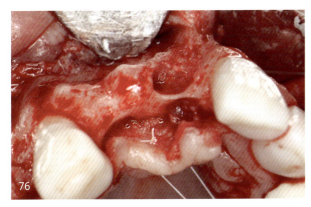 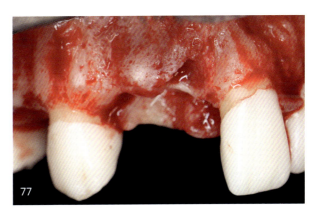

图25-76和图25-77 11、12位点水平向和少量垂直向缺损的𬌗面观及唇侧观。

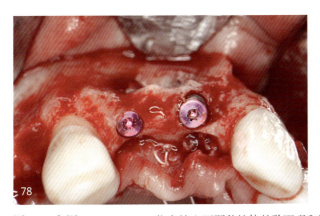 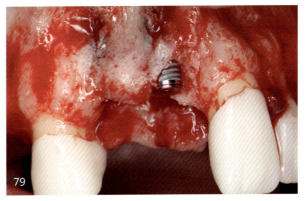

图25-78和图25-79 11、12位点植入两颗种植体的𬌗面观和唇侧观。

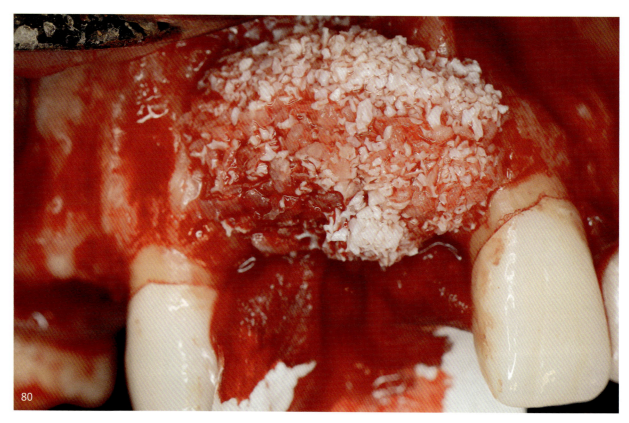

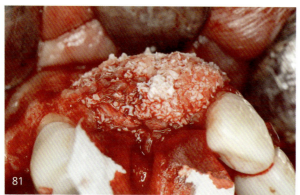

图25-80和图25-81　将自体骨和无机牛骨矿物质（ABBM）按照1：1比例混合后进行植骨的唇侧观及殆面观。在龈乳头区域放置一层无机牛骨矿物质（ABBM），以更好地保存种植体间骨嵴。

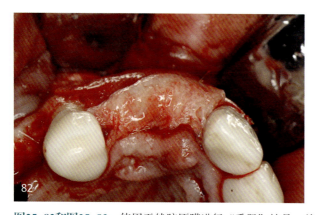

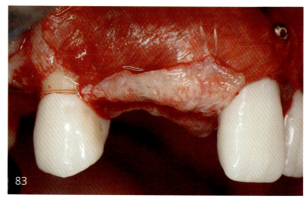

图25-82和图25-83　使用天然胶原膜进行"香肠"植骨，并将结缔组织缝合固定在邻牙（殆面观和唇侧观）。

请注意，作者在所有前牙区使用可吸收膜进行引导骨再生（GBR）手术中都使用了结缔组织移植（CTG），同时完成骨和软组织增量。然而，在本病例中，还需要额外的软组织增量手术来形成龈乳头。

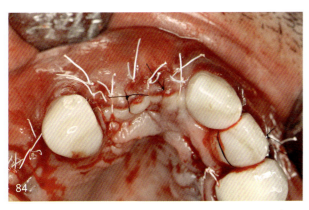

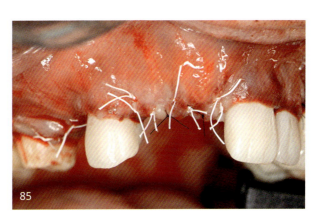

图25-84和图25-85 双层缝合关闭创口的粭面观和唇侧观。

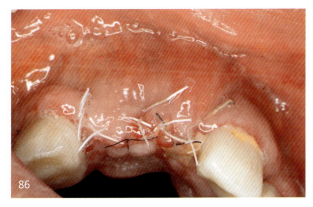

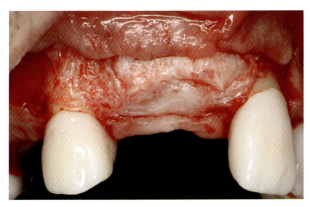

图25-86和图25-87 无干扰愈合10天和6个月后的粭面观和唇侧观。

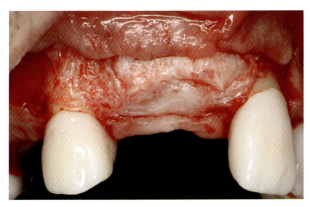

图25-88 半厚瓣的唇侧观。

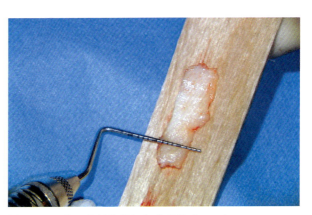

图25-89 去上皮的结缔组织移植物（CTG）。

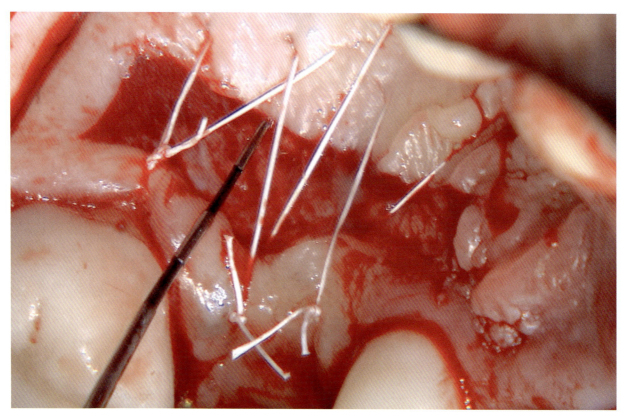

图|25-90 供区的侧面观。

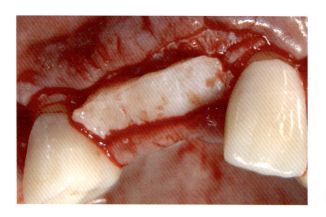

图|25-91 放置结缔组织移植物（CTG）后的侧面观。

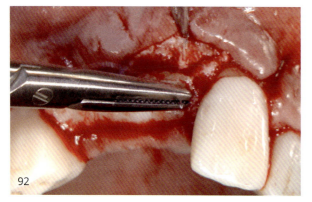

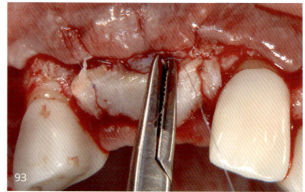

图|25-92和图|25-93 使用7-0可吸收缝线将结缔组织移植物（CTG）缝合固定在邻牙以及下方骨膜上。

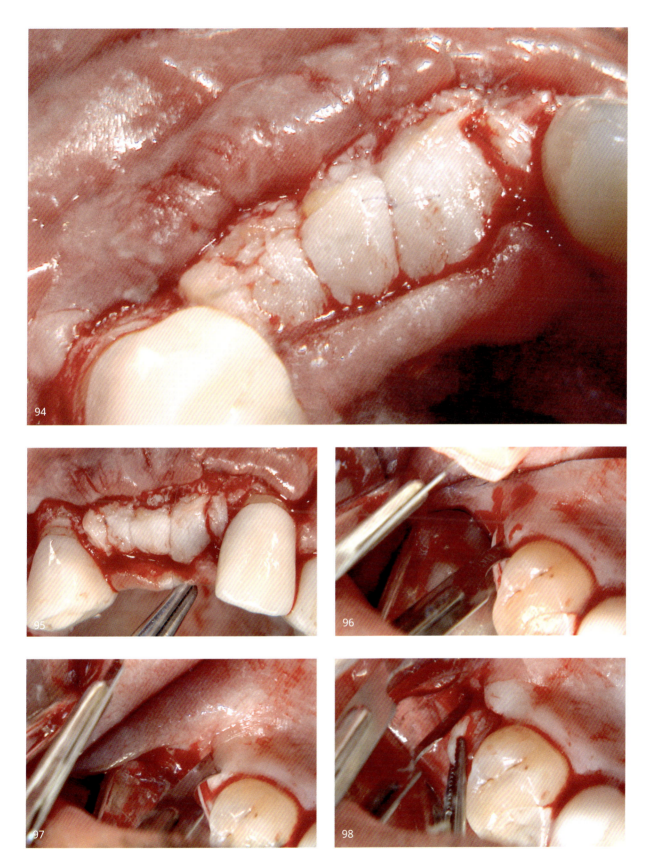

图25-94~图25-98 使用15C刀片获取上颌结节楔形瓣的侧面观。采用两个平行切口，连同上皮一起取出结缔组织移植物（CTG），在口外进行去上皮操作。采用间断缝合关闭创口。

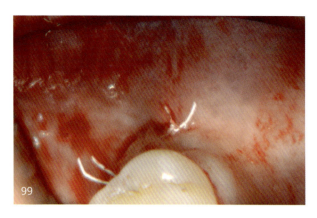

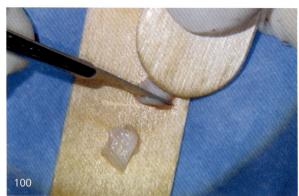

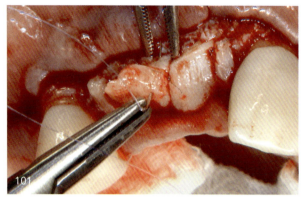

图25-99 ~ 图25-101　将取自上颌结节的楔形组织缝合至下方的结缔组织移植物（CTG）之上。在邻近11的牙根上使用釉基质蛋白。

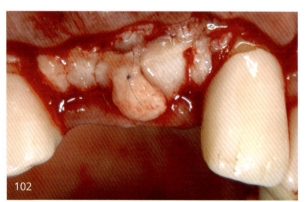

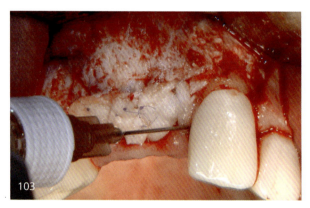

图25-102 ~ 图25-104　"冰山"结缔组织移植物（CTG）缝合固定后的唇侧观和殆面观。

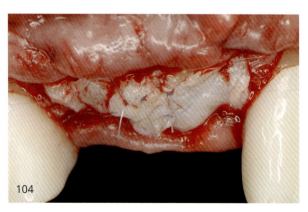

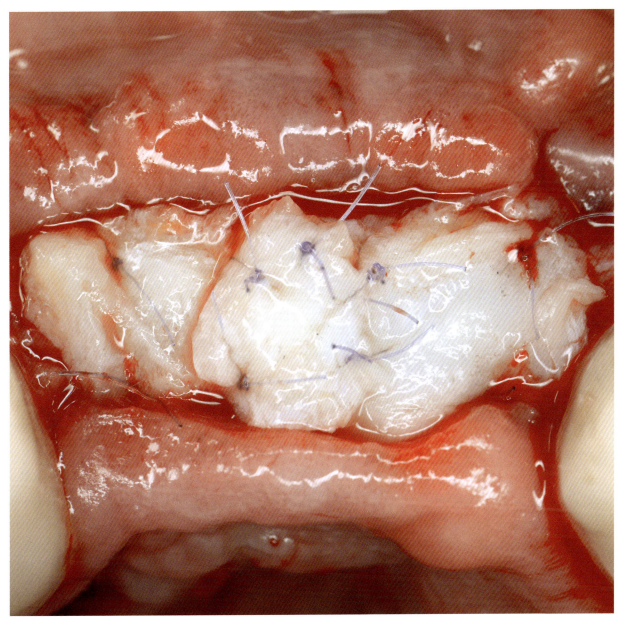

[图]25-105 "冰山"结缔组织移植物（CTG）缝合固定后的特写。

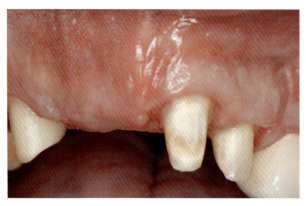

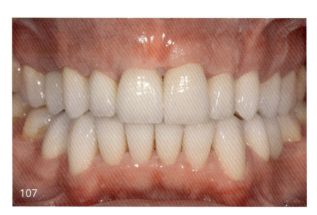

图25-106　愈合3个月后术区的唇侧观，此时要进行种植二期手术。

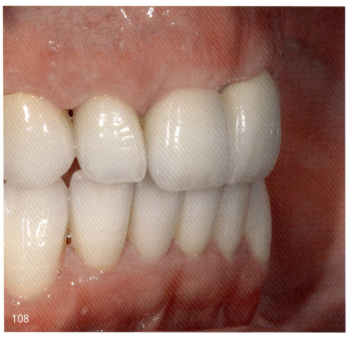

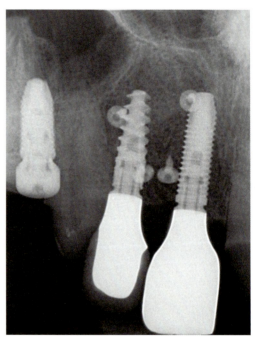

图25-107和图25-108　最终修复体就位后的唇侧观和侧面观。注意两颗种植体之间的龈乳头。

图25-109　根尖片显示种植体负重后周围骨水平保持稳定。

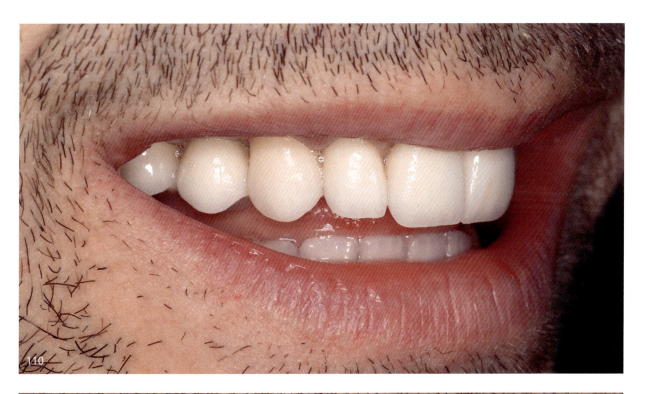

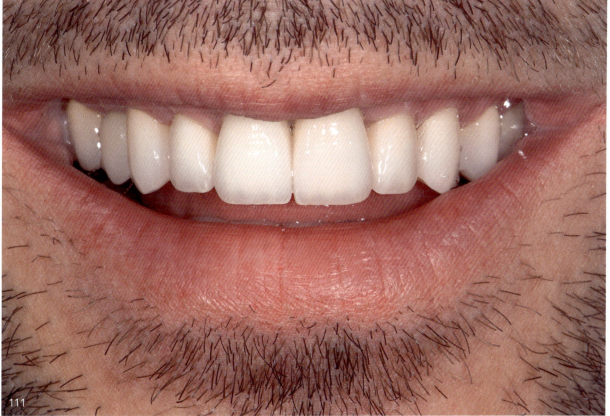

图25-110和图25-111 患者微笑时软组织和龈乳头的侧面观和唇侧观。注意良好的对称性及牙龈形态。

经验总结

1. 本病例中使用上颌结节结缔组织作为"冰山"结缔组织移植的第二层，实现了种植体间完全的龈乳头充填。当使用取自上颌结节的结缔组织作为第二层时，强烈推荐这种分层的结缔组织移植方式。

2. 值得注意的是，图25-95和图25-96所示该患者的上颌结节不够大，无法进行"冰块"法结缔组织移植，这也是没有尝试"冰块"法的原因。

本章所展示的病例都获得了良好的临床结果。然而，需要强调的是，在可能的情况下，尽量使用取自上颌结节的结缔组织作为"冰山"法结缔组织移植的第二层。临床医生在治疗开始时就应计划通过拔除现有的智齿来形成更好的上颌结节。这样，在美学区就可以重建更好的龈乳头形态。

第26章
结合牙槽嵴增量的垂直向牙周再生

Vertical periodontal regeneration in combination with ridge augmentation

理想状态下的骨增量是在健康的两侧邻牙之间进行的，因为其有完整的邻面骨支持。然而，并不是所有的临床病例都符合这个条件。种植位点处的骨水平常常会降低，骨的再生能力下降，有可能导致前牙区美学效果不佳，以及后牙区只能植入短种植体。

因而，在这种情况下医生需要拔除邻近的牙齿，利用下一个邻牙完整的牙周骨支持，作为可再生达到的理想骨高度。在第7章下颌后牙区骨增量中展示的典型病例就是遵循这一"丢卒保车"原则的实例。

在单个天然牙邻间骨丧失的时候，医生应该决定何时拔牙，因为在骨增量同时实现牙周的再生在某些患者中是可行的。作为一个通用的原则，如果复合性的缺损仅累及单个天然牙，医生应该尝试保留天然牙，再生骨嵴及缺失的软组织。请参阅作者第1本书第13章关于单个种植位点龈乳头再生的内容。

在多牙连续缺失的病例中，需要同时考虑邻间骨丧失的程度、笑线，以及患者的美学预期。即使术前根据这些标准进行了评估，对于仍难以决定邻牙是否保留的病例，临床医生仍可以在再生手术中再做最终决定。

在一些病例中，临床医生需要考虑如果在再生手术同期拔除天然牙，如何处理可能存在的软组织缺损？因此在组织瓣设计时需要多延伸至少一个牙位。而那些选择在植骨术前拔牙的病例，拔牙后需要愈合2个月以获得完全的软组织愈合，然后进行再生手术。

本章通过一个需要进行牙槽嵴增量及同期垂直向牙周再生的典型病例，回顾邻间牙槽骨及软组织再生的技术细节。55岁男性患者，体健，10年前在外院接受了12位点的即刻种植修复。种植体植入后不久就出现了种植体周围出血、脓性渗出，以及相邻侧切牙敏感的问题。他因为种植修复体周的脓肿而寻求治疗。

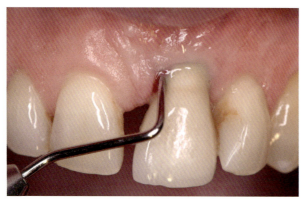

图26-1 唇侧观显示21种植位点有21mm的深袋，并有溢脓。

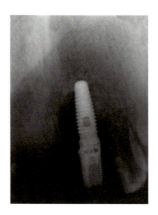

图26-2 根尖片显示种植体周围明显的骨丧失，并累及相邻的22。

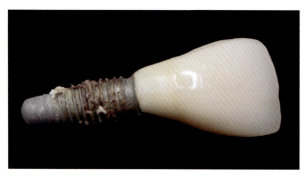

图26-3 取出松动的种植体。

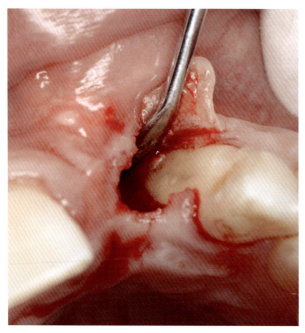

图26-5～图26-7 根尖片及CBCT影像显示缺牙区的骨缺损，伴邻间骨完全丧失。

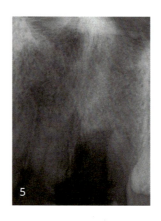

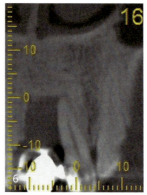

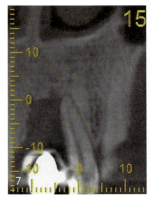

图26-4 𬌗面观显示邻间骨丧失。

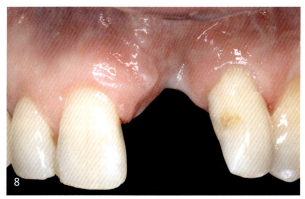

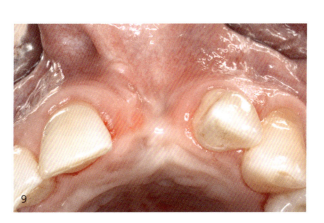

图26-8和图26-9 愈合4个月后的唇侧观及𬌗面观。

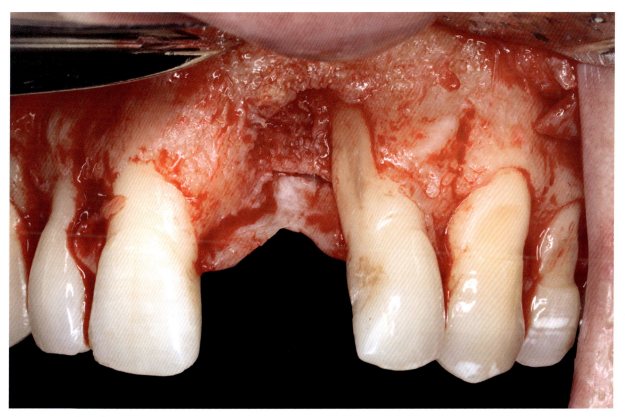

图26-10 制备延伸的"安全瓣",暴露植骨位点。

组织瓣的延伸要与术中的临床决策相适应。通过组织瓣的延伸,可以进行牙齿拔除、两个缺失牙位的垂直向增量,或者在牙槽嵴增量同期进行牙周再生。腭侧组织瓣的设计,将垂直切口调整至23位点的远中(图26-31)。

在本病例中22位点的最终治疗方案可以在手术当中决定。需要考虑的重要因素包括牙齿的松动度,以及颊和腭侧骨的高度。22颊侧骨板尚完整,腭侧骨高度轻度下降。由于进行牙周再生是有可能的,临床决定保留这颗天然牙(图26-10)。

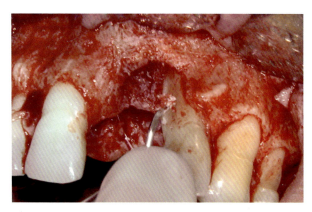

图26-11 用Sub-O小型刮治器清洁裸露的根面。

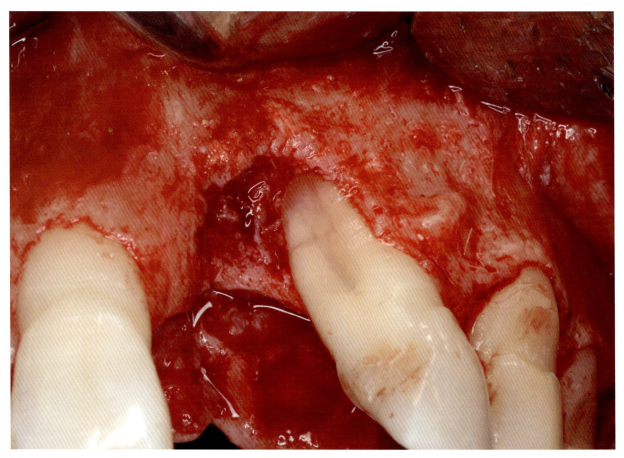

图26-12 邻面观显示骨缺损已至22的根尖水平。

釉基质蛋白或者血小板衍化生长因子（PDGF-BB）的应用对牙周再生是有帮助的。然而，单纯根面平整也是可行的；请参阅作者第1本书第13章。

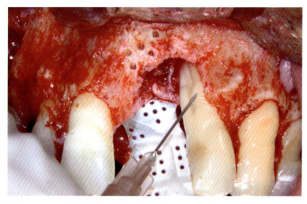

图26-13 本病例在牙根表面使用了血小板衍化生长因子（PDGF-BB）。

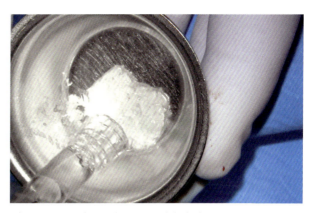

图26-14 骨移植材料也用血小板衍化生长因子（PDGF-BB）浸润。

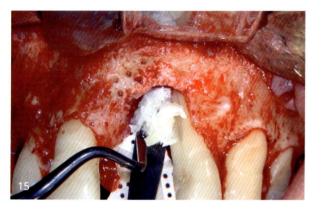

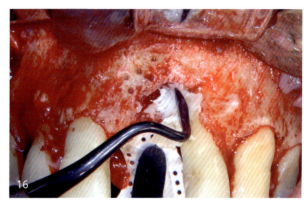

图26-15和图26-16 从下颌升支获取自体骨屑，用血小板衍化生长因子（PDGF-BB）浸润后放于根面。

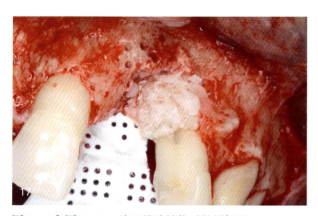

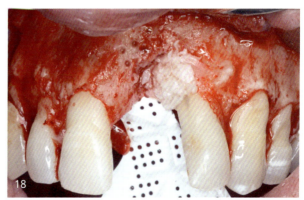

图26-17和图26-18 放置骨移植物后的唇侧观。

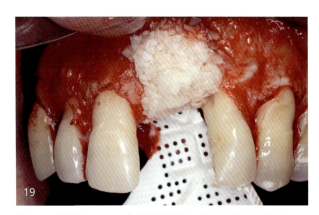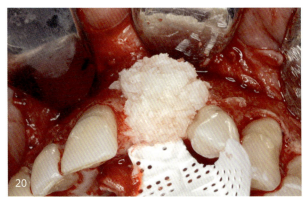

图26-19和图26-20　将自体骨屑和无机牛骨矿物质（ABBM）以1：1比例混合，放置于牙槽嵴缺损处。不期望获得完全的邻间骨再生，根据颊侧骨高度选择更加现实的斜行再生线。

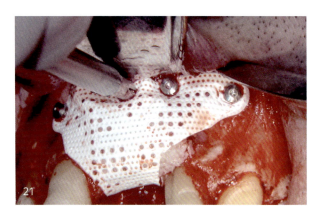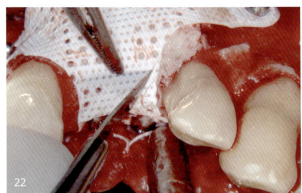

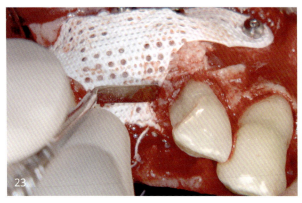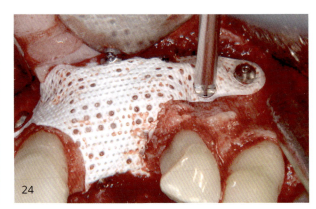

图26-21～图26-24　用多枚螺钉和膜钉固定有孔致密型聚四氟乙烯（d-PTFE）膜。修剪膜使其与天然牙根表面之间保留2mm的健康组织距离。

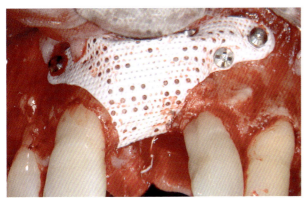

图26-25　膜最终位置的唇侧观。请注意，我们尝试再生60%丧失的邻间骨高度。

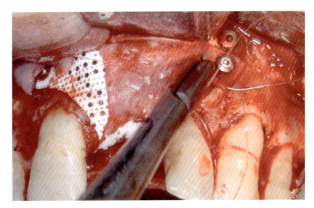

图26-26　致密型聚四氟乙烯（d-PTFE）膜和牙根表面之间外露的植骨材料用胶原膜覆盖，使用额外的膜钉以及环绕牙齿的7-0可吸收缝线（Resorba，Nürnberg，Germany）悬吊缝合固定。

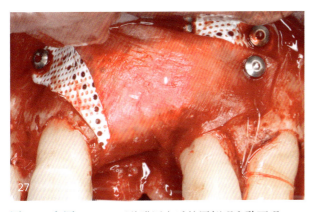

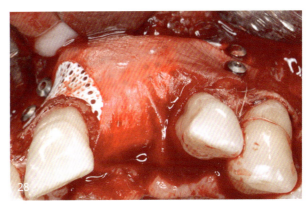

图26-27和图26-28　两种膜固定后的唇侧观和𬌗面观。

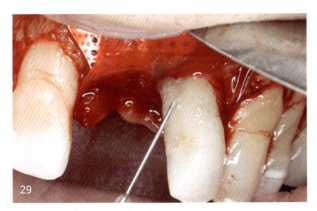

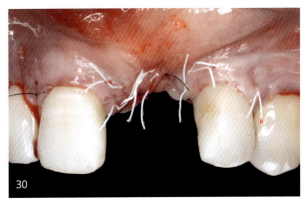

图26-29和图26-30　牙根表面再次使用血小板衍化生长因子（PDGF-BB），用与牙槽嵴缺损植骨相同的原则分两层缝合组织瓣。

临床医生没必要考虑应用不同的缝合技术，这样可以简化外科步骤，方便临床操作。

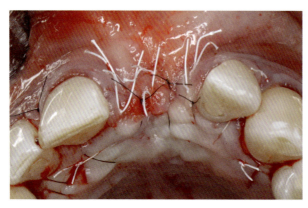

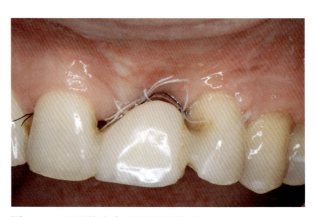

图26-31 组织瓣缝合关闭后的骀面观，使用3-0的聚四氟乙烯（PTFE）缝线和6-0的单股缝线。注意图中显示的腭侧垂直切口，组织瓣必须做到良好的关闭。

图26-32 无干扰愈合2周后的唇侧观。

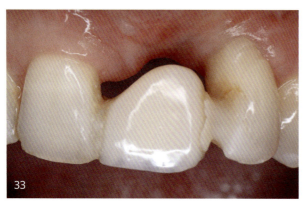

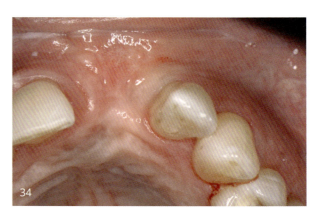

图26-33和图26-34 无干扰愈合7个月后的唇侧观和骀面观。

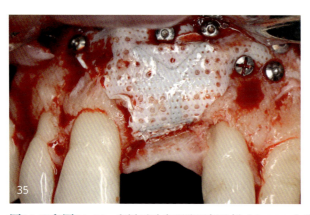

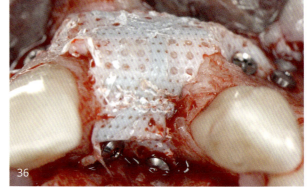

图26-35和图26-36 翻瓣后致密型聚四氟乙烯（d-PTFE）膜的唇侧观和骀面观。

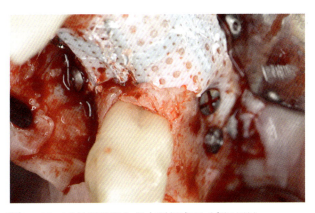

图26-37 可见硬组织生长在牙根表面（侧面观）。

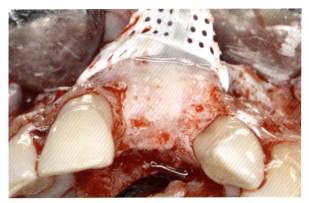

图26-38 翻开膜后的𬌗面观，可见膜下方有假骨膜形成。

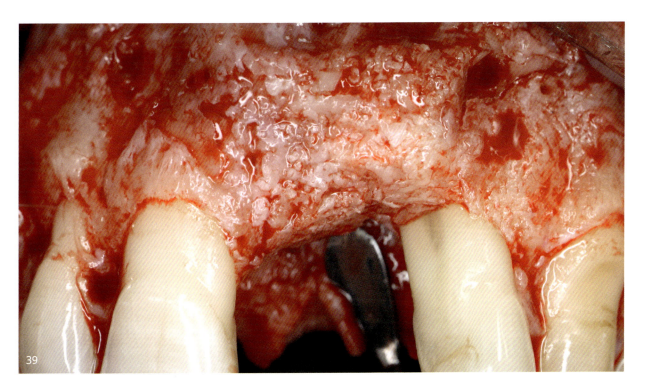

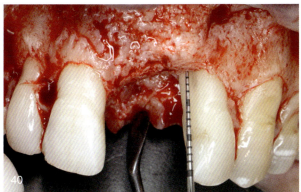

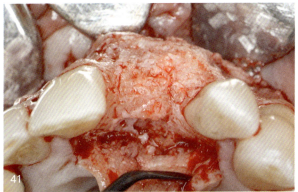

图26-39 ~ 图26-41 再生骨的唇侧观和𬌗面观，显示致密的新生骨。注意有大约35%的根面仍然暴露（图26-39）。

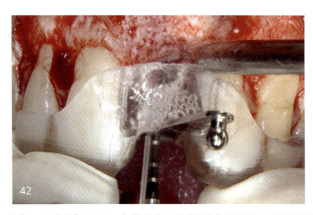
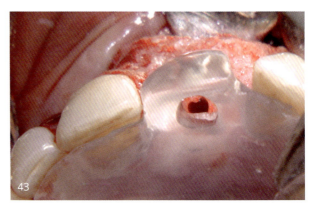

图26-42和图26-43 在数字化和解剖手术导板引导下进行种植窝洞预备（唇侧观及𬌗面观）。

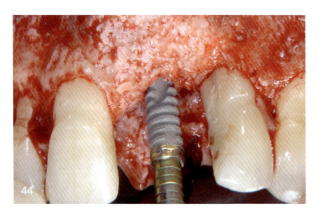
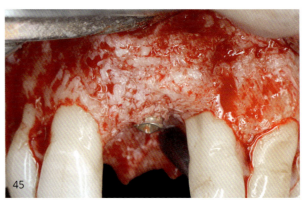

图26-44和图26-45 植入种植体后的唇侧观。

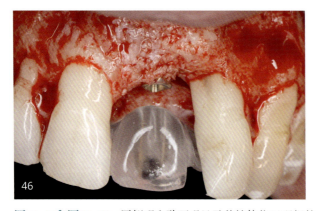
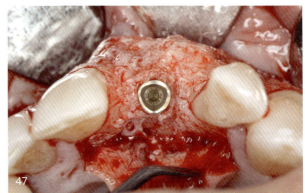

图26-46和图26-47 唇侧观和𬌗面观显示种植体位于理想的修复位置，远中面大概暴露2mm，种植体腭侧骨较薄。

　　计划同时改善腭侧骨及邻间的骨高度。采用与第一次再生手术相同的方式使用PDGF-BB及有孔致密型聚四氟乙烯（d-PTFE）膜。

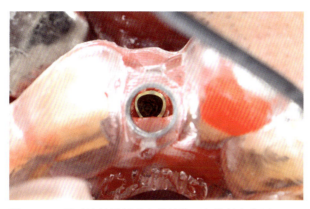

图26-48 通过外科导板观察种植体理想的植入位置。

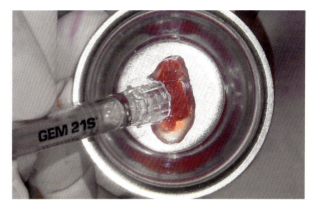

图26-49 自体骨屑用血小板衍化生长因子（PDGF-BB）浸润用于进一步的牙周再生。

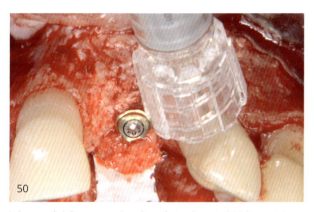

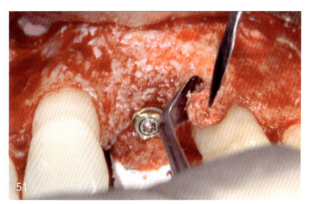

图26-50和图26-51 在腭侧及邻间放置骨移植物（浸润PDGF-BB的自体骨屑）。

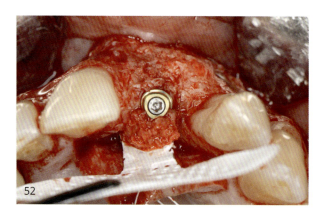

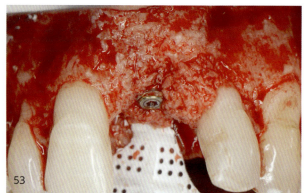

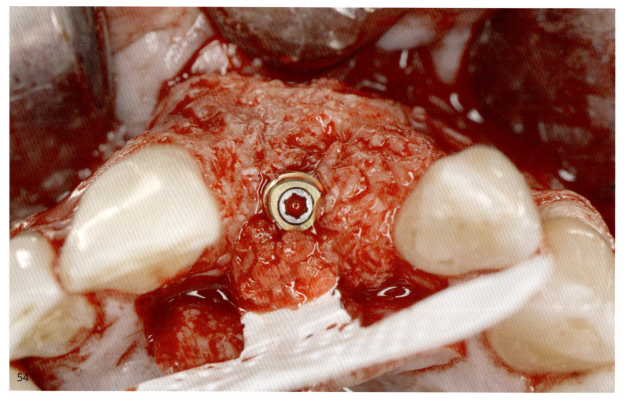

图26-52～图26-54　放置邻间骨移植物后的殆面观和唇侧观。

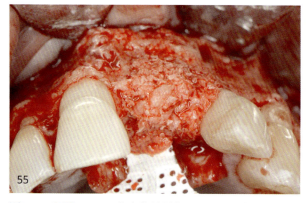

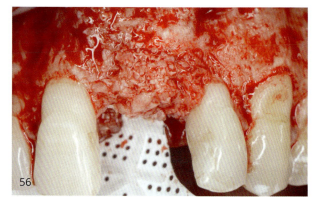

图26-55和图26-56　将自体骨屑与无机牛骨矿物质（ABBM）1∶1混合后放置于种植体顶部，自体骨屑是翻瓣后从根尖区刮取获得的。

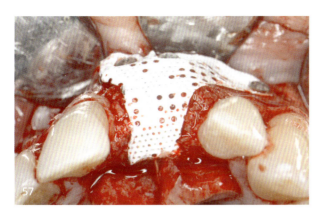

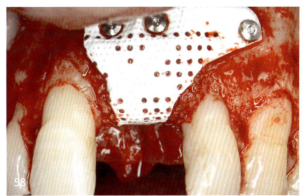

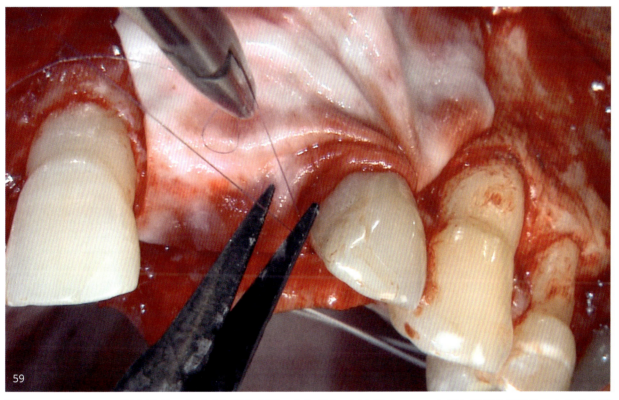

图26-57~图26-59 再施行和第一次手术相同的步骤，致密型聚四氟乙烯（d-PTFE）膜与牙根之间保持一定的安全距离，此间隙用胶原膜覆盖。

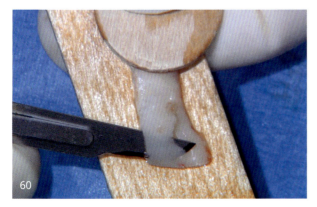

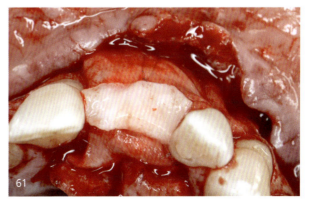

图26-60和图26-61 将去上皮的游离龈移植物放置在骨移植物表面增加软组织的厚度。

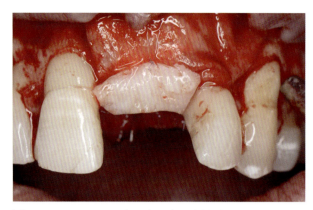

图26-62 用7-0可吸收缝线缝合固定结缔组织（CTG）移植物。

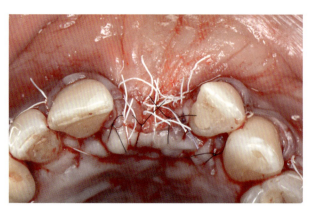

图26-63 组织瓣分两层缝合后的殆面观。

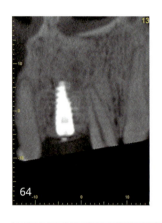
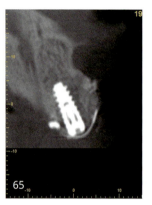
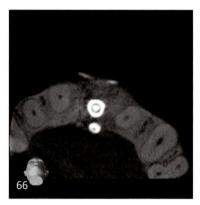

图26-64 ~ 图26-66 CBCT图像显示邻间及种植体周围均获得了极佳的骨增量效果。

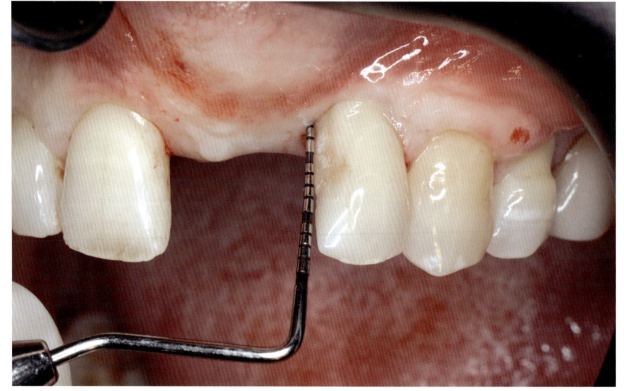

图26-67 愈合6个月后的软组织唇侧观。可以看出，尽管进行了结缔组织移植，但22近中软组织高度仅有轻微的改善。

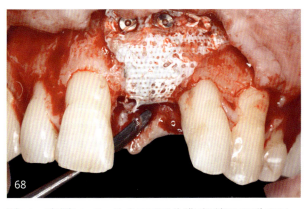
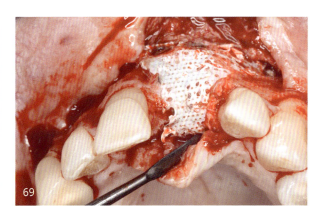

图26-68和图26-69 取出不可吸收膜时唇侧观和殆面观。

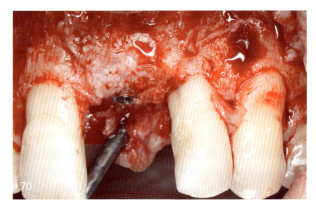
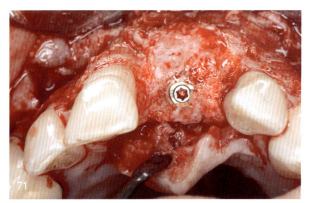

图26-70和图26-71 唇侧观和殆面观显示第2次移植获得了进一步邻间骨的增量。

　　术中发现仍然缺乏邻间的骨峰；下一步治疗需使用软组织移植物重建缺失的龈乳头。很明显需要进行额外的结缔组织移植；避免在一期手术时就进行结缔组织移植的原因有两个：首先，也是最重要的原因是在骨移植物表面应用结缔组织

移植会增加额外的风险；请参考第19章对快速路线（fast track）软组织再生的描述。第二个原因是在种植体植入同期进行邻间"冰山"法结缔组织移植能有效重建缺失的软组织。

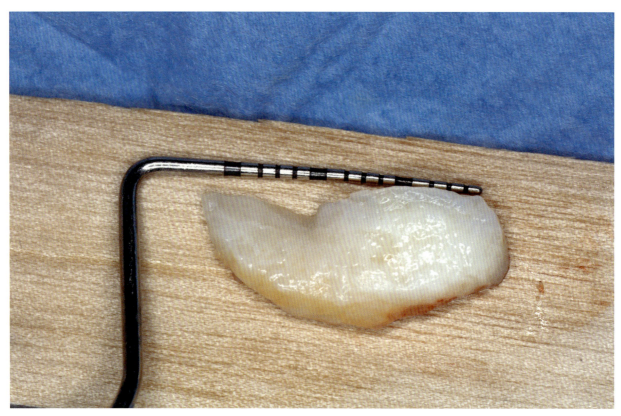

图26-72 需要再次进行结缔组织移植。

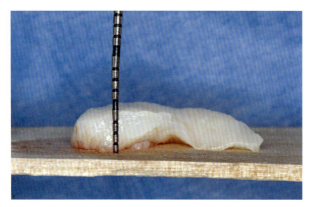

图26-73 应用单切口技术，从磨牙区的一侧上腭取得一块厚的致密结缔组织。

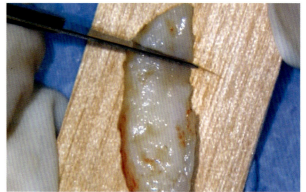

图26-74 结缔组织过长的部分被修剪掉，作为第二层放置。

将骨膜连同结缔组织一同取出，移植物的长度大约比邻间距离多出5mm。软组织移植物的白色显示了其良好的质地。计划采用邻间"冰山"法移植技术。

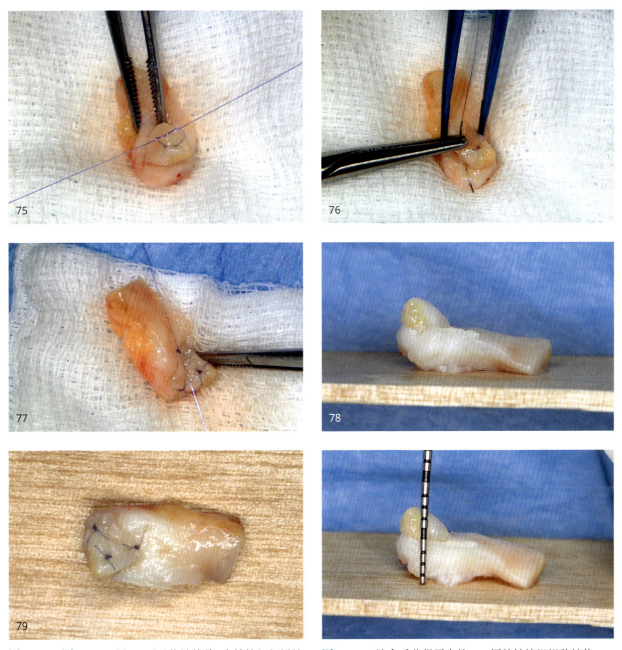

图26-75 ~ 图26-79　用7-0可吸收缝线将2个结缔组织瓣缝在一起。

图26-80　缝合后获得了大约6mm厚的结缔组织移植物。

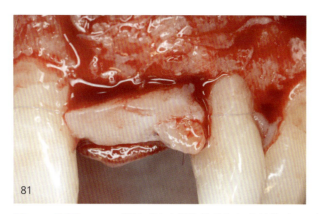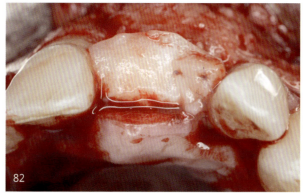

图26-81和图26-82 邻间"冰山样"结缔组织移植物（CTG）的唇侧观和粭面观。移植物首先用7-0可吸收缝线通过2针环绕邻牙颈部的悬吊缝合固定。

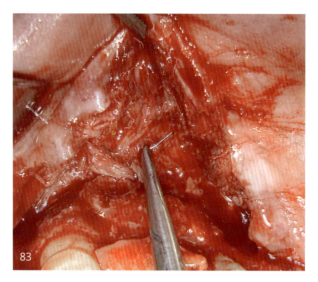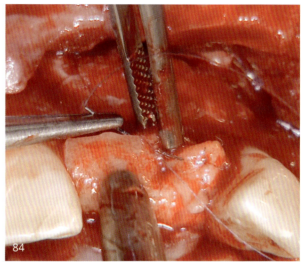

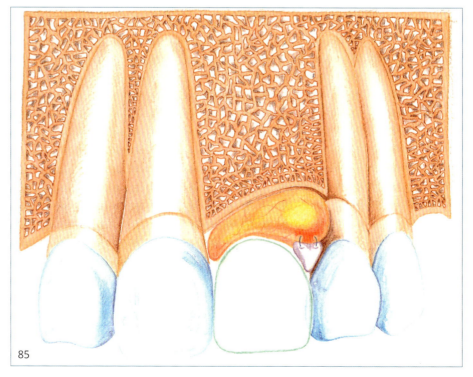

图26-83～图26-85 第3针缝线固定移植物根方，利用骨膜的断端将结缔组织固定在颊舌向理想的位置上。

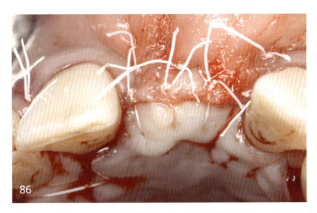
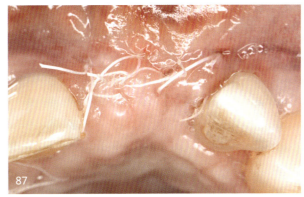

图26-86和图26-87　双层缝合的术后即刻殆面观，以及愈合2周后的情况。

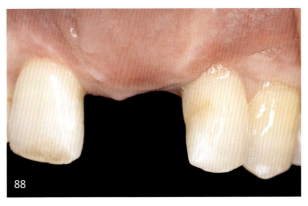
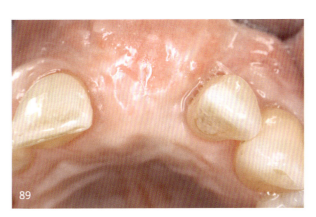

图26-88和图26-89　无干扰愈合3个月后的唇侧观和殆面观。

　　患者在整个愈合期间戴用马里兰桥作为过渡修复。可见患者有较严重的膜龈联合变形以及前庭沟的完全缺如。从对侧上颌前牙区及下颌前牙区获取唇侧条带牙龈移植物用于重建角化组织。

在制备改良的根向复位瓣时，小心不要去除任何之前移植的软组织而导致厚度减少。请参阅作者第1本书第16章和第17章。

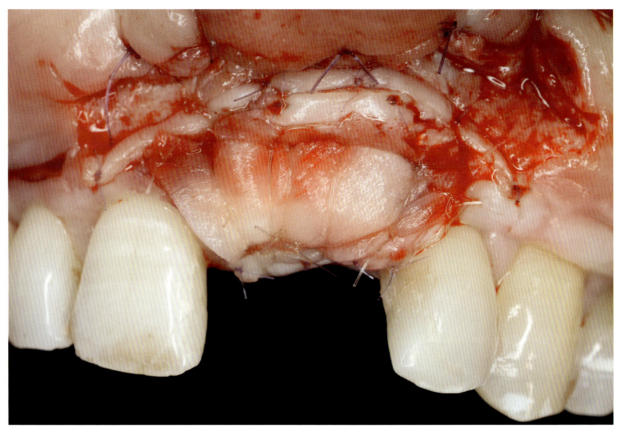

图26-90 暴露的创面用胶原基质（Mucograft；Geistlich Pharma，Wolhusen，Switzerland）覆盖。

　　本病例中，将一个唇侧条带牙龈移植物缝合在腭侧边缘。这是作者第一次采用这项技术；原理是阻止任何腭侧软组织的迁移。由此形成了一个完整的唇侧牙龈围绕的区间，希望能获得更好的美学结果（图26-91）。

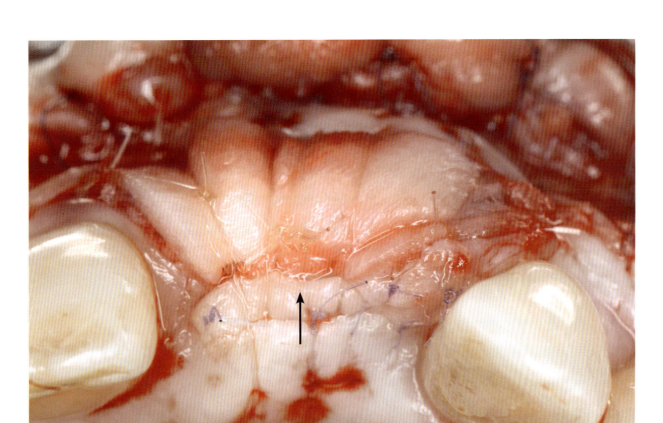

图26-91 将1个从唇侧获取的条带牙龈移植物（箭头所示）缝合在创面的腭侧边界，形成了一个完整的唇侧角化龈环绕的创面。

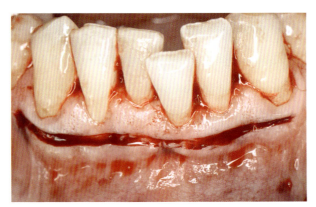

图26-92 从下颌前牙区获取条带牙龈移植物后的唇侧观。获取移植物后在供区冠根向留下2mm左右的创面。注意此区有足量的牙龈储备。

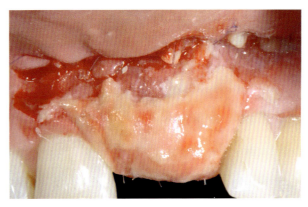

图29-93 术后5天的唇侧观。

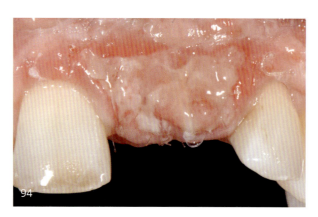
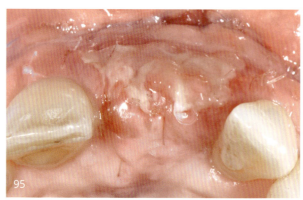

图26-94和图26-95 术后2周的唇侧观和殆面观，显示了良好的组织整合。

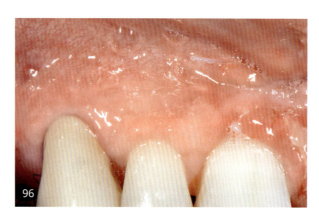
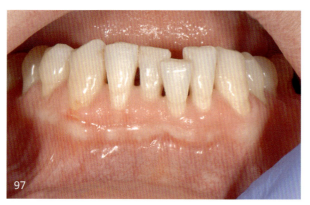

图26-96和图26-97 供区愈合2周后的唇侧观，显示软组织已完全愈合。

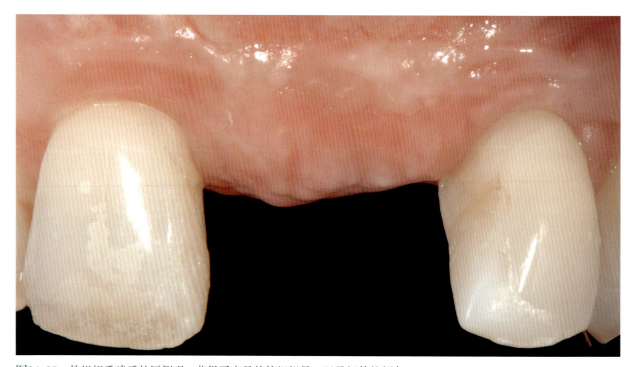

图26-98 软组织重建后的唇侧观，获得了充足的软组织量，以及极佳的颜色。

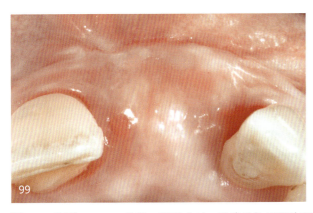

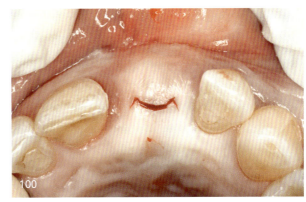

图26-99和图26-100 种植二期手术时，重建的软组织殆面观。

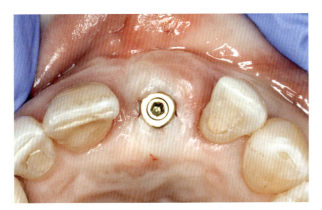

图26-101 安装基台后的殆面观。

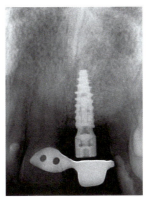

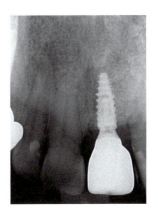

图26-102 根尖片显示重建的骨量与天然牙协调。

图26-103 根尖片显示稳定的骨再生效果。

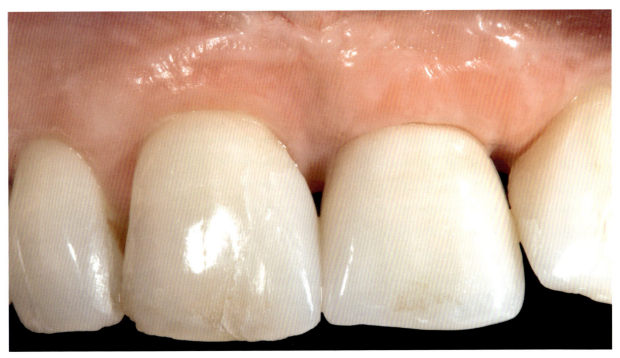

图26-104 临时种植修复体。

二期手术时采用了反"W"瓣的设计，同期在种植体上安装了修复基台，以防止反复拆卸对骨的干扰。

经验总结

1. 本病例在牙槽嵴增量基础上，同时获得了显著的牙周再生。应该承认，由于缺乏组织学证据，我们只能猜测是否获得了真正的牙周再生。尽管如此，临床及影像学检查均表明获得了稳定、健康的再生软组织，意味着牙周再生也许是可能的。至少，临床表现为附着水平增加，牙周状态稳定。

2. 本病例牙周、骨再生结合结缔组织移植对龈乳头的形成有显著的效果。本病例将自体骨屑放置于裸露的天然牙根表面；当治疗类似的患者时，可以应用一些生长因子，如血小板衍化生长因子（PDGF-BB），结合自体骨移植物一起使用。在牙周再生的病例，即使同时进行垂直向牙槽嵴增量，PDGF-BB的应用也可获得良好的结果。

3. 类似的病例具有一定挑战性，需要多次手术以及较长的愈合时间。因而，强烈建议大家仔细选择患者，并通过完善沟通使患者对手术有充分的准备。

4. 同时需要意识到，本章所阐述的技术尽管获得了好的结果，在作为临床常规治疗方案之前，仍需要先进行随机多中心对照研究。

扩展阅读

[1] Azzi R, Takei HH, Etienne D, Carranza FA. Root coverage and papilla reconstruction using autogenous osseous and connective tissue grafts. Int J Periodontics Restorative Dent 2001;21:141–147.

[2] Barreto M, Francischone CE, Filho HN. Two prosthetic crowns supported by a single implant: an esthetic alternative for restoring the anterior maxilla. Quintessence Int 2008;39: 717–725.

[3] Becker W, Gabitov I, Stepanov M, Kois J, Smidt A, Becker BE. Minimally invasive treatment for papillae deficiencies in the esthetic zone: a pilot study. Clin Implant Dent Relat Res 2010;12:1–8.

[4] Cabello G, Rioboo M, Fábrega JG. Immediate placement and restoration of implants in the aesthetic zone with a trimodal approach: soft tissue alterations and its relation to gingival biotype. Clin Oral Implants Res 2013;24: 1094–1100.

[5] Cho HS, Jang HS, Kim DK, et al. The effects of interproximal distance between roots on the existence of interdental papillae according to the distance from the contact point to the alveolar crest. J Periodontol 2006;77:1651–1657.

[6] Choquet V, Hermans M, Adriaenssens P, Daelemans P, Tarnow DP, Malevez C. Clinical and radiographic evaluation of the papilla level adjacent to single-tooth dental implants. A retrospective study in the maxillary anterior region. J Periodontol 2001;72:1364–1371.

[7] Cortellini P, Pini Prato G, Tonetti MS. The modified papilla preservation technique with bioresorbable barrier membranes in the treatment of intrabony defects. Case reports. Int J Periodontics Restorative Dent 1996;16: 546–559.

[8] Cortellini P, Prato GP, Tonetti MS. The modified papilla preservation technique. A new surgical approach for interproximal regenerative procedures. J Periodontol 1995;66:261–266.

[9] De Kok IJ, Chang SS, Moriarty JD, Cooper LF. A retrospective analysis of peri-implant tissue responses at immediate load/provisionalized microthreaded implants. Int J Oral Maxillofac Implants 2006;21:405–412.

[10] De Rouck T, Collys K, Wyn I, Cosyn J. Instant provisionalization of immediate single-tooth implants is essential to optimize esthetic treatment outcome. Clin Oral Implants Res 2009;20:566–570.

[11] Giordano F, Langone G, Di Paola D, Alfieri G, Cioffi A, Sammartino G. Roll technique modification: papilla preservation.

Implant Dent 2011;20:e48–e52.

[12]Grunder U. Stability of the mucosal topography around single-tooth implants and adjacent teeth: 1-year results. Int J Periodontics Restorative Dent 2000;20:11–17.

[13]Han TJ, Takei HH. Progress in gingival papilla reconstruction. Periodontol 2000 1996;11:65–68.

[14]Jemt T. Restoring the gingival contour by means of provisional resin crowns after single-implant treatment. Int J Periodontics Restorative Dent 1999;19:20–29.

[15]Jovanovic SA. Bone rehabilitation to achieve optimal aesthetics. Pract Proced Aesthet Dent 2007;19:569–576.

[16]Kan JY, Rungcharassaeng K, Umezu K, Kois JC. Dimensions of peri-implant mucosa: an evaluation of maxillary anterior single implants in humans. J Periodontol 2003;74:557–562.

[17]Kois JC. Predictable single tooth peri-implant esthetics: five diagnostic keys. Compend Contin Educ Dent 2001;22: 199–206.

[18]Lops D, Chiapasco M, Rossi A, Bressan E, Romeo E. Incidence of inter-proximal papilla between a tooth and an adjacent immediate implant placed into a fresh extraction socket: 1-year prospective study. Clin Oral Implants Res 2008;19:1135–1140.

[19]Martegani P, Silvestri M, Mascarello F, et al. Morphometric study of the interproximal unit in the esthetic region to correlate anatomic variables affecting the aspect of soft tissue embrasure space. J Periodontol 2007;78:2260–2265.

[20]McGuire MK, Scheyer ET. A randomized, double-blind, placebo-controlled study to determine the safety and efficacy of cultured and expanded autologous fibroblast injections for the treatment of interdental papillary insufficiency associated with the papilla priming procedure. J Periodontol 2007;78:4–17.

[21]Nisapakultorn K, Suphanantachat S, Silkosessak O, Rattanamongkolgul S. Factors affecting soft tissue level around anterior maxillary single-tooth implants. Clin Oral Implants Res 2010;21:662–670.

[22]Nordland WP, Sandhu HS, Perio C. Microsurgical technique for augmentation of the interdental papilla: three case reports. Int J Periodontics Restorative Dent 2008;28: 543–549.

[23]Pieri F, Aldini NN, Marchetti C, Corinaldesi G. Influence of implant-abutment interface design on bone and soft tissue levels around immediately placed and restored single-tooth implants: a randomized controlled clinical trial. Int J Oral Maxillofac Implants 2011;26:169–178.

[24]Schoenbaum TR, Chang YY, Klokkevold PR, Snowden JS. Abutment emergence modification for immediate implant provisional restorations. J Esthet Restor Dent 2013;25: 103–107.

[25]Schoenbaum TR, Klokkevold PR, Chang YY. Immediate implant-supported provisional restoration with a root-form pontic for the replacement of two adjacent anterior maxillary teeth: a clinical report. J Prosthet Dent 2013;109: 277–282.

[26]Sorni-Bröker M, Peñarrocha-Diago M, Peñarrocha-Diago M. Factors that influence the position of the peri-implant soft tissues: a review. Med Oral Patol Oral Cir Bucal 2009;14:e475–e479.

[27]Su H, Gonzalez-Martin O, Weisgold A, Lee E. Considerations of implant abutment and crown contour: critical contour and subcritical contour. Int J Periodontics Restorative Dent 2010;30:335–343.

[28]Tarnow DP, Magner AW, Fletcher P. The effect of the distance from the contact point to the crest of bone on the presence or absence of the interproximal dental papilla. J Periodontol 1992;63:995–996.

[29]Tinti C, Benfenati SP. The ramp mattress suture: a new suturing technique combined with a surgical procedure to obtain papillae between implants in the buccal area. Int J Periodontics Restorative Dent 2002;22:63–69.

[30]Urban IA, Jovanovic SA, Lozada JL. Vertical ridge augmentation using guided bone regeneration (GBR) in three clinical scenarios prior to implant placement: a retrospective study of 35 patients 12 to 72 months after loading. Int J Oral Maxillofac Implants 2009;24:502–510.

[31]Urban IA, Klokkevold P, Takei HH. Papilla reformation at single tooth implant sites adjacent to teeth with severely compromised periodontal support. Int J Periodontics Restorative Dent 2017;37:9–17.

[32]Valentini P, Abensur D, Albertini JF, Rocchesani M. Immediate provisionalization of single extraction-site implants in the esthetic zone: a clinical evaluation. Int J Periodontics Restorative Dent 2010;30:41–51.

[33]Zitzmann NU, Marinello CP, Berglundh T. The ovate pontic design: a histologic observation in humans. J Prosthet Dent 2002;88:375–380.

第27章
维持膜龈联合水平的软硬组织重建

Reconstruction of the bone and soft tissue in conjunction
with preserving the mucogingival junction

避免牙槽嵴骨增量后的膜龈联合变形

读者应该已经认识到，使用不同条带移植物的前庭加深术是上颌骨前后区垂直向骨增量手术中不可分割的部分。

这些原则适用于所有的重度牙槽嵴骨增量；而在非重度骨缺损的情况下，可避免行前庭加深术。临床医生认为在组织瓣设计适宜的情况下不会出现严重的膜龈联合变形。

请参阅作者第1本书第14章的图14-1以了解组织瓣的设计。应在颊侧翻"安全瓣"；缩短腭侧两个垂直切口的长度，甚至不做。这种调整将以关闭创口时翻转黏骨膜瓣为代价；在重度缺损情况下可能会导致膜的暴露。由于没有腭侧垂直切口，切口线不会向腭侧移动，因此可以使用更经典的组织瓣设计，这将避免更大的膜龈联合变形。

本章将展示应用这一技术的典型病例。22岁女性患者，体健，她在外伤后就诊。

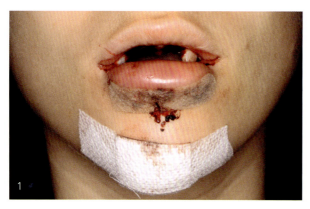 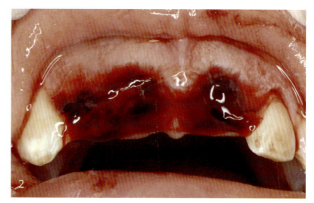

图27-1和图27-2 外伤导致3颗前牙缺失（唇侧观）。

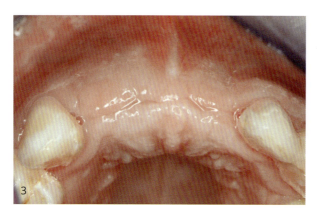 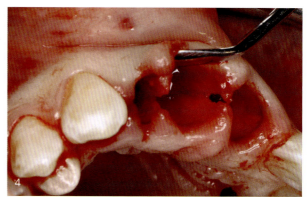

图27-3和图27-4 牙槽窝的殆面观和唇侧观，注意有一些根间骨缺失。

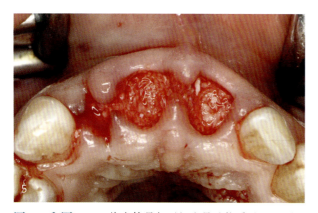 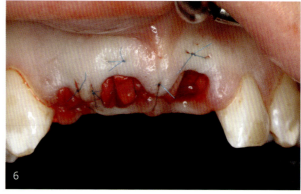

图27-5和图27-6 将自体骨与无机牛骨矿物质（ABBM）1∶1混合后填入牙槽窝行"位点保存"；创面缝合胶原基质保护骨移植物。

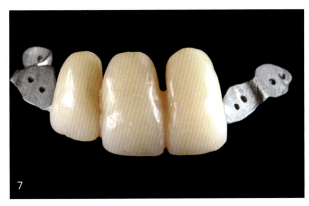

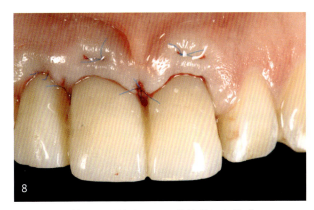

图27-7和图27-28 临时修复选用"卵圆形"组织面桥体的马里兰桥；桥体压入牙槽窝2mm以维持软组织外形。

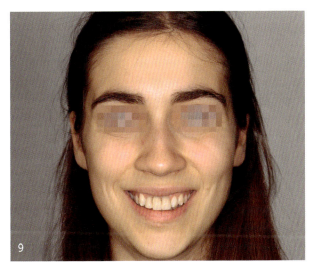

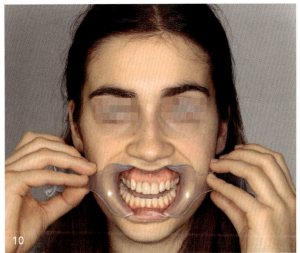

图27-9和图27-10 术后6个月的正面像显示有组织改建，导致牙齿变长。

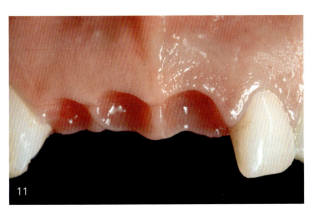

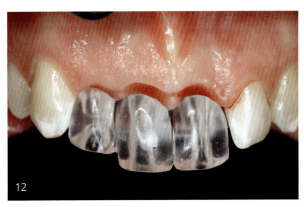

图27-11和图27-12 良好的膜龈复合体和饱满的龈乳头（唇侧观）。手术导板和诊断蜡型显示口内软组织边缘较理想位置偏根方。

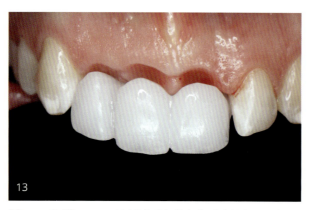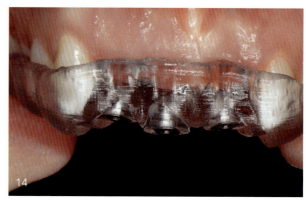

图27-13和图27-14 诊断蜡型和数字化手术导板（唇侧观）。

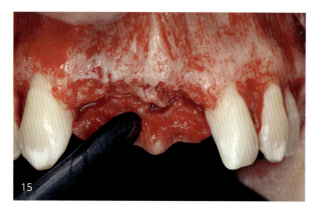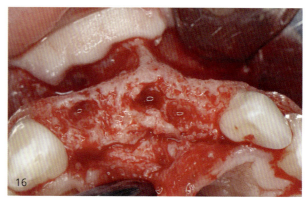

图27-15和图27-16 可见牙槽窝有新骨形成，牙槽嵴有垂直向及水平向骨改建（唇侧观和殆面观）。

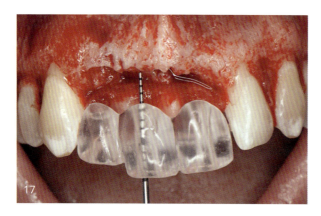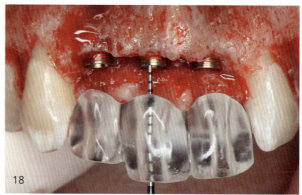

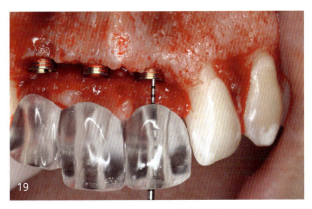

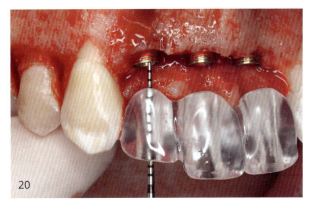

图27-17～图27-20 按理想牙冠长度设计的解剖式手术导板（唇侧观）。种植体肩台应位于理想龈下约3.5mm处，按此标准植入种植体后，种植体肩台略超出骨嵴顶。

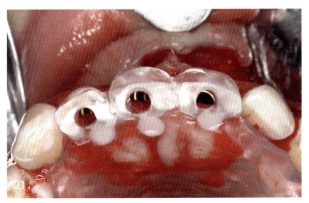

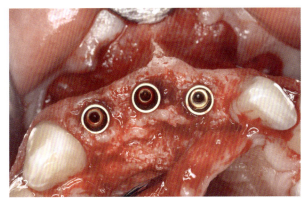

图27-21和图27-22 种植体位于理想修复位置（拾面观）。由于仅有少量骨缺损且膜龈联合变形较少，所以腭侧没有做垂直切口。

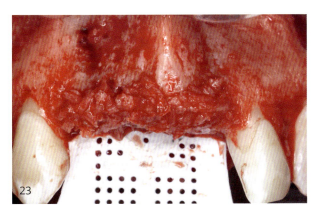

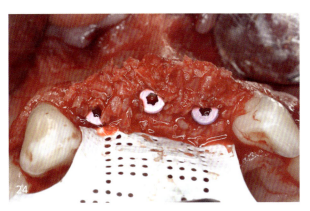

图27-23和图27-24 将自体骨直接填充在种植体周围的骨缺损（唇侧观和拾面观）。目的是获得该位置的快速骨结合。

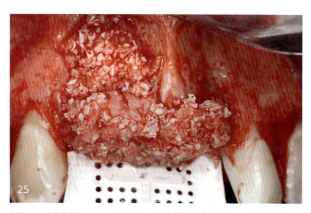 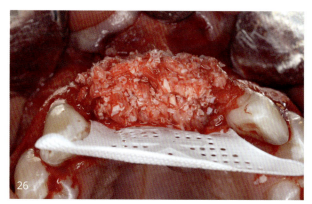

图27-25和图27-26 随后，在自体骨移植物上覆盖自体骨和无机牛骨矿物质（ABBM）的混合物，在未来龈乳头区域，再放一层ABBM材料。

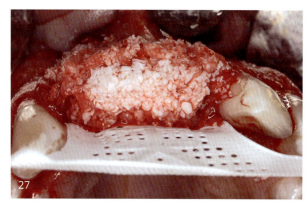 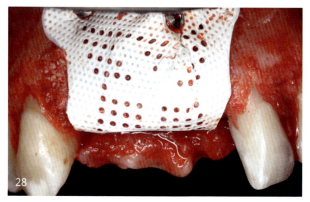

图27-27和图27-28 有孔聚四氟乙烯（PTFE）膜就位（秴面观和唇侧观）。PTFE膜右上角没有良好贴合，应修剪翘起部位。

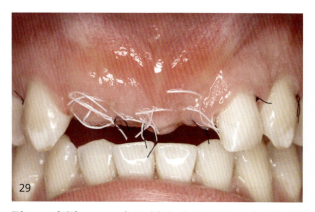 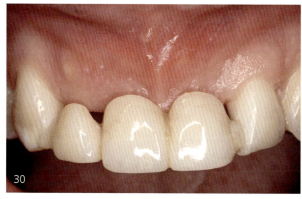

图27-29和图27-30 术后2周及2个月的牙龈愈合情况（唇侧观）。可见轻微的膜龈联合变形，此形变会在愈合过程中重新恢复。

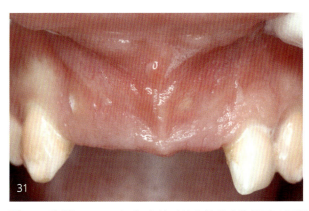

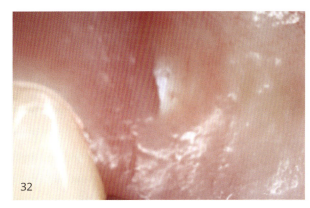

图27-31和图27-32 术后4个月可见少量膜边缘暴露（唇侧观）。

作者以前从未遇见这类的膜暴露。然而，这是聚四氟乙烯（PTFE）膜边缘不贴合带来的风险之一。PTFE膜的厚度为250μm，作者认为太厚了。已与制造商交流，将膜厚度改为200μm，

这样更柔软，发生此类并发症的概率更小。发生膜暴露的另一个原因是没有做腭侧垂直切口；颊侧瓣基底部给不贴合的膜更大压力，使其更容易暴露；这就是"细节决定成败"。

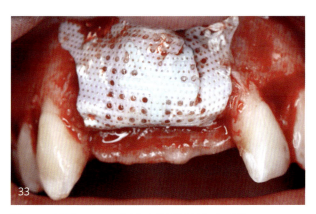

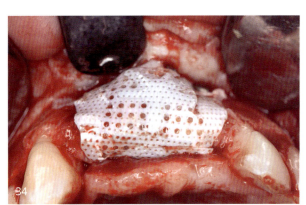

图27-33和图27-34 翻瓣后的唇侧观和殆面观。

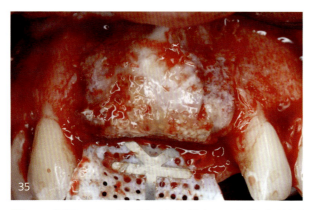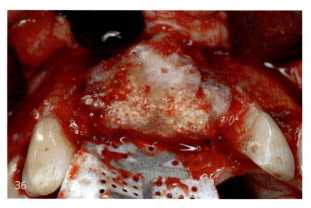

图27-35和图27-36 揭开聚四氟乙烯（PTFE）膜后可见明显的细菌感染迹象（唇侧观和𬌗面观）。

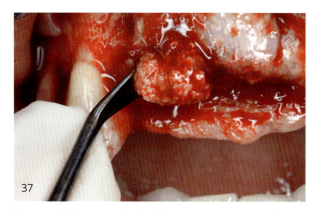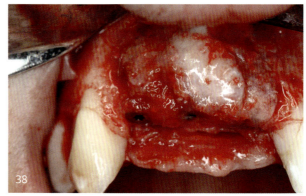

图27-37和图27-38 去除松散颗粒后，轻柔搔刮剩余骨。

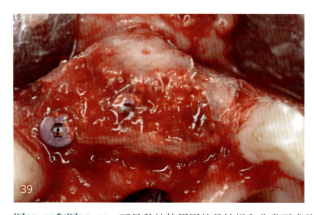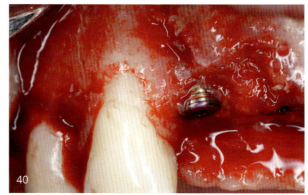

图27-39和图27-40 可见种植体周围的骨缺损和非常不成熟的骨表面（𬌗面观及唇侧观）。

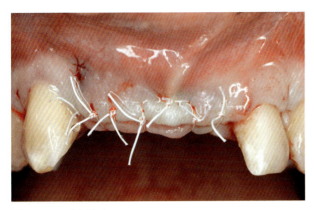

图27-41 严密缝合。

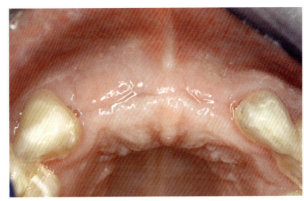

图27-42 愈合良好。

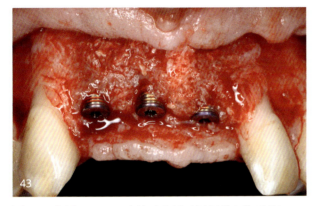

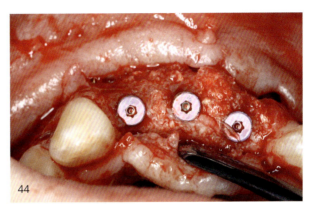

图27-43和图27-44 3个月后翻瓣（唇侧观和殆面观）。

翻瓣后可见种植体颊侧骨缺损，虽然种植体周围原先的垂直向骨缺损、种植体间缺损和腭侧缺损已经重建。但是由于膜暴露，种植体表面被细菌污染了。

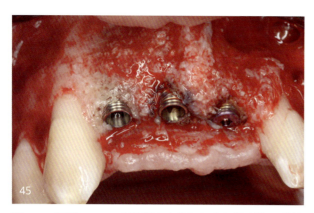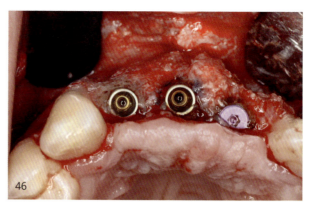

图27-45和图27-46 去除所有肉芽组织和松散颗粒，并使用电解法对种植体表面进行净化处理。

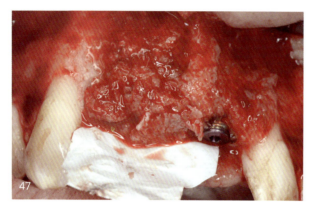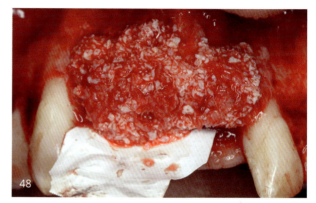

图27-47和图27-48 在种植体表面覆盖自体骨，其上覆盖自体骨和无机牛骨矿物质（ABBM）的混合物（唇侧观）。

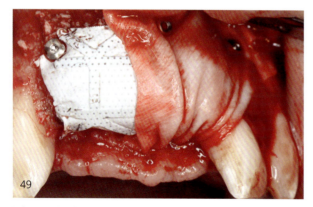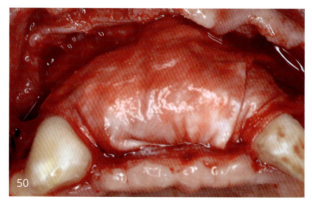

图27-49和图27-50 覆盖钛加强聚四氟乙烯（PTFE-TR）膜和胶原膜。

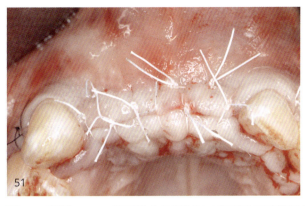

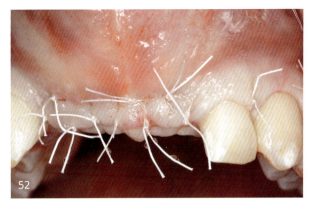

图27-51和图27-52 严密缝合关创创口（𬌗面观和唇侧观）。

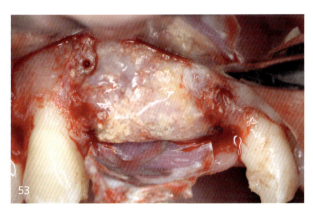

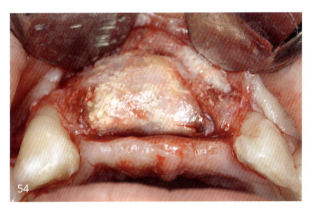

图27-53和图27-54 去除屏障膜后的骨移植物（唇侧观和𬌗面观）。

由于本病例需要重建软组织，且骨移植物需要进一步成熟，因此愈合4个月后提前取出了钛加强聚四氟乙烯（PTFE-TR）膜。

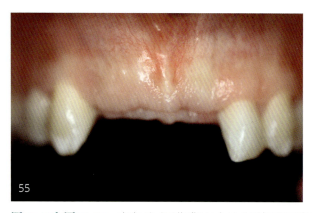

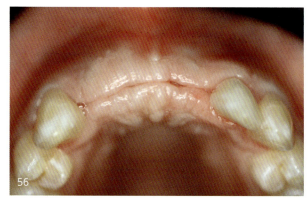

图27-55和图27-56 取出不可吸收膜后1个月（唇侧观和殆面观）。

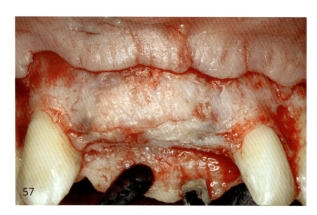

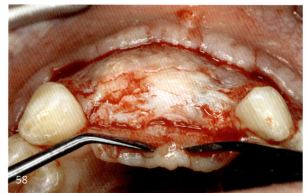

图27-57和图27-58 愈合1个月后翻半厚瓣，注意不干扰下方的骨移植物。

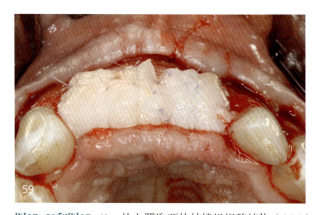

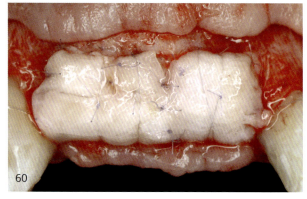

图27-59和图27-60 从上腭取两块结缔组织移植物（CTG），缝合固定到牙槽嵴顶和唇侧区域。

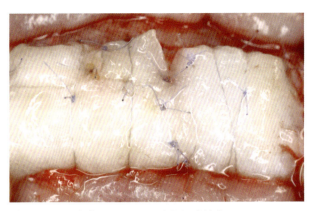

图27-61　注意使用去上皮的游离龈移植物。

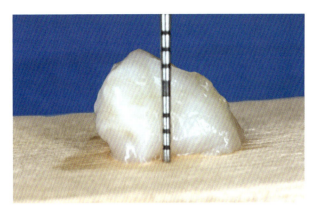

图27-62　从上颌结节出取出两块结缔组织移植物（CTG），缝合在底层CTG上方，用于龈乳头塑形。

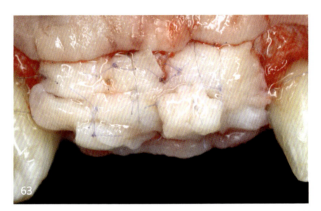

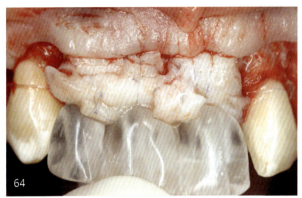

图27-63和图27-64　使用手术导板确认第2层"冰山"结缔组织位置良好（唇侧观）。

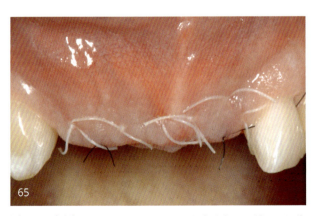

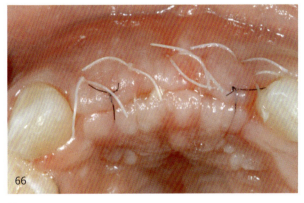

图27-65和图27-66　软组织移植后愈合良好（唇侧观和𬌗面观）。

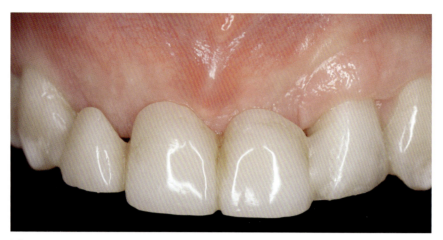

图27-67 马里兰桥临时修复后2个月（唇侧观），拟行种植二期手术。

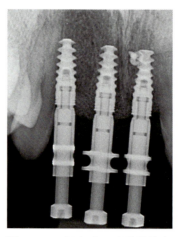

图27-68 根尖片显示种植体有良好的骨水平。

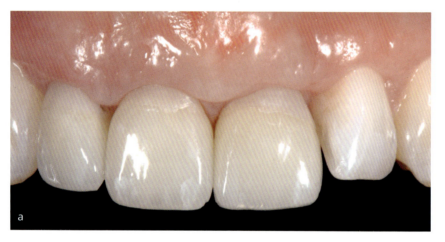

a

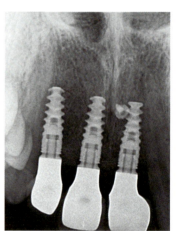

图27-70 根尖片显示牙槽嵴顶骨良好的稳定性。

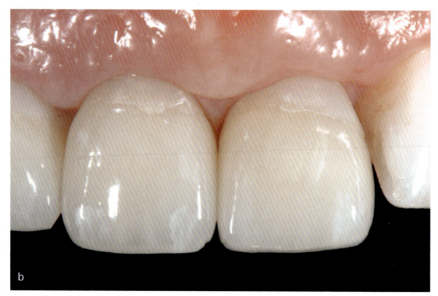

b

图27-69a和b 戴入临时修复体。可见龈乳头开始塑形，且没有膜龈联合变形。

经验总结

1. 本章描述了如何治疗上颌前牙区非重度缺损，同时避免膜龈联合的明显变形。

2. 本病例发生了少量的膜暴露，却造成了严重后果。任何时候都应避免任何类型的暴露（见第28章并发症内容）；另请参阅作者第1本书第21章。

3. 显然如果在骨增量和同期种植体植入过程中出现任何并发症，细菌都会附着在种植体表面，从而对结果产生负面影响；这在本病例中得到了很好的证明。

4. 本病例中的结缔组织移植是本书所述最好的方法：取自上腭的结缔组织覆盖牙槽嵴顶和唇侧，取自上颌结节的结缔组织放置在龈乳头区域；并且两者完美地结合。

5. 最终的临床结果表明，该治疗方案适用于小型骨缺损。

6. 本章阐述的是如何维持膜龈联合位置。但应该记住，在更严重的骨缺损情况下，由于膜暴露的概率更大，组织瓣管理的风险也随之增大。

第28章
并发症
Complications

使用外科重建技术治疗牙槽嵴缺损，从而为种植体提供理想的骨支持。然而，这些外科程序有发生不良事件或并发症的风险，此时只能部分甚至无法解决患者的口腔问题。

发生不良事件或并发症可能有多种原因，如临床医生缺乏知识储备和/或技巧训练，或者治疗过程中出现意外损伤（病例1）。例如下颌骨增量术中损伤舌下动脉。如果临床医生没有掌握完备的解剖知识和/或具备丰富的手术经验及技巧，则可能会发生这类损伤。然而，有时即便具备最好的意识和技术，还是会发生意外，导致并发症造成不良后果。并发症越严重，再生的骨量就越少。

此外，失误或并发症也能导致副作用，例如，骨移植物丢失后创面形成瘢痕组织、出现膜龈联合变形，这种情况可能需要更复杂的二次手术干预。

对意外事件和并发症的妥善处理可提高患者的舒适度并最大限度保存骨增量效果。本章的病例阐述了其中的一些问题、解决方案以及经验总结。

病例1

这是一个意外损伤造成不良事件的典型病例；在上颌前牙区组织瓣减张过程中损伤小动脉。

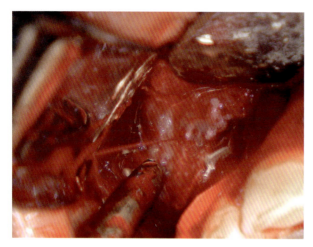

图28-1 术中损伤小动脉，剧烈出血（唇侧观）。

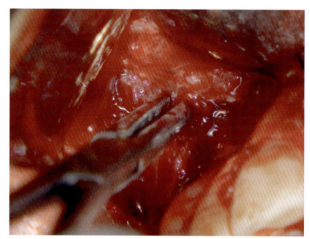

图28-2 使用血管钳止血。

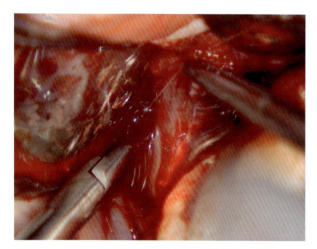

图28-3 使用6-0可吸收缝线结扎小动脉止血。

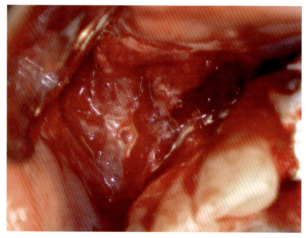

图28-4 彻底止血。

经验总结

1. 使用骨膜弹性延展技术进行组织瓣减张时要非常小心。本病例中刀片可能已侵犯到结缔组织内，而不是仅在骨膜内。

2. 评估患者全身情况、口内局部状况和技术因素是患者选择和准备工作中的关键。有牙周炎病史、吸烟、高血糖、长期使用类固醇和/或其他健康相关问题的患者出现并发症的风险更大。因此，每位患者都应评估治疗可行性。完善牙周治疗、戒烟和控制血糖辅以标准的治疗程序，可以将并发症的风险降低到可接受的水平。

3. 骨增量手术是侵入性、复杂的外科手术；因此，可能会出现意料之外的结果。常规的种植手术和骨移植术，无论是同期植入种植体或分阶段植入，类似的风险因素都已被详细阐述过。无论哪种方式，手术干预的复杂性和更具挑战性的伤口愈合，都使得牙槽嵴骨增量更易出现并发症和治疗失误。

4. 重要的是，当种植体植入与骨增量术同时进行时，并发症可能会更严重。如若发生感染，细菌会在种植体表面定植并危及骨移植物。因此，虽然植骨同期种植是可行的，但当有大量骨缺损、理想的种植体位置（根据未来的修复体）在现有骨弓轮廓外和/或初期稳定性不佳时，最好采用分阶段方案；尤其当临床医生缺乏经验时更应如此。

5. 封闭而稳定的环境可使血凝块稳固并为细胞增殖和成熟提供良好基础，这也是促进血管化和骨再生的关键因素。因此，创口的初期关闭是骨再生的基本要求，这与使用何种增量技术无关；伤口早期愈合期间出现的并发症通常都会造成严重后果。

6. 伤口开裂是骨增量术最常见的并发症，这与增量目标是水平向或垂直向无关，与使用同期或分阶段种植方案无关。多数情况下，软组织开裂经常造成骨移植物或屏障膜暴露，进一步导致移植材料的丢失并造成不良后果（图28-33～图28-53）。

病例2

这是牙槽嵴引导骨再生（GBR）术后早期无合并症创口暴露的典型病例。

51岁女性患者，吸烟，在转诊至作者处之前在外院有几次植骨失败史。患者曾试图戒烟，但没有成功。

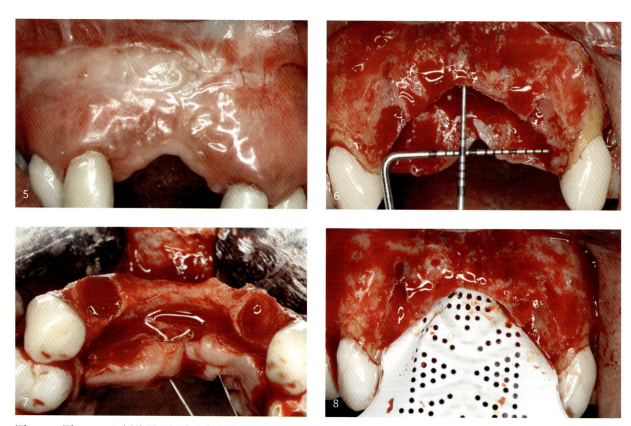

图28-5～图28-8　上颌前牙区极端垂直向/水平向骨缺损（唇侧观）。侧切牙因邻面骨缺损而被拔除。

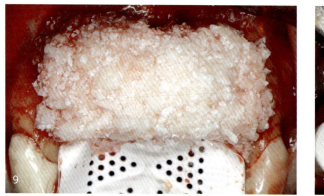

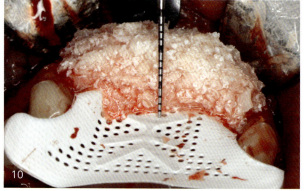

图28-9和图28-10　将自体骨和无机牛骨矿物质（ABBM）1:1混合后用于植骨（唇侧观及殆面观）。

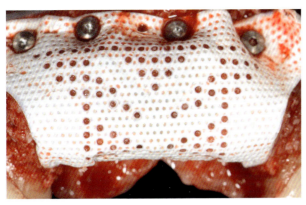

图28-11 有孔致密型聚四氟乙烯（d-PTFE）膜固定后的唇侧观。

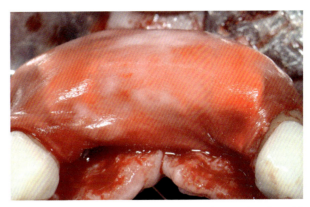

图28-12 胶原膜覆盖在植骨材料和致密型聚四氟乙烯（d-PTFE）膜之上。

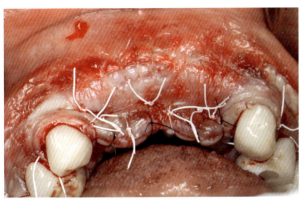

图28-13 使用聚四氟乙烯线和单股线行双层缝合关闭创口（殆面观）。

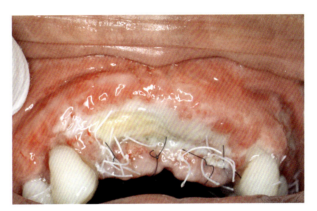

图28-14 术后2周可见该区域有组织瓣坏死，胶原膜暴露；此时缝线是闭合的。

在组织瓣减张过程中出现了一个薄弱区，由于没有完全撕裂，作者决定缝合该区域；该区域是之前外院行游离龈移植（FGG）的部位。

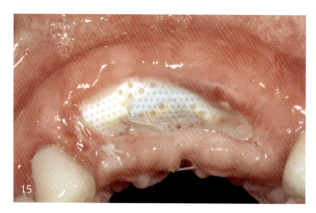

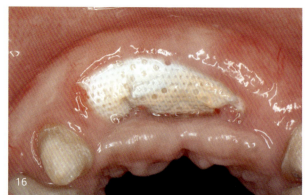

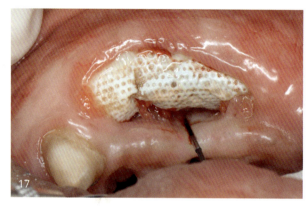

图28-15 ~ 图28-17 术后愈合4周、6周、8周，口内创面未见感染迹象（殆面观），患者也没有出现疼痛。

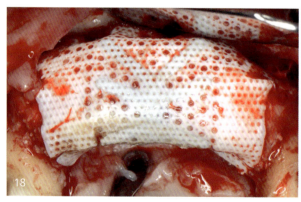

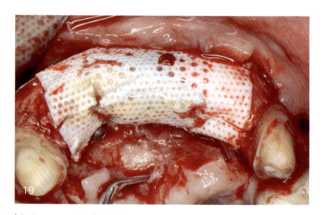

图28-18和图28-19 术后8周翻瓣，准备取出致密型聚四氟乙烯（d-PTFE）膜（唇侧观和殆面观）。

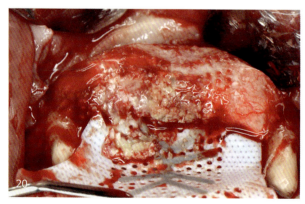

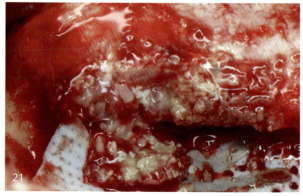

图28-20和图28-21 取出致密型聚四氟乙烯（d-PTFE）膜后，可见膜暴露区域的部分骨移植物出现坏死和松动（唇侧观及殆面观）。

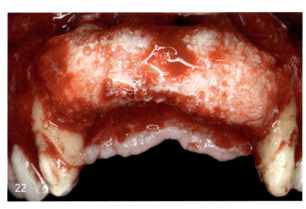

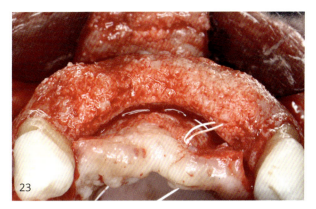

图28-22和图28-23　去除松散植骨颗粒后的牙槽嵴，可见剩余部分的质量和形态良好（唇侧观及秴面观）。

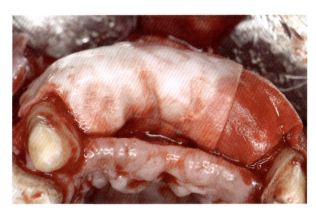

图28-24　胶原膜覆盖牙槽嵴。

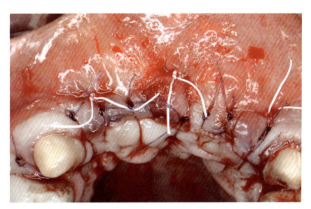

图28-25　组织瓣减张后严密缝合关闭创口（秴面观）。

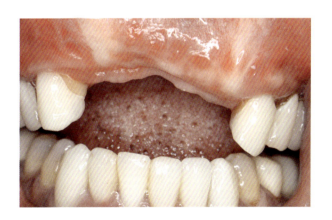

图28-26　术后9个月（唇侧观）。

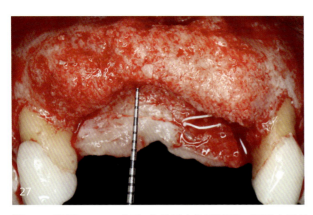

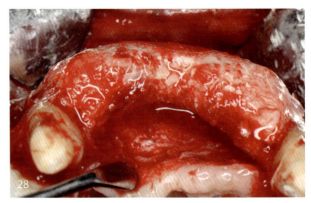

图28-27和图28-28 术后9个月再生的牙槽嵴；可见良好的水平向和部分垂直向骨增量（唇侧观及骀面观）。

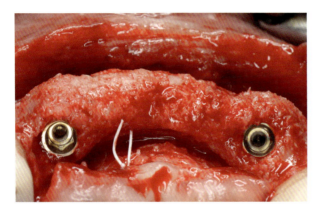

图28-29 在新生骨内植入种植体（骀面观）。

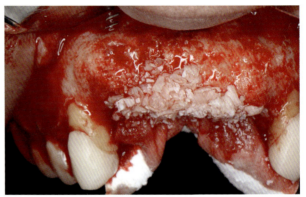

图28-30 用于纠正垂直向骨缺损的第2次骨移植（唇侧观）。

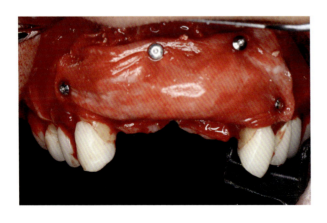

图28-31 固定胶原膜以稳定骨移植物（唇侧观）。

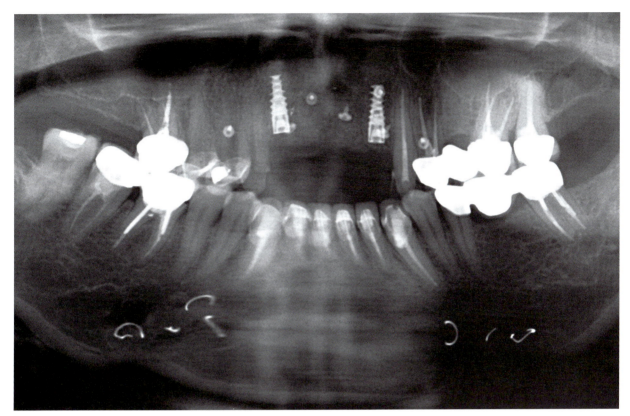

图|28-32 曲面断层片显示愈合4个月后垂直向骨高度良好。

经验总结

1. 有吸烟史的患者发生软组织愈合问题的风险更大。

2. 本病例在外院骨增量术前曾使用游离龈移植（FGG）来改善该区域的软组织状况，导致该区域组织瓣过薄，发生坏死的正是之前游离龈移植区域。

3. 早期、无合并症的创口暴露导致少量骨移植物丧失。

4. 之所以不建议在愈合过程中佩戴可能对手术部位造成压力的可摘义齿，是为了避免伤口裂开和损害骨增量效果。义齿的摘戴可能造成固定装置（如膜钉和螺钉）的松动，最终可能导致移植物移动。

术后感染

正确区分轻度和重度感染很重要（表28-1）。在作者所有的病例中术后感染发生率约为3%。绝大多数感染是可控的，并且可以保留一些骨增量效果。

轻度感染的特征是肿胀和瘘管。它们通常是无痛的，没有大量脓性渗出，很少累及患者的全身状态。此时合理应用全身抗生素治疗，同时去净感染物，可保存剩余未感染的骨移植物。

在大多数情况下，仅依赖抗生素并不能防止感染扩散至整个骨移植物。因此，需要外科干预。此时主要的问题是无法客观地判定骨移植物是否感染。在这种情况下，可根据经验进行处理，如局部应用抗生素（如强力霉素或利福平）或使用杀菌剂加强冲洗（如氯己定或聚维酮碘）以降低持续感染的风险。

而重度感染的临床表现是以疼痛、严重的颌面部肿胀以及大量脓性渗出为特征。此时，感染扩散非常迅速，通常导致大部分移植物丧失。重度感染的处理大体与轻度感染相似，但必须立即进行外科干预。如果控制失败，感染将根据移植位点的不同分别扩散到重要颌面部间隙，如眶下间隙、下颌下间隙和/或舌下间隙。

表28-1 术后感染

	I 类 轻度感染	II 类 重度感染
通常发病时间	10～21天，甚至6周	5～14天
临床症状	·瘘管 ·"爆米花"征：移植物颗粒通过瘘管排出 ·无脓性渗出物 ·疼痛不常见 ·膜暴露不常见	·脓肿 ·瘘管溢出脓性渗出物 ·移植物颗粒丢失 ·剧烈疼痛 ·膜暴露不常见，除非感染的原因是膜或移植物的早期暴露
影像学表现	移植物的局部溶解	移植物的弥散溶解
治疗	**1. 如果在10～21天后开始发病：** 使用全身抗生素并观察5～6周；再进行外科干预，去净感染移植物以及预防性局部使用抗生素 **2. 如果在3～5周后开始发病：** 全身使用抗生素，同时外科干预，去净感染移植物并预防性局部使用抗生素	确诊时立即外科干预，去净感染移植物并使用全身抗生素
预期结果	移植物部分丧失	移植物大部分缺损或完全丧失

病例3

该典型病例的患者是一位35岁男性，体健，无吸烟史。他不幸经历了3次骨移植失败和1次引导骨再生（GBR）术后的重度感染。

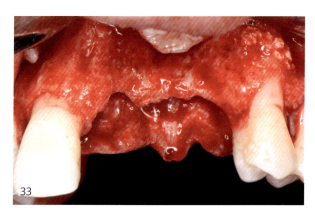

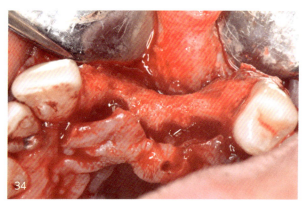

图28-33和图28-34 上颌前牙区重度水平向和中度垂直向骨缺损（唇侧观及𬌗面观）。

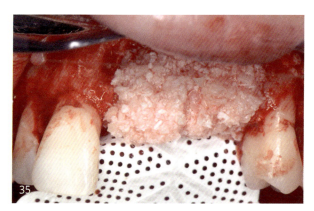

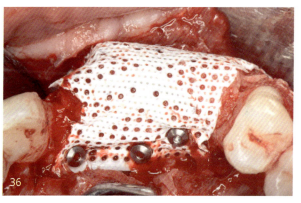

图28-35和图28-36 有孔致密型聚四氟乙烯（d-PTFE）膜就位，将自体骨和无机牛骨矿物质（ABBM）1：1混合后作为植骨材料。

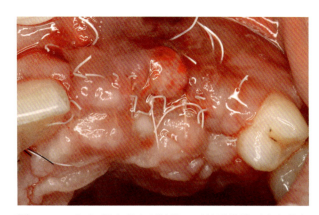

图28-37 术后1周患者出现脓肿，可见牙槽嵴顶中央的大瘘管溢出脓液（殆面观）。

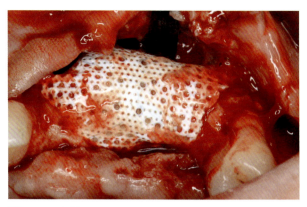

图28-38 翻瓣后可见脓液从致密型聚四氟乙烯（d-PTFE）膜的孔隙中渗出（殆面观）。

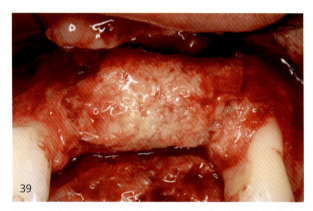

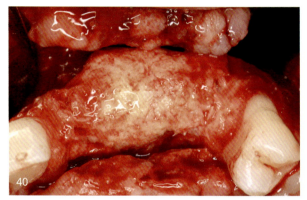

图28-39和图28-40 小心去除屏障膜后可见骨移植物表面覆盖淡黄色脓性渗出物。但移植物没有脱落，这是一个重要的预后因素，提示可能挽救回来的骨量（唇侧观和殆面观）。

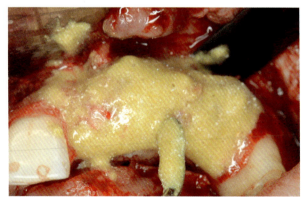

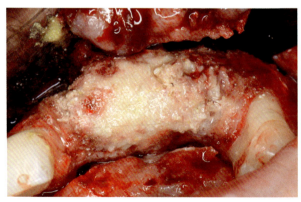

图28-41 冲洗后，根据经验将强力霉素糊剂涂在骨移植物上等待2分钟。

图28-42 将强力霉素糊剂冲洗后的骨移植物（殆面观）。

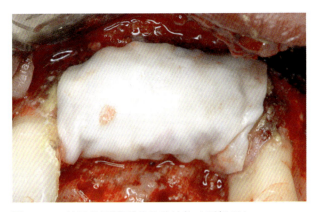

图28-43　放置胶原膜覆盖骨移植物（唇侧观）。

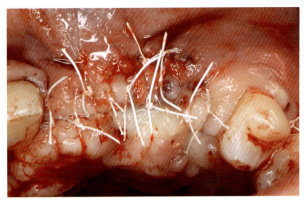

图28-44　用聚四氟乙烯（PTFE）线缝合伤口，可见软组织质量差（殆面观）。

手术干预后1~2周，患者出现瘘管，但无脓性渗出。冲洗瘘管，排出一些松散的移植物颗粒。术后3周，瘘管消失，未进一步出现其他并发症。

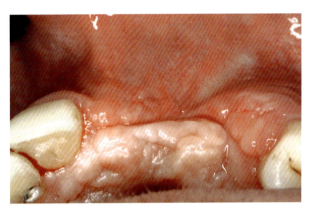

图28-45　愈合9个月后（殆面观）。

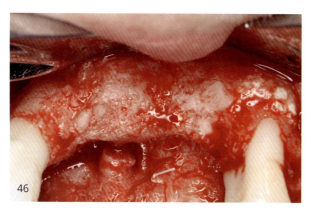 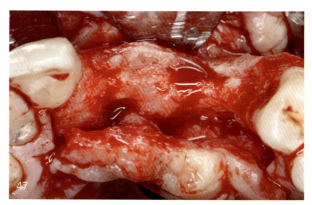

图28-46和图28-47 牙槽嵴在垂直向和水平向都获得了一些骨增量（唇侧观及殆面观）。

　　虽然增量效果足以植入种植体，但与患者讨论后，决定进行第2次骨移植以改善骨水平。

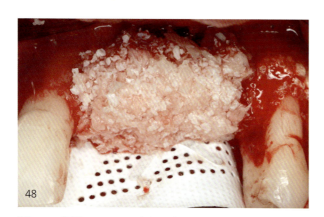 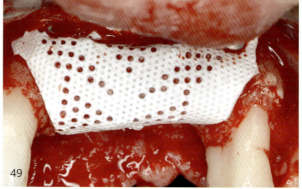

图28-48和图28-49 垂直向和水平向植骨（唇侧观和殆面观）。

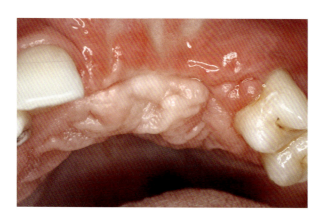

图28-50 软组织愈合良好（殆面观）。

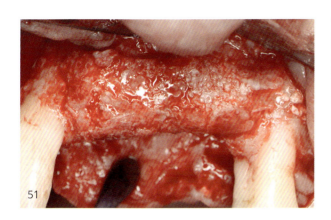

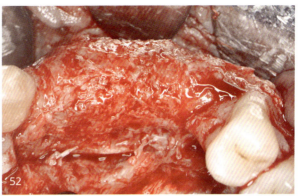

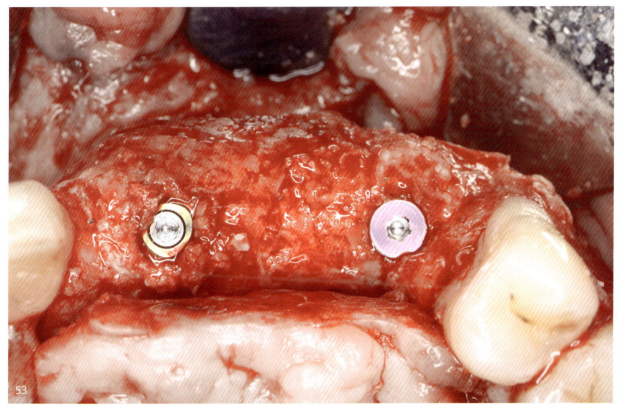

图28-51~图28-53　在新生骨中植入两颗种植体（唇侧观和𬌗面观）。

经验总结

1. 对于既往骨移植失败的患者，临床医生应仔细调查，以便正确了解导致失败的潜在原因。本病例的患者既没有全身性疾病也没有任何口内表现能预测术后的感染。

2. 患者在术后1周出现脓肿。仔细控制感染后挽救约50%的骨移植物；这可能是使用颗粒状骨移植物的优势。

病例4

　　这是未确诊的糖尿病患者重度感染导致植骨失败的典型病例。45岁女性患者，下颌后牙区重度垂直向缺损。

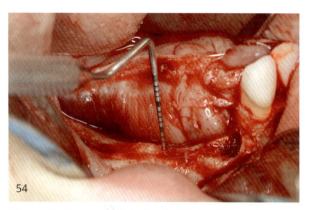
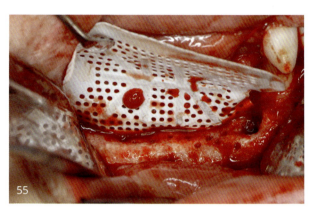

图28-54和图28-55 重度垂直向骨缺损（唇侧观）。

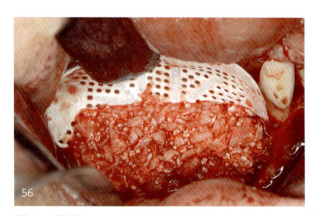
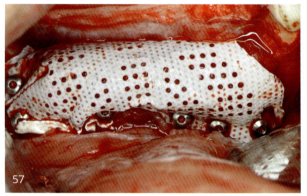

图28-56和图28-57 骨移植物及有孔聚四氟乙烯（PTFE）膜就位（唇侧观）。

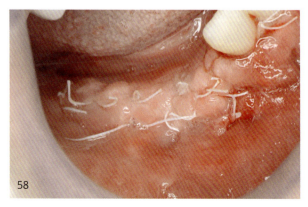
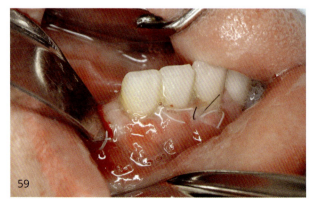

图28-58和图28-59 术后1周，组织瓣闭合，但创口出现瘘管，挤压邻牙有脓性渗出。

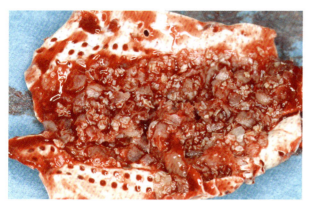

图28-60　小心去除屏障膜后，至少70%的骨移植物粘在膜上一起脱落。可见这部分骨移植物变成褐色且带有臭味。

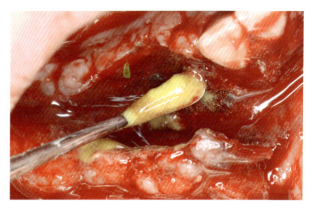

图28-61　用强力霉素处理移植物的剩余部分，盖胶原膜后严密缝合组织瓣。

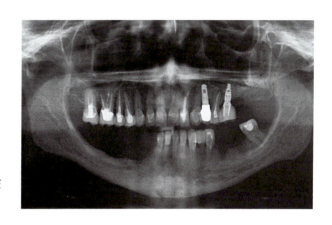

图28-62　虽然清创后愈合良好，但由于没有骨壁维持空间稳定，移植物的其余部分发生塌陷并移动。

经验总结

1. 该患者因未确诊的糖尿病导致了感染；只有控制血糖后才能再次骨增量。

2. 这是作者过去20年临床工作中极少数的骨移植物丧失的病例之一。移植物丧失的主要原因是没有骨壁来维持剩余移植物的稳定。在极端垂直向骨缺损病例中，重度感染是最有害的。

3. 请注意，在前一个病例（病例3）中，即使感染程度相同，大部分移植物也可以挽救。这是因为病例3的缺陷主要是水平向的，只有中等垂直向骨缺损，即使去除聚四氟乙烯（PTFE）膜，剩余的骨壁也能维持剩余移植物的稳定。

4. 本病例最重要的教训是，重度或者极端垂直向骨缺损的患者必须做好充分准备，如果怀疑有任何健康问题，必须先进行血液检查。

作者其他类型创口暴露的经验分享

钛网暴露

读者可能想问为什么本书中没有使用钛网的病例？一项Meta分析显示[1]，钛网的暴露率为23%，上颌骨的暴露率高于下颌骨。聚四氟乙烯（PTFE）膜的并发症发生率为4.1%。这些并发症多为术后感染。

下面的这个病例展示了数字化定制钛网的暴露。

病例5

这个典型病例的患者是一位60岁男性，体健，拟行水平向牙槽嵴骨增量。

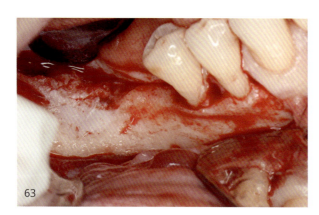

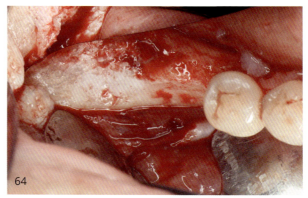

图28-63和图28-64 下颌后牙区可见狭窄的牙槽嵴（唇侧观和𬌗面观）。

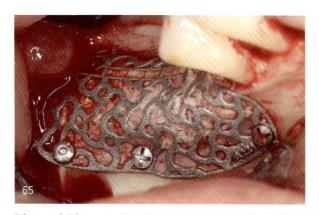

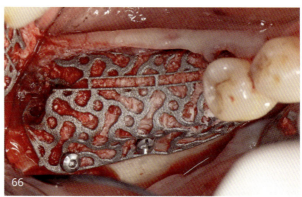

图28-65和图28-66 数字化定制个性化钛网就位（唇侧观和𬌗面观）。

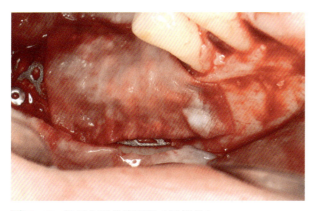

图28-67 钛网上覆盖胶原膜（唇侧观）。

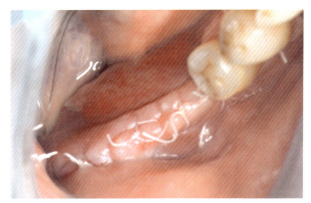

图28-68 无张力缝合关闭组织瓣（殆面观）。

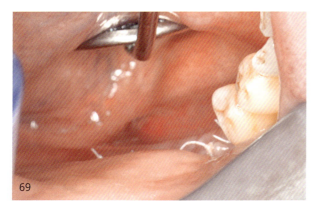

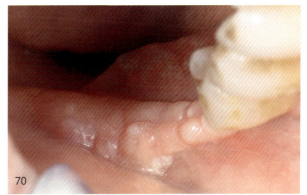

图28-69和图28-70 术后2周和3周。隐约可见菲薄的舌侧组织下锋利而坚硬的钛网（斜侧观）。

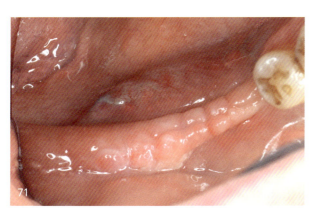

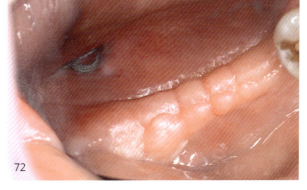

图28-71和图28-72 术后1个月和2个月，钛网暴露（殆面观）。

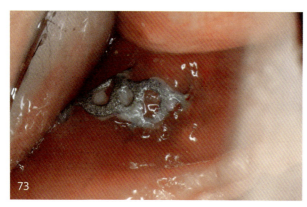

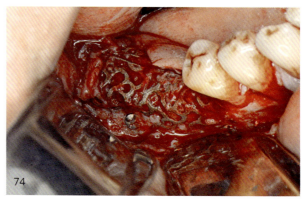

图28-73和图28-74 单纯的钛网暴露，没有任何可见的感染。钛网原位固定了4个月，此时移除钛网是很"凌乱"且困难的，因为软组织长入了钛网。

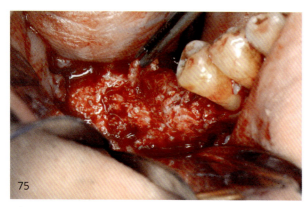

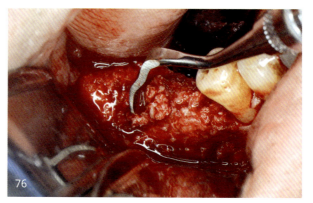

图28-75和图28-76 刮掉可移动的、未结合的植骨材料颗粒。与有关钛网的普遍认识相反，钛网暴露同样会导致部分移植物丧失。

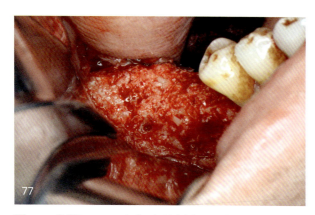

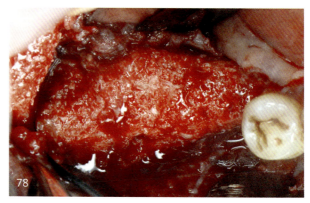

图28-77和图28-78 愈合4个月翻瓣后骨移植物的唇侧观和殆面观。

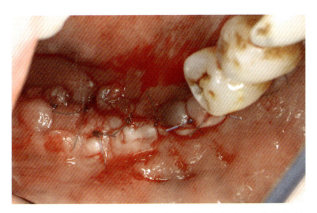

图28-79 创口关闭后的殆面观，因为软组织薄弱且缺损，增加了关闭难度。

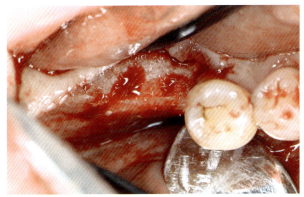

图28-80 进一步愈合3个月后，可见水平向骨增量效果有限（殆面观）。

经验总结

1. 在薄龈生物型患者和下颌后牙区等薄而脆弱的组织区域，钛网更容易发生暴露。钛网暴露会导致软组织快速缺损且创口难以关闭，容易导致患者不适。

2. 骨增量术后不久发生钛网暴露，会出现与之相关的骨移植物丧失。本病例由于钛网暴露，前部种植体植入位置必须更靠舌侧。

3. 本病例应该用胶原膜采取"香肠"技术进行骨增量，"香肠"技术是一种更简单、侵入性更小的方法，因为不需要困难地去除钛网，费用也更便宜，在作者看来，预后更好。

4. 尽管这种数字化制作且贴合良好的钛网易于就位，但将其从软组织中剥离非常困难且创伤较大，尤其是在下颌舌侧。

5. 在作者20年的临床工作中从未经历过下颌术后早期屏障膜的暴露，仅有两例后期暴露，而且根据治疗计划也需要取出屏障膜了（病例6）。本书阐述的技术可防止在下颌区使用屏障膜时暴露。

病例6

该典型病例是作者20年临床工作中仅有的两次下颌后牙区屏障膜暴露中最糟糕的一次。35岁女性患者，体健；下颌后牙区有骨缺损，采用1∶1比例自体骨/无机牛骨矿物质（ABBM）的混合物作为植骨材料，外覆有孔致密型聚四氟乙烯（d-PTFE）膜。

尽管术后愈合良好，但患者一直改约种植手术时间。在植骨手术2年之后，发现膜的一个角暴露，导致膜下局部感染。去净感染，彻底清创。见表28-2所列膜和钛网暴露的临床处理方法。

表28-2 不可吸收膜或钛网暴露

	1. 早期暴露（<3周）		2. 后期暴露（>3周）
	a. 简单暴露不合并可见感染	b. 复杂暴露合并感染	早期确诊通常病例简单
治疗	·全身抗生素治疗、局部清洁 ·在6~8周时去除膜	治疗程序取决于感染程度	立即去除膜和任何松散的植骨材料
预期结果	可保留大部分移植物	取决于感染程度	所有移植物或绝大部分移植物都可以保留

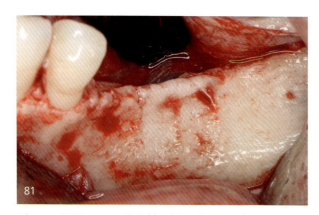 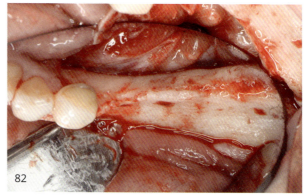

图28-81和图28-82 狭窄的下颌后牙区牙槽嵴（唇侧观和𬌗面观）。

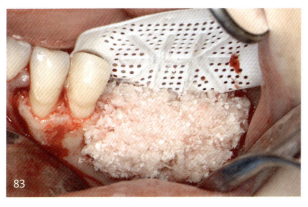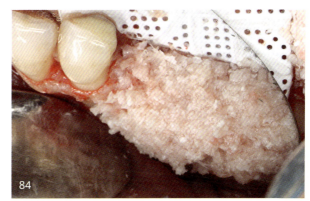

图28-83和图28-84　骨移植物就位（唇侧观和𬌗面观）。

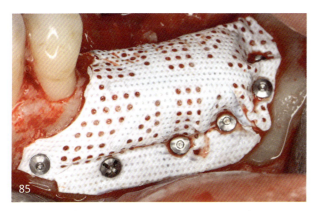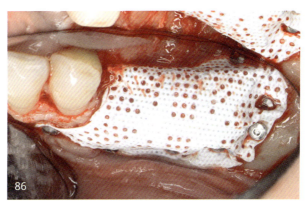

图28-85和图28-86　固定有孔致密型聚四氟乙烯（d-PTFE）膜（唇侧观和𬌗面观）。

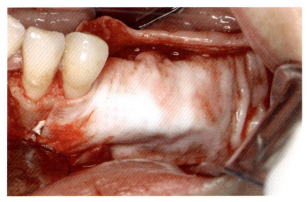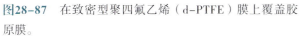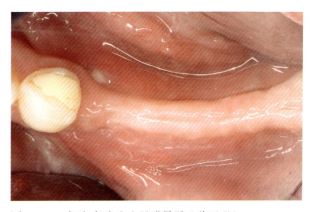

图28-87　在致密型聚四氟乙烯（d-PTFE）膜上覆盖胶原膜。

图28-88　术后2年发生少量膜暴露（𬌗面观）。

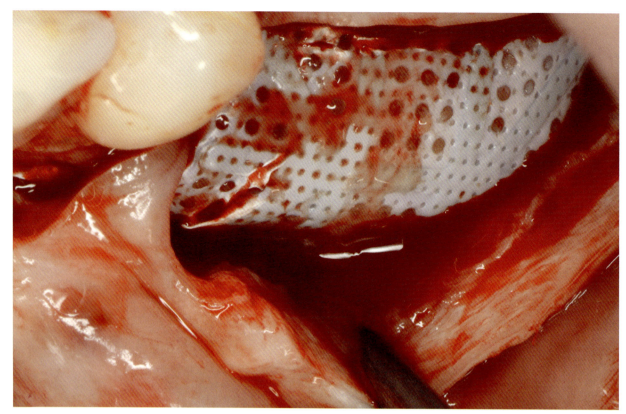

图28-89 翻全厚瓣后显露不可吸收膜（唇侧观）。发生膜暴露的确切时间不明，估计大约是确诊前3个月。

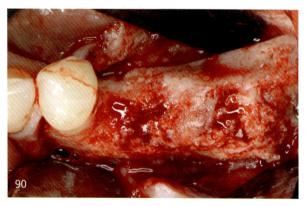

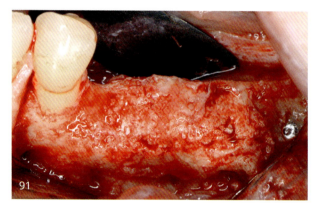

图28-90和图28-91 去除不可吸收膜后再生的牙槽嵴（𬌗面观和唇侧观）。

经验总结

1. 与其他较硬的材料相比，聚四氟乙烯（PTFE）膜暴露的概率较低。然而，250μm厚度的PTFE膜边角在薄龈生物型患者口内可能会发生暴露，这种情况非常罕见且通常是后期暴露。制造商已停产250μm厚度的膜，取而代之的是更柔软的200μm厚度的膜，因此不太可能再出现这种类型的并发症。

2. 该患者植骨术后痊愈良好，但未按时取出不可吸收膜。

3. 在她最后一次复诊时，没有发现任何暴露；然而，几个月后她确实感到该区域出现肿胀。肿胀是感染的迹象，即使在如此小的暴露后也会发生。图28-90和图28-91显示部分移植物因感染而丧失。

4. 这个病例最重要的经验教训是，无论膜是由什么材料制造的，只要有暴露，就会有一些移植物的丧失。

总结

骨增量术是为改善种植位点条件而实施的常规治疗方案。目前，由于新型生物材料的出现以及软组织处理技术的进步，手术干预的可预期性有所提高。然而，相关的并发症却并不罕见。事实上，伤口开裂、屏障膜或移植物暴露以及感染都是常见现象。

风险评估和治疗计划的综合考量是治疗成功的必要因素。但即使采取了这些措施，一旦出现与手术技术相关的意外失误仍可造成并发症。考虑到牙槽嵴增量术在技术上相对复杂，为了确保最后良好的治疗效果，正确处理并发症至关重要。

参考文献

[1] Urban IA, Montero E, Monje A, Sanz-Sánchez I. Effectiveness of vertical ridge augmentation interventions: a systematic review and meta-analysis. J Clin Periodontol 2019;46(suppl 21):319–339.